国家卫生健康委员会"十四五"规划教材

全国高等学校教材

供本科护理学类专业用

医学微生物学与寄生虫学

第 **5** 版

U0208188

主　编　吴松泉　廖　力

副主编　王海河　伦永志

编　者（按姓氏笔画排序）

王海河（哈尔滨医科大学大庆校区）	钟民涛（大连医科大学）
石学魁（牡丹江医学院）	饶朗毓（海南医学院）
伦永志（莆田学院药学与医学技术学院）	姚　红（山西医科大学）
刘　彦（南华大学护理学院）	姚淑娟（齐齐哈尔医学院）
杜娈英（承德医学院）	秦　茜（丽水学院医学院）（兼秘书）
李波清（滨州医学院）	揣　侠（河北医科大学）
吴松泉（丽水学院医学院）	程喻力（首都医科大学）
张　静（重庆医科大学）	强　华（福建医科大学）
赵英会（山东第一医科大学）	廖　力（南华大学护理学院）

人民卫生出版社

·北　京·

图书在版编目（CIP）数据

医学微生物学与寄生虫学/吴松泉，廖力主编. —
5 版. —北京：人民卫生出版社，2022.7（2024.11重印）
ISBN 978-7-117-33254-5

Ⅰ.①医… Ⅱ.①吴…②廖… Ⅲ.①医学微生物学
-医学院校-教材②医学-寄生虫学-医学院校-教材
Ⅳ.①R37②R38

中国版本图书馆 CIP 数据核字（2022）第 107638 号

人卫智网	www.ipmph.com	医学教育、学术、考试、健康，购书智慧智能综合服务平台
人卫官网	www.pmph.com	人卫官方资讯发布平台

医学微生物学与寄生虫学
Yixue Weishengwuxue yu Jishengchongxue
第 5 版

主　　编：吴松泉　廖　力
出版发行：人民卫生出版社（中继线 010-59780011）
地　　址：北京市朝阳区潘家园南里 19 号
邮　　编：100021
E - mail：pmph @ pmph.com
购书热线：010-59787592　010-59787584　010-65264830
印　　刷：人卫印务（北京）有限公司
经　　销：新华书店
开　　本：850×1168　1/16　　印张：29
字　　数：858 千字
版　　次：2002 年 8 月第 1 版　　2022 年 7 月第 5 版
印　　次：2024 年 11 月第 5 次印刷
标准书号：ISBN 978-7-117-33254-5
定　　价：98.00 元

打击盗版举报电话：010-59787491　E-mail：WQ @ pmph.com
质量问题联系电话：010-59787234　E-mail：zhiliang @ pmph.com
数字融合服务电话：4001118166　　E-mail：zengzhi @ pmph.com

第七轮修订说明

2020年9月国务院办公厅印发《关于加快医学教育创新发展的指导意见》(国办发〔2020〕34号),提出以新理念谋划医学发展、以新定位推进医学教育发展、以新内涵强化医学生培养、以新医科统领医学教育创新,并明确提出"加强护理专业人才培养,构建理论、实践教学与临床护理实际有效衔接的课程体系,加快建设高水平'双师型'护理教师队伍,提升学生的评判性思维和临床实践能力。"为更好地适应新时期医学教育改革发展要求,培养能够满足人民健康需求的高素质护理人才,在"十四五"期间做好护理学类专业教材的顶层设计和规划出版工作,人民卫生出版社成立了第五届全国高等学校护理学类专业教材评审委员会。人民卫生出版社在国家卫生健康委员会、教育部等的领导下,在教育部高等学校护理学类专业教学指导委员会的指导和参与下,在第六轮规划教材建设的基础上,经过深入调研和充分论证,全面启动第七轮规划教材的修订工作,并明确了在对原有教材品种优化的基础上,新增《护理临床综合思维训练》《护理信息学》《护理学专业创新创业与就业指导》等教材,在新医科背景下,更好地服务于护理教育事业和护理专业人才培养。

根据教育部《关于加快建设高水平本科教育 全面提高人才培养能力的意见》等文件要求以及人民卫生出版社对本轮教材的规划,第五届全国高等学校护理学类专业教材评审委员会确定本轮教材修订的指导思想为:立足立德树人,渗透课程思政理念;紧扣培养目标,建设护理"干细胞"教材;突出新时代护理教育理念,服务护理人才培养;深化融合理念,打造新时代融合教材。

本轮教材的编写原则如下:

1. 坚持"三基五性" 教材编写坚持"三基五性"的原则。"三基":基本知识、基本理论、基本技能;"五性":思想性、科学性、先进性、启发性、适用性。

2. 体现专业特色 护理学类专业特色体现在专业思想、专业知识、专业工作方法和技能上。教材编写体现对"人"的整体护理观,体现"以病人为中心"的优质护理指导思想,并在教材中加强对学生人文素质的培养,引领学生将预防疾病、解除病痛和维护群众健康作为自己的职业责任。

3. 把握传承与创新 修订教材在对原有教材的体系、编写体裁及优点进行继承的同时,结合上一轮教材调研的反馈意见,进一步修订和完善,并紧随学科发展,及时更新已有定论的新知识及实践发展成果,使教材更加贴近实际教学需求。同时,对于新增教材,能体现教育教学改革的先进理念,满足新时代护理人才培养在知识结构更新和综合能力提升等方面的需求。

4. 强调整体优化 教材的编写在保证单本教材的系统和全面的同时,更强调全套教材的体系性和整体性。各教材之间有序衔接、有机联系,注重多学科内容的融合,避免遗漏和不必要的重复。

5. 结合理论与实践 针对护理学科实践性强的特点,教材在强调理论知识的同时注重对实践应用的思考,通过引入案例与问题的编写形式,强化理论知识与护理实践的联系,利于培养学生应用知识、分析问题、解决问题的综合能力。

6. 推进融合创新 全套教材均为融合教材,通过扫描二维码形式,获取丰富的数字内容,增强教材的纸数融合性,增强线上与线下学习的联动性,增强教材育人育才的效果,打造具有新时代特色的本科护理学类专业融合教材。

全套教材共59种,均为国家卫生健康委员会"十四五"规划教材。

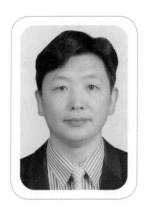

吴松泉,教授,硕士研究生导师,现任丽水学院医学院院长。中国医药教育协会微生态分会常务委员、浙江省高等学校本科教学指导委员会委员、丽水市医学会常务理事、丽水市基础医学首席专家、丽水市基础医学重点学科负责人,《医学综述》《丽水学院学报》*Ann Clin Lab Sci* 等期刊编委。

研究方向为感染免疫及变应性疾病。近年来主持国家自然科学基金、浙江省自然科学基金等教科研课题 10 余项,在 *J Exp Med*、*PNAS*、*J Transl Med*、*Front Microbiol*、*Am J Transl Res* 等国内外期刊发表学术论文 110 余篇。主编国家级、省部级规划教材 9 部,副主编教材 9 部,主持精品课程 1 门。获省部级自然科学奖 2 项、教学成果奖 1 项,获省级"教坛新秀""拔尖人才""我最喜爱的老师"等荣誉 20 余项。

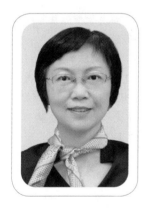

廖力,博士、三级教授、硕士研究生导师,南华大学护理学术委员会主任委员。智慧优护湖南省工程技术中心、湖南省大学生智慧优护创新创业中心、湖南省全生命周期健康照护科普教育基地和衡阳市转化护理科技创新平台负责人。

教育部高等学校护理学类专业教学指导委员会委员、中华护理学会护理教育专业委员会委员、全国高等学校护理学类专业教材评审委员会委员、中国老年保健协会康复护理专委会副主任、吴阶平医学基金会模拟医学部护理专委会常委、中国核学会核应急医学分会委员、湖南省护理教育专业委员会副主任委员、湖南省女医生协会副会长等职。

近 5 年,牵头制定湖南省本科专业开办准入标准,全国"康复护理虚拟仿真"项目;主持省厅级课题 10 项;获国家专利 11 项;主编规划教材 2 部,参编教材 2 部、专著 2 部;发表教学科研论文 78 篇;主持国家级"金课"1 门、省级"金课"2 门;获全国多媒体课件大赛高等教育医学组一等奖 1 项,湖南省教学成果奖二等奖 1 项、三等奖 1 项。

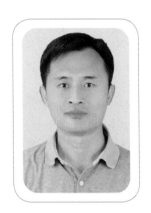

王海河,博士,副教授,硕士研究生导师,哈尔滨医科大学大庆校区医学检验与技术学院副院长。

从事医学微生物学和临床微生物学检验技术教学工作16年,主要从事肠道微生态学和本体学研究工作。近年来主持黑龙江省自然科学基金等科研课题4项,主持省级虚拟仿真实验教学项目等教学研究课题5项。发表SCI收录论文11篇、教学研究论文5篇。副主编本专科教材5部、参编本专科教材9部。

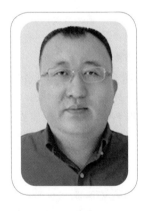

伦永志,博士,博士后,教授,硕士生导师,莆田学院医学微生态学福建省高校重点实验室主任。福建省高校新世纪优秀人才,莆田市科技创新领军人才。

主要研究方向为感染性疾病的分子生物学、微生态调节剂与肿瘤生物治疗。主编专著3部、副主编教材2部。发表论文74篇,其中SCI收录15篇。主持省市级科研项目11项。第一完成人授权发明专利1项。获省级科技进步奖二等奖1项、教育教学信息化大奖赛二等奖1项、自然科学奖三等奖1项、科技进步奖三等奖1项、教育软件大赛三等奖1项、市级科技进步奖三等奖1项。

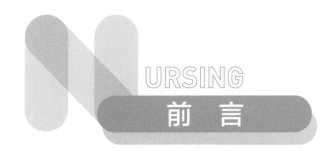

前　言

2020年11月，教育部高等学校护理学专业教学指导委员会和人民卫生出版社在北京组织成立了新一届教材评审委员会并召开主编人会议，启动了本科护理学类专业教材的第七轮修订工作。根据主编人会议精神和全国多所高校对第4版《医学微生物学与寄生虫学》教材的使用反馈，本教材修订紧扣护理学类专业的培养目标，注重挖掘本学科在护理学类专业的应用，突出为护理岗位服务的理念。按照传承与创新并重的修订思路，本版沿用了第4版的基本框架，在第4版基础上进行了必要的增删和调整。

本版简化了微生物生物学性状及寄生虫形态、生活史等与护理学类专业关系不紧密的内容，删除了部分临床与防控现场已淘汰不用的诊断方法，新增了寨卡病毒、中东呼吸综合征冠状病毒、新型冠状病毒等新发或在我国发病率相对上升的病原生物。为强化教材护理人才培养的针对性和适应性，本版增加了31种重要感染性疾病的护理要点。将上一版"医院感染概述"章节和"医院感染中常见微生物及监测和控制"章节合并为"医院感染"章节；并根据新型冠状病毒肺炎防控的实践和经验，新增了"病原微生物实验室生物安全"章节，与"医院感染"章节合为一章。附录部分增加了"常见传染病的潜伏期和隔离期"。此外，本版在绪论部分充实了寄生虫学及感染性疾病的护理特点等内容，在内容编排上将其前置，以提高教材的整体性、针对性和适应性。

为帮助学生学习，本版教材每章增设了学习目标、思考题及知识拓展等内容，并通过章、节及随文二维码方式，新增了丰富的视频、图片、案例、在线习题等数字资源。

本教材主要供本科护理学类专业学生使用，也可供临床医学专业以及医学相关类专业的学生学习使用，并可供临床工作者参考。

本教材修订编写经全体编者共同努力完成，并得到各编者所在院校的大力支持，在此致以真诚的感谢。

限于我们的学术水平和编写能力，本教材难免存在缺点、错误或不当之处，衷心希望读者多提宝贵意见，以期再版时进一步完善、提高。

吴松泉　廖　力

2021年12月

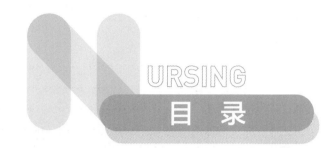

NURSING

目 录

第一部分　医学微生物学

第一篇　细　菌　学

第三篇　真　菌　学

第四篇　医院感染与实验室生物安全

第二部分　医学寄生虫学

第七篇 节肢动物学

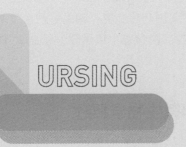

绪 论

绪论 数字内容

医学微生物学与医学寄生虫学是研究病原微生物及人体寄生虫的生物学特性、生命活动规律、致病性、免疫性、实验室检查、防治原则以及与机体和周围环境相互作用的一门医学基础学科。其中医学微生物学分为细菌学、病毒学和真菌学三部分内容,医学寄生虫学分为原虫学、蠕虫学及医学节肢动物学三部分内容。

第一节 医学微生物学概述

一、微生物和病原微生物

微生物(microorganism)是广泛存在于自然界的一群体形微小、结构简单,肉眼直接不可见,必须借助光学显微镜或电子显微镜才能观察到的微小生物。微生物除了体积微小、结构简单、种类繁多、分布广外,还有繁殖快、易变异等特点。

(一)微生物的分类

微生物种类繁多,至少在 10 万种以上,在自然界的分布极为广泛,遍及江河、湖海、土壤、空气,其中以土壤中最多。在生物体表及人类、动物与外界相通的呼吸道、消化道等腔道中亦存在大量微生物。微生物按其大小、结构和组成,可分为原核细胞型微生物、真核细胞型微生物和非细胞型微生物三大类。

1. **原核细胞型微生物(prokaryotic microbe)** 这类微生物仅有原始核质,呈裸露的环状 DNA 团块结构,无核膜和核仁;细胞器只有核糖体。从广义上讲,原核细胞型的微生物均可统称为细菌,包括细菌和古生菌两大类。古生菌有自身的 16S rRNA 序列特征,不合成真细菌细胞壁中存在的肽聚糖,有些能在极端环境下(高温、高盐等)进行新陈代谢,如嗜热嗜酸菌、极端嗜盐菌等。目前发现的致病菌均属于细菌,未发现具有致病性的古生菌。原核细胞型微生物包括细菌及放线菌、支原体、立克次体、衣原体和螺旋体。因放线菌、支原体、立克次体、衣原体及螺旋体与细菌的结构和组成接近,故分类学上将它们列入广义的细菌范畴。狭义的细菌单指最具代表性、量最大的一群原核单细胞微生物。

2. **真核细胞型微生物(eukaryotic microbe)** 细胞核分化程度高,有核膜和核仁;细胞质内细胞器完整。真菌属于此类微生物。

3. **非细胞型微生物(acellular microbe)** 是最小的一类微生物,能通过除菌滤器。无典型的细胞结构,无产生能量的酶系统,只能在活细胞内生长增殖。病毒属于此类微生物。核酸类型为 DNA 或 RNA,一个病毒体内只有一种核酸。

(二)微生物与人类的关系

微生物是生物生存必不可少的。没有微生物,物质不能运转和循环,植物不能进行代谢,人类和动物将难以生存。绝大多数微生物对人类、动物和植物是有益的,而且有些是必需的,只有少数微生物可引起人类和动物、植物的病害。

自然界中 N、C、S 等元素的循环要靠微生物的代谢活动来进行。例如,土壤中的微生物可将动、植物尸体的有机氮化合物转化为无机氮化合物,供给植物生长,而一些植物又为人类和动物所食用;植物通过光合作用把空气中的 CO_2 和 H_2O 变成复杂的有机物,特别是形成大量的人和动物不能分解利用的纤维素和木质素。如果没有细菌等微生物转化纤维素、木质素为碳的巨大力量,从而及时补充空气中消耗掉的 CO_2,只需 50~60 年,空气中的 CO_2 将无法维持生物界旺盛发展的需要。据测算,每年由微生物降解有机物向自然界提供的碳高达 950 亿吨以上。

在农业方面,微生物可用于研发微生物饲料、微生物肥料、微生物农药、微生物食品及微生物环保制剂等。如含根瘤菌的微生物肥料、食用菌微生物食品、以沼气为纽带的微生物能源,以及养猪业环境清洁剂木糠床微生态菌剂等。

在工业方面,微生物可应用于食品发酵、化工产品发酵、皮革脱毛、棉布脱浆、石油脱蜡、抗生素提炼、提炼金属等众多工业领域。如酵母菌是多种食品加工工业必不可少的发酵剂;蘑菇、冬虫夏草等部分真菌可经加工后食用、入药;从微生物中提炼抵抗细菌危害的抗生素等。

在环境保护方面,微生物能够降解塑料、甲苯等有机物,处理污水、废气。如微生物在新陈代谢过程中产生的 CO_2 可中和废水中的碱;微生物在污水中生活时的氧化还原和分解作用,可使废水中的有机磷、氰化物、汞等有毒物质转化为无害物质,据此可用于治理污水。

在生命科学领域,微生物被作为研究对象或模式生物,广泛应用在基因工程中。如基因测序、遗传密码、转录、翻译、基因调控等都是在微生物中发现并得到证实。微生物为基因工程研究提供了必不可少的多种工具酶和载体系统。如大肠埃希菌的质粒是常用的基因克隆和表达载体;微生物中的质粒常被用作研究细菌对抗生素耐药性的重要研究对象。

正常情况下,人体和动物鼻咽部、口、消化道及体表通常寄生着大量的正常菌群,成为人体和动物的生物屏障,可在一定程度上拮抗其他病原微生物的侵害。定植在肠道中的大肠埃希菌还能给宿主提供必需的维生素 B_1、维生素 B_2、维生素 B_{12}、维生素 K 和多种氨基酸等营养物质。

少数微生物具有致病性,能引起人类、动物和植物的病害,这些具有致病性的微生物称为病原微生物。病原微生物可引起人类的结核病、麻疹、伤寒、痢疾、霍乱、腮腺炎、脊髓灰质炎、肝炎、破伤风、获得性免疫缺陷综合征(艾滋病)及新型冠状病毒肺炎等疾病,引起禽、畜、兽类的禽流感、鸡霍乱、非洲猪瘟、牛炭疽等疾病以及引起农作物的大豆病毒病、小麦赤霉病、水稻白叶枯病等疾病。有些微生物在正常情况下不致病,只是在特定条件下导致疾病,这类微生物称为机会性病原微生物或条件致病微生物。例如一般大肠埃希菌在肠道不致病,若在泌尿道或腹腔中则导致感染;或当机体免疫力低下、菌群失调时,该菌也可引起宿主肠道内感染引发肠炎。

二、微生物学和医学微生物学

微生物学(microbiology)是研究微生物的种类、分布、形态、结构、代谢、生长繁殖、遗传和变异及其与人类、动物、植物及自然界相互关系的一门学科。微生物学是生命科学领域的一门重要学科。

微生物学根据研究内容、对象和层次的不同,已形成许多分支。如按研究内容不同,可分为微生物分类学、微生物生理学、微生物生态学、微生物遗传学、微生物基因组学等;按研究对象不同可分为细菌学、病毒学、真菌学等;按研究领域不同可分为医学微生物学、兽医微生物学、食品微生物学、工业微生物学、农业微生物学等。

医学微生物学(medical microbiology)主要研究与医学有关的病原微生物的生物学性状、致病机制、机体的抗感染免疫、特异性检测方法及相关感染性疾病的防治措施等,以控制和消灭感染性疾病,达到保障和提高人类健康水平的目的。

医学微生物学是基础医学中的一门重要学科,掌握医学微生物学的基本理论、基本知识和基本技能,可为学习掌握临床及护理各科如感染性疾病、传染病、超敏反应性疾病等知识和技能奠定重要的基础。

三、医学微生物学发展简史

医学微生物学是微生物学的一个分支,伴随着微生物学的发展而发展,并促进了微生物学的发展。医学微生物学的发展过程大致可分为三个时期。

（一）微生物学经验时期

古代的人类虽未观察到具体微生物,但早已凭生活的经验将微生物应用到了工农业生产和疾病的防治中。公元前 2000 多年的大禹时代,就有使用微生物制酒的记载。北魏贾思勰在《齐民要术》中记载了制醋的方法。那时的人类已经会使用豆类发酵制酱。意大利 Fracastoro(1483—1553)认为传染病可通过直接、间接和空气等多种途径进行传播。奥地利 Plenciz(1705—1786)主张传染病的病因是活的物体，每种传染病由独特的活物体所引起。

人类自古就懂得饮用煮沸后的水预防疾病。明代李时珍所著的《本草纲目》记载，患者的衣物蒸煮过后再穿就不会感染疾病，表明当时已经有消毒的记载。古代人早已认识到天花是烈性传染病，是当时被称为"瘟疫"的一种，一旦与患者接触几乎都会被传染，且感染死亡率极高，但感染后痊愈者再接触患者不会再得天花。这种免得瘟疫的现象，是"免疫"一词的最早概念。我国先民受此启发，开创了预防天花的人痘接种法。此法在明隆庆年间(1567—1572)已在我国广泛应用，并先后传至俄国、日本、土耳其、英国等国家。

（二）微生物学实验时期

1. 微生物的发现　首先观察到微生物的是荷兰人列文虎克(Leeuwenhoek，1632—1723)。他于1676年用自制的能放大266倍的原始显微镜，在污水、雨水、井水、牙垢等处首先观察到微生物的存在并用图文加以记录，为证明微生物的存在提供了科学依据。19世纪60年代，法国科学家巴斯德(Pasteur，1822—1895)以著名的曲颈瓶实验首先证明有机物的发酵和腐败是由微生物引起的，发现酒类变质是因污染了杂菌所致，从而推翻了盛行200多年的"自然发生学说"。为防止酒类变质，巴斯德提出通过加温灭菌杀死不耐热的微生物，此法即为沿用至今的对酒类和牛奶进行消毒的巴氏消毒法。巴斯德的研究开创了微生物的生理学时代，自此微生物学成为一门独立的学科。在巴斯德的影响下，英国外科医生李斯特(Lister，1827—1912)开创性地应用苯酚喷洒手术室和煮沸手术器械等消毒灭菌方法，防止术后感染，为防腐、消毒及无菌操作奠定了基础。

德国学者郭霍(Koch，1843—1910)发明了细菌的涂片染色法和实验动物感染，为发现传染病的病原体提供了实验手段。郭霍还创用了琼脂固体培养基，使得从环境或患者排泄物中分离细菌并实现纯培养成为可能，从而开创了对各种细菌特性的研究。他根据对炭疽杆菌的研究，提出了证明微生物致病的著名的"郭霍法则"(Koch's postulates，1884)：①特殊的病原菌应在同一种疾病中查见，在健康人中不存在；②该特殊病原菌能被分离培养得到纯种；③该纯培养物接种至易感动物，能产生同样病症；④自人工感染的实验动物体内能重新分离纯培养得到该病原菌。郭霍法则为发现多种传染病的病原菌提供了理论指导。19世纪的最后20年中，郭霍及受其影响的大批学者相继发现并分离培养成功大量致病菌，如炭疽杆菌、伤寒沙门菌、结核分枝杆菌、葡萄球菌、破伤风梭菌、产气荚膜梭菌、肉毒梭菌、痢疾志贺菌、脑膜炎球菌、白喉棒状杆菌等。随着科技的进步和人类对病原体的认识，郭霍法则也存在一些更新优化：如许多带菌者、隐性感染者没有显性的临床表现；有些病原体如麻风分枝杆菌不能在人工培养基中培养；有些病原体如梅毒螺旋体、逆转录病毒等感染给动物，动物所表现出的临床症状与患者感染同样病原的临床表现很不相同等。

1892年，俄国植物生理学家伊凡诺夫斯基(Ивановский)在烟草花叶上首先发现了病毒。他发现烟草花叶病病原体的体积比细菌小，能通过细菌的滤菌器，光学显微镜下无法观察，称之为烟草花叶病毒，又名"滤过性病毒"。1897年，德国细菌学家勒夫勒(Loeffler)和弗若施(Frosch)发现第一种对动物致病的病毒——口蹄疫病毒。1901年，美国细菌学家里德(Reed)领导的黄热病委员会发现对人致病的第一种病毒——黄热病病毒。英国微生物学家特沃特(Twort)和法国微生物学家埃雷尔(d'Herelle)分别于1915年和1917年发现了侵染细菌的病毒——噬菌体。

2. 微生物感染的防治　随着医学微生物学研究的加速进展，微生物感染防治的研究也得以迅速发展。18世纪末，在英国琴纳(Edward Jenner，1749—1823)用牛痘苗预防天花的启发下，巴斯德研制成功鸡霍乱、炭疽和狂犬病疫苗，有力推动了人工主动免疫的深入发展。1891年，德国科学家贝林格(Behring)用含有白喉抗毒素的动物免疫血清成功治愈了一名白喉患儿，首次开展人工被动免疫在防治传染病中的运用。自此促使科学家们从血清中寻找抗菌、抗毒物质，促进了血清学研究的发展。

1910年，德国学者艾利希(Ehrlich)首先合成了治疗梅毒的化学治疗剂砷凡纳明，开创了化学药物治疗感染性疾病的时代。1929年，英国细菌学家弗莱明(Fleming)发现青霉菌产生的青霉素能抑制金黄色葡萄球菌的生长。1935年Domagk发现百浪多息(prontosil)可治疗致病性球菌感染后，一系列磺胺类药物相继合成,并被广泛应用于细菌感染性疾病的治疗。1940 年,Florey 等提纯青霉菌培养液,获得了青霉素纯品,正式用于临床。1949 年,美国微生物学家瓦克斯曼(Waksman)从土壤微生物中发现了链霉素。随后,氯霉素、金霉素、红霉素等相继问世,使许多由细菌引起的感染性疾病得到了控制和治愈。新中国成立后,我国医学微生物学得到了快速发展,较快地消灭了天花,鼠疫、白喉、脊髓灰质炎、新生儿破伤风等传染病得到了有效的控制,其他病原体的研究也取得了显著成绩。1955 年,我国微生物学家汤飞凡首次分离成功沙眼衣原体,成为世界上发现重要病原体的第一个中国人。

（三）现代微生物学时期

20 世纪中期以来,随着免疫学、分子生物学、遗传学、生物信息学、生物化学等学科的不断发展,电子显微镜技术、标记技术、分子生物学技术、色谱分析、基因测序及电子计算机分析等新型检测技术的建立和应用,使医学微生物学得到迅速的发展。

自 1973 年以来,新发现的病原微生物已达 40 余种。如幽门螺杆菌、空肠弯曲菌、军团菌、肠出血性大肠杆菌、汉坦病毒、人类免疫缺陷病毒(HIV)、禽流行性感冒病毒、埃博拉病毒、西尼罗病毒、寨卡病毒(Zika virus)、SARS 冠状病毒、中东呼吸综合征病毒、新型冠状病毒(SARS-CoV-2)等。

1971 年,美国植物学家 Diener 等发现了一种不具蛋白质组分的 RNA 致病因子,称为类病毒(viroid)。之后又发现了引起植物病害的卫星病毒(satellite virus)。1982 年,美国科学家 Prusiner 发现一种传染性蛋白因子朊粒,该因子只有蛋白质,没有核酸组分,可引起动物和人类的感染,动物感染后出现羊瘙痒病、疯牛病等,人类感染后出现库鲁病、克-雅病、致死性家族失眠症等。1983 年,国际病毒命名委员会将这些微生物统称为亚病毒(subvirus)。

人类基因组计划启动之后,1994 年开始的微生物基因组研究计划成为生命体基因组研究的重要分支。1995 年,流感嗜血杆菌全基因组 DNA 测序完成。截至目前,已发现的病毒基本上都完成了基因测序,有 200 多种细菌已完成测序,为进一步了解病原微生物的结构与功能、致病机制及其与宿主的相互关系奠定了基础,为发现更特异的分子靶标作为诊断、分型提供了依据,并为临床筛选有效药物和开发疫苗提供了参考。

四、医学微生物学研究展望

医学微生物学的发展为人类健康和传染病的防控作出了巨大贡献。在医学微生物学及与之密切相关的学科,已有近 60 位科学家因有突出贡献而荣获诺贝尔奖。由病原微生物引起的感染性疾病特别是多种传染病仍然是威胁人类健康的重要疾病,传染病的发病率和病死率在所有疾病中仍居首位。新现和再现病原微生物的感染不断发生,仍有一些感染性疾病的病原体还未发现,某些病原微生物的致病机制有待阐明,许多病毒性疾病尚缺乏有效的治疗药物和预防疫苗,以及微生物的变异为研发疫苗和药物带来巨大挑战等,这些都表明病原微生物对人类的威胁不会消失。

医学微生物学未来一段时间的研究领域将包括新现和再现病原微生物的研究、病原微生物的致病物质和致病机制研究、抗感染免疫的基础理论及其应用研究、建立精准高效的微生物学诊断方法和技术,以及人体微生物群与健康的研究等。护理工作人员了解和掌握微生物在感染性和传染性疾病的发生发展、致病机制和临床表现、预防原则和护理措施,以及具备应对突发公共卫生事件的处理能力十分重要。

第二节　医学寄生虫学概述

一、寄生虫与医学寄生虫学

（一）寄生虫

寄生虫(parasite)是指长期或短暂地依附于另外一种生物的体内或体表,营寄生生活的多细胞、无脊椎低等动物或单细胞的原生生物,主要分为原虫、蠕虫和节肢动物。其中,原生生物主要是原虫,属真核细胞型生物。绝大多数蠕虫为无脊椎动物,包括属于扁形动物门的吸虫和绦虫,以及属于线性动物门的线虫。节肢动物多为暂时性寄生的寄生虫,如蚊、蝇等。

（二）医学寄生虫学

医学寄生虫学(medical parasitology)又称人体寄生虫学(human parasitology),是研究与人体健康相关的寄生虫的形态结构、生长发育和繁殖规律,阐明寄生虫与人体及外界因素的相互关系的学科,也是一门医学及医学相关专业的基础课程。在临床医学、护理学等专业尤其在社区护理过程中了解和掌握常见寄生虫的流行情况、致病机理和防治措施十分重要。医学寄生虫学包括医学原虫学、医学蠕虫学和医学节肢动物学三部分内容。

1. **医学原虫** 为单细胞真核生物,具有独立和完整的生理功能。寄生于人体的原虫有 40 余种,可直接或间接引起人类致病,多数为机会性致病。致病的原虫主要有刚地弓形虫、疟原虫、溶组织内阿米巴、鞭毛虫等。

2. **医学蠕虫** 为多细胞无脊椎动物,软体,借肌肉收缩蠕动。寄生于人体的蠕虫有 160 余种,包括吸虫、绦虫和线虫。多数蠕虫为粪-口途径传播的食源性寄生虫,少数蠕虫直接感染,如华支睾吸虫、日本血吸虫、链状带绦虫、蛔虫等。

3. **医学节肢动物** 又称医学昆虫,是指具有外骨骼和附肢等形态特征的体表寄生虫,多为身体分节。分为昆虫纲和蛛形纲,主要有昆虫纲的蚊、蝇等,蛛形纲的蜱、螨等。

二、寄生虫病及防治现状

寄生虫对人类的危害包括作为病原体引起寄生虫病和作为媒介传播疾病,从而严重影响人类身体健康,影响社会经济发展。寄生虫病是一种遍及世界的传染性疾病,特别是在热带和亚热带地区,寄生虫所引起的疾病是普遍存在的公共卫生问题。

联合国儿童基金会/联合国开发计划署/世界银行/世界卫生组织热带病研究和培训特别规划署(The UNICEF/UNDP/World Bank/WHO Special Programme for Research and Training in Tropical Diseases,TDR)联合倡议要求重点防治的 10 种热带病中,除麻风病、登革热和结核病外,其余 7 类均为寄生虫病,即疟疾(malaria)、血吸虫病(schistosomiasis)、利什曼病(leishmaniasis)、淋巴丝虫病(lymphatic filariasis)、盘尾丝虫病(onchocerciasis)、非洲锥虫病(African trypanosomiasis)和美洲锥虫病(American trypanosomiasis)。

根据 WHO 发布的《2019 年世界疟疾报告》,2018 年全球疟疾病例为 2.28 亿例,死亡人数 40.5 万人,其中 93%的病例和 94%的死亡病例均发生在非洲,5 岁以下的儿童依然是受疟疾影响最脆弱的群体。全球 6.5 亿人受到血吸虫病威胁,血吸虫感染者约 2 亿人,其中一半以上是学龄前儿童。每年因血吸虫病导致死亡 1.4 万人。利什曼病主要流行在热带和亚热带,全球每年 90 万~130 万人受到威胁,致死 2 万~3 万人。淋巴丝虫病全球患者约 1.2 亿人,中国在 2006 年成为第一个消灭该病的国家。盘尾丝虫病、非洲锥虫病、美洲锥虫病等主要流行于非洲、南美洲,每年受威胁人数以千万计。阿米巴感染者约占世界人口 1%,每年因此死亡人数 4 万~11 万人。绦虫、华支睾吸虫、粪类圆线虫等寄生虫的感染率均以千万计。弓形虫、卡氏肺孢子虫等机会性致病寄生虫成为艾滋病等免疫缺陷患者群死亡的主要原因之一。

我国地域辽阔,大部分地区处于温带和亚热带,自然条件差异较大,寄生虫分布广泛,已发现可感染人体的寄生虫约 230 种,是寄生虫病严重流行国家之一。新中国成立初期列为重点防治的五大寄生虫病疟疾、血吸虫病、丝虫病、内脏利什曼病(黑热病)和钩虫病,几十年来在党的领导下和各级政府的组织及人民群众大力参与下,目前均已得到了有效控制。2006 年,我国成为首个消除淋巴丝虫病的国家。

2015 年完成的第三次全国人体重点寄生虫病现状调查表明,全国重点寄生虫感染率大幅降低,尤其是土源性线虫病下降最明显,绝大部地区处于低度流行或散发状态,且流行区域也明显缩小,但仍有一些省或局部地区感染较严重。根据调查结果推算,全国土源性线虫感染人数约为 2 912 万,华支睾吸虫感染人数约为 446 万,带绦虫感染人数约为 37 万。

截至 2019 年底,全国 450 个流行县(市、区)中,301 个县(66.89%)达到血吸虫病消除标准,128 个县(28.44%)达到传播阻断标准,21 个县(4.67%)仍处于传播控制阶段。累计报告疟疾病例 2 674 例,较 2018 年(2 678 例)减少了 4 例,其中境外输入性病例 2 673 例,三日疟长潜伏期病例 1 例,无本土原发蚊传疟疾病例报告。

我国血吸虫病疫情处于历史最低水平。2021 年,我国成功实现了疟疾年发病例从 3 000 万到 0 的突破,并已连续 4 年无本地原发病例,达到了世界卫生组织消除疟疾的标准。

三、医学寄生虫学研究概况

医学寄生虫学的研究最早可追溯到 1926 年 Redi 报道的"在活的动物体内见到活动物"。1681 年,荷兰人列文虎克(Leeuwenhoek)最早描述了原虫。1875 年,Feder Losch 报道了第一个寄生人体的原虫——痢疾阿米巴。寄生虫学作为一门学科始建于 19 世纪 60 年代,当时蠕虫学的研究已获得巨大成绩。19 世纪 80 年代至 20 世纪初,人类对热带病的认识发展迅猛。1879 年,Manson 发现班氏丝虫病,首次证实蚊虫是班氏丝虫病的传播媒介;1880 年,法国科学家 Laveran 发现疟原虫,1897 年,Grassi 和 Ross 描述了疟原虫生活史;1908 年,Chagas 报道了锥虫病;1900—1911 年多位研究者报道了利什曼病。热带病研究的进步推动了医学寄生虫学的发展。20 世纪 20 年代中期,治疗寄生虫病的药物相继研发成功。如治疗疟疾的药物奎宁及其衍生物、治疗热带痢疾的药物依米丁、治疗锥虫病的药物 Bayer205 等,进一步推动了寄生虫的防治。我国科学家对寄生虫病的研究和防治工作也令世界瞩目,如屠呦呦因抗疟疾药物青蒿素的研究而获得了诺贝尔奖。

知识拓展

青　蒿　素

青蒿素(artemisinin)提炼于植物,是一种有机化合物,分子式为 $C_{15}H_{22}O_5$,相对分子质量 282.34。青蒿素为无色针状结晶,易溶于氯仿、丙酮、乙酸乙酯和苯,可溶于乙醇、乙醚,微溶于冷石油醚,几乎不溶于水。对热不稳定,易受湿、热和还原性物质的影响而分解。青蒿素是目前治疗疟疾耐药性效果最好的药物,以青蒿素类药物为主的联合疗法,也是当下治疗疟疾的最有效最重要手段。近年来,随着对其药效深入研究,青蒿素的其他药理作用也逐渐被发现和应用,如治疗系统性红斑狼疮、抗肿瘤、治疗肺动脉高压、抗真菌、免疫调节等。2015 年 10 月,中国科学家屠呦呦因创制新型抗疟药—青蒿素和双氢青蒿素的贡献,获得 2015 年度诺贝尔生理学或医学奖。

第三节　感染性疾病及其护理特点

一、感染性疾病与传染病

感染性疾病(infectious diseases)又称感染病,是指由致病性病原生物,包括细菌、病毒、支原体、衣原体、立克次体、螺旋体、真菌、朊粒及寄生虫等,通过不同方式引起人体发生感染并出现临床症状的疾病。感染性疾病分为传染性感染性疾病和非传染性感染性疾病两大类。传染性感染性疾病即传染病(communicable diseases),是由病原体感染人体后引起的具有传染性,在一定条件下可造成流行的感染性疾病,如流行性脑脊髓膜炎、肺结核、新型冠状病毒肺炎等,属于特殊类型的感染性疾病。传染病的流行应有传染源、传播途径和易感人群三个环节。非传染性感染性疾病是指由病原体感染引起的、不具有传染性、不会导致流行的疾病，如感染性心内膜炎、呼吸机相关性肺炎、副溶血弧菌引起的胃肠炎等。近年来非传染性感染性疾病的发病率明显上升。

感染性疾病比传染病包括的范围更广，涉及的病种更多。感染性疾病不仅包含了我国的法定传染病，还涵盖了不明传染源的条件致病菌和免疫功能低下人群所引起的感染。感染性疾病引起的疾病不仅属于内科、儿科范围，也涉及其他的临床科室，如外伤患者常见的厌氧菌感染、住院患者常常发生的院内感染等。随着感染性疾病谱的变化，医院科室设置中"感染性疾病科"正逐步取代"传染病科"。

二、感染性疾病患者的护理特点

感染性疾病患者的护理是感染性疾病防治的重要组成部分。感染性疾病尤其是传染病，具有起病急、病情危重、变化快、并发症多等特点，且具有传染性，并可造成局部或大范围流行，对健康和社会危害极大。因此，在护理常规上应把握好感染性疾病的特殊护理措施，提高专业化、规范化护理水平。

1. **熟练掌握专业知识和技能**　护理工作者要熟练掌握感染性疾病尤其是传染病患者护理的专业理论知识和实践操作技术，掌握各种病原体的生物学特性、致病性和流行环节，增强无菌观念、职业防护意识和标准预防意识。同时要树立高度的责任感和同情心，做到严密、细致地观察病情，及时发现病情变化，迅速、准确地配合治疗、抢救工作。

2. **严格执行消毒隔离和报告制度**　患者就诊时严格执行预检分诊制度，对疑似及确诊感染性疾病尤其是传染病患者，对患者、家属及陪护人员必须实施严格的隔离制度和消毒灭菌制度。根据疾病传播途径采取不同的隔离措施，如呼吸道隔离、消化道隔离、严密隔离。严格执行无菌操作，严格执行陪伴、探视制度和疫情报告制度。通过综合措施隔离传染源，切断传播途径，保护易感人群。

3. **加强心理护理和健康教育**　及时评估患者对住院及隔离治疗的心理反应，做好心理护理，消除患者紧张、恐惧、自卑、孤独的心理和情绪，减轻患者家属的焦虑情绪和心理负担，使患者及其家属心情舒畅，增强治愈疾病的信心，并积极配合治疗。根据患者的疾病和年龄，对患者及家属耐心细致做好健康教育，包括隔离知识、营养常识、安全防护、卫生习惯等，加强感染性疾病的预防、治疗的知识宣传，提高患者及其家属的健康知识水平。

思 考 题

1. 简述列文虎克、郭霍、Prusiner 及屠呦呦的科学贡献。
2. 简述郭霍法则。
3. 简述我国寄生虫病及防治现状。
4. 简述感染性疾病患者的护理要点。

（吴松泉　廖力）

医学微生物学

第一篇

细 菌 学

细菌的基本性状

01章　数字内容

学习目标

- 1. 掌握细菌的基本形态结构、细菌特殊结构及其意义、革兰氏染色法及其意义、细菌内毒素和外毒素的区别、基因转移与重组的4种方式，以及质粒、细菌L-型、毒力噬菌体、温和噬菌体、细菌致病岛的概念。
- 2. 熟悉革兰氏阳性菌和阴性菌细胞壁结构的区别及临床应用、细菌生长繁殖的条件及繁殖规律、细菌的合成与分解代谢产物及其意义、细菌的变异现象及遗传变异的医学应用，以及细菌耐药性的防治。
- 3. 了解细菌的理化性状、细菌的营养类型、常见的质粒及其功能、细菌在培养基中的生长现象、噬菌体的生物学性状、细菌遗传变异的物质基础及细菌耐药性的发生机制。

　　细菌(bacterium)是一类原核细胞型单细胞微生物,属原核生物界(prokaryotae)。广义的细菌包括各类原核细胞型微生物,有细菌、放线菌、支原体、衣原体、立克次体和螺旋体。而狭义的细菌则单指其中数量最大、种类最多,具有典型代表性的一类细菌。

　　了解细菌的形态和结构,对研究细菌的生理活动、致病性、免疫性,鉴别细菌以及细菌性感染的诊断和防治等,均有重要的理论和实际意义。

第一节　细菌的形态与结构

一、细菌的大小与形态

　　细菌形体微小,其大小一般以微米(μm)为测量单位,大多细菌在0.5~10μm之间。观察细菌最常用的仪器是光学显微镜。常用放大倍数为1 000倍。在自然界及人和动物体内,绝大多数细菌黏附在无生命或有生命的物体表面,以生物被膜(biofilm)的形式存在。

　　细菌按其外形,可分为球菌、杆菌和螺形菌三大类(图1-1)。

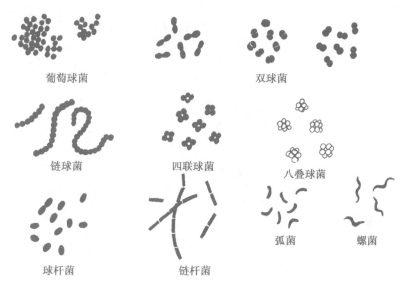

图 1-1　**细菌的基本形态**

（一）球菌

　　球菌(coccus)呈圆球形或近似球形,一般直径在1μm左右。按其分裂繁殖时分裂平面及粘连程度不同所形成的排列方式,可将球菌分为:①双球菌(diplococcus):细菌在一个平面分裂,分裂后两个菌体成对排列,如脑膜炎球菌、肺炎链球菌。②链球菌(streptococcus):细菌在一个平面分裂,分裂后多个菌体连成链状,如乙型溶血性链球菌。③葡萄球菌(staphylococcus):细菌在多个不规则平面上分裂,分裂后许多菌体无规则地粘连在一起呈葡萄串状,如金黄色葡萄球菌。④四联球菌(tetrad):细菌在两个互相垂直的平面上分裂,分裂后四个菌体粘连在一起呈正方形,如四联加夫基菌。⑤八叠球菌(sarcina):细菌在三个互相垂直的平面上分裂,分裂后八个菌体排列成包裹状立方体,如藤黄八叠球菌。在显微镜下观察细菌,除上述典型的排列方式外,还可有分散的单个菌体存在。

（二）杆菌

　　杆菌(bacillus)多数呈直杆状或稍有弯曲,往往散在排列,也有的呈链状排列,称为链杆菌;菌体两端多呈钝圆形,少数两端平齐或两端尖细;有的杆菌末端膨大,称为棒状杆菌;有的菌体短小呈球杆形,称为球杆菌;有的末端分枝,称为分枝杆菌;有的末端呈分叉状,称为双歧杆菌。有的杆菌呈英文字母状(V、L、W等)排列,这些特点有助于鉴别细菌。

Note:

不同杆菌的大小、长短、粗细很不一致。中等大小的杆菌如大肠埃希菌长 2~3μm,小的杆菌如布鲁菌长仅 0.6~1.5μm,而大的杆菌如炭疽杆菌长达 3~10μm。

（三）螺形菌

螺形菌(spiral bacterium)为一类螺旋形或弧形的有动力的革兰氏阴性杆菌,根据菌体弯曲程度可分为:①弧菌(vibrio):菌体长 2~3μm,只有一个弯曲,呈括弧形或逗点状,如霍乱弧菌和副溶血性弧菌;②螺菌(spirillum):菌体长 3~6μm,有多个弯曲,如鼠咬热螺菌;③螺杆菌(helicobacterium):菌体细长,连续弯曲呈螺旋状,如幽门螺杆菌;④弯曲菌(campylobacterium):呈 U 形或 S 形,如空肠弯曲菌。

细菌的形态受环境因素如温度、pH、培养基成分及培养时间等的影响很大。细菌一般在适宜的生长条件下培养 8~18h,可表现出上述典型的形态特征;在不适宜条件下或在药物、抗体、补体、溶菌酶等作用下,或菌龄老时,其形态可发生改变,时常出现梨形、气球状、丝状等不规则的多形性,称为衰退型(involution form)。观察细菌的大小和形态,应选择适宜生长条件下的对数生长期为宜。

二、细菌的结构

细菌具有典型的原核细胞型微生物结构(图 1-2)。其中细胞壁、细胞膜、细胞质和核质为各种细菌都具有,称为细菌的基本结构;荚膜、鞭毛、菌毛和芽孢仅某些细菌具有,称为细菌的特殊结构。

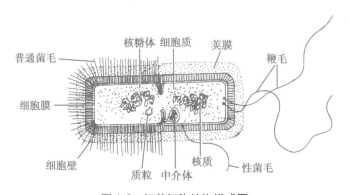

图 1-2　细菌细胞结构模式图

（一）细菌的基本结构

1. 细胞壁（cell wall）　位于细菌细胞的最外层,是一种膜状结构,具有坚韧性和弹性,平均厚 15~30nm。细菌细胞壁组成较复杂,随不同细菌而异。用革兰氏染色法(Gram stain,G)染色,可将细菌分为两大类,染成紫色的称革兰氏阳性菌(G^+),染成红色的称革兰氏阴性菌(G^-)。两类细菌细胞壁的结构有较大差异,其共有成分为肽聚糖(peptidoglycan)。肽聚糖为一类复杂的多聚体,为原核细胞所特有,又称为黏肽(mucopeptide),革兰氏阳性菌与革兰氏阴性菌的肽聚糖结构组成有所差异。

（1）细胞壁的组成

1）革兰氏阳性菌细胞壁的组成。革兰氏阳性菌细胞壁由肽聚糖和磷壁酸组成。

细胞壁较厚(20~80nm),革兰氏阳性菌细胞壁的肽聚糖含量高,层数多,可达 15~50 层,约占细胞壁干重的 50%,是革兰氏阳性菌细胞壁中的重要组分。其组成包括:①聚糖骨架:由 N-乙酰葡糖胺和 N-乙酰胞壁酸交替间隔排列,经 β-1,4 糖苷键联结而成的长链,各种细菌的聚糖骨架均相同;②四肽侧链:是由四种氨基酸组成的短肽,连接在聚糖骨架的 N-乙酰胞壁酸分子上,其组成的氨基酸及联结方式随不同的细菌而异,如葡萄球菌细胞壁四肽侧链的四种氨基酸依次为 L-丙氨酸、D-谷氨酸、L-赖氨酸和 D-丙氨酸;③五肽交联桥:是由五个甘氨酸组成的短肽,位于相邻聚糖骨架上的四肽侧链之间,起联结作用。这种联接方式,构成了机械强度十分坚韧的三维立体结构(图 1-3)。

革兰氏阳性菌细胞壁的磷壁酸(teichoic acid)由核糖醇或甘油残基经磷酸二酯键连接而成的多

Note:

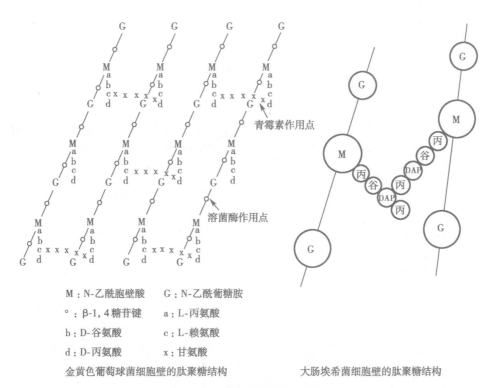

M：N-乙酰胞壁酸 G：N-乙酰葡糖胺

°：β-1,4糖苷键 a：L-丙氨酸

b：D-谷氨酸 c：L-赖氨酸

d：D-丙氨酸 x：甘氨酸

金黄色葡萄球菌细胞壁的肽聚糖结构　　大肠埃希菌细胞壁的肽聚糖结构

图 1-3　细菌肽聚糖结构示意图

聚物,多个磷壁酸分子组成的长链穿插于肽聚糖中,这是细菌带负电荷的重要物质基础。磷壁酸按其结合部位不同,分为壁磷壁酸和膜磷壁酸或脂磷壁酸两种。壁磷壁酸的内端通过磷脂与肽聚糖上的胞壁酸共价结合,另一端伸出细胞壁游离于外。膜磷壁酸或脂磷壁酸的内端与细胞膜外层上的糖脂共价结合,另一端穿越肽聚糖层,伸出细胞壁表面呈游离状态(图 1-4)。

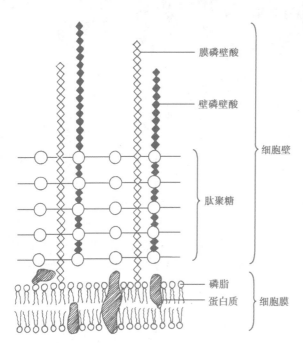

图 1-4　革兰氏阳性菌细胞壁结构示意图

壁磷壁酸和膜磷壁酸共同组成带负电荷的网状多聚物或基质,使得细胞壁具有良好的坚韧性、通透性和静电性。磷壁酸也具有免疫原性和黏附素活性。

2）革兰氏阴性菌细胞壁的组成。革兰氏阴性菌细胞壁由肽聚糖和外膜组成。细胞壁较薄(10~15nm),但结构较复杂,内层肽聚糖含量少,仅有 1~2 层,占细胞壁干重的10%左右,其外是外膜(outer membrane)层,约占细胞壁干重的80%。革兰氏阴性菌细胞壁的肽聚糖仅由聚糖骨架和四肽侧链两部分组成,缺乏五肽交联桥,其交联方式是由不同聚糖骨架上的四肽侧链互相直接连接,因而只能形成较薄弱疏松的单层平面网络的二维结构(图 1-3)。

革兰氏阴性菌细胞壁的外膜由脂蛋白、脂质双层和脂多糖三部分组成。从结构上来看,外膜为一种不对称的双层膜结构,其内层与细胞膜的内层膜结构相似,但其外层则为脂多糖结构。故革兰氏阴性菌的外膜与有对称结构的细胞膜等生物膜存在明显的差异。

外膜中脂蛋白位于肽聚糖层和脂质双层之间,并与肽聚糖的侧链相连,其脂质成分与脂质双层非共价结合,使外膜层和肽聚糖层构成一个整体。脂质双层的内层结构类似细胞膜,其上镶嵌有多种蛋白质,称外膜蛋白,其中有的为孔蛋白,允许水溶性分子通过;有的为诱导性或去阻遏蛋白,参与特殊物质的扩散过程;有的为噬菌体、性菌毛或细菌素的受体。

由脂质双层的外层及其向细胞外伸出的部分为脂多糖(lipopolysaccharide,LPS),即革兰氏阴性菌的内毒素(endotoxin)。脂多糖的构成从内向外分别是:①脂质 A:为一种糖磷脂,是内毒素的毒性和生物学活性的主要组分,不同种属细菌的脂质 A 骨架基本一致,无种属特异性,故不同细菌的内毒素毒性作用基本相同;②核心多糖:位于脂质 A 的外层,由己糖、庚糖、磷酸乙醇胺等组成,与脂质 A 共价联结,同一属细菌的核心多糖相同,故有属特异性;③特异多糖:是脂多糖的最外层,由数个至数十个寡聚糖重复单位所组成的多糖链,特异多糖即革兰氏阴性菌的菌体抗原(O 抗原),具有种特异性(图 1-5)。如特异多糖缺失,细菌从光滑型转变为粗糙型。少数革兰氏阴性菌如脑膜炎球菌、淋病奈瑟菌的脂多糖不典型,其外膜糖脂含有短链分枝状聚糖组分,称为脂寡糖(lipooligosaccharide,LOS),是细菌的重要毒力因子。

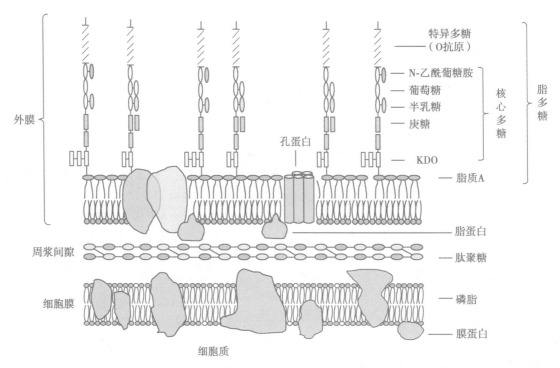

图 1-5　革兰氏阴性菌细胞壁结构示意图

由于革兰氏阳性菌和革兰氏阴性菌细胞壁结构显著不同(表 1-1),导致这两类细菌在染色性、免疫原性、致病性及对药物敏感性方面存在很大差异。如在药物敏感性方面,溶菌酶能切断 N-乙酰葡糖胺和 N-乙酰胞壁酸之间的连接,破坏聚糖骨架,导致细菌裂解;青霉素能干扰五肽交联桥与四肽侧链之间的联结,使革兰氏阳性菌不能合成完整的细胞壁,导致细菌裂解死亡。革兰氏阴性菌细胞壁没有五肽交联桥,故对青霉素不敏感。但青霉素仍可通过其他方式有效地杀死少数革兰氏阴性菌,如脑膜炎球菌、淋病奈瑟菌及钩端螺旋体等。

（2）细胞壁的功能

1）保护细菌和维持菌体形态。细菌细胞壁坚韧并具有弹性,可维持菌体固有的形态,保护细菌抵抗低渗环境,使细菌在菌体内高达 506.6～2 533.1kPa(5～25 个大气压)的渗透压下不变形、不破裂。

2）参与物质交换。细胞壁上存在许多微孔及特定转运蛋白,允许水和小分子物质通过,参与菌体内外物质交换。

Note:

表 1-1　革兰氏阳性菌与革兰氏阴性菌细胞壁结构比较

细胞壁	革兰氏阳性菌	革兰氏阴性菌
厚度	20~80nm	10~50nm
强度	较坚韧	较疏松
肽聚糖层数	可达 50 层	仅有 1~2 层
肽聚糖含量占细胞壁干重	50%~80%	5%~20%
磷壁酸	+	-
外膜	-	+
溶菌酶作用	敏感	不太敏感
青霉素作用	敏感	不敏感

3）与细菌的致病性有关。如乙型溶血性链球菌表面的 M 蛋白能抵抗免疫细胞的吞噬,膜磷壁酸能介导菌体吸附宿主细胞,是该菌的重要致病物质。革兰氏阴性菌的脂多糖及结核分枝杆菌的脂类成分,均为重要的致病物质。

4）与细菌的耐药性有关。革兰氏阳性菌的肽聚糖缺失可使作用于细胞壁的抗菌药物失效;革兰氏阴性菌外膜的通透性降低可阻止某些抗菌药物进入和外膜主动外排抗菌药物,是细菌重要的耐药机制。

5）其他。细菌细胞壁带有许多抗原表位,决定了菌体抗原的特异性;脂多糖也可增强机体的非特异性免疫,并有抗肿瘤等有益作用。

（3）细菌细胞壁缺陷型（细菌 L-型）:细菌细胞壁的肽聚糖可受许多理化因素或生物因素的作用而受损或抑制其合成,如溶菌酶、胆汁、抗体、补体及青霉素、杆菌肽、紫外线等。细胞壁受损的细菌在普通环境中由于不能耐受菌体内的高渗透压而会胀裂死亡,但在高渗环境中,由于菌体内、外渗透压处于平衡状态,它们仍可存活,称为细菌细胞壁缺陷型或 L-型。

细菌 L-型在体内或体外、人工诱导或自然情况下均可形成,因缺失细胞壁而呈高度多形性,大小不一,有球形、杆形和丝状等(图 1-6)。溶菌酶和青霉素是最常用的细菌 L-型人工诱导剂。无论其原为革兰氏阳性菌或革兰氏阴性菌,形成 L-型后大多染色呈革兰氏阴性,着色不匀。细菌 L-型培养困难,其营养要求与原菌相似,但需在高渗、低琼脂、含血清的培养基上生长,且生长缓慢,在软琼脂平板上一般培养 2~7d 后可形成中间较厚、四周较薄的荷包蛋样细小菌落,也有的长成颗粒状或丝状菌落。去除诱发因素后,有些 L-型可回复为原菌,有些则不能回复,其决定因素为 L-型是否含有残存的肽聚糖作为自身再合成的引物。

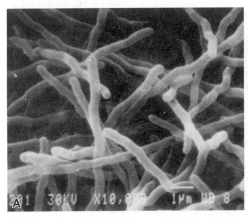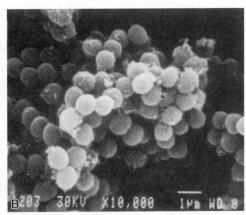

图 1-6　葡萄球菌 L-型

某些细菌 L-型仍有一定的致病力,通常引起慢性感染,如尿路感染、心内膜炎、骨髓炎等,并常在使用作用于细胞壁的抗菌药物如 β-内酰胺类抗生素治疗过程中发生。临床上如遇症状明显而标本常规培养阴性者,应考虑细菌 L-型感染的可能性。

知 识 拓 展

细菌 L-型

1935 年,英国学者 Klieneberger Nobel 在研究鼠咬热的病原体念珠状链杆菌时,发现该菌培养物中有一种菌落形态类似于支原体的微生物,其菌体呈高度多形性。因该变种细菌是在 Lister 研究所发现的,就以研究所英文名的第一个字母命名为 L-型细菌,或称细菌 L-型。由于缺乏细胞壁,故细菌呈多种形态,革兰氏染色阴性,大小相差悬殊。现已发现,几乎所有细菌、多种螺旋体和真菌均可产生 L-型。L-型有两种类型:革兰氏阳性菌细胞壁缺失后,原生质仅被一层细胞膜包住,称为原生质体;革兰氏阴性菌肽聚糖层受损后尚有外膜保护,称为原生质球。支原体是天然无细胞壁的微生物,与细菌 L-型不同。

2. **细胞膜(cell membrane)** 或称胞质膜,位于细胞壁内侧,紧包着细胞质,厚约 7.5nm,柔软致密,富有弹性并具有半渗透性,占细胞干重的 10%~30%。细菌细胞膜结构与真核细胞的细胞膜基本相同,由脂质双层构成,其内镶嵌有多种酶蛋白、载体蛋白及参与分泌系统和信号转导的蛋白,但不含胆固醇。

细胞膜的功能主要有物质交换、生物合成、呼吸和分泌作用等。细菌的细胞膜类似于真核细胞的线粒体,在细胞呼吸和能量代谢中发挥重要作用。细胞膜中含有多种酶类,参与细胞结构的合成。与肽聚糖合成有关的酶类是青霉素作用的主要靶位,称为青霉素结合蛋白,与细菌耐药性的产生有关。

细菌的分泌系统是一种贯穿细菌细胞膜的特殊结构,由不同的膜镶嵌蛋白构成,其分泌的物质主要为蛋白质和 DNA,参与细菌的各种重要生命活动和致病作用。根据细菌分泌系统的结构和功能的不同,目前已确认有 Ⅰ~Ⅶ型分泌系统。

有些细菌的部分细胞膜内陷、折叠、卷曲形成的细菌特有的囊状结构,称为中介体。中介体多见于革兰氏阳性菌,每菌可有一个或多个,多位于菌体侧面或中部。中介体一端连在细胞膜上,另一端与核质相连,随细胞的分裂而分裂。中介体的形成有效扩大了细胞膜面积,其功能类似于真核细胞的线粒体,故亦称为拟线粒体。

3. **细胞质(cytoplasm)** 是由细胞膜包裹的无色透明的溶胶状物质,主要成分是水、无机盐、蛋白质、脂类、核酸及少量糖和无机盐,还有一些有形成分如质粒、核糖体和胞质颗粒等结构。

(1) 质粒(plasmid):质粒是细菌染色体外的遗传物质,为闭合环状的双链 DNA 结构,携带有遗传信息,控制细菌某些特定的遗传性状。质粒能独立自行复制,并随细菌的分裂而转移到子代细菌中。质粒不是细菌生长所必需的,失去质粒的细菌仍能正常存活。质粒的结构简单,易导入细胞中,常作为载体广泛应用于分子生物学研究中。

(2) 核糖体(ribosome):核糖体游离于细胞质中,是细菌蛋白质合成的场所,每个细菌体内可达数万个。细菌核糖体沉降系数是 70S,由 50S 大亚基和 30S 小亚基组成。链霉素能与 30S 小亚基结合,红霉素能与 50S 大亚基结合,从而干扰细菌蛋白质合成,导致细菌死亡。哺乳动物及人体细胞中的核糖体(80S)与细菌的核糖体不同,故上述抗生素对哺乳动物和人的核糖体没有影响。

(3) 胞质颗粒(cytoplasmic granules):胞质颗粒为细胞质中的多种颗粒,大多贮藏的是营养物质,包括糖原、淀粉等多糖及脂类、磷酸盐等。不同细菌有不同的胞质颗粒,同一细菌在不同环境或生长期亦可形成不同的胞质颗粒。在营养丰富的环境中,胞质颗粒数量多,形体大;营养缺乏时则小而少,甚至会消失,故胞质颗粒不是细菌必需的恒定结构。医学上有意义的胞质颗粒是异染颗粒(metachro-

matic granule），其内容物是 RNA 和多偏磷酸盐，用特殊染色方法可染成与菌体不同的颜色，有助于鉴别细菌。异染颗粒常见于白喉棒状杆菌，位于菌体两端，用亚甲蓝染色时呈紫色。

4. 核质（nuclear material） 即细菌染色体，由单一密闭环状 DNA 分子反复卷曲盘绕而成，呈松散网状团块结构存在于胞质中，不具备细胞核形态，多位于菌体中央。由于缺乏核膜、核仁和有丝分裂，故称原核或核质。核质具备细胞核功能，即携带遗传信息，决定细菌性状和遗传特征。

（二）细菌的特殊结构

1. 荚膜（capsule） 荚膜是某些细菌在胞壁外形成的、厚度≥0.2μm、光镜下可见、边界清晰的黏液性物质层（图1-7）。若厚度小于0.2μm，光镜下不可见者，则称为微荚膜。荚膜和微荚膜具有相同的功能。荚膜不易着色，负染可在菌体周围形成一层无色的透明圈；应用特殊染色方法，荚膜方可着色显示。荚膜的化学组成随菌而异，大多数为多糖，少数为多肽，如炭疽杆菌、鼠疫耶尔森菌。荚膜是病原菌的重要毒力因子，也是鉴别细菌的重要标志。

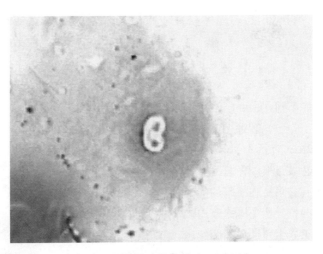

图 1-7　肺炎链球菌荚膜（×1 000）

细菌荚膜的形成与环境条件密切相关，一般在机体内或营养丰富的培养基上容易形成荚膜，在普通培养基上传代，则易消失。

荚膜的功能有：①抗吞噬作用：荚膜多糖具有亲水特性，并带有负电荷，与吞噬细胞膜有静电排斥力，能抵抗吞噬细胞的吞噬和消化作用，增强细菌的侵袭力。如肺炎链球菌的主要致病物质为荚膜；②黏附作用：细菌亦可借助荚膜彼此粘连，也可黏附于组织细胞或无生命物体表面，参与生物被膜的形成，是引起感染的重要因素，如变异链球菌依靠荚膜将其固定于牙齿表面，分解口腔中的蔗糖产生乳酸，积聚在附着部位形成生物被膜，腐蚀牙釉质导致龋齿；③抗有害物质的损伤作用：荚膜位于细菌细胞的最外层，通过其屏障作用，能有效保护细菌避免和减少溶菌酶、补体、抗体和抗菌药物的损伤作用。细菌一旦失去荚膜，其致病力也随之减弱或消失。

2. 鞭毛（flagellum） 许多细菌，包括所有的弧菌和螺菌，约半数的杆菌和少数球菌，在菌体上附有细长并呈波状弯曲的丝状物，称为鞭毛。鞭毛长 5~20μm，直径 12~30nm，是细菌的运动器官，经特殊染色方法使鞭毛增粗着色后可在光镜下观察到（图1-8）。鞭毛由鞭毛蛋白组成，各菌种的鞭毛蛋白结构不同，具有免疫原性，称为鞭毛（H）抗原。

根据鞭毛的数量和位置，可将鞭毛菌分为四类（图1-9）：①单毛菌：只有一根鞭毛，位于菌体一端，如霍乱弧菌；②双毛菌：菌体两端各有一根鞭毛，如空肠弯曲菌；③丛毛菌：菌体一端或两端有一丛鞭毛，如铜绿假单胞菌；④周毛菌：菌体周身遍布许多鞭毛，如伤寒沙门菌。

鞭毛的功能有：①鞭毛是细菌的运动器官，具有鞭毛的细菌在液体环境中能主动、自由游动，运动具有化学趋向性，常向营养物质处移动，而远离有害物质；②有些细菌的鞭毛

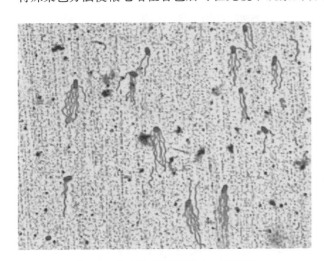

图 1-8　伤寒沙门菌鞭毛（×1 000）

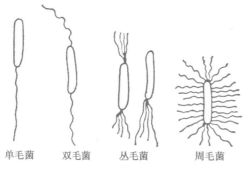

图 1-9 **细菌鞭毛类型**

单毛菌　双毛菌　丛毛菌　周毛菌

与致病性有关,如霍乱弧菌、空肠弯曲菌等,可通过鞭毛的活跃运动穿过小肠黏液层,使菌体能黏附于肠黏膜上皮细胞而造成感染;③鉴定细菌,根据细菌鞭毛的数量、部位和免疫原性,以及细菌的动力情况,可用于鉴定细菌和进行细菌分类。

3. 菌毛（pilus or fimbriae） 许多革兰氏阴性菌和少数革兰氏阳性菌菌体表面上存在的一种比鞭毛更细、更短、更直的丝状物,称为菌毛,须用电子显微镜方能观察到(图 1-10)。

菌毛由菌毛蛋白组成,具有免疫原性。根据功能不同,菌毛可分为普通菌毛和性菌毛两类。

（1）普通菌毛(ordinary pilus):长 0.2~2μm,直径 3~8nm,遍布菌细胞表面,每菌可达数百根。普通菌毛是细菌的黏附结构,具有黏附易感细胞的能力,能与宿主细胞表面的特异性受体结合,可黏附呼吸道、消化道及泌尿生殖道等黏膜细胞,是细菌感染的第一步。因此普通菌毛与细菌致病性密切相关,如大肠埃希菌 I 型菌毛、P 菌毛及霍乱弧菌 IV 型菌毛等。若失去菌毛,细菌致病力减弱或消失。有些细菌的普通菌毛由质粒编码,而另一些则由染色体控制。

（2）性菌毛(sex pilus):性菌毛比普通菌毛稍粗而长,为中空管状,仅见于革兰氏阴性菌。性菌毛数量少,每菌仅 1~4 根。性菌毛又称 F 菌毛,由致育因子即 F 质粒编码。带有性菌毛的细菌称为 F$^+$ 或雄性菌,无性菌毛者称为 F$^-$ 菌或雌性菌。雄性菌能借助性菌毛与雌性菌结合使细胞质沟通,F$^+$ 菌菌体内的质粒或 DNA 可通过性菌毛进入 F$^-$ 菌,该过程称为接合。细菌的致育性(编码性菌毛)、毒力、耐药性等可通过此方式传递,使受体菌获得相应性状。

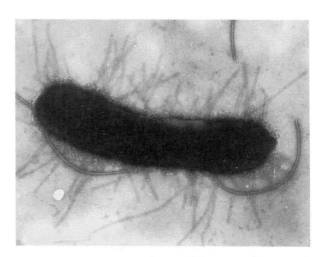

图 1-10 **大肠埃希菌的普通菌毛和性菌毛**

4. 芽孢（spore） 某些细菌在一定的环境条件下,胞质脱水浓缩,在菌体内形成一个圆形或卵圆形小体,是细菌的休眠方式,称为芽孢(图 1-11)。芽孢一般都是在机体外、营养不足的环境下形成的,产生芽孢的细菌都是革兰氏阳性菌。芽孢形成后,细菌即失去繁殖能力,有些芽孢可从菌体脱落游离。一个细菌只形成一个芽孢,一个芽孢发芽也只生成一个菌体,故芽孢不是细菌的繁殖方式。芽孢若在合适的条件如营养物、温度、pH 等环境因素适宜时,可发芽,形成新的菌体。与芽孢相比,未形成芽孢而具有繁殖能力的菌体称为繁殖体。芽孢是某些细菌生命过程中的一种特殊存在状态。

芽孢保存有细菌全部生命必需物质,如

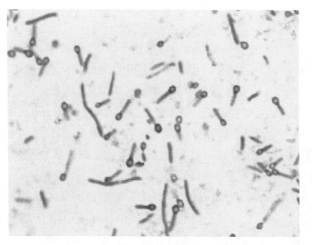

图 1-11 **破伤风梭菌的芽孢**（×1 000）

完整的核质、酶系统、核糖体等。芽孢是一个坚实的小体，被膜厚而致密，具有多层结构，几乎没有通透性。芽孢折光性强，不易着色，染色时须经媒染、加热等处理。芽孢的大小、形状和位置等特征随菌种而异，有重要的鉴别价值（图1-12）。

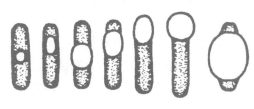

图 1-12　细菌芽孢的大小、形状和位置

芽孢抵抗力强大，对热、干燥、紫外线、电离辐射和化学消毒剂等有很强的耐受性，这是因为：①芽孢含水量少（约为繁殖体的40%），减弱了热对蛋白的变性损伤作用；②芽孢被膜厚而致密，无通透性，理化因素及紫外线不易进入，并防止进一步脱水；③芽孢含有的吡啶二羧酸（dipicolinic acid，DPA），能提高芽孢中各种酶的热稳定性，具有保护和稳定蛋白质等生命物质的作用。芽孢发芽时，吡啶二羧酸渗出，其耐热性亦随之丧失。

芽孢的功能及医学意义。①芽孢抵抗力强，对热力、辐射、化学消毒剂等理化因素均有强大抵抗力，有的细菌芽孢可耐100℃煮沸数小时，在自然环境中生命力可保持数年甚至数十年，杀死芽孢最可靠的方法是高压蒸汽灭菌法。医学上手术器械、敷料等的灭菌，以杀死芽孢作为判断消毒灭菌是否彻底的指标。②芽孢在土壤等环境中广泛存在，是某些外源性感染的重要来源，一旦发生外伤，有的芽孢侵入后往往引起疾病发生，如破伤风梭菌、炭疽杆菌等可经伤口导致感染。细菌芽孢并不直接引起疾病，只有在芽孢发芽成为繁殖体后，才能迅速大量繁殖而致病。③根据芽孢的特征，有助于鉴别细菌。

三、细菌形态与结构检查法

（一）显微镜检查

细菌形体微小，肉眼不能直接看到，必须借助显微镜放大后才能观察。

1. 普通光学显微镜　常用的是普通光学显微镜，以可见光（日光或灯光）为光源，波长平均约为 0.5μm，其分辨率为光波波长的一半，即0.25μm。常用油镜观察，放大1 000倍左右可观察细菌。此外，尚有暗视野显微镜、相差显微镜、荧光显微镜和同焦点显微镜等，适用于观察不同情况下的细菌形态与结构。

2. 电子显微镜　电子显微镜是利用电子流代替可见光波，以电磁圈代替放大透镜。电子波长仅为 0.005nm，其放大倍数可达数十万倍，能分辨1nm的微粒。电子显微镜不仅能看清细菌的外形，还能看清内部超微结构。常用的电子显微镜有透射电子显微镜和扫描电子显微镜，前者用于观察细胞内部的亚细胞结构，后者用于观察物体的表面结构和三维立体图像。由于电子显微镜标本须在真空干燥的状态下检查，故不能观察活的微生物。

（二）染色法

细菌体形小、半透明，须将细菌染色，以增加其与周围环境的对比度后才能较清楚地观察。染色法是使用染色剂与细菌细胞壁结合，常用的染色剂有碱性染色剂和酸性染色剂。带正电荷的碱性染色剂可与菌细胞中的核酸结合，酸性染色剂不能使细菌着色，而是使背景着色形成反差，故称为负染。

染色法有多种，最常用、最重要的分类鉴别染色法是革兰氏染色法（Gram stain）。该法是丹麦细菌学家革兰氏（Hans Christian Gram）于1884年创建，至今仍在广泛应用。标本固定后，先用碱性染料结晶紫初染，再加碘液媒染，使之生成结晶紫-碘复合物，此时细菌均染成紫色。然后用95%乙醇脱色处理，有些细菌被脱色，有些则不能被脱色。最后用稀释复红或沙黄复染。此法可将细菌分为两大类：不被乙醇脱色仍保留紫色者为革兰氏阳性菌，被乙醇脱色后复染成红色者为革兰氏阴性菌。革兰氏染色法的原理尚未完全阐明，但与菌细胞壁结构密切相关。革兰氏染色法在鉴别细菌、选择抗菌药物、研究细菌致病性等方面具有重要的意义。

细菌染色法中还有单染色法、抗酸染色法，以及荚膜、芽孢、鞭毛、细胞壁等特殊染色法，可作不同用途的染色。

第二节　细菌的生理

细菌是单细胞原核生物,具有独立的生命活动,进行新陈代谢和生长繁殖。细菌的代谢活动十分活跃而且多样化,生长繁殖迅速。了解细菌的生理,有助于细菌的人工培养、分离鉴定及研究判断病原菌的致病性,对细菌性疾病的诊断、治疗和预防具有重要意义。例如,对于人体的正常菌群,特别是益生菌,可促进其生长繁殖和产生有益的代谢产物;对于致病菌,可通过了解其代谢与致病的关系,设计和寻找有关诊断和防治的方法;还可利用细菌的代谢来净化环境,开发极端环境的微生物资源等。

一、细菌的理化性状

（一）细菌的化学组成

细菌和其他生物细胞相似,含有多种化学成分,包括水、无机盐、蛋白质、糖类、脂质和核酸等。水分是菌细胞重要的组成部分,占细胞总重量的 75%～90%。其他主要为有机物,包括碳、氢、氮、氧、磷及硫等,还有少数的无机离子,如钾、钠、铁、镁、钙、氯等,用以构成菌细胞的各种成分及维持酶的活性和跨膜化学梯度。细菌还含有一些原核细胞型微生物所特有的化学组成,如肽聚糖、胞壁酸、磷壁酸、二氨基庚二酸、吡啶二羧酸等。

（二）细菌的物理性状

1. **光学性质**　细菌为半透明体,当光线照射至细菌,部分被吸收,部分被折射,故细菌悬液呈混浊状态。使用比浊法或分光光度计可以粗略地估计细菌的数量。

2. **表面积**　细菌体积微小,相对表面积大,有利于同外界进行物质交换,因此细菌的代谢旺盛、繁殖迅速。

3. **带电现象**　细菌蛋白质由兼性离子氨基酸组成,具有两性游离的性质,在近中性或弱碱性环境中,细菌均带负电荷。细菌的带电现象与细菌的染色反应、凝集反应、抑菌和杀菌作用等都有密切关系。

4. **半透性**　细菌的细胞壁和细胞膜都有半透膜性质,允许水及部分小分子物质通过,有利于吸收营养和排出代谢产物。

5. **渗透压**　细菌体内含有高浓度的营养物质和无机盐,使菌体内维持着高渗透压。革兰氏阳性菌细胞内渗透压高达 20～25 个大气压,革兰氏阴性菌细胞内渗透压为 5～6 个大气压。细菌所处的环境相对低渗,但因有坚韧细胞壁的保护而不致崩裂。

二、细菌的营养与生长繁殖

营养物质、能量和适宜的环境是细菌生长繁殖的必备条件。

（一）细菌的营养物质

细菌生长繁殖必需各种营养成分,包括水、无机盐、碳源、氮源和生长因子等。充足的营养物质可为细菌的新陈代谢及生长繁殖提供必要的原料和能量。

1. **水**　细菌生命活动必须有水。营养吸收、渗透和分泌等都以水为媒介,新陈代谢必须在有水的环境中才能进行。

2. **碳源**　细菌利用无机或有机含碳化合物合成菌体成分,并作为获得能量的主要来源。病原菌主要利用糖类获得碳。

3. **氮源**　病原菌主要利用有机氮化物作为菌体成分的原料,如从氨基酸、蛋白胨中获得氮。少数细菌能利用空气中的游离氮(如固氮菌)或无机氮如硝酸盐、铵盐(如克雷伯菌)作为氮源。

4. **无机盐**　细菌生长繁殖需要磷、硫、钾、钠、镁、钙、铁等无机盐,以及微量元素锌、锰、铜等,其主要作用为构成菌体成分、维持酶活性、调节渗透压、参与转储能量等,有些还与细菌毒素产生有关,如白喉棒状杆菌毒素的产生与铁元素相关。

5. 生长因子　某些细菌在其生长繁殖过程中必需一些自身不能合成的物质,称为生长因子。生长因子通常为有机化合物,例如维生素、某些氨基酸、嘌呤、嘧啶等。少数细菌还需特殊的生长因子,如流感嗜血杆菌需要 X、V 两种因子,X 因子系高铁血红素,V 因子是辅酶 I 或辅酶 II,两者为细菌呼吸所必需。

（二）细菌的营养类型

各类细菌的酶系统不同,代谢活动各异,因而对营养物质的需求也不同。根据细菌所利用的能源和碳源的不同,将细菌分为自养菌和异养菌两大营养类型。

1. 自养菌（autotroph）　该类菌以简单的无机物为原料,如利用 CO_2、CO_3^{2-} 作为碳源,利用 N_2、NH_3、NO_2^- 等作为氮源,合成菌体成分。

2. 异养菌（heterotroph）　该类菌必须以多种有机物为原料,如蛋白质、糖类等,才能合成菌体成分并获得能量。异养菌包括腐生菌（saprophyte）和寄生菌（parasite）。腐生菌以动植物尸体、腐败食物等作为营养物;寄生菌寄生于活体内,从宿主的有机物获得营养。所有的病原菌都是异养菌,大部分属于寄生菌。

（三）细菌生长繁殖的条件

1. 充足的营养　充足的营养物质可为细菌的新陈代谢和生长繁殖提供必要的原料和充足的能量。有些细菌对营养要求苛刻,还需添加如血清、血液、组织浸出液等高营养物质。

2. 合适的酸碱度　多数病原菌最适生长 pH 为 7.2~7.6。人类血液、组织液的 pH 为 7.4,细菌极易生存。个别细菌最适生长 pH 特殊,如霍乱弧菌在 pH 8.4~9.2 生长最好,而结核分枝杆菌生长的最适 pH 为 6.5~6.8。

3. 适宜的温度　各类细菌对温度的要求不同,病原菌为嗜温菌,最适生长温度是人的体温,即37℃。故实验室一般采用 37℃ 恒温箱培养细菌。

4. 必要的气体环境　病原菌生长繁殖时需要氧气和二氧化碳。根据细菌代谢时对氧的需要不同,可将细菌分为四类。

（1）专性需氧菌（obligate aerobe）:仅能在有氧条件下生长繁殖,如结核分枝杆菌、铜绿假单胞菌。

（2）微需氧菌（microaerophilic bacterium）:在低氧分压（5%~6%）下生长最好,氧浓度若偏高（>10%）则有抑制细菌的作用,如空肠弯曲菌、幽门螺杆菌。

（3）兼性厌氧菌（facultative anaerobe）:兼有需氧呼吸和无氧发酵两种功能,不论在有氧或无氧环境中都能生长繁殖。大多数病原菌属于此种类型。

（4）专性厌氧菌（obligate anaerobe）:只能在无氧环境中生长,氧气对这类细菌不仅无用,反而有害,如破伤风梭菌、脆弱类杆菌。

（四）细菌繁殖的方式与速度

1. 细菌的繁殖方式　细菌的繁殖表现为细菌的组分和数量的增加。细菌个体一般以二分裂方式进行无性繁殖。细菌分裂时菌细胞首先增大,染色体复制,新染色体形成后细胞膜、细胞壁内陷,分裂成两个子代细胞。

2. 细菌的繁殖速度　在合适条件下,多数细菌繁殖速度很快。一般细菌 20~30min 繁殖一代。如大肠埃希菌的代时为 20min,若按此速度计算,1 个细胞经 10h 繁殖可达 10 亿个以上。个别细菌繁殖较慢,如结核分枝杆菌繁殖一代需 18~20h。

3. 细菌的繁殖规律　细菌群体在生长繁殖中受诸多因素影响,如营养物质逐渐耗竭,酸碱度发生改变,有害代谢产物的堆积等,因而不可能无限制的繁殖。将一定数量的细菌接种于适宜的液体培养基进行培养,以培养时间为横坐标,以不同时间培养物中活菌数的对数为纵坐标,可得出一条生长曲线（growth curve）（图 1-13）,显示出细菌群体生长繁殖过程的规律性。

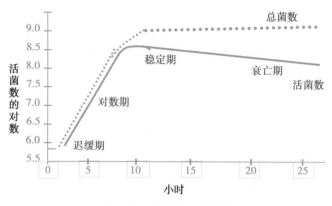

图 1-13　细菌的生长曲线

根据生长曲线,细菌群体的生长繁殖可分为四期。

(1) 迟缓期(lag phase):为最初培养的 1~4h 内,是细菌进入新环境的短暂适应阶段,菌体增大,代谢活跃,准备分裂繁殖。

(2) 对数期(logarithmic phase):由于条件适宜,细菌此期繁殖速度快,细菌数以恒定的几何级数增长,生长曲线呈直线上升。此期细菌的形态、结构、生理特性、染色特征等都较典型,是研究细菌生物学性状的最佳时期。一般细菌的对数期在培养后的 8~18h。

(3) 稳定期(stationary phase):由于营养物质消耗、有害代谢产物在周围积聚及 pH 出现改变,该期细菌繁殖速度减慢,死亡数逐渐增多,活菌数保持相对稳定。此期细菌的性状可发生改变。一般细菌的芽孢及外毒素、抗生素等代谢产物大多在稳定期产生。

(4) 衰亡期(decline phase):稳定期后细菌的环境越来越差,繁殖越来越慢,死亡数越来越多,活菌数急剧减少。该期细菌出现衰退型变化,呈现梨形、丝形、气球状等不规则形态,代谢趋于停滞,甚至发生自溶,细菌难以辨认。故陈旧培养基中的细菌难以鉴定。

细菌生长曲线只有在人工培养的条件下才能观察到,在自然环境及人体内繁殖的细菌,受多种环境因素和机体免疫因素的影响,不可能出现上述典型的生长曲线规律。

三、细菌的新陈代谢

细菌的新陈代谢包括分解代谢与合成代谢,其显著特点是代谢活动旺盛,代谢类型多样。细菌代谢过程中,底物分解和转化为能量的过程称为分解代谢;所产生的能量和少数几种简单的前体用于细胞组分的合成过程称为合成代谢。

(一) 细菌的能量代谢

细菌的能量代谢活动主要是通过生物氧化合成 ATP 的过程,各种细菌生物氧化的底物主要是糖类,但生物氧化的方式、途径及产能形式有所不同。以有机物为受氢体的称为发酵;以无机物为受氢体的称为呼吸,其中以分子氧为受氢体的称为需氧呼吸,以其他无机物(硝酸盐、硫酸盐等)为受氢体的称为厌氧呼吸(表 1-2)。需氧呼吸在有氧条件下进行,发酵和厌氧呼吸必须在无氧条件下进行。大多数病原菌只进行发酵和需氧呼吸。

表 1-2　细菌的生物氧化

生物氧化类型	受氢体	产生能量/分子葡萄糖	细菌类型
发酵	代谢中间有机物	2ATP	兼性厌氧菌、专性厌氧菌
需氧呼吸	无机物(分子氧)	30~32ATP	需氧菌、兼性厌氧菌
厌氧呼吸	无机物(硝酸盐)	2ATP	专性厌氧菌、兼性厌氧菌

Note:

（二）细菌的分解代谢产物和生化反应

细菌通过产生的酶分解蛋白质、糖、脂类等物质，以利于吸收、利用和产生能量。由于各种细菌含有的酶系统并不一致，对各种营养基质的分解能力和分解产物亦不一致，据此可以区分和鉴定细菌。通过生物化学方法检测细菌对各种基质的分解能力及代谢产物，从而鉴别不同细菌的试验，称为细菌的生化反应。常用的生化反应如下。

1. **糖发酵试验** 是检测细菌分解某种糖，产生酸和气体能力的试验，基质糖有葡萄糖、乳糖、麦芽糖、蔗糖、甘露醇等。例如，大肠埃希菌具有糖分解酶，能分解葡萄糖和乳糖，产生酸类物质（甲酸、乙酸、丙酮酸等），并有甲酸脱氢酶，能使甲酸进一步分解为气体（CO_2、H_2），故产酸并产气；而伤寒沙门菌不能分解乳糖，但能分解葡萄糖，又因缺乏甲酸解氢酶，不能分解甲酸产生 CO_2 和 H_2，故分解葡萄糖仅产酸不产气。试验中产生的酸可使培养基 pH 下降，酚红指示剂变成黄色；产气可用倒置的小试管收集观察。

2. **伏-波试验（Voges-Proskauer test, VP test）** 是检测细菌分解糖，产生乙酰甲基甲醇能力的试验。大肠埃希菌和产气杆菌均能分解葡萄糖、乳糖产酸产气，两者不能区别。但产气杆菌能使丙酮酸脱羧，生成中性的乙酰甲基甲醇，后者在碱性溶液中被氧化成二乙酰，二乙酰能与培养基中含胍基的化合物发生反应生成红色物质，此即伏-波试验阳性。而大肠埃希菌不能生成乙酰甲基甲醇，故伏-波试验阴性。

3. **甲基红试验** 产气杆菌分解葡萄糖产生丙酮酸，丙酮酸脱羧生成中性的乙酰甲基甲醇，使培养基中酸含量减少，培养基最终 pH>5.4，加入指标剂甲基红后呈橘黄色，为甲基红试验阴性。大肠埃希菌分解葡萄糖产生丙酮酸后不能转变为中性的乙酰甲基甲醇，培养基酸性较强，最终 pH<4.5，加入甲基红试剂呈红色，则为甲基红试验阳性。

4. **枸橼酸盐利用试验** 某些细菌如产气杆菌，能利用枸橼酸盐作为唯一碳源，可在枸橼酸盐培养基上生长繁殖，并分解枸橼酸盐生成碳酸盐，使培养基变为碱性，使指示剂溴麝香草酚蓝由淡绿色变为深蓝色，是为枸橼酸盐利用试验阳性。而大肠埃希菌不能利用枸橼酸盐作为唯一碳源，故在该培养基上不能生长繁殖，枸橼酸盐利用试验为阴性。

5. **吲哚（靛基质）试验** 是检测细菌分解色氨酸产生吲哚能力的试验。有些细菌如大肠埃希菌、变形杆菌、霍乱弧菌等，能分解培养基中的色氨酸产生吲哚（靛基质），通过加入指示剂即吲哚试剂（对二甲基氨基苯甲醛），可生成玫瑰吲哚，呈现红色反应，为吲哚试验阳性。

6. **硫化氢试验** 是检测细菌分解含硫氨基酸（胱氨酸、甲硫氨酸）产生硫化氢能力的试验。有些细菌如沙门菌、变形杆菌等，能分解培养基中的含硫氨基酸产生的硫化氢，硫化氢与培养基中的醋酸铅或硫酸亚铁反应，生成黑色的硫化铅或硫化亚铁，为硫化氢试验阳性。而大肠埃希菌不能分解含硫氨基酸，硫化氢试验为阴性反应。

7. **尿素酶试验** 是检测细菌分解尿素产生氨能力的试验。变形杆菌存在尿素酶，能分解培养基中的尿素产生氨，氨使培养基变为碱性，使指示剂酚红显示红色，为尿素酶试验阳性。

细菌的生化反应可用于鉴别细菌，尤其对形态、革兰氏染色反应和培养特性非常相似的细菌更为重要，如肠道杆菌。吲哚（I）、甲基红（M）、VP（Vi）、枸橼酸盐利用（C）四种试验常用来鉴别肠道杆菌，合称为 IMViC 试验，例如大肠埃希菌对这四种试验的结果为"++--"，而产气杆菌则为"--++"。

现代临床细菌学已普遍采用微量、快速的生化鉴定方法。根据鉴定的细菌不同，选择系列生化试验指标，按照不同细菌在系列生化反应中的阳性或阴性数值，组成鉴定码，形成以生化反应为基础的数值编码鉴定系统。更为先进的全自动细菌鉴定仪可实现细菌生化鉴定的自动化。

（三）细菌的合成代谢产物及其医学意义

1. **热原质（pyrogen）** 或称致热原，是细菌合成的一种注入人体或动物体内能引起发热反应的物质。产生热原质的细菌大多是革兰氏阴性菌，热原质即为其细胞壁中的脂多糖。

Note:

热原质耐高温,在高压蒸汽灭菌条件下不被破坏,250℃高温干烤 2h 才能破坏热原质。因此在制备和使用注射用药液过程中,应严格无菌操作,防止因细菌污染而出现热原质。液体中的热原质可用吸附剂或特制石棉滤板过滤去除,蒸馏法效果最好。玻璃器皿等吸附的热原质可用 250℃高温干烤法去除。

2. 毒素和侵袭性酶　毒素是由病原菌合成、对人和动物有毒害作用的物质,按其化学本质和致病作用可分为内毒素(endotoxin)和外毒素(exotoxin)两类。内毒素是革兰氏阴性菌细胞壁的脂多糖,当细菌死亡崩解后游离出来。外毒素是革兰氏阳性菌及少数革兰氏阴性菌合成并分泌到菌体外的蛋白质。外毒素毒性强于内毒素。

侵袭性酶是某些细菌合成的能损伤机体组织,促使细菌在机体内生存和扩散的一类酶,是细菌重要的致病物质。如金黄色葡萄球菌的凝固酶、产气荚膜梭菌的卵磷脂酶等。

3. 色素(pigments)　某些细菌能产生不同颜色的色素,有助于鉴别细菌。细菌色素有两类:①水溶性色素,菌落带有颜色,同时能弥散到培养基或周围组织,如铜绿假单胞菌产生的绿色色素可使培养基或感染部位的脓液呈绿色;②脂溶性色素,不溶于水,只存在于菌体,故仅菌落显色而培养基颜色不变,如金黄色葡萄球菌产生的金黄色色素。

4. 抗生素(antibiotic)　为某些微生物代谢过程中产生的一类能杀死或抑制其他微生物或肿瘤细胞的物质。大多数抗生素由放线菌和真菌产生,细菌产生的抗生素仅有多黏菌素、杆菌肽等。

5. 细菌素(bacteriocin)　是某些细菌产生的一类具有抗菌作用的蛋白质。细菌素的抗菌范围狭窄,仅对近缘关系密切的细菌有杀伤作用。例如大肠埃希菌产生的大肠菌素、葡萄球菌产生的葡萄球菌素等。细菌素主要用于细菌的分型和流行病学调查。

6. 维生素(vitamin)　有些细菌能合成维生素,除供细菌自身需要外,还能分泌到周围环境中。例如,人类肠道中的大肠埃希菌合成的维生素 B 和维生素 K,也可被人体吸收利用。

四、细菌的人工培养

细菌的人工培养是指根据细菌生长繁殖的条件及其规律,用人工方法提供细菌所需的各种条件,分离培养细菌或进行细菌纯培养,用于细菌生物学性状研究、生物制品制备,以及传染病的诊断、治疗及预防等。

(一)培养基

培养基(culture medium)是人工配制的适合细菌生长繁殖的营养物制品,通常置于器皿中,pH 一般为 7.2~7.6。培养基常置于试管、平皿、三角瓶等容器中,使用前经灭菌处理,4℃冰箱保存备用。培养基按其营养组成和用途不同,可分为以下几种类型。

1. 基础培养基　含有一般细菌所需的最基本的营养成分,可供大多数细菌生长繁殖使用。如肉汤培养基、普通琼脂培养基等,其成分包括牛肉膏或牛肉汤、蛋白胨、氯化钠、磷酸盐、水等。

2. 营养培养基　是在基础培养基中添加葡萄糖、血液、血清或酵母浸膏等营养物质,供营养要求较高的细菌生长。常用的有血琼脂平板。

3. 鉴别培养基　是以培养和鉴别细菌为目的而配置的培养基。根据不同细菌对糖和蛋白质的分解能力及代谢产物的不同,在培养基中加入特定的底物和指示剂。由于细菌对底物分解能力不同,产物亦不同,并由指示剂显示出差别,从而鉴别细菌。如糖发酵管、双糖铁培养基、伊红亚甲蓝培养基等。

4. 选择培养基　根据细菌对化学物质的敏感性不同,在培养基中加入某种化学物质,以抑制某些细菌生长,促进目的菌或待检菌的生长,从而将后者从混杂的细菌群中选择性分离出来。例如培养肠道致病菌的 SS 培养基,其中的胆盐、煌绿等可抑制革兰氏阳性菌和大肠埃希菌,因而使致病的沙门菌和志贺菌容易从粪便中分离出来。

5. 厌氧培养基 是专供厌氧菌的分离培养和鉴定用的培养基。此类培养基营养成分丰富,含有特殊生长因子,氧化还原电势低,并在液体培养基表面加入凡士林或液体石蜡,以隔绝空气,使培养基内成为无氧环境。如在培养基中加入肉渣、肝块等吸氧剂的庖肉培养基。

此外,还可根据培养基物理状态的不同,分为液体培养基(即肉汤培养基)、固体培养基(液体培养基加入 1.5%~2.5% 琼脂)和半固体培养基(液体培养基加入 0.3%~0.5% 琼脂)三种。

（二）细菌在培养基中的生长现象

1. 在液体培养基中的生长现象 细菌在液体培养基中可呈现的生长现象:①浑浊生长:大多数细菌在液体培养基中生长繁殖后呈均匀浑浊状态;②沉淀生长:少数链状排列的细菌在液体培养基中生长繁殖后常沉淀在液体的底部;③菌膜生长:专性需氧菌如结核分枝杆菌、枯草杆菌等对氧气需求较高,在液体培养基中生长时浮在液体表面生长,形成菌膜。

2. 在固体培养基中的生长现象 将细菌划线接种在固体培养基上,由于划线的分散作用,使细菌彼此分开,经过培养,即可形成菌落(colony)。菌落一般为单个细菌繁殖而成的肉眼可见的细菌集团。菌落的特征(包括大小、颜色、透明度、凸起度、表面干燥或湿润、光滑或粗糙、边缘是否整齐及血平板上的溶血情况等)随菌而异,有助于鉴别细菌。挑取一个菌落,移种到另一培养基中,生长出的细菌均为纯种,称为纯培养(pure culture)。多个菌落融合成片,形成菌苔(mossy)。

取一定量的液体标本或培养液均匀接种于平板培养基上,可计数菌落并推测标本中的活菌数。这种菌落计数法常用于检测自来水、饮料、污水和临床标本的活菌含量,以菌落形成单位(colony forming unit,CFU)表示。

细菌的菌落一般分为三种类型。①光滑型菌落(S 型):菌落表面光滑、湿润,边缘整齐,见于大多数新分离的细菌。②粗糙型菌落(R 型):菌落表面粗糙、干燥,有些呈颗粒状,边缘大多不整齐,如结核分枝杆菌、炭疽杆菌等。粗糙型菌落也可由光滑型菌落变异而来。③黏液型菌落(M 型):菌落黏稠,有光泽,似水珠样,多见于有厚荚膜或丰富黏液层的细菌,如肺炎克雷伯菌等。

3. 在半固体培养基中的生长现象 半固体培养基黏度低,常用来检查细菌的动力。细菌经穿刺接种后,有鞭毛的细菌能向穿刺线四周扩散生长,呈羽毛状或云雾状,穿刺线模糊不清,称为动力试验阳性;无鞭毛的细菌只能在穿刺线处生长,呈明显粗线条状,周围的培养基澄清透明,称为动力试验阴性。

第三节　细菌与噬菌体

噬菌体(bacteriophage)是一类感染细菌、真菌、放线菌或螺旋体等微生物的病毒,具有病毒的基本特性。噬菌体分布广泛,凡有细菌存在的场所,就可能有相应的噬菌体存在。在人和动物的排泄物或污染的河水、井水中,常含有肠道细菌的噬菌体。在土壤中也可找到土壤细菌的噬菌体。

噬菌体具有严格的宿主特异性,只寄居在易感宿主细菌体内,并可裂解细菌。故可利用噬菌体进行细菌的鉴定和分型,以追查感染源。临床上有时利用噬菌体作为某些局部感染的辅助治疗。

一、噬菌体的生物学性状

1. 噬菌体的形态与结构 噬菌体形体微小,需用电子显微镜放大数万倍才能观察到,可通过滤菌器;无细胞结构,只含有一种类型核酸;专性胞内寄生,只能在活的微生物细胞内复制增殖。在电子显微镜下,噬菌体有三种形态,即蝌蚪形、微球形和细杆形。大多数噬菌体呈蝌蚪形,由头部和尾部两部分组成(图 1-14)。

噬菌体的头部呈六边形立体对称,由蛋白质衣壳包绕核酸组成。尾部是一个管状结构,由一个中空的尾髓和外面包裹的尾鞘组成。尾髓具有伸缩功能,可将头部的核酸注入宿主细胞菌体内。尾部

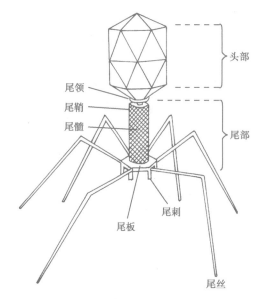

尾领
尾鞘
尾髓
尾刺
尾板
尾丝
头部
尾部

图 1-14　蝌蚪形噬菌体结构模式图

末端有尾板、尾刺和尾丝,尾板内含有裂解宿主菌细胞壁的溶菌酶;尾丝为吸附器官,能识别宿主菌体表面的特异性受体。

2. 噬菌体的化学组成　噬菌体主要由核酸和蛋白质组成。核酸为 DNA(大多数为线状双链)或 RNA(大多为线状单链),是噬菌体的遗传物质,基因组大小为 2~200kb。蛋白质构成噬菌体头部的衣壳和尾部,起着保护核酸、维持外形和表面特征的作用。

3. 噬菌体的免疫原性与抵抗力　噬菌体具有免疫原性,可刺激机体产生特异性抗体,抑制尚未进入或吸附于菌体的噬菌体对宿主菌的侵袭。噬菌体对理化因素的抵抗力较一般细菌繁殖体强,能抵抗乙醇、乙醚和三氯甲烷,能耐受低温。噬菌体经 75℃ 30min 或更久才能被灭活,对紫外线和 X 射线敏感,一般经紫外线照射 10~15min 即失去活性。

二、毒性噬菌体与温和噬菌体

根据与宿主菌的相互关系,噬菌体可分为毒性噬菌体(virulent phage)与温和噬菌体(temperate phage)两种类型。

（一）毒性噬菌体

毒性噬菌体是指能在宿主菌体内复制增殖,产生许多子代噬菌体,并最终裂解细菌的噬菌体。毒性噬菌体在宿主菌内以复制方式进行增殖。从噬菌体侵入宿主菌到裂解细菌释出子代噬菌体的过程,称为溶菌性周期或复制周期,包括吸附、穿入、生物合成和成熟与释放等四个阶段。

1. 吸附　吸附是噬菌体与细菌表面受体特异性结合的过程。吸附的特异性取决于噬菌体表面吸附结构与宿主菌表面受体分子结构的互补性。

2. 穿入　有尾噬菌体吸附宿主菌后,借助尾板内的溶菌酶在宿主菌细胞壁上溶出一小孔,通过尾鞘收缩将头部的核酸注入菌体内,蛋白质衣壳则留在菌体外。球形与细杆形噬菌体的核酸则以脱壳的方式进入宿主菌细胞内。

3. 生物合成　噬菌体核酸进入宿主菌细胞后,一方面通过转录和翻译,合成子代噬菌体蛋白质,包括调节蛋白、结构蛋白和有关酶蛋白;另一方面以噬菌体核酸为模板,复制产生大量子代噬菌体的核酸。

4. 成熟与释放　子代噬菌体的蛋白质与子代噬菌体的核酸分别合成后,在宿主菌细胞质中按特定程序和方式装配成完整的、有感染性的子代噬菌体。当子代噬菌体达到一定量时,细菌被裂解并释放出子代噬菌体,后者又可感染新的宿主菌。

毒性噬菌体在宿主菌体内增殖并使细菌裂解的过程,称为溶菌或噬菌。在液体培养基中,噬菌体裂解宿主菌可使浑浊的菌液变为澄清;在固体培养基上,噬菌体裂解宿主菌可使培养基表面出现透亮的溶菌空斑。每个空斑系由一个噬菌体复制增殖并裂解细菌后形成,称为噬斑(plaque)。通过计数噬斑,可测知一定单位体积中的噬斑形成单位(plaque forming units,PFU)数量,也即噬菌体的数量。

（二）温和噬菌体

温和噬菌体又称溶原性噬菌体(lysogenic phage),是指侵入宿主菌后将其基因组与宿主菌的基因组整合,不引起宿主菌裂解,并能随宿主菌的分裂而传代至子代细菌的噬菌体。整合在宿主菌基因组中的噬菌体基因组,称为前噬菌体(prophage)。带有前噬菌体基因组的细菌称为溶原性细菌

Note:

（lysogenic bacterium）。

在某些理化因素（如紫外线、X线、突变剂等）的诱导下或偶尔自发地，前噬菌体基因组可脱离宿主菌的基因组进入溶菌性周期，产生成熟的子代噬菌体，导致细菌裂解。温和噬菌体具有此种产生成熟子代噬菌体并裂解宿主菌的潜在能力，称为溶原性。因此，温和噬菌体既可有溶原性周期，也可有溶菌性周期（图1-15），而毒性噬菌体则仅有溶菌性周期。

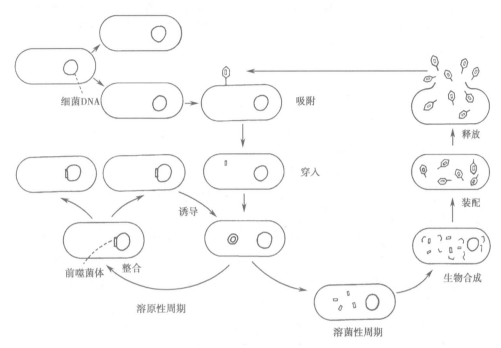

图 1-15　溶原性噬菌体的溶原性周期和溶菌性周期

第四节　细菌的遗传与变异

细菌同其他生物一样，具有遗传和变异的生命特征。遗传（heredity）是指子代与亲代之间的生物学特征的相似性，变异（variation）是指子代与亲代之间生物学特征的差异性。遗传维持了物种的稳定性，而变异使细菌能不断适应环境的变化，并使物种得到进化。

细菌的变异可分为遗传性变异和非遗传性变异。遗传性变异又称基因型变异，是细菌基因组发生改变而导致的性状改变，可稳定传给子代，产生变种或新种，有利于物种的进化。非遗传性变异又称表型变异，是细菌在环境诸因素的影响下导致的性状改变，因基因组未改变，去除影响因素后可恢复为原有的性状。

一、细菌的变异现象

（一）形态结构的变异

细菌在生长过程中受外界环境条件的影响，可发生形态结构的变异，使细菌失去原来典型特征。例如，鼠疫耶尔森菌在陈旧的培养物或含30g/L NaCl的培养基上，形态可从典型的两极浓染的椭圆形小杆菌转变为球形、酵母样形、亚铃形；许多细菌在青霉素、溶菌酶等的作用下，细胞壁合成受阻，成为细胞壁缺陷型细菌（细菌L-型）。

细菌的特殊结构如荚膜、芽孢、鞭毛等也可发生变异。例如，产荚膜的肺炎链球菌经传代培养后荚膜逐渐消失，致病性也随之减弱；炭疽杆菌在42℃培养10~20d后，可失去形成芽孢的能力，同时毒力也会减弱。有鞭毛的变形杆菌在含0.1%石炭酸培养基上生长会失去鞭毛，称为H-O变异（H表示

Note:

有鞭毛细菌的菌落特征,即 H 菌落;O 表示无鞭毛细菌的菌落特征,即 O 菌落),此变异是可逆的。

（二）毒力变异

细菌的毒力变异表现为毒力的增强或减弱。用于预防结核病的减毒活疫苗即卡介苗(BCG),就是卡尔梅特(Calmette)和介朗(Guerin)将有毒力的牛型分枝杆菌接种在含有甘油、胆汁、马铃薯的培养基上,经 13 年培养,连续传代 230 代后,获得的毒力减弱但仍保持免疫原性的变异株。无毒力的白喉棒状杆菌被 β-棒状杆菌噬菌体感染成为溶原性细菌后,噬菌体基因可编码产生白喉外毒素,使白喉棒状杆菌获得产生白喉毒素的能力,由无毒菌株变异成有毒菌株并能引起白喉。

随着细菌全基因组测序工作的推进,运用比较基因组学分析和定点突变技术,通过靶向性地降低细菌毒力而保留其免疫原性的方法,为研制疫苗提供了更广阔的前景。

（三）耐药性变异

细菌对某种抗生素由敏感变成不敏感的变异称为耐药性变异。自抗生素等抗菌药物广泛应用以来,耐药菌的不断增长成为普遍趋势。以金黄色葡萄球菌为例,对青霉素和磺胺类药物的耐药菌株,已高达 90% 以上;在我国,耐甲氧西林的菌株已达 70% 以上。耐青霉素的肺炎链球菌也在 50% 以上。有些细菌还表现为耐受多种抗生素,即多重耐药性菌株。甚至还有些细菌变异后对药物产生依赖性,如痢疾志贺菌链霉素依赖株,离开链霉素不能生长。细菌耐药性变异给临床治疗细菌感染带来很大的困难,是目前医学上的重要问题。

（四）菌落变异

细菌的菌落主要有光滑型和粗糙型两种。菌落由光滑型即 S 型变异为粗糙即 R 型,称为 S-R 变异,常见于肠道杆菌。变异时不仅菌落特征发生变化,细菌的理化性状、免疫原性、酶活性及毒力等也会发生改变。一般 S 型菌的致病性强,因而从标本中分离致病菌时,应挑取 S 型菌落作纯培养,但也有少数细菌,如结核分枝杆菌、炭疽杆菌、鼠疫耶尔森菌等,为 R 型菌落的致病力强。

二、细菌遗传变异的物质基础

细菌遗传变异的物质基础包括染色体和质粒 DNA、转位因子及整合在细菌染色体中的噬菌体基因组等。

（一）细菌染色体

细菌基因主要位于染色体。多数细菌的染色体为单条环状双链 DNA,长度 580~5 220kb,少数细菌染色体为两条环状双链 DNA,个别细菌则为三条环状双链 DNA 分子。细菌染色体缺乏组蛋白,一端附着于横隔中介体或细胞膜上,在菌体内高度卷曲盘绕成丝团状。细菌具有连续的基因结构,无内含子,转录后的 RNA 无需剪接加工。

细菌的种内和种间存在着广泛的基因水平转移。在细菌基因组中可发现一些外源 DNA 片段,片段中所携带的基因与细菌的耐药性、致病性/毒力或某些代谢有关,分别称之为耐药岛、致病岛/毒力岛、代谢岛。

细菌致病岛(pathogenicity island)是指细菌基因组中存在编码与细菌毒力或致病性相关因子(如黏附因子和毒素)的外源 DNA 片段。该片段可在细菌的种内和种间发生交换,使其他细菌获得新的致病性。

（二）质粒

质粒是细菌染色体外具有独立复制能力的遗传物质,为环状闭合的双链 DNA,游离或整合在细菌 DNA 上。大质粒可含数百个基因,小质粒仅含 20~30 个基因。

1. **质粒的基本特征**

（1）自我复制:一个质粒就是一个复制子,在细菌体内可复制出拷贝。根据复制规律,质粒可分为:①严紧型质粒:其复制往往与染色体复制同步,复制拷贝数低,分子量较大;②松弛型质粒:与染色体复制不同步,分子量小,复制的拷贝数较多。

（2）非生命活动必须：质粒对细菌生命活动并非不可缺少，可自行从细菌体内丢失或经高温、紫外线照射、吖啶橙作用等人工处理而消除。质粒丢失，质粒所赋予细菌的性状随之消失，但细菌仍存活。

（3）细菌间转移：质粒可通过多种方式在细菌间转移，不仅在不同细菌之间可以转移，甚至在细菌与哺乳动物细胞之间也可转移。

（4）相容性：质粒可分为相容性质粒和不相容性质粒。几种质粒能稳定地共存于同一宿主细菌内的现象称相容性；有些质粒不能共存于同一宿主细菌体内，则称不相容性。

（5）控制细菌特定性状：质粒基因组所编码的产物赋予细菌某些特定性状，如致育性、耐药性、致病性及某些生化反应特性等。

2. 医学上重要的质粒

（1）致育质粒或 F 质粒：决定细菌致育性，编码性菌毛，介导细菌间质粒的接合传递。F$^+$菌有性菌毛，为雄性菌；F$^-$菌无性菌毛，为雌性菌。

（2）耐药质粒或 R 质粒：其编码产物与多种抗菌药物和重金属盐类的抗性有关。带有 R 质粒的细菌有大肠埃希菌、沙门菌、志贺菌、铜绿假单胞菌等。

（3）毒力质粒或 Vi 质粒：编码与细菌致病性有关的毒力因子，如致病性大肠埃希菌的 ST 质粒编码耐热肠毒素，LT 质粒编码不耐热肠毒素。

（4）细菌素质粒：编码细菌的细菌素，如大肠埃希菌的 Col 质粒编码大肠杆菌细菌素。

（5）代谢质粒：编码与细菌代谢相关的酶类，如沙门菌发酵乳糖的酶通常由质粒编码。

（三）转位因子

转位因子（transposable element）又称转座元件，是存在于细菌染色体或质粒 DNA 上的一段特异性核苷酸序列片段，可在 DNA 分子中移动，不断改变它们在基因组中的位置。转位因子通过位置移动，或改变基因组的核苷酸序列，或影响插入点附近的基因表达，有可能引起细菌的变异。转位因子主要有三类：

1. 插入序列（insertion sequence, IS）　为细菌中最简单的转位因子，是细菌染色体、质粒和某些噬菌体基因组的正常组分，不携带任何与转座功能无关的基因。

2. 转座子（transposon, Tn）　基本结构为插入序列-功能基因-插入序列，除携带与转位有关的基因外，还携带表达某些性状的基因，如耐药性基因、抗金属基因、毒素基因等。转座子携带的基因可随转座子的转移而发生转移重组，导致插入突变、基因重排或插入点附近基因表达改变。

3. 转座噬菌体　是一些具有转座功能的溶原性噬菌体，能使溶原性细菌获得某些性状，当从细菌染色体分离脱落时，还可能带走宿主菌的部分 DNA 片段并一起转移至另一宿主菌，起载体作用。

（四）整合子

整合子是一种可移动的 DNA 分子，具有独特结构，可捕获和整合外源性基因，使之转变成为功能性基因的表达单位。整合子的基本结构包含启动子、整合酶基因和特异性重组位点等 3 个功能元件。整合子定位于细菌的染色体、质粒或转座子上，存在于许多细菌中，可通过转座子或接合性质粒，使多种耐药基因在细菌间水平传播。

三、细菌变异的机制

细菌的遗传性变异是由于基因结构发生改变而致，主要通过基因突变和基因的转移与重组两种方式实现。

（一）基因突变

细菌的基因突变是指细菌 DNA 碱基对的置换、插入或缺失所致的基因结构的变化，可分为点突变、插入或缺失突变及多点突变。点突变是指基因中一个或几个碱基对发生的改变；多点突变指大段 DNA 发生改变，往往涉及染色体重排。

Note：

根据突变诱因,细菌的基因突变可分为自发突变和诱发突变。自发突变是细菌在生长繁殖过程中 DNA 分子本身自然发生的突变,自发突变率为每一世代 $10^{-6} \sim 10^{-10}$。诱发突变是通过人工诱导引起的基因突变,许多理化因子如高温、紫外线、X 线、电离辐射、亚硝酸盐、烷化剂等都具有诱变活性。诱发突变的突变率是自发突变率的 $10 \sim 1\,000$ 倍,达到 $10^{-4} \sim 10^{-6}$。

从自然界分离的未发生突变的菌株称为野生型(wild type);相对于野生型菌株,发生某一性状改变的菌株称为突变型(mutant type)。细菌由野生型变为突变型属于正向突变;有时突变型经过又一次突变可恢复野生型的性状,称为回复突变(reverse mutation)。野生型 DNA 序列回复突变的概率很低。

（二）基因的转移与重组

遗传物质由供体菌转入受体菌体内的过程称为基因转移(gene transfer)。转移的基因与受体菌基因组整合在一起,称为重组(recombination)。细菌通过获得外源性基因并与自身基因重组,导致自身遗传性状改变,是细菌遗传变异的另一种方式和途径。细菌的基因转移和重组可通过转化、接合、转导、溶原性转换四种方式进行。

1. **转化（transformation）** 受体菌直接摄取环境中供体菌裂解后游离出的 DNA 片段,并获得新的遗传性状的过程,称为转化。例如,活的无荚膜无毒力的肺炎链球菌(ⅡR)摄取死的有荚膜有毒力的肺炎链球菌(ⅢS)的 DNA 片段后,获得了形成荚膜的能力,产生毒力,并可导致小鼠死亡(图 1-16)。

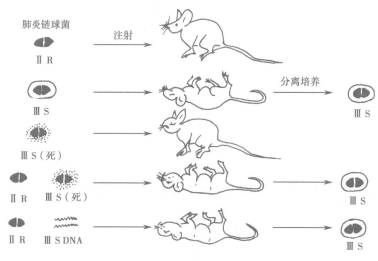

图 1-16 肺炎链球菌的毒力转化实验

受体菌能否摄取环境中细菌裂解的 DNA 片段,取决于其对转化的感受态(competence)。只有少数细菌如肺炎链球菌、流感嗜血杆菌、淋病奈瑟菌等可自然地呈现感受态。细菌的感受态可通过人工诱导产生。

2. **接合（conjugation）** 细菌通过性菌毛相互连接沟通,将遗传物质从供体菌传递给受体菌,使受体菌遗传性状发生改变的过程,称为接合。质粒是最常见被传递的遗传物质。通过接合方式转移的质粒称为接合性质粒,主要包括 F 质粒、R 质粒、Col 质粒及毒力质粒等。

（1）F 质粒的接合:F 质粒编码性菌毛,带有 F 质粒的细菌(F^+)有性菌毛,为供体菌;无 F 质粒的细菌(F^-)无性菌毛,为受体菌。两菌接合时,F^+菌的性菌毛末端与 F^-菌表面的受体结合,性菌毛逐渐缩短使两菌靠近并形成通道,F^+菌体内质粒的一条 DNA 链经性菌毛接合桥进入 F^-菌,两菌内的单链 DNA 通过滚环式复制,各自形成完整的双链 F 质粒。结果 F^-菌获得了质粒,F^+菌也未失去质粒。受体菌获得 F 质粒后即成为 F^+菌,可形成性菌毛(图 1-17)。

（2）R 质粒的接合:R 质粒由耐药传递因子(resistance transfer factor,RTF)和耐药决定子(r-det)

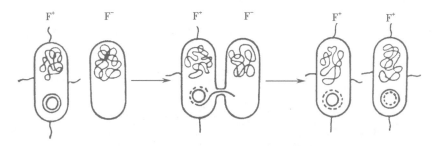

图 1-17　F 质粒在接合时的转移和复制

两部分组成(图 1-18)。耐药传递因子的功能与 F 质粒相似,可编码性菌毛;耐药决定子能编码对抗抗菌药物的耐药性。耐药传递因子和耐药决定子可整合在一起,也可单独存在,但单独存在时不能接合传递耐药基因。耐药决定子可携带多个不同耐药基因的转座子,从而使细菌出现多重耐药性。

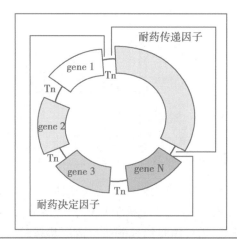

耐药传递因子:性菌毛基因和传递相关基因
耐药决定因子:耐药基因,转座子

图 1-18　R 质粒的结构

3. 转导(transduction) 以噬菌体为载体,将供体菌的 DNA 片段转入受体菌,重组后使受体菌获得新的遗传性状的过程,称为转导。因噬菌体具有宿主特异性,故转导现象只发生在同种细菌之间。转导可分为普遍性转导(generalized transduction)和局限性转导(localized transduction)。

(1)普遍性转导:毒性噬菌体和温和噬菌体均可介导普遍性转导。噬菌体成熟装配过程中,误将宿主(供体菌)染色体 DNA 片段或质粒装入噬菌体内成为转导噬菌体,当感染其他细菌时,转导噬菌体便将供体菌 DNA 转入受体菌。大约每 $10^5 \sim 10^7$ 次装配会发生一次错误。转导时,由于噬菌体的装配包装是随机的,任何供体菌 DNA 片段都有可能被误装入噬菌体内,故称为普遍性转导。普遍性转导可产生两种结果:若转移的基因组与受体菌的基因组整合,并随染色体复制而稳定遗传,称为完全转导;如供体菌的 DNA 未能与受体菌的基因组整合,不能自身复制和传代,称为流产转导(图 1-19)。普遍性转导是金黄色葡萄球菌耐药性传递的主要方式。

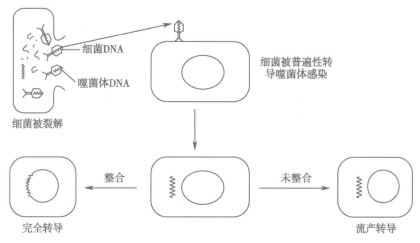

图 1-19　**普遍性转导示意图**

（2）局限性转导：局限性转导由温和噬菌体介导。整合在宿主菌染色体上的噬菌体 DNA，从宿主菌染色体脱离时发生偏差，将相邻的宿主菌的一段染色体基因也包进了噬菌体衣壳内，再感染其他细菌时，可将原宿主菌的那段基因转移给新宿主菌，使新宿主菌获得原供体菌的某些遗传性状（图 1-20）。由于被转导的基因仅限于原供体菌上前噬菌体 DNA 两侧的供体菌基因，故称局限性转导。

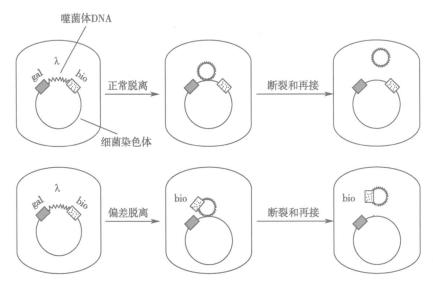

图 1-20　局限性转导示意图

4. 溶原性转换（lysogenic conversion）　温和噬菌体感染宿主菌后，以前噬菌体形式，DNA 与细菌染色体的基因组整合，使宿主菌成为溶原性细菌，从而获得某些新的性状，称为溶原性转换。如无毒的白喉棒状杆菌、产气荚膜杆菌及 A 群链球菌等，均可因噬菌体感染呈溶原状态时产生外毒素。

四、细菌遗传变异在医学中的应用

（一）在疾病诊断与防治中的应用

1. 病原学诊断　细菌的变异给细菌性疾病诊断过程中，病原体的确认造成困难。由于细菌的变异可发生在形态、结构、染色性、免疫原性、生化特性及毒力等方面，导致生物学性状不典型，因此在病原学检查中不仅要熟悉病原菌的典型性状，还要了解病原菌的变异规律，只有这样才能对感染性疾病作出正确的病原学诊断。如针对金黄色葡萄球菌的血浆凝固酶试验，曾作为判断葡萄球菌有无致病性的一项重要指标，但目前许多凝固酶试验阴性的也具有致病性；临床上新分离的伤寒沙门菌中，占10%的菌株无鞭毛、无动力，患者体内也不产生鞭毛抗体（H 抗体），肥达试验不出现 H 凝集或效价很低，给试验结果的判断带来一定困难。

2. 临床治疗　由于抗菌药物的广泛应用，临床上耐药菌株日益增多，尤其是出现了多重耐药菌株。耐药菌株和多重耐药菌株的产生，以及某些病原菌的耐药性质粒由于还带有编码使其致病性增强的基因，给感染性疾病的治疗带来许多困难。因此，对于临床感染性疾病，须在药物敏感试验的指导下正确选择用药，尤其不能滥用抗生素，以防止耐药菌株扩散，减少细菌发生耐药突变的机会。

3. 感染性疾病预防　用人工诱变的方法减弱病原菌的毒力，制备出保留免疫原性的减毒活疫苗用于人工自动免疫，是提高群体免疫力，预防感染性疾病发生的有效途径。如卡介苗用于结核病的预防。

（二）在致癌物质检测中的应用

基因突变是导致正常细胞恶性转化的重要原因，凡能诱导细胞突变的物质也可能诱发人体细胞

Note:

突变,是可能的致癌物质。利用检测细菌的诱发突变率,可用于筛选可疑致癌物,Ames 试验就是按此原理设计的。

Ames 试验

Ames 试验是通过检测细菌的诱发突变率,进行可疑致癌物筛选的实验。鼠伤寒沙门菌的组氨酸营养缺陷型(his-)是 Ames 试验中的受试菌。his-菌在组氨酸缺乏的培养基上不能生长,在诱变剂作用下可发生回复突变,成为 his+ 菌后则可在无组氨酸的培养基上生长。将含有诱变剂平板与无诱变剂平板上的菌落数进行比较,凡能提高突变率、使受试平板的诱导菌数高出对照组一倍时,即为 Ames 试验阳性,提示被检物具有致癌可能。

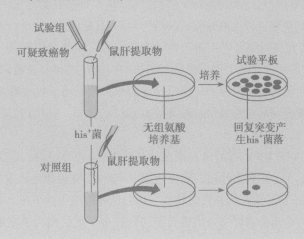

（三）在流行病学分析中的应用

将分子生物学的分析方法应用于分子流行病学调查,在追踪传染源及相关基因的转移与播散方面,具有独特的优势。基于核酸的分析方法,如质粒谱分析、核酸序列分析等,可用于确定感染流行菌株、基因溯源及耐药质粒在细菌中的播散范围。

（四）在基因工程中的应用

基因工程是 DNA 体外重组技术,利用人工方法将目的基因重组于载体(质粒或噬菌体)后转入受体细胞,使受体细胞表达出目的基因的性状。基因工程技术打破了生物种属间的界限,可根据需要选择不同的目的基因,在细菌中表达后供人类使用,如胰岛素、干扰素、生长激素、白细胞介素及乙型肝炎病毒表面抗原等都可通过基因工程大量生产。基因工程疫苗的研制也取得了明显进展。

第五节　细菌的耐药性

细菌的耐药性(drug resistance)是指细菌对抗菌药物所具有的相对不敏感性和抵抗性,其耐药性的程度通常以药物对细菌的最低抑菌浓度(minimum inhibitory concentration,MIC)表示。临床上,当某种抗菌药物对某种菌株的最低抑菌浓度小于该药物对该菌的治疗浓度时,则该菌株对该药物敏感;反之则耐药。随着抗生素的广泛应用(包括人和动物)及糖皮质激素、免疫抑制剂应用的增加,细菌耐药问题日益突出,已给临床抗感染治疗构成了很大威胁。细菌耐药性的产生既与细菌的固有特性有关,也与菌株遭受的外部压力有关。

一、细菌耐药性的遗传机制

细菌耐药性可分为固有耐药性(intrinsic resistance)和获得耐药性(acquired resistance)。

Note :

（一）固有耐药性

固有耐药性又称天然耐药性，是指细菌对某些抗菌药物的天然不敏感。固有耐药性源于细菌染色体上的耐药基因，或是由于缺乏药物作用的靶位。固有耐药性具有种属特异性，可代代相传。如万古霉素不能穿透革兰氏阳性杆菌外膜进入菌体，导致革兰氏阴性菌对万古霉素天然耐药；细菌的细胞膜缺乏两性霉素 B 的作用靶位，故细菌对两性霉素 B 存在固有耐药性。

（二）获得耐药性

获得耐药性是指细菌 DNA 的改变导致其获得了耐药性表型，即与抗菌药物反复接触后对药物的敏感性降低或消失，可发生于染色体 DNA、质粒、转座子等结构基因，也可发生于某些调节基因。

1. **基因突变**　染色体介导的耐药性的产生可由理化因素诱发，也可由遗传基因 DNA 自发突变导致。细菌在生长繁殖过程中，经常发生自发随机突变，其中有些突变可赋予细菌耐药性，但这种耐药性的发生率很低，一般只对一种或两种类似的药物耐药，且较稳定。

2. **基因转移**　基因转移是细菌产生耐药性的主要原因。耐药基因可通过质粒、转座子、整合子和噬菌体等可移动的遗传元件介导下进行传递。细菌中广泛存在耐药质粒，其介导的耐药性在菌株间的横向传播，可能引起院内的暴发感染。质粒介导的耐药性是由质粒或噬菌体所携带的外来 DNA 片段，通过耐药质粒在细菌间的接合、转化、转导等方式进行传递。在体内，质粒能编码多种酶，对抗菌药物进行生化修饰而使之钝化。

转座子是比质粒更小的 DNA 片段，可在细菌的基因组（染色体、质粒、噬菌体等）中跳跃移动，加速了耐药质粒的进化，扩大了耐药性传播的宿主范围，是造成多重耐药性的重要原因。整合子是移动性 DNA 序列，它可主动捕获外源基因并使之转变为功能性基因的表达单位。在同一整合子上可携带不同的耐药基因盒，同一个耐药基因又可出现在不同的整合子上。整合子在细菌耐药性的传播和扩散中至关重要。

二、细菌耐药性的生化机制

细菌可通过多种方式抵制抗菌药物的作用，如产生钝化酶、改变药物作用靶位、改变膜通透性、主动外排药物及形成细菌生物被膜等。

（一）钝化酶的产生

钝化酶是由耐药菌株产生的可破坏或灭活抗菌药物活性的一类酶。钝化酶可通过水解或修饰，使抗菌药物在作用于靶位之前即被酶破坏而失去抗菌活性，是细菌耐药性产生的最重要机制之一。钝化酶主要有以下几种。

1. **β-内酰胺酶（β-lactamase）**　对青霉素类和头孢菌素类抗生素耐药的菌株可产生 β-内酰胺酶，该酶能特异性裂解 β-内酰胺环，使其完全失去抗菌活性，故称灭活酶。许多细菌如革兰氏阳性细菌、革兰氏阴性细菌、分枝杆菌等均可产生 β-内酰胺酶。不同 β-内酰胺酶的特性和作用不尽相同。在革兰氏阴性杆菌中，对 β-内酰胺类抗生素的耐药性主要由超广谱菌 β-内酰胺酶（ESBLs）和 AmpC β-内酰胺酶介导。

2. **氨基糖苷类钝化酶（aminoglycoside-modified enzyme）**　细菌可产生 30 多种氨基糖苷类钝化酶，许多革兰氏阴性杆菌、金黄色葡萄球菌与肠球菌属等均可产生钝化酶。氨基糖苷类钝化酶是临床上细菌对氨基糖苷类药物产生耐药性的最常见、最重要机制。这些酶类分别通过羟基磷酸化、氨基乙酰化或羧基腺苷酰化，使药物分子结构发生改变，失去抗菌作用。

3. **氯霉素乙酰转移酶（chloramphenicol acetyltransferase，CAT）**　氯霉素乙酰转移酶由质粒编码，可使氯霉素乙酰化，从而失去抗菌活性。该酶也可产生灭活大环内酯类抗生素的脂酶和林可霉素的核苷转移酶。

（二）药物作用靶位改变

细菌能改变抗生素作用靶位的蛋白质结构和数量,导致其与抗生素结合的有效部位发生改变,影响药物的结合,使细菌对抗生素不再敏感。这种改变使抗生素失去作用靶点和/或亲和力降低,导致细菌耐药性的产生。如青霉素结合蛋白的改变导致对 β-内酰胺类抗菌药物耐药。

（三）细菌细胞膜通透性改变

药物必须进入细菌达到作用靶位后才能发挥抗菌功能。细菌的细胞壁或细胞膜通透性降低,可使进入细菌细胞内的抗菌药物减少。屏蔽也是一种导致耐药机制,这一机制可导致细菌对一种或多种药物耐药。例如,革兰氏阳性菌可因细胞膜通透性改变,使许多抗生素如四环素、氯霉素、磺胺药及某些氨基糖苷类抗生素难以进入细菌体内而获得耐药性。铜绿假单胞菌对抗生素的通透性比其他革兰氏阴性菌差,是该菌对多种抗生素固有耐药的主要原因之一。

（四）药物主动外排机制

药物主动外排系统即外排泵(efflux pump),可将细胞内的抗菌药物主动泵出细胞外,导致菌体内药物浓度下降,是细菌多重耐药性的重要机制。已发现数十种细菌的外膜上存在特殊的外排泵,可将不同种类的药物同时泵出。细菌的分泌系统也具有外排功能,与耐药性的产生相关。

（五）细菌生物被膜的形成

细菌生物被膜(bacterial biofilm,BF)是细菌为适应环境而形成的一种群体性保护生存状态,主要由微生物细胞和胞外聚合物组成,可阻止抗菌药物的渗入。细菌生物被膜的形成是许多慢性感染性疾病反复发作和难以控制的主要原因。

细菌生物被膜形成导致细菌耐药的机制是:①抗菌药物难以清除 BF 中的众多膜状物;②抗菌药物难以透过 BF 中胞外多糖形成的分子和电荷屏障或延缓药物的渗透;③细菌形成 BF 后处于营养限制状态,细菌代谢低下,对抗菌药物敏感性降低。

三、细菌耐药性的防治

1. **合理使用抗菌药物**　合理使用抗菌药物是控制细菌耐药性产生的重要措施。教育医务工作者和患者规范化使用抗菌药物,严格掌握抗菌药物的局部应用、预防应用和联合用药原则,防止其滥用。用药前应尽可能进行病原学检测并进行药敏试验,作为用药依据。疗程应尽量缩短,一种抗菌药物可以控制的感染则不应采用多种药物联合应用。可使用窄谱抗生素者尽量不使用广谱抗生素。

2. **严格执行消毒隔离制度**　对耐药细菌感染的患者应予以隔离,防止耐药菌的交叉感染。医务人员应定期检查带菌情况,以免院内感染的传播。

3. **加强药政管理**　建立细菌耐药监测网,加强细菌耐药性检测,掌握本地区重要致病菌和抗菌药物的耐药性变迁数据,及时为临床用药提供信息。严格执行抗菌药物凭处方供应的规定。规范农牧渔业在饲料添加及治疗过程中使用抗菌药物的品种和剂量,尽量避免使用供临床应用的抗菌药物作为动物生长促进剂或用于牲畜疾病的治疗,降低抗菌药物对自然界细菌造成的选择性压力。一旦产生细菌耐药性,停用相关药物一段时期有助于恢复敏感性。

4. **研发新抗菌药物**　改良现有抗生素。按照细菌的耐药机制及其与抗菌药物的构效关系,研制新型抗菌药物。针对耐药菌产生的钝化酶,研发相应的酶抑制剂。开发可阻断耐药质粒传播及可抑制或破坏细菌生物被膜的抗菌药物。

5. **破坏耐药基因**　特异性清除细菌耐药基因,使其恢复对抗菌药物的敏感性。例如利用 CRISPR-Cas9 基因编辑技术切割耐药质粒上的靶基因,消除耐药质粒;切割细菌基因组上的耐药靶基因,消除耐药基因等。

Note:

案 例

　　患者,男,42岁。3年前右足跟烫伤,伤口不愈,并逐渐向深部软组织发展,有脓性分泌物。半年前,全身发热,右足红肿,到某院应用青霉素静脉输液20d,创面间断换药,并从中取出一小块死骨,住院2个月后出院,伤口未愈,有脓性分泌物,多家医院治疗效果均欠佳。现以右踝骨骨髓炎收住入院治疗。取脓液分别接种于普通血平板和L-型培养基,仅L-型培养基中有金黄色葡萄球菌生长。

　　问题:
　　1. 细菌L-型的形成条件是什么?
　　2. 细菌L-型有何特点?

思 考 题

1. 简述革兰氏阴性菌细胞壁外膜的结构。
2. 试述鉴别大肠埃希菌和产气杆菌的生化反应的方法及结果。
3. 简述普遍性转导的产生及结果。
4. 试述细菌耐药性产生的遗传机制。

（吴松泉）

URSING

第二章

细菌的分布与消毒灭菌

02章 数字内容

第一节 细菌的分布

细菌种类繁多,繁殖迅速,广泛分布于自然界中,包括在土壤、水、空气和一切有生命物体、无生命物体的表面及其与外界相通的腔道或内表面,在自然界物质循环上起重要作用。少数细菌能引起人类疾病,称为致病菌。大多数细菌对人类无害,甚至有益。然而,在临床医疗、生命科学研究、一些生产和生活活动等特定情况下,细菌是不被容许存在的。了解细菌的分布对保护环境、注意公共卫生、加强无菌观念、进行无菌操作、严格消毒灭菌、控制传染病的流行等具有重要意义。

（一）土壤

土壤中的水分、有机物、无机物、酸碱度、温度和气体等,为细菌生长繁殖提供良好的条件。1g 土壤中的细菌可达数亿至数十亿,主要是一些自养菌和腐物寄生菌,在自然界物质循环中起重要作用。

土壤中也有一些随着人及动物的分泌物、排泄物及尸体、残骸进入土壤的致病菌,但大多很容易死亡。只有能形成芽孢的致病菌,如破伤风梭菌、肉毒梭菌、产气荚膜梭菌、炭疽杆菌等,其形成的芽孢在土壤中能存活数年至数十年,可通过伤口使人感染。

（二）水

江、河、湖、海、沟、塘、井、泉等自然水也是细菌存在的天然环境。细菌种类和数量亦随环境而异,不流动的、离人生活环境较近的水源,细菌数量通常较多。伤寒沙门菌、痢疾志贺菌、霍乱弧菌、致病性大肠埃希菌、钩端螺旋体等在水中可存活较久,通过水源易引起各种感染,特别是消化道传染病。

（三）空气

空气因缺乏细菌生长的条件,故细菌不能独立生存。然而,土壤及水中的细菌可随飞尘、水雾等扩散到空气中,人和动物也不断通过呼吸等排出细菌,所以空气中也有不同种类和一定数量的细菌吸附在尘埃微粒上。人群集聚处的空气中细菌含量显著增多。空气中常见的致病菌有结核分枝杆菌、金黄色葡萄球菌、化脓性链球菌、脑膜炎球菌、军团菌等,可引起呼吸道传染病或伤口感染。

（四）有生命物体的表面和与外界相通的腔道

这些部位存在着复杂的菌群,包括病原菌和非病原菌,也能为细菌生长繁殖提供条件。人类和动物（包括媒介昆虫）通过活动,可以把细菌散布到周围环境中,也可以直接传播给人。

（五）无生命物体的表面和与外界相通的内表面

无生命物体无论是否适宜细菌生长繁殖,其细菌均来源于土壤、水、空气以及人和动物的污染。作为媒介物,它们也能起到传播细菌的作用。

第二节 消毒与灭菌

广泛存在于自然界的微生物,其本质是由核酸、蛋白质、脂类及多糖等有机大分子组成,极易受到外界条件(特别是物理学和化学因素)影响。环境条件不适宜或者剧烈变化时,微生物就会发生代谢障碍,生长受到限制,甚至死亡。消毒与灭菌是指利用物理学或化学方法来抑制或杀死外环境中及机体体表的微生物,以防止微生物污染或病原微生物传播的方法。消毒与灭菌作为微生物学十分重要的基本操作技术,广泛应用于医学领域。

为有效防止酒类发酵变酸,巴斯德采用加温处理的方法杀死污染微生物。在此启发下,英国外科医生李斯特使用石炭酸消毒空气、手术器械、洗手等措施,显著降低了医院交叉感染和死亡率,创建了医院消毒灭菌和无菌操作的方法。

以下术语常用来表示物理学或化学方法对微生物的杀灭程度。

1. **消毒（disinfection）** 指杀死物体上病原微生物的方法,并不一定能杀灭芽孢或某些非病原微生物。用以消毒的药品称为消毒剂（disinfectant）。一般消毒剂在常用的浓度下,只对细菌的繁殖体有效,对其芽孢则需要提高消毒剂的浓度或延长作用的时间。

2. **灭菌（sterilization）** 指杀灭物体上所有微生物的方法。包括杀灭细菌芽孢在内的全部病原微生物和非病原微生物。经过灭菌的物品称"无菌物品"。凡需要用于进入人体内部包括血液、组织、体腔等的医用器材,如手术器械、注射用具、一切置入体腔的引流管等,要求绝对无菌。在实验室,培养基和相关试剂、器材也需要灭菌。灭菌可以包括消毒,而消毒却不能代替灭菌。以杀死细菌芽孢为指标,是预防手术感染或物品污染的最常用方法。

3. **抑菌（bacteriostasis）** 指抑制人体内部或者外部细菌生长繁殖的方法。常用的抑菌剂（bactrio-static）为各种抗生素,可在体内抑制细菌的繁殖,或在体外用于抑菌试验以检测细菌对抗生素的敏感性。

4. **防腐（antisepsis）** 指防止或抑制体外细菌生长繁殖的方法。细菌一般不死亡。用于防腐的药品称为防腐剂（antiseptics）,防腐剂的选择要安全有效。同一种化学药品在高浓度使用时为消毒剂,低浓度时常为防腐剂。防腐剂不能杀死细菌芽孢,只能抑制其生长繁殖。

5. **无菌（asepsis）** 指不存在活菌,多是灭菌的结果。防止细菌进入人体或其他物品的操作技术,称为无菌操作。例如,进行外科手术时需防止细菌进入创口,微生物学实验中要注意防止污染和感染。无菌并非单指没有活的细菌,还包括没有病毒、真菌等微生物。

6. **清洁（cleaning）** 指除去尘埃和一切污秽以减少微生物数量的过程。除广泛应用于医院环境外,也是物品消毒、灭菌前必须经过的处理过程,有利于提高消毒、灭菌效果。

一、物理学消毒灭菌法

消毒与灭菌的方法一般分为物理学方法和化学方法两大类。用于消毒灭菌的物理学因素有热力、紫外线、辐射、超声波、滤过、干燥和低温等。

（一）热力灭菌法

利用高温来杀灭微生物的方法。高温对细菌具有明显的致死作用,主要是通过变性蛋白质、破坏细胞膜和降解核酸达到杀菌作用,因此最常用于消毒和灭菌。多数无芽孢细菌经 55~60℃ 作用 30~60min 后死亡,湿热 80℃ 经 5~10min 可杀死所有细菌繁殖体和真菌。细菌的芽孢对高温有很强的抵抗力,如炭疽杆菌的芽孢,可耐受 5~10min 煮沸,肉毒梭菌的芽孢可耐受 3~5h 煮沸。

热力灭菌法分为干热灭菌法和湿热灭菌法两大类。在同一温度下,湿热灭菌的效力优于干热灭菌。这是由于:①湿热中细菌菌体蛋白较易凝固;②湿热的穿透力比干热大;③湿热的蒸汽有潜热存在,水由气态变为液态时放出的潜热,可迅速提高被灭菌物体的温度。

1. **干热灭菌法** 干热的杀菌作用使细菌脱水干燥和大分子变性而死亡。一般细菌繁殖体在干燥状态下,80~100℃ 经 1h 可被杀死;芽孢则需 160~170℃ 经 2h 才死亡。常用的干热灭菌方法有以下几种:

（1）焚烧（incineration）:直接点燃或在焚烧炉内焚烧。焚烧是一种彻底的灭菌方法,但仅适用于废弃物品或动物尸体等。

（2）灼烧（flaming）:直接用火焰灭菌,适用于微生物学实验室的接种环、试管口等的灭菌。

（3）干烤（hot air sterilization）:利用密闭的干烤箱（hot air sterilizer）加温灭菌,一般加热（电热丝或热空气）至 160~170℃（一般不超过 170℃）持续 2h。适用于高温下不变质、不损坏、不蒸发的物品,如玻璃器皿、瓷器、玻质注射器等的灭菌。

（4）红外线（infrared）:红外线是一种 0.77~1 000μm 波长的电磁波,尤以 1~10μm 波长的热效应最强,但热效应只能在照射到的表面产生,因此不能使物体均匀加热。此法多用于医疗器械和家庭食具消毒灭菌。

2. **湿热灭菌法**

（1）巴氏消毒法（pasteurization）:用较低温度杀灭液体中的病原菌或特定微生物,以保持食物中不耐热成分不被破坏的消毒方法。此法由巴斯德首创,用于酒类消毒,故名之,目前主要用于牛奶等

Note:

液体食品消毒。有两种方法：一种是加热至 61.1~62.8℃ 维持 30min；另一种是 71.7℃ 作用 15~30s，现广泛采用后一种方法。

（2）煮沸法（boiling）：在 101.325kPa（1 个大气压）下，水的沸点是 100℃，一般细菌的繁殖体 5min 能被杀死，而芽孢常需煮沸 1~2h 才被杀灭。此法常用于消毒食具、刀剪、注射器等。水中加入 2% 碳酸钠，既可提高沸点至 105℃，促进芽孢的杀灭，又可防止金属器皿生锈。海拔会影响水的沸点，高海拔地区采用煮沸法消毒时，应按海拔每升高 300 米增加 2min 的标准来延长消毒时间。

（3）间歇蒸汽灭菌法（fractional sterilization）：利用反复多次的流动蒸汽间歇加热以达到灭菌目的的方法。将需灭菌物品置于流通蒸汽灭菌器内，100℃ 加热 15~30min，杀死其中的繁殖体，但芽孢尚有残存。取出后置于 37℃ 孵箱内过夜，使芽孢发育成繁殖体，次日再次加热灭菌，如此连续 3 次以上，可将所有繁殖体和芽孢杀死。此法适用于一些不耐高热的含糖、牛奶等培养基。若将温度减低至 75~80℃，每次加热时间延长至 30~60min，次数增加至 3 次以上，也可达到灭菌目的。

（4）高压蒸汽灭菌法（autoclaving or steam under pressure sterilization）：是一种最有效的灭菌方法。高压蒸汽灭菌器（autoclave）为一密闭的容器，当蒸汽压力达到 103.4kPa（1.05kg/cm²）时，温度为 121.3℃，维持 15~20min，可杀灭包括细菌芽孢在内的所有微生物。此法常用于培养基、生理盐水、手术器械和敷料等耐高温、耐湿热物品的灭菌，是医院使用最广泛的灭菌方法。但上述条件的高压蒸汽灭菌法尚不足以灭活朊粒。

由于高压蒸汽灭菌所需时间较长，现可采用预真空高压灭菌器，即先将灭菌器内空气抽出约 98%，再送入蒸汽，灭菌时间只需 3~4min，尤其适用于周转快的物品。

（二）辐射灭菌法

辐射灭菌法分为两种，即非电离辐射（日光、紫外线等）和电离辐射（α 射线、β 射线、γ 射线和 X 射线）等。

知 识 拓 展

等离子体灭菌

等离子体是空气在受到特定装置产生的高能粒子作用时经电离产生的微小粒子，其正负电荷数目正好相等，所以粒子总体表现为电中性，因而得名等离子体。它不同于一般中性气体，主要以带电粒子为主，在受外界电场、磁场和电磁场作用时产生光、热、电等进而发挥物理消毒杀菌作用。在电离过程中，还可产生多种微小化学活性物质，可与微生物表面物质结合反应，产生物理和化学变化从而起到灭菌效果。尽管这些活性物质很快就会消失，但在短时间内依然能够对微生物结构及活性造成破坏。相对于紫外线照射和高压灭菌，等离子体消毒灭菌更方便、实用和安全，且节能低耗、绿色环保，适用范围广。

---

1. 紫外线（ultraviolet rays）　波长 240~300nm 的紫外线（包括日光中的紫外线）具有杀菌作用，其中以 265~266nm 最强，这与 DNA 的吸收光谱范围一致。紫外线杀菌机制主要是作用于 DNA，使一条 DNA 链上相邻的两个胸腺嘧啶共价结合形成二聚体，干扰 DNA 的复制与转录，导致细菌变异或死亡。紫外线对病毒同样有灭活作用。紫外线穿透力较弱，普通玻璃、纸张、尘埃、水蒸气等均能阻挡紫外线，故只能用于手术室、传染病房、实验室等密闭空间的空气消毒，或用于不耐热物品的表面消毒。杀菌波长的紫外线对人体皮肤、眼睛有损伤作用，使用时应注意防护。

紫外线用于室内空气消毒时，剂量为 1W/m³，照射时间为 30~180min，距离为 1~2.5m，但其效果受灯管使用时间长短的影响。生物监测时，要求消毒后，照射的物品或空气中的自然菌减少 90% 以上；人工染菌杀灭率应达到 99.9% 以上。

2. 电离辐射（ionization radiation）　电离射线具有较高的能量和穿透力，对微生物有致死作

Note:

用,主要包括 β 射线和 γ 射线等。β 射线可由电子加速器产生,其穿透性差,但作用时间短,安全性好;γ 射线多用 ^{60}Co 为放射源,其穿透性强,但作用时间慢,安全措施要求高,在足够剂量时,对各种细菌均有致死作用。其作用机制在于:①破坏 DNA 结构,干扰 DNA 合成引起突变;②破坏细胞膜,引起酶系统紊乱;③水分经辐射产生游离基和新分子,如 H_2O_2 具有较强的杀菌作用。电离辐射是一次性医用塑料制品消毒灭菌的首选方法;亦可用于食品、药品和生物制品的消毒灭菌,而不会破坏其营养成分。

3. 微波(microwave)　微波是一种波长为 1mm~1m 的电磁波,其热效应原理是微波通过介质时,使极性分子快速运动,摩擦生热,里外温度同时上升。微波不能穿透金属表面,可穿透玻璃、塑料薄膜与陶瓷等物质,但热效应极低。消毒中常用的微波有 2 450MHz 与 915MHz 两种,前者升温快、消毒时间短,但穿透力较弱,后者则相反,适用于较厚、较大的物品。微波的热效应消毒须在一定含水量的条件下才能显现,在干燥条件下,即使再延长消毒时间也不能达到有效灭菌。此法主要应用于食品、非金属器械、实验室用品、食品用具等的消毒。

（三）滤过除菌法

滤过除菌法(filtration)是用物理阻留的方法将液体或空气中的细菌除去,以达到无菌目的。所用器具是滤菌器(bacterial filter),滤菌器含有细微小孔,只允许液体或气体通过,而包括细菌在内的大于孔径的颗粒则不能通过。

液体滤过法主要用于一些不耐高温灭菌的血清、毒素、抗生素等的除菌。目前常用的是薄膜(孔径为 0.25μm)滤菌器。空气除菌采用生物洁净技术,通过初、中、高三级过滤器,除掉空气中 0.5~5μm 的尘埃微粒,并采用合理的气流方式来达到空气洁净的目的。细菌通常附着在尘埃上,一般情况下,滤过了空气中的尘埃,也就清除了细菌。凡在送风系统上装有高效或亚高效过滤系统的房间,一般统称为生物洁净室。生物洁净室在医院里可用作无菌护理室和无菌手术室。

（四）超声波杀菌法

超声波(ultrasonic vibration)是不被人耳感受的、频率高于 20kHz 的高频声波,其对微生物具有一定的杀灭作用。超声波裂解细菌的机制在于,当它通过水时所产生的空(腔)化作用,在液体中造成压力改变,应力薄弱区就会形成许多小空腔,逐渐增大,最后造成菌体崩解。目前超声波主要用于清洁器具物品和粉碎细胞。超声波杀灭病原微生物往往不彻底,但能明显减少病原微生物数量,其最主要的用途是破碎细胞,以分离提取细胞内的各种亚细胞结构和组分,而不是杀灭病原微生物。

（五）干燥与低温抑菌法

某些细菌繁殖体在干燥环境中会很快死亡,如脑膜炎球菌、淋病奈瑟菌、霍乱弧菌、苍白密螺旋体等。某些细菌的抗干燥能力较强,如结核分枝杆菌可在干痰中数月不死。细菌芽孢的抵抗力更强,如炭疽杆菌的芽孢可耐干燥 20 余年。干燥法常用于保存食物,浓盐或糖渍食品可使细菌体内水分逸出,造成生理性干燥,使细菌的生命活动停止,从而防止食物变质。

低温可减慢细菌的新陈代谢,故常用于保存细菌菌种,当温度回升至适宜范围时,又能恢复生长繁殖。为避免解冻时对细菌的损伤,可在低温状态下真空抽去水分,此法称为冷冻真空干燥法(lyophilization)。该法是目前保存菌种的最好方法,一般可保存微生物数年至数十年。

二、化学消毒灭菌法

许多化学药物具有杀灭病原微生物或抑制其生长繁殖的功能。这类化学药物可以作为消毒剂和/或防腐剂,通过影响细菌的化学组成、物理结构和生理活动,进而达到防腐、消毒甚至灭菌的作用。化学消毒剂一般对人体组织有害,只能外用或用于环境消毒。需根据不同的消毒对象选择不同种类的消毒剂,并要注意其毒性。

消毒剂常通过以下机制发挥作用:①促进菌体蛋白质变性或凝固,如高浓度酚类与重金属盐类、醇类、酸碱类等;②干扰细菌的酶系统和代谢,如某些氧化剂、低浓度重金属盐类、卤素、烷基化合物

Note:

等;③损伤细菌细胞膜等机制,如低浓度酚类、表面活性剂、脂溶剂等。

（一）消毒剂的主要种类

化学消毒剂按其杀菌能力可分为三大类:

1. 高效消毒剂（high-level disinfectants） 可杀灭包括细菌、芽孢在内的所有微生物。适用于不能耐受热力灭菌,但要进入人体内部的物品,如内镜、塑料外科器材等的消毒。

（1）含氯消毒剂:常用的有氯酸钠、二氯异氰酸尿酸钠和漂白粉等。这类制剂在水中产生次氯酸及新生态氧（臭氧分子分解产生的氧原子）,杀菌作用强、快,杀菌谱广,可用于物品表面、饮用水、皮肤、地面、排泄物和污水等消毒,但对金属制品有腐蚀作用。

（2）过氧化物消毒剂:常用的有过氧化氢和过氧乙酸。主要靠其强大的氧化能力来灭菌,可使酶蛋白中的—SH 基转变为—SS—基,导致酶活性的丧失。过氧乙酸为强氧化剂,易溶于水,杀菌谱广、杀菌力强,无残留毒性,但稳定性差,并有刺激性与腐蚀性,不适用于金属器具等的消毒,可用于物品表面和皮肤消毒。过氧化氢熏蒸可用于空气消毒。

二氧化氯溶解于水中达到饱和后,即可以气态向空中自然逸散,当空气中有效浓度达到 $4mg/m^3$,即可杀死 99.99% 的细菌、病毒和真菌。二氧化氯饱和溶液是当前新型的安全无毒、广谱高效的空气消毒净化剂。

（3）醛类消毒剂:常用的有戊二醛和甲醛。具有广谱、高效、快速的杀菌作用,其杀菌机制在于对细菌蛋白质和核酸的烷化作用。2%戊二醛对橡胶、塑料、金属器械等物品无腐蚀性,适用于精密仪器、内镜的消毒,但对皮肤黏膜有刺激性。由于甲醛对人有潜在毒性作用,医院已开始禁用。

（4）环氧乙烷:为杂环类化合物,沸点为 10.8℃,易蒸发,多用为气体消毒剂。其杀菌机制与甲醛相同。其优点为有穿透力,杀菌广谱高效,杀灭芽孢能力强,对多数物品无损害作用。不足之处为易燃,对人有一定毒性,故消毒间内除注意防火防爆外,其在空气中的浓度不得超过 1ppm。灭菌后物品中残留的环氧乙烷应挥发至规定的安全浓度方可使用。

2. 中效消毒剂（intermediate-level disinfectants） 不能杀灭细菌芽孢,但能杀灭细菌繁殖体（包括结核分枝杆菌）、真菌和大多数病毒。适用于纤维内镜、喉镜、阴道窥器、麻醉器材等的消毒。

（1）含碘消毒剂:常用的有碘酊和碘伏。碘酊为碘的乙醇溶液,碘伏为碘与表面活性剂的结合物（聚乙烯吡咯酮碘）。杀菌作用依靠其强大的氧化能力。多用于皮肤黏膜、体温计以及其他物品表面的消毒。碘酊对皮肤有刺激性,消毒后需以 75%乙醇将其擦净;碘伏着色后易洗脱,刺激性较轻微。

（2）醇类消毒剂:常用的有乙醇或异丙醇。杀菌机制在于去除细菌细胞膜中的脂类,并使菌体蛋白质变性。乙醇最常用,浓度为 70%~75%时杀菌力最强。异丙醇的杀菌作用比乙醇强,且挥发性低,但毒性较高,一般多用于医疗护理器材、皮肤的消毒和浸泡体温计。

3. 低效消毒剂（low-level disinfectants） 可杀灭多数细菌繁殖体,但不能杀灭细菌芽孢、结核分枝杆菌及某些抵抗力较强的真菌和病毒。

（1）季铵盐类消毒剂:最普遍使用的是苯扎溴铵,其溶液无色、无嗅、刺激性轻微,属阳离子表面活性剂。表面活性剂又称去污剂,使物品表面油脂乳化易于除去,故具有清洁作用,并能吸附于细菌表面,改变细胞壁通透性,使菌体内的酶、辅酶、代谢中间产物逸出,呈现杀菌作用。因细菌带负电荷,故阳离子型杀菌作用较强,但不得与阴离子表面活性剂（如肥皂）合用。可用于皮肤、黏膜、物品表面及地面消毒。

（2）氯己定:为双胍类化合物。其溶液无色、无嗅、刺激性轻微,不宜与阴离子表面活性剂合用。可用于皮肤、黏膜、物品表面及地面消毒。

（3）高锰酸钾:具有氧化杀菌作用。多用于皮肤、黏膜冲洗、浸泡消毒以及食（饮）具、蔬菜、水果的消毒。

4. 某些低浓度的消毒剂可作为防腐剂 在生物制品中如菌苗、疫苗、抗血清、类毒素和某些药物制剂常需加入防腐剂,以防止杂菌生长。常用防腐剂的种类和用途见表2-1。

表 2-1　常用防腐剂的种类和用途

单位：g/L

名称	常用浓度	用途
苯酚	0.5	防止某些注射液、菌苗、疫苗、抗血清、类毒素变质
硫柳汞	0.01	
甲醛	0.01~0.2	
苯甲醇	1~2	兼有防腐和止痛双重作用
苯甲酸	0.1~0.2	防止中草药煎剂、合剂及糖浆发霉变质
尼泊金	0.05~0.1	

（二）消毒剂的应用

常用消毒剂的使用范围、剂量和作用时间见表 2-2。

表 2-2　常用消毒剂的使用范围、浓度和作用时间

消毒剂	使用范围	浓度	作用时间
含氯消毒剂			
漂白粉	饮水	加有效氯量 0.4%	≥30min
次氯酸钠、二氯异氰酸尿酸钠	皮肤、物品表面、排泄物、污水	溶液有效氯含量 0.01%~0.1%	10~30min
过氧乙酸	皮肤、物品表面、空气	0.2%~1%	10~30min
过氧化氢	皮肤、物品表面、空气	3%	30min
戊二醛	医疗器械	2%	≥4h
乙醇	医疗器材、皮肤	75%	5~10min
碘酊	皮肤、黏膜、物品表面	75%乙醇中含 2%碘溶液	1~10min
碘伏	皮肤、黏膜、物品表面	含有效碘 500mg/L 溶液	10~30min
苯扎溴铵	皮肤、黏膜、物品表面	0.1%~1%	10~30min
氯己定	皮肤、黏膜、物品表面	0.02%~4.0%	10~30min
高锰酸钾	皮肤、黏膜、食（饮）具、蔬菜、水果	0.1%~1.0%	10~30min

（三）影响消毒灭菌效果的因素

消毒灭菌的效果受消毒剂本身、微生物种类和环境因素的影响。

1. **消毒剂的性质、浓度与作用时间**　各种消毒剂的理化性质不同，对微生物的作用大小也有差异。例如，表面活性剂对革兰氏阳性菌的杀灭效果比对革兰氏阴性菌好。同一种消毒剂的浓度不同，其消毒效果也不同。绝大多数消毒剂在高浓度时杀菌作用大，当降至一定浓度时只有抑菌作用，但醇类例外，70%~75%乙醇或 50%~80%异丙醇的消毒效果最好。消毒剂在一定浓度下，对细菌的作用时间愈长，消毒效果也愈好。

2. **微生物的种类与数量**　微生物的种类和结构特点不同导致其对消毒剂的敏感性不同，同一消毒剂对不同微生物的杀菌效果不同。例如，一般消毒剂对结核分枝杆菌的作用要比对其他细菌繁殖体的作用差；70%乙醇可杀死一般细菌繁殖体，但不能杀灭细菌芽孢。必须根据消毒对象选择合适的消毒剂。此外，微生物的数量越大，所需消毒的时间就越长。

3. **温度**　消毒剂的灭菌效果可随温度提高而增强，缩短所需时间。例如，2%戊二醛杀灭每毫升含 10^4 个炭疽杆菌的芽孢，20℃时需 15min，40℃时为 2min，56℃时 1min 即可。

Note:

4. 酸碱度 消毒剂的杀菌作用受酸碱度的影响。例如,戊二醛本身呈中性,其水溶液呈弱酸性,不具有杀芽孢的作用,只有在加入碳酸氢钠后才发挥杀菌作用。苯扎溴铵的杀菌作用是 pH 愈低,所需杀菌浓度愈高,在 pH 为 3 时所需的杀菌浓度较 pH 为 9 时要高 10 倍左右。

5. 有机物 一般情况下,环境中某些有机物(如痰、脓液和排泄物中的蛋白质等)的存在能降低消毒剂的效果。病原菌常随同排泄物、分泌物一起存在,这些物质可阻碍消毒剂与病原菌的接触,并消耗消毒剂,因而减弱消毒效果。因此,临床上用消毒剂消毒皮肤和器械时,必须洗净后再消毒。对于痰、呕吐物、粪便的消毒,宜选择受有机物影响较小的漂白粉、生石灰及酚类消毒剂。

案 例 1

在实验室制备细菌培养基时,需根据培养目的不同,选择不同类型的细菌培养基。如培养营养要求较高的细菌时,需制备增菌培养基,即在基础培养基中加入血液、血清等物质,如血平板;细菌保存则常选用牛乳培养基。

1. 基础培养基和含血清的增菌培养基如何进行灭菌?
2. 用于保存菌种的牛乳培养基如何进行灭菌?

案 例 2

某患者因不慎左前臂被刀割伤经急诊行缝合处理,3d 后来医院门诊换药。

1. 换药物品如何灭菌、消毒和清洁?
2. 在无菌操作原则下如何为患者实施换药?

思 考 题

1. 简述高压蒸汽灭菌法的工作原理和适用范围。
2. 简述紫外线的杀菌原理、适用范围和注意事项。
3. 消毒剂的种类及影响消毒效果的因素有哪些?

(伦永志)

Note:

细菌的感染

03章 数字内容

———— 学 习 目 标 ————

1. 掌握正常菌群、机会致病菌的概念,机会致病菌形成的特定条件,菌群失调的概念与主要特点;细菌致病性(病原性、毒力)的概念,细菌侵袭力的概念与构成,外毒素的种类,内毒素与外毒素的主要区别;感染的传播途径与类型,毒血症、内毒素血症、菌血症、败血症、脓毒血症的概念。

2. 熟悉正常菌群的生理学意义;细菌外毒素、内毒素的作用机制;抗菌固有免疫的构成,吞噬细胞的噬菌过程;内源性感染与外源性感染的概念。

3. 了解微生态失调的概念与防治措施;体液中的抗菌物质;抗菌适应性免疫。

细菌感染(bacterial infection)是细菌在宿主体内生长繁殖,与机体防御机制相互作用,引起不同程度的病理过程。某些细菌通过一定的方式和途径在个体之间相互传播而引起的感染称为传染。能感染宿主引起疾病的细菌称为致病菌(pathogenic bacterium)或病原菌(pathogen),不能感染宿主引起致病的细菌称为非致病菌或非病原菌。引起感染的细菌可以来自宿主体外,也可来自宿主体内。某些细菌在正常情况下并不致病,但在宿主免疫功能下降或菌群失调等特定条件下也可以致病,这类细菌称为机会致病菌(opportunistic pathogen)或条件致病菌(conditional pathogen)。

细菌侵入机体后,在引起感染的同时,能激发宿主免疫系统产生一系列的免疫应答与之对抗,以清除病原菌。病原菌与宿主防御功能相互作用的结果决定了感染的发生、发展和结局:①无感染;②形成感染但逐渐消退,患者康复;③感染扩散,严重者可导致患者死亡。

第一节　正常菌群与机会致病菌

一、正常菌群

人类处于两个环境,一是人体外部环境,即宏观生态环境;二是人体内部环境,即微观生态环境。宏观生态规律只有通过微观生态规律才能对人体产生影响,据此生态学可以分为宏观生态学和微生态学(microecology)。微生态学是一门研究微生物与微生物、微生物与宿主、微生物和宿主与外界环境之间相互依存、相互制约的学科;也是一门研究微观生态平衡、生态失调与生态调整的学科。微生态学的迅速崛起推动了医学的发展。医学微生态学是研究寄居于人体的正常菌群与人体之间相互关系的学科,是细胞与分子水平的生态学。因此,微生态学是生态学的微观层次,而医学微生态学则是微生态学的一个重要分支。

一个健康成人约由 10^{13} 个组织细胞组成,而体表和各类腔道定植的细菌高达 10^{14} 个,相当于人体自身细胞的 10 倍。人体携带的微生物主要在肠道,约占人体微生物总量的 75%~80%,而粪便重量的 1/3~2/5 是微生物。人体微生物总重量相当于肝脏,但产生的酶量多于肝脏产生的酶量。正常人体的体表及其与外界相通的各类腔道中存在着一定数量的不同种类微生物,在正常情况下对机体非但无害反而有益,称为正常菌群(normal flora)。人体各部位的正常菌群种类和数量存在差异(表3-1),而且某些组织器官在正常情况下是无菌(微生物)的,即使细菌偶尔侵入血流和组织器官,也可由非特异性免疫功能清除。

表 3-1　人体常见的正常菌群

部位	正常菌群种类
皮肤	葡萄球菌、类白喉棒状杆菌、铜绿假单胞菌、丙酸杆菌、白假丝酵母菌、非致病性分枝杆菌
口腔	葡萄球菌、甲型和丙型链球菌、肺炎链球菌、奈瑟菌、乳杆菌、类白喉棒状杆菌、放线菌、螺旋体、白假丝酵母菌、梭菌
鼻咽腔	葡萄球菌、甲型和丙型链球菌、肺炎链球菌、奈瑟菌、类杆菌
外耳道	葡萄球菌、类白喉棒状杆菌、铜绿假单胞菌、非致病性分枝杆菌
眼结膜	葡萄球菌、干燥棒状杆菌、奈瑟菌
胃	一般无菌
肠道	大肠埃希菌、产气肠杆菌、变形杆菌、铜绿假单胞菌、葡萄球菌、肠球菌、类杆菌、产气荚膜梭菌、破伤风梭菌、双歧杆菌、真细菌、乳杆菌、白假丝酵母菌
尿道	葡萄球菌、类白喉棒状杆菌、非致病性分枝杆菌
阴道	乳杆菌、大肠埃希菌、类白喉棒状杆菌、白假丝酵母菌

微生态平衡是生物在长期进化过程中正常菌群与宿主在不同发育阶段形成的动态生理性组合。正常菌群对维持机体局部微生态平衡起重要作用,其生理学意义有:

(1) 生物拮抗作用:正常菌群通过受体、营养和空间竞争,及产生有害代谢产物等方式,能抵抗外来致病菌,使之不能定植或被杀死,如口腔链球菌产生的 H_2O_2 可以抑制白喉棒状杆菌和脑膜炎球菌,大肠埃希菌产生的大肠菌素对志贺菌有较强的抑制作用;

(2) 营养作用:正常菌群参与宿主的物质代谢和营养转化,主要表现在糖的代谢、氮的利用和维生素的合成,如大肠埃希菌能合成维生素 B 和维生素 K,供机体吸收利用;

(3) 免疫作用:正常菌群能促进宿主免疫系统的正常发育,刺激免疫系统产生有一定保护作用的免疫应答,如双歧杆菌能诱导肠道淋巴结产生 sIgA,阻断潜在致病菌对肠黏膜上皮细胞的黏附和穿透作用;

(4) 抗衰老作用:肠道正常菌群中的双歧杆菌具有抗衰老作用,与其产生的超氧化物歧化酶抗氧化损伤作用有关,成年后双歧杆菌数量减少,使肠道中能产生有害物质的机会致病菌增多,有害物质经肠道吸收后可加速机体衰老;

(5) 抗肿瘤作用:正常菌群具有一定的抗肿瘤作用,但其作用机制尚未完全阐明。双歧杆菌和乳杆菌均可抑制肿瘤,作用机制可能是通过自身产生的多种酶类将某些致癌物或前致癌物转化成无害物质,或通过激活巨噬细胞等发挥细胞免疫功能而抑制肿瘤。

知识拓展

原籍菌群与外籍菌群

正常菌群分为原籍菌群(autochthonous flora)与外籍菌群(allochthonous flora),原籍菌群又称为固有菌群或常住菌,外籍菌群又称为过路菌。原籍菌群与宿主细胞接触愈密切,其生理作用愈明显,对宿主愈有保护作用;反之,外籍菌群对宿主细胞接触愈密切,其致病作用愈明显,对宿主愈有损伤和侵袭作用。人体肠道内专性厌氧菌占正常菌群总量的99%,内源性专性厌氧菌(原籍菌群)具有限制肠道中潜在致病菌(外籍菌群)数量的能力,即对潜在致病菌在肠道内的定植抗力(colonization resistance force)。

二、机会致病菌

机体正常菌群与宿主间的平衡状态及正常菌群内各种群之间的平衡,在某些特定条件下可被打破,原本不致病的正常菌群就有可能成为机会致病菌或条件致病菌。

(一) 寄居部位改变

某些细菌离开正常寄居部位进入其他部位后,由于脱离了原有的制约因素而无节制生长繁殖,因而可感染致病。如大肠埃希菌从寄居的肠道进入泌尿道引起尿道炎、膀胱炎等。

(二) 宿主免疫功能低下

临床应用大剂量皮质激素、抗肿瘤药物或放射治疗时,可造成机体局部或全身性免疫功能降低,从而使某些正常菌群在寄居部位可以穿透黏膜屏障,进入组织或血流,出现各种病症,严重时可导致败血症甚至死亡。

(三) 菌群失调 (dysbacteriosis)

菌群失调是指宿主某部位正常菌群中各种微生物的数量与比例发生较大幅度变化而超出正常范围的状态。由此产生的疾病称为菌群失调症或菌群交替症。菌群失调常见,而菌群失调症相对少见。菌群失调的发生多见于抗生素大量使用及慢性消耗性疾病等。菌群失调往往可引起二重感染(super-infection),即在使用抗菌药物治疗原有感染性疾病过程中,因发生菌群失调而诱发另一种病原菌引起的二次感染。二重感染主要是由于长期或大量应用广谱抗生素后，大多数正常菌群被杀死或抑制，而原来处于劣势的少数条件致病菌或外源性耐药菌趁机大量繁殖而致病。引起二重感染的常见菌有金黄色葡萄球菌、白假丝酵母菌和某些革兰氏阴性杆菌，临床表现为假膜性肠炎、肺炎、鹅口疮、尿路感染或败血症等。若发生二重感染，除停用原来的抗菌药物外，应分离培养检材中的优势菌，并进行药敏试验，以选用合适的抗菌药物，同时使用微生态制剂（microecologics）用于协助调整正常菌群的种类和数量，加快恢复微生态平衡。

三、微生态失调

微生态失调是指正常菌群与其宿主之间的平衡在各种环境因素的影响下被破坏，从生理性组合转变为病理性组合，即由微生态平衡转变为微生态失调。微生态平衡与失调是可以互相转化的，若处于微生态平衡状态时，对人体有益；反之，若处于微生态失调状态，则对人体有害。应采取合理措施防治微生态失调，重新恢复微生态平衡。人体微生态失调的防治应考虑环境、宿主和正常菌群等三方面因素。

（一）保护环境

1. 保护宏观环境　宏观生态环境对宿主产生影响并可通过宿主间接对正常菌群产生重要影响，因此在微生态失调的防治中首先应考虑改善宏观环境，以去除导致微生态失调的外界环境因素。保护宏观生态环境，主要防止空气、水及土壤的污染。

2. 保护微观环境　微观环境对正常菌群的影响是直接的，而且是主要的。任何微生态失调均有微观环境因素的参与。宿主的任何病理变化均可作为微生态失调的微观环境因素。在微生态失调的防治过程中，应尽量查明来自宿主的，影响正常菌群生长繁殖的微观生态环境因素。去除或改变这些因素，就有可能纠正微生态失调。一是去除引起或保持微生态失调的病理状态，如胃酸缺乏症、肝胆或胰腺疾病等；二是去除或缓解异常的解剖结构，避免导致菌群失调，并由此引起全身与局部疾病的发生。

（二）增强机体免疫力

某些正常菌群具有间接免疫赋活作用，主要是菌体或其细胞壁成分刺激宿主免疫细胞，从而提高机体免疫力。营养失调或营养不良是造成机体免疫力下降的重要原因之一，也是破坏微生态平衡的因素之一。

（三）合理使用抗生素

随着抗生素的广泛应用，抗生素的弊端越来越明显。一是由于抗生素的筛选作用，杀死了大量的敏感菌，使耐药性菌株不断增加并泛滥成灾；二是抗生素破坏了微生态平衡，引起微生态失调导致二重感染。应有目的地、合理地、科学地应用抗生素。

（四）应用微生态制剂

微生态制剂是指在微生态学理论指导下，具有调整微生态失调，保持微生态平衡，提高宿主健康水平或健康状态的制品。微生态制剂对调整肠道微生态平衡、提高机体免疫功能具有良好的预防及治疗作用。目前国际上已将微生态制剂分为益生菌（probiotics）、益生元（prebiotics）和合生元（synbiotics）等三种类型。其中益生菌是指含活菌和/或包括菌体组分及代谢产物的死菌的生物制品，经口或其他黏膜投入，旨在黏膜表面处改善微生物与酶的平衡或刺激特异性与非特异性免疫。目前应用于人体的益生菌主要有双歧杆菌、乳杆菌、肠球菌、蜡样芽孢杆菌、地衣芽孢杆菌、丁酸梭菌和酵母菌等。益生元则是指一种不能被宿主消化的食物成分，但具有选择性地刺激一种或几种益生菌的活性或生长繁殖作用。常见的有乳果糖、蔗糖低聚糖、异麦芽低聚糖和大豆低聚糖等。合生元是指益生菌和益生元同时并存的制品，使进入肠道的益生菌在益生元的作用下继续繁殖。

第二节　细菌的致病机制

细菌的致病性或病原性(pathogenicity)是指细菌能引起宿主感染致病的性能。各种病原菌的致病性强弱程度不一,并可随不同宿主而异,同一病原菌不同菌株的致病性也有差异。病原菌的致病性与其毒力强弱、侵入机体的数量、侵入的部位及机体的免疫力密切相关。

一、细菌的毒力

毒力(virulence)反映病原菌致病能力的强弱程度,常用半数致死量(median lethal dose,LD50)或半数感染量(median infective dose,ID50)表示,即在规定的时间内,通过指定的感染途径,能使一定体重或年龄的某种动物半数死亡或感染需要的最小细菌数或毒素量。构成细菌毒力的物质基础是侵袭力和毒素。

(一)侵袭力

侵袭力(invasion)指病原菌突破宿主防御系统,侵入机体,在体内定植、繁殖和扩散的能力。侵袭力体现出病原菌在机体内的生存能力,它与细菌的表面结构如荚膜、菌毛、细菌产生的侵袭性物质及生物被膜的形成等有关。

1. 荚膜、微荚膜等抗吞噬结构　荚膜具有抵抗吞噬细胞的吞噬和阻挡杀菌物质的杀菌作用,使细菌能够抵抗和突破宿主的免疫防御功能,并迅速繁殖,产生病变。A群链球菌的M蛋白、伤寒沙门菌的Vi抗原、某些大肠埃希菌的K抗原为微荚膜,功能与荚膜相同。

2. 黏附素(adhesin)　病原菌通过黏附(adhesion)于宿主呼吸道、消化道和泌尿生殖道黏膜细胞,以避免被气道上皮细胞的纤毛摆动、肠蠕动、尿液及分泌液冲刷清洗等作用所排出,然后才能在局部定植、繁殖,造成感染。细菌黏附宿主靶细胞需要两个基本条件,即黏附素和宿主表面的黏附素受体。黏附素是细菌表面结构中与黏附相关的分子,根据其来源分为菌毛黏附素和非菌毛黏附素。

(1)菌毛黏附素:大肠埃希菌I型菌毛、定植因子抗原I(CFA/I)、淋病奈瑟菌菌毛均可与敏感靶细胞表面受体结合,使细菌黏附于宿主靶细胞表面。

(2)非菌毛黏附素:除了菌毛之外,细菌细胞表面尚存在其他具有黏附作用的分子,如金黄色葡萄球菌的脂磷壁酸(LTA)、淋病奈瑟菌的外膜蛋白、肺炎支原体的P1蛋白等,亦能通过与敏感靶细胞表面受体结合,完成吸附。

3. 侵袭性物质　由病原菌产生协助细菌定植、繁殖和扩散的一类物质,主要包括侵袭性酶类和菌体效应蛋白。前者如致病性葡萄球菌产生的凝固酶,可协助细菌抵抗吞噬;A群链球菌产生的透明质酸酶、链激酶、链道酶则有助于细菌在组织中扩散。后者如某些革兰氏阴性菌通过Ⅲ型分泌系统直接从菌体转运至宿主细胞的某些蛋白。细菌Ⅲ型分泌系统属于接触依赖性分泌,需较多的蛋白质参与,所分泌的效应蛋白不在细胞周质间隙停留,也不被切割,直接从细菌胞质输送到细胞表面或继续穿入宿主细胞而发挥致病作用。如志贺菌通过Ⅲ型分泌系统分泌IpaA、IpaB、IpaC、IpaD四种蛋白,在宿主细胞内触发局部肌动蛋白的细胞骨架重排,以实现细菌-宿主细胞间的接触,推动细菌进入毗邻细胞。

4. 细菌生物被膜　是细菌的一种保护性生长方式,由细菌和它所分泌的胞外多聚物组成,使细菌附着在有生命或无生命物体表面,形成的高度组织化的多细胞结构。较单个或混悬的细菌更易于抵抗机体防御机制和抗菌药物的攻击。对于毒力较弱的某些机会致病菌,生物被膜的黏附是其引起感染的重要原因。

(二)毒素

毒素(toxin)是细菌合成的对机体组织细胞有损害作用的物质。按其来源、性质和功能作用可分为外毒素(exotoxin)和内毒素(endotoxin)两大类。

1. 外毒素 主要由革兰氏阳性菌产生,如金黄色葡萄球菌、白喉棒状杆菌、破伤风梭菌、肉毒梭菌等。某些革兰氏阴性菌也可产生。外毒素多由细菌合成并分泌至菌体外,如霍乱弧菌等;也有存在于菌体内,待菌体破裂后才释放出来,如产毒型大肠埃希菌、痢疾志贺菌等。

外毒素化学成分是蛋白质,不耐热,60~80℃ 30min 可被破坏,但个别外毒素特殊,如葡萄球菌肠毒素可耐受 100℃/30min。外毒素抗原性强,经 0.3%~0.4% 甲醛处理,能脱毒而成为类毒素(toxoid),注射机体后能诱导产生抗毒素。类毒素和抗毒素制品在防治某些传染病上有重要作用。

多数外毒素由两种亚单位组成。A 亚单位是毒素活性成分,B 亚单位能够与组织细胞表面的相应受体特异性结合,并介导 A 亚单位进入靶细胞。外毒素毒性较强,对组织细胞具有选择性的毒性作用,引起特殊的临床病变。据此可分为神经毒素(neurotoxin)、细胞毒素(cytotoxin)、肠毒素(enterotoxin)三类(表 3-2)。

表 3-2 外毒素的种类和作用

类型	产生细菌	外毒素名称	所致疾病	作用机制	症状和体征
神经毒素	破伤风梭菌	痉挛毒素	破伤风	阻断抑制性神经递质的释放	骨骼肌强直性痉挛
	肉毒梭菌	肉毒毒素	肉毒中毒	抑制胆碱能运动神经释放乙酰胆碱	肌肉松弛性麻痹
细胞毒素	白喉棒状杆菌	白喉毒素	白喉	抑制靶细胞蛋白质合成	肾上腺出血、心肌损伤、外周神经麻痹
	金黄色葡萄球菌	毒性休克综合征毒素-1	毒性休克综合征	增强对内毒素作用的敏感性	发热、皮疹、休克
	A 群链球菌	致热外毒素	猩红热	破坏毛细血管内皮细胞	猩红热皮疹
肠毒素	霍乱弧菌	肠毒素	霍乱	激活肠黏膜腺苷酸环化酶,增高细胞内 cAMP 水平	肠液分泌亢进,剧烈腹泻和呕吐
	产毒型大肠埃希菌	肠毒素	腹泻	不耐热肠毒素同霍乱肠毒素;耐热肠毒素使细胞内 cGMP 水平增高	同霍乱
	金黄色葡萄球菌	肠毒素	食物中毒	作用于呕吐中枢	呕吐为主、腹泻

某些细菌产生的外毒素,如葡萄球菌肠毒素、毒性休克综合征毒素-1(TSST-1)和链球菌致热外毒素等还具有超抗原特性。极低浓度(1~10ng/ml)的外毒素就能激发大量 T 细胞活化增殖,释放大量 IL-2、IFN-γ 和 TNF 等细胞因子,造成类似内毒素休克等严重后果。细菌外毒素超抗原与许多急性或慢性疾病的发生有关,如葡萄球菌引起的毒性休克综合征、链球菌引起的风湿热和肾小球肾炎等。

2. 内毒素 是革兰氏阴性菌细胞壁中的脂多糖(LPS)成分,只有当细胞死亡裂解后才释放出来。螺旋体、衣原体、立克次体亦有类似的 LPS。内毒素是革兰氏阴性菌的主要毒力因子。内毒素耐热,160℃、2~4h 才被破坏,不能用甲醛脱毒形成类毒素。内毒素刺激机体产生的抗体,中和作用相当微弱。内毒素对机体的毒性效应基本相同,主要表现有:

(1) 发热反应:人对内毒素非常敏感,极微量内毒素(1~5ng/kg)注入人体就能引起体温升高,维持约 4h 后恢复。细菌内毒素属于细菌热原质,致热机制为内毒素作用于肝库普弗细胞、中性粒细胞等,使其释放 TNF-α、IL-1、IFN-β2 等内源性热原质,它们能够通过血脑屏障作用于下丘脑体温调节中枢,导致体温上升。

（2）白细胞反应:内毒素作用于中性粒细胞,最初使其黏附于小血管壁,血循环中白细胞数明显下降,1~2h 后,内毒素诱生的中性粒细胞释放细胞因子,又能刺激骨髓释放大量的幼稚中性粒细胞,使血循环中白细胞数明显上升。但伤寒沙门菌内毒素例外,白细胞数始终不升高。

（3）内毒素血症与内毒素休克:在细菌感染中,若有大量内毒素释放进入血液,可发生内毒素血症。内毒素作用于巨噬细胞、中性粒细胞、血小板、补体系统、凝血系统,诱导释放 TNF-α、IL-1、组胺、5-羟色胺、前列腺素、激肽等炎症活性介质,导致小血管舒缩紊乱,表现为静脉回流血量减少、血压下降、组织器官小血管灌注不足、缺氧、酸中毒等,严重时则形成以微循环衰竭和低血压为特征的内毒素休克。

（4）弥散性血管内凝血(disseminated intravascular coagulation,DIC):在内毒素休克基础上进一步发展出现的严重并发症,通过启动凝血连锁反应,在小血管内形成大量微血栓,随后内毒素又通过启动溶血系统,引起小血管壁出血、坏死,临床表现为皮肤黏膜出现瘀斑和出血点,患者常因重要内脏功能衰竭而发生严重后果。

外毒素与内毒素的主要区别见表 3-3。

表 3-3　外毒素与内毒素的主要区别

性状	外毒素	内毒素
来源	革兰氏阳性菌与部分革兰氏阴性菌	革兰氏阴性菌
存在部分	从活菌分泌出,少数为细菌崩解后释出	细胞壁组分,细菌裂解后释出
化学成分	蛋白质	脂多糖
稳定性	60~80℃,30min 被破坏	160℃,2~4h 才被破坏
毒性作用	强,对组织器官有选择性毒害效应,引起特殊临床表现	较弱,各菌的毒性效应大致相同,引起发热、白细胞变化、微循环障碍、休克、DIC 等
抗原性	强,刺激机体产生抗毒素;甲醛液处理脱毒形成类毒素	弱,刺激机体产生的抗体中和作用弱;甲醛液处理不形成类毒素

二、细菌侵入的数量

感染的发生除病原菌必须具有一定的毒力外,还要有足够的数量。一般而言,致病所需细菌数量的多少取决于病原菌毒力的强弱和宿主免疫力的高低。细菌毒力越强,引起感染所需数量越少,反之则需菌量越大。如毒力强的鼠疫耶尔森菌只需数个细菌侵入机体就会发生感染;毒力弱的肠炎沙门菌,常需摄入数亿个才能致病。

三、细菌侵入的部位

病原菌的致病作用,不仅需要有一定的毒力和足够的数量,还需要侵入机体适宜的部位才能造成感染。适当的侵入部位是构成感染的重要环节,如伤寒沙门菌必须经口进入消化道,破伤风梭菌的芽孢必须进入深部伤口才能导致感染。

第三节　宿主的抗菌免疫

机体的免疫系统能有效抵抗病原微生物的侵袭。根据免疫特点,机体的免疫防御机制包括非特异性的固有免疫(innate immunity)和特异性的适应性免疫(adaptive immunity)。病原菌侵入人体后,

Note:

首先遇到的是机体固有免疫防御,一般7~10d后,适应性免疫应答开始启动,两者互相协调、密切配合,使机体能够阻止、抑制和杀灭病原菌,清除其毒力因子或成分,终止感染并恢复和维持机体生理结构及功能。

一、固有免疫

固有免疫也称为天然免疫,固有免疫抵抗病原菌的作用范围广,对特定病原菌没有针对性和记忆性,故也称为非特异性免疫(nonspecific immunity)。其特点有:①种系所有,稳定遗传;②与生俱来,人人都有;③抵抗广泛,无针对性;④是特异性免疫的基础。

构成机体天然免疫的组织结构及分子物质有屏障结构、吞噬细胞和体液中的抗菌物质。

(一)屏障结构

1. 皮肤黏膜屏障 完整健康的皮肤黏膜构成机体防御病原菌感染的第一道防线。防御机制有:①机械阻挡与排出作用:皮肤多层扁平细胞和角质层有机械阻挡作用,黏膜虽只有单层上皮细胞,但呼吸道黏膜细胞的纤毛摆动、消化道的肠蠕动、尿液冲刷及生殖道的分泌液均能有效地排出病原菌。②分泌杀菌物质:皮肤和黏膜能分泌多种抑菌和杀菌物质,如汗腺分泌的乳酸,皮脂腺分泌的脂肪酸,胃分泌的胃酸和肠道分泌的蛋白酶,唾液、乳汁、泪液及呼吸道分泌液中的溶菌酶等。③正常菌群的拮抗作用:主要通过受体、营养和空间竞争及产生有害代谢产物等方式,使外来致病菌不能定植或被杀死。如肠道中大肠埃希菌产生的大肠菌素和酸性产物,能抑制志贺菌、金黄色葡萄球菌、白假丝酵母菌等。

2. 血脑屏障 建立在机体血液循环和中枢神经系统之间的一道屏障,由软脑膜、脉络丛、脑毛细血管及星状胶质细胞组成,可阻挡血液中病原微生物及毒性产物从血液侵入脑组织和脑脊液,保护中枢神经系统。婴幼儿血脑屏障发育不完善,故易受感染,引起脑炎、脑膜炎。此外,机体还有血眼屏障、血睾屏障。

3. 胎盘屏障 建立在母亲血液循环和胎儿之间的一道屏障,由母体子宫内膜的基蜕膜和胎儿胎盘绒毛膜组成,能阻挡母体血液循环中的病原微生物及毒性产物侵入胎儿。在妊娠前3个月,胎盘屏障发育不完善,母亲体内的病原微生物有可能感染胎儿,甚至引起严重后果,如流产、死胎、早产、出生后夭折或先天畸形等。

(二)吞噬细胞

人类吞噬细胞分为小吞噬细胞和大吞噬细胞两类,均来自骨髓。小吞噬细胞指血液中的中性粒细胞,在血液中仅存留10h后进入组织,寿命1~3d;大吞噬细胞指血液中的单核细胞和组织中的巨噬细胞,单核细胞在血流中存留2~3d后进入组织,进一步发育成巨噬细胞,构成机体的单核-吞噬细胞系统。

1. 吞噬过程 当病原菌突破皮肤黏膜屏障进入组织后,中性粒细胞首先从毛细血管逸出,聚集到病菌所在部位,大多数情况下,病原菌被吞噬消灭。若不被杀死,当细菌游走到附近淋巴结时,则由淋巴结中的吞噬细胞将其吞噬消灭。只有毒力强、数量多的病原菌才能侵入血流或者其他器官,再由这些部位或者器官中的吞噬细胞继续吞噬处理。吞噬过程可分为以下三个阶段:

(1)趋化与识别:吞噬细胞分布广泛,与病原菌的接触可以是偶然相遇,也可以通过趋化因子的吸引作用与病原菌接触。趋化因子是吸引吞噬细胞定向运动的化学物质,包括某些细菌的多糖成分,补体旁路途径活化的C3a、C5a成分,局部组织细胞释放的IL-8、中性粒细胞激活蛋白-2(NAP-2)等。触发吞噬细胞天然免疫的关键是Toll样受体4(Toll-Like Receptors 4,TLR4)。Toll样受体(TLRs)主要表达在感染早期直接接触微生物的免疫细胞膜上,如吞噬细胞、树突状细胞、上皮细胞、T淋巴细胞、B淋巴细胞等,能特异性地识别病原体的特殊成分,如脂多糖、肽聚糖、磷壁酸等,并向胞内传递信号,诱导炎症和免疫反应,以清除病原微生物。TLRs不仅能激活天然免疫且也为活化获得性免疫提供刺激信号。TLRs基因表达与信号转导通路的改变可导致各种免疫缺陷或异常免疫应答,如过敏性皮炎、动脉粥样硬化、全身性感染等，从分子、细胞和机体水平研究 TLRs 与病原体的作用机制，可为感染性疾病的防治提供新途径。

（2）吞入：吞噬细胞接触病原菌后，接触部位细胞膜内陷或伸出伪足包围病原菌，摄入到细胞质内，形成由部分细胞膜包围病原菌的吞噬体（phagosome），对于病毒等较小病原体，只是局部细胞膜向内陷入形成吞饮体（pinosome）。

（3）杀灭：吞噬细胞的胞质中有溶酶体（lysosome），一旦有吞噬体形成，溶酶体便与之靠近、接触，两者融合为一体，称为吞噬溶酶体（phagolysosome）。溶酶体中杀菌物质如溶菌酶、髓过氧化物酶、乳铁蛋白、防御素、活性氧中介物和活性氮中介物等，可杀死病原菌，随后溶酶体中的溶菌物质如蛋白酶、多糖酶、核酸酶、脂酶等，可将杀死的病原菌降解，残渣排出细胞外。

2. 吞噬作用结果　①完全吞噬：病原菌不仅被吞噬，而且被杀死消化。如化脓性球菌被吞噬后，一般 5~10min 死亡，30~60min 被消化。②不完全吞噬：病原菌虽被吞噬，但未被杀死。如结核分枝杆菌、伤寒沙门菌、布鲁菌、嗜肺军团菌等胞内寄生菌，不仅未被杀死，反而在细胞内得到保护，有的甚至在吞噬细胞内繁殖，并随细胞游走而扩散。③组织损伤：吞噬细胞在吞噬过程中，溶酶体释放出的多种水解酶也可破坏临近的正常组织细胞，造成组织损伤和炎症反应。

（三）体液中抗菌物质

正常体液中有多种抑菌或杀菌物质，它们可单独发挥作用，也可与其他杀菌因素相互配合发挥作用。

1. 补体（complement）　是正常血清中的一组球蛋白，在一定条件下可被激活并形成多种生物活性物质，具有杀菌（主要是革兰氏阴性菌）、趋化、调理、炎症反应等作用。

2. 溶菌酶（lysozyme）　溶菌酶主要来源于吞噬细胞，广泛分布于血清、泪液、唾液、鼻液等体液及分泌液中，可直接作用于革兰氏阳性菌细胞壁的肽聚糖，使其解体导致细菌破裂死亡。若有抗体存在，也可联合发挥作用，杀死革兰氏阴性菌。

3. 防御素（defensin）　主要存在于中性粒细胞的嗜天青颗粒中，是一类富含精氨酸的小分子多肽。主要功能为破坏胞外菌。通过吸附敏感细菌，并作用于细菌细胞膜，在其上形成孔洞，导致内外物质交换失控，细菌破裂死亡。

4. 乙型溶素（β-lysin）　乙型溶素是正常人血清中的碱性多肽，可直接破坏革兰氏阳性菌的细胞膜。

二、适应性免疫

适应性免疫是机体出生后在病原菌或其代谢产物刺激下建立的，针对特定病原菌或其代谢产物，有严格的免疫防御针对性和记忆性，故又称特异性免疫（specific immunity）。其特点有：①后天建立，不能遗传；②特异性强；③若再次接触相同抗原，由于具有免疫记忆，应答潜伏期比初次应答短。适应性免疫包括体液免疫和细胞免疫，它们在抵抗病原菌的感染中各有侧重。

（一）体液免疫

体液免疫是指 B 细胞接受某些病原菌及其毒性产物的刺激后，在 CD_4^+ Th2 细胞辅助下转化为浆细胞并合成和分泌特异性抗体，由抗体发挥免疫效应的免疫应答，是抗胞外菌感染的主要获得性免疫。特异性抗体的抗菌机制是：

1. 中和细菌外毒素　针对外毒素的抗体又称为抗毒素，外毒素一旦与抗毒素特异性结合形成复合物，则不能表现毒性，称为中和作用。

2. 调理吞噬　包括依赖抗体的调理吞噬和依赖补体的调理吞噬。前者，IgG 抗体与病原菌或毒性产物结合后，通过其 Fc 端与吞噬细胞表面的 Fc 受体结合；后者，IgG 抗体、IgM 抗体与抗原形成复合物，激活补体形成的 C3b 与吞噬细胞表面的 C3b 受体结合，二者均能显著促进吞噬细胞的吞噬杀伤作用。

Note:

3. **阻止吸附** sIgA 等抗体与病原菌结合,可以阻止病原菌在黏膜表面黏附定植,避免发生感染。

4. **激活补体** 抗体与病原菌等形成的免疫复合物可激活补体,形成的攻膜复合体有破坏革兰氏阴性菌细胞膜成分的作用,随之产生的 C3a、C5a 等产物能引起炎症反应。

（二）细胞免疫

细胞免疫是指 T 细胞受病原菌刺激后,转化为致敏的 CD4$^+$ Th1 细胞和 CTL 细胞,当再次遇到相同病原菌时,通过直接杀伤和释放细胞因子、激活单核吞噬细胞等发挥免疫效应的免疫应答,是抗胞内菌感染的主要获得性免疫。细胞免疫主要作用方式有:

1. **CD4$^+$ Th1 细胞释放细胞因子** 众多的细胞因子特别是各种趋化因子、巨噬细胞活化因子、IFN-γ 等:①吸引、激活巨噬细胞,增强其对寄生病原菌的杀伤能力;②转化淋巴细胞,进一步扩大和增强免疫效应;③引起局部炎症反应。

2. **CD8$^+$ CTL 细胞的细胞毒作用** CD8$^+$ CTL 细胞能识别病原菌寄生的靶细胞,分泌穿孔素（perforin）和颗粒酶（granzyme）,直接破坏靶细胞,使胞内菌失去寄生环境,逸出的病原菌再由抗体、补体等调理后被吞噬细胞吞噬消灭。

第四节　感染的发生与发展

一、感染的来源

来源于患者体外的感染,称为外源性感染（exogenous infection）;来源于患者自身体表或体内的感染,称为内源性感染（endogenous infection）。

（一）外源性感染

外源性感染的传染源主要有三种:

1. **患者** 是传染病流行传播的主要传染源,一般在患者发病潜伏期至病后恢复期的一段时间内,均有可能排出病原菌而使周围人受到感染。

2. **带菌者** 带有病原菌,但未出现临床症状,却能向体外排出病原菌者为带菌者。健康人携带有病原菌的属于健康带菌者（如携带脑膜炎球菌、白喉棒状杆菌等）;某些传染病恢复后,仍可在一段时间内向外排菌,属于恢复期带菌者（如携带伤寒沙门菌等）。带菌者因缺乏症状,不易被人防范,故其危害性更大。

3. **病畜和带菌动物** 某些病原菌既可感染人,也可感染动物,如鼠疫耶尔森菌、炭疽杆菌等,称为人畜共患病原菌。人类接触这类病原菌感染的病畜和带菌动物也能引起感染。

（二）内源性感染

内源性感染一是来源于正常菌群,二是来源于体内潜伏的病原菌。在某些特定条件或因素的影响下,正常菌群可转变为机会致病菌,或使潜伏的病原菌活化而致病。

二、传播方式与途径

1. **呼吸道感染** 病原菌随患者的喷嚏、咳嗽、高声说唱等喷出的飞沫飘浮在空气中,可经吸入而感染,如结核分枝杆菌、白喉棒状杆菌、嗜肺军团菌等。

2. **消化道感染** 病原菌随患者的粪便排出,污染周围环境特别是水源,由水进而污染食具、食品等,可经口食入而发生感染,如沙门菌属、志贺菌属、霍乱弧菌等。

3. **皮肤感染** 病原菌可经破损的皮肤黏膜侵入而发生感染,如致病性葡萄球菌、链球菌可引起伤口化脓或进而扩散,破伤风梭菌可因侵入深部伤口缺氧而发生破伤风等。

4. **接触感染** 通过与患者或带菌动物的密切接触（性接触）而引起的感染,有直接接触感染和通过物品等的间接接触感染,如淋病奈瑟菌、苍白密螺旋体、布鲁菌等。

5. 节肢动物叮咬感染　吸血昆虫如蚊、蚤、蜱、螨等通过叮咬可传播某些病原体,如鼠蚤叮咬传播鼠疫耶尔森菌。

6. 多途径感染　某些病原菌可通过上述多个途径侵入机体引起感染,如结核分枝杆菌和炭疽杆菌,经呼吸道、消化道、皮肤创伤等部位均可引起感染。

三、感染的类型

病原菌侵入机体与宿主防御功能相互作用,两者力量的此消彼长及相互作用结果,决定了感染的发生、发展和结局,因而有不同的临床感染类型。

（一）隐性感染

由于机体抗感染免疫力较强,或侵入的病原菌毒力较弱、数量不多,病原菌感染后机体损害较轻,不出现或仅出现不明显的临床症状,称为隐性感染(inapparent infection)或亚临床感染(subclinical infection)。隐性感染后,机体常可获得特异性免疫力。结核、白喉、伤寒等疾病均可发生隐性感染。

（二）显性感染

显性感染(apparent infection)指机体抗感染免疫力较弱,或侵入的病原菌毒力较强、数量较多,病原菌感染后机体损害明显,导致一系列临床症状的出现。

1. 按病情缓急不同分类

（1）急性感染(acute infection):发病急、病程短,一般数日至数周,病愈后,病原菌从宿主体内消失,如霍乱、化脓性脑膜炎等。

（2）慢性感染(chronic infection):病程较长,常持续数月至数年,多见于胞内寄生菌的感染,如结核、麻风等。

（3）亚急性感染(subacute infection):病情发展不及急性感染迅速,病程不及慢性感染持续时间长,如亚急性细菌性心内膜炎。

2. 按感染部位不同分类

（1）局部感染(local infection):病原菌引起的感染仅局限于一定部位,引起局部病变,如临床上常见的疖、痈、伤口化脓等。

（2）全身感染(generalized infection):感染后病原菌或其毒性代谢产物通过血流播散至全身,引起全身急性症状。临床常见类型有:

①毒血症(toxemia):病原菌侵入机体后只在局部生长繁殖,不进入血循环,但其产生的外毒素入血,经血液扩散并侵害易感的组织细胞,引起特殊的中毒症状,如白喉棒状杆菌、破伤风梭菌等。

②内毒素血症(endotoxemia):革兰氏阴性菌感染时,由于细菌在血液中或在感染病灶中大量崩解死亡,释放的内毒素进入血液循环,引起全身相应症状。

③菌血症(bacteremia):病原菌由局部侵入血流,但未在血流中生长繁殖,只是一过性地经血流到达适宜部位后繁殖致病,如伤寒沙门菌感染早期,常通过菌血症向全身扩散。

④败血症(septicemia):病原菌侵入血流,在其中大量繁殖并产生毒性产物,引起全身严重症状,如铜绿假单胞菌等。

⑤脓毒血症(pyemia):化脓性致病菌在引起败血症的同时,又在其他组织或器官中产生新的化脓性病灶,如金黄色葡萄球菌引起的脓毒血症,常导致多发性肝脓肿、肾脓肿和皮下脓肿等。

（三）带菌状态

病原菌在隐性或显性感染后,并未完全清除,而继续在体内存留一段时间,与机体免疫力形成相对平衡状态,称为带菌状态(carrier state),宿主即为带菌者(carrier),如白喉、伤寒等传染病,病后常出现带菌状态。由于带菌者经常或间歇排出病原菌,成为重要传染源之一,不宜从事餐饮、保育及护理等工作。

案 例

李女士热衷于节食减肥,由于长期过度节食导致体质较差。此前,李女士在靠近左侧鼻翼的面颊上长出一个小疖,便将疖肿挤破。次日发现左侧面部红肿,伴有恶寒、高热、头痛、全身不适,就医后出现意识模糊,诊断为面部蜂窝织炎、颅内化脓性感染。

问题:

李女士的面部疖肿为何会导致颅内化脓性感染?

思 考 题

1. 简述正常菌群的生理学意义。
2. 简述微生态失调的防治措施。
3. 构成细菌侵袭力的物质基础有哪些? 其作用是什么?
4. 列表说明细菌外毒素与内毒素的主要区别。
5. 举例说明全身感染临床常见类型。

(伦永志)

N
URSING

第四章

细菌感染的检查方法与防治原则

04章 数字内容

———— 学 习 目 标 ————

- 1. 掌握细菌学诊断标本采集与运送原则;细菌感染的防治原则;传统疫苗和新型疫苗种类。
- 2. 熟悉病原菌的检验程序;分子生物学检验技术、免疫学检验技术、质谱分析法及生物芯片技术的原理和应用;不染色标本和染色标本的检查方法。
- 3. 了解抗菌药物的种类;抗菌药物的主要作用机制。

对病原微生物进行准确的分离和鉴定,有助于对感染性疾病进行病因学诊断、指导合理用药及观察治疗效果,可为传染病的流行病学调查提供可靠的依据。细菌感染的实验室检查程序包括标本的采集与运送、细菌的分离培养、形态学检查、代谢产物和毒素测定、细菌抗原及其核酸测定等。细菌感染的预防可通过接种疫苗使机体获得特异性免疫力。

第一节　细菌感染的检查方法

细菌感染的实验室检查主要包括以检查病原菌及其抗原、代谢产物或核酸的细菌学诊断和检查患者血清中的特异性抗体的血清学诊断。

一、细菌学诊断

（一）标本的采集与送检

临床标本采集与送检过程直接影响检查结果的准确性。为提高检出率和避免诊断错误或漏检,应遵循下列原则:

1. 采集标本时应严格无菌操作,避免正常菌群的污染。特别是采集无芽孢厌氧菌标本时,应自无菌部位采集。

2. 根据患者不同病程,病原菌在体内分布和排出部位不同,采取相应标本。例如,流行性脑脊髓膜炎患者根据病程可取血液或出血瘀斑或脑脊液;伤寒患者在病程 1~2 周内取血液,2~3 周时取粪便和尿。

3. 采集标本应在使用抗菌药物之前。否则在分离培养时,要在标本中加入药物拮抗剂,如使用青霉素的加青霉素酶,使用磺胺药的加对氨苯甲酸;采集局部病变处标本时,不可用消毒剂,必要时宜以无菌生理盐水冲洗,拭干后再取材。

4. 尽可能采集病变明显部位的标本。例如,细菌性痢疾患者取其沾有脓血或黏液的粪便,肺结核患者取其干酪样痰液等。

5. 采集后尽快送检。厌氧菌对氧敏感,暴露在空气中容易死亡,采集后应立即排出空气,转移至特制的厌氧标本瓶中。

6. 送检过程中,除不耐寒冷的脑膜炎球菌、淋病奈瑟菌等要保暖外,多数菌可冷藏送运。粪便标本中含杂菌多,常置于甘油缓冲盐水保存液中。

7. 送检时应提供尽可能多的送检标本背景材料,如患者近期的旅游史、与流行病的关系、重要的病历及最近的治疗情况等,以助检验结果的分析。对怀疑为高危传染病患者的标本,特别是血液和体液标本,在采集、运送和处理标本时应考虑生物安全(biosafety)。

（二）病原菌的检验程序

病原菌的检验程序主要有形态学检查、分离培养、生化试验、血清学试验等,有的还需做动物实验和药物敏感试验(antimicrobial susceptibility test)。敏感性、特异性和检出效率是影响临床检验程序选择的重要因素。

1. **细菌形态学检查**　主要包括不染色标本和染色标本的检查方法。

不染色标本主要用于检查在生活状态下细菌的动力及其运动情况,并可为下一步检查选择适宜的方法和途径。常采用压滴法或悬滴法等,普通光学显微镜观察。细菌如有动力,可看到细菌有明显的方向性位移;细菌如无动力,受水分子撞击细菌呈现布朗运动,只在原地颤动而无位置改变。如用暗视野显微镜或相差显微镜观察,则效果更好。

细菌标本经染色后,除能清晰看到细菌的大小、形态、排列方式外,还可以根据染色特征将细菌分类。常用的细菌染色方法有多种,革兰氏染色是最经典、最常用的染色方法。除粪便、血等少数标本外,绝大多数标本在分离培养前需进行革兰氏染色镜检。通过革兰氏染色将细菌分为 G^+ 菌与 G^- 菌两大类,可初步识别细菌,缩小范围,有助于进一步鉴定。抗酸染色亦可将细菌分为两大类,抗酸性细菌和非抗酸性细菌。抗酸染色是鉴别结核分枝杆菌和麻风分枝杆菌等分枝杆菌属细菌的重要方法。荧光染色敏感性强,易对结果进行观察,主要用于结核分枝杆菌、麻风分枝杆菌和白喉棒状杆菌等检查。

2. **细菌分离培养与鉴定** 许多细菌在形态、排列方式和染色性上不能区分,需进行细菌的分离培养,这是确诊细菌感染性疾病最可靠的方法,并有助于选用抗菌药物和评价疗效。原则上所有标本均应作分离培养,以获得纯培养物后进一步鉴定。根据菌落大小、形态、颜色、气味及培养基的特性等对细菌做出初步鉴别,结合标本类型和患者的信息,可为进一步的鉴定提供线索或给出报告。

3. **生化试验** 细菌的代谢活动依靠酶的催化作用,不同病原菌具有不同的酶系统,故其代谢产物不尽相同,从而可对一些病原菌进行鉴别。现已有多种微量、快速、半自动或自动的细菌生化反应试剂条(板)和检测仪器,并有商品供应,但在试管中进行的经典生化试验仍然被看作"金标准"。现代临床细菌学已普遍采用微量、快速、半自动化或自动化的细菌生化鉴定和细菌药敏分析系统,使细菌的检出水平明显提高,所需时间大为缩短,提高了相关样本鉴定的准确性与时效性。

4. **血清学试验** 包括直接检测病原体和间接检测特异性抗原。采用含有已知特异抗体的免疫血清(标准诊断血清)与分离培养出的未知纯种细菌进行血清学试验,可以确定病原菌的种或型。常用方法是玻片凝集试验。此外,乳胶凝集、协同凝集、酶免疫、免疫荧光等试验可快速、灵敏地检测标本中的微量病原菌的特异抗原。血清学试验的另一优点是即使患者已应用抗菌药物治疗,标本中的病原菌被抑制或杀死,分离培养阴性时,其特异抗原仍可检出,有助于确定病因。

5. **动物实验** 主要用于分离、鉴定病原菌等。常用实验动物有小鼠、豚鼠和家兔等。按实验目的,选用一定体重和年龄、具有高度易感性的健康动物。接种途径有皮内、皮下、腹腔、肌肉、静脉、脑内和灌胃等。接种后应仔细观察动物的食量、精神状态和局部变化,有时还需测定体重、体温和血液等指标。若动物死亡,应立即解剖,检查病变,或进一步作分离培养,证实由何菌所致。含杂菌多的标本,也可通过接种易感动物获得纯培养,达到分离病原菌的目的。

6. **抗菌药物敏感试验** 不同病原菌对抗菌药物的敏感性不同,即使同一菌的不同菌株对抗菌药物的敏感性也存在差别。抗菌药物敏感试验简称药敏试验,是测定抗菌药物体外对病原微生物有无抑制或杀菌作用的方法,对指导临床选择用药、及时控制感染有重要意义。常用的方法包括纸片扩散法和试管稀释法。纸片扩散法(disc diffusion test)特别适用于生长快速的细菌,如肠杆菌科细菌、葡萄球菌等,在严格质控下,根据抑菌圈(inhibition zone)有无及大小来判定试验菌对该抗菌药物耐药或敏感。试管稀释法是以抗菌药物的最高稀释度在 $16 \sim 24h$ 内仍能抑制 $10^5 \sim 10^7$ 个细菌生长的测定管为终点,该管含药浓度即最小抑菌浓度(minimum inhibitory concentration,MIC)或最低杀菌浓度(minimum bactericidal concentration,MBC),MIC 和 MBC 的值越低,表示细菌对该药越敏感。该方法适用于大多数细菌,包括生长缓慢的细菌。

二、血清学诊断

人体被病原菌感染后,其免疫系统受刺激而发生免疫应答,并产生特异性抗体。抗体的量常随感染过程而增多,表现为效价或滴度(titer)的升高。因此,用已知的细菌或其特异性抗原检测患者体液中有无相应特异性抗体和其效价的动态变化,可作为某些传染病的辅助诊断。一般采取患者的血清进行试验,故这类方法通常称为血清学诊断(serological diagnosis)。血清学诊断主要适用于抗原性较强的病原菌和病程较长的感染性疾病。

机体血清中出现某种抗体,除患有与该抗体相应的疾病外,亦可因曾受该菌隐性感染或近期预防接种所致。因此,必须在抗体效价明显高于正常人的水平或随病程递增才有诊断价值。血清学诊断试验最好取患者急性期和恢复期双份血清标本,当后者的抗体效价比前者升高 4 倍以上(含 4 倍)则可确认为现症感染。若患者在疾病早期即用抗菌药物,病菌在体内繁殖不多,抗体增长可不明显。所以,细菌学检查和血清学诊断两者在细菌感染的诊断方面是互为辅助的。

常用于辅助诊断细菌感染性疾病的血清学诊断方法有直接凝集试验(诊断伤寒、副伤寒的肥达试验,诊断立克次体病的立克次体凝集试验,诊断钩端螺旋体病的显微凝集试验等)、补体结合试验(诊断 Q 热柯克斯体感染等)、中和试验(诊断链球菌性风湿热的抗链球菌溶血素 O 试验等)、乳胶凝集试验(诊断流感嗜血杆菌、脑膜炎球菌感染等)和 ELISA。ELISA 技术简单、特异、快速、灵敏,且可自动检测大量标本,已广泛应用于细菌、病毒等多种病原体的微生物学诊断和流行病学调查。

三、现代细菌学检验技术

现代细菌学检验技术主要包括分子生物学检验技术、免疫学检验技术、质谱分析法、生物芯片技术等。

1. **分子生物学检验技术** 不同细菌具有不同的基因组结构,可通过测定细菌的特异基因序列进行比较和鉴定。常用的方法包括聚合酶链式反应(PCR)、核酸杂交技术(nucleic acid hybridization)及高通量测序技术等。PCR 技术具有快速、灵敏和特异性强等优点,实时定量 PCR 技术可以检测病原菌核酸的拷贝数,从而进行细菌定量。PCR 方法可用于常规培养困难或耗时较长的病原体检测,如结核分枝杆菌等。核酸杂交技术可以从标本中直接检出病原菌基因,对难以分离的病原菌尤为适用。高通量测序技术可一次对几十万到几百万条 DNA 分子进行测序,具有通量高、自动化、灵敏度高、耗时短等特点,具有检测未知病原体的应用前景。

2. **免疫学检验技术** 多种免疫学检验技术可用于细菌抗原检测,其原理是用已知的特异抗体检测未知细菌的特异抗原成分。常用的方法有酶免疫测定(enzyme immunoassays,EIA)、放射免疫测定(radioimmunoassay,RIA)、免疫荧光试验(immunofluorescence tests)等。

3. **质谱分析法** 不同细菌都有自身独特的蛋白质组成,所以不同菌种的蛋白质质谱图不同。质谱分析法通过检测细菌的蛋白质质谱图,将得到的质谱图与数据库中的细菌参考谱图进行比对,实现对细菌的鉴定和分类。

知 识 拓 展

质谱技术在临床微生物检测中的应用

基质辅助激光解析电离飞行时间质谱技术简称质谱技术,是通过对被测样品离子质荷比的测定来进行分析的一种分析方法。其原理是对被测样品离子质荷比进行测定,用激光辐射基质混合点和样品形成的共结晶,应用基质分子吸附样品将其电离成不同的带电离子,带电离子被载气带入质谱仪,通过电压的作用加速飞行,因离子间的质荷比不同,不同离子会按照质量数的大小被分离。被捕获后的带电粒子在检测器上产生不同信号,通过与标准物质质谱图谱数据库比对鉴定微生物。

质谱技术在临床的应用日益广泛,可对细菌、真菌和药物敏感性等进行快速准确的检测。该技术对样品的要求很低,样品不需进行分离及纯化,可直接进行检测。常规细菌学检测需要 8~18h 甚至更长时间才能得到检测结果,质谱技术一般只需要数分钟,且准确性更高、操作更加简单。

第二节 细菌感染的防治原则

细菌感染的防治原则包括:①控制传染源,如隔离、治疗传染病患者,及时发现带菌者,消灭带菌动物;②切断传播途径,如注意个人卫生和个人防护,防止交叉感染,做好医疗器械、污染物品的消毒灭菌,保护水源,合理处理粪便,加强食品卫生监督,净化空气等;③提高人群的免疫力。

Note:

一、细菌感染的特异性预防

特异性免疫的产生,可通过患病、隐性感染等自然免疫和预防接种等人工免疫等方式获得(表4-1)。细菌感染的特异性预防措施主要是人工免疫,可显著提高人群的特异性免疫力。人工免疫方法通常称为预防接种或疫苗接种。

表4-1　特异性免疫的产生方式

产生方式	自然免疫	人工免疫
主动免疫	患病、隐性感染	接种疫苗、类毒素等
被动免疫	通过胎盘、初乳	注射抗毒素、丙种球蛋白、转移因子等

人工免疫是采用人工方法,将疫苗、类毒素等免疫原性物质或含有某种特异性抗体、细胞免疫制剂等接种于人体,以增强宿主的抗病能力。根据免疫产生方式,进一步分为人工主动免疫和人工被动免疫。用于人工免疫的疫苗、类毒素、免疫血清、细胞制剂以及诊断制剂(结核菌素、诊断血清、诊断菌液等)等生物性制剂统称为生物制品(biological product)(参见附录4)。

（一）人工主动免疫

人工主动免疫(artificial active immunity)是将疫苗(vaccine)或类毒素等免疫原性物质接种于人体,刺激机体免疫系统产生特异性免疫应答,从而特异性预防相应病原体感染的措施。

疫苗是以病原微生物或其组成成分、代谢产物为材料,采用生物技术制备的用于预防、治疗人类相应疾病的生物制品。按照疫苗来源可分为细菌性疫苗、类毒素、病毒疫苗等;按照生产技术可分为传统疫苗和新型疫苗两类。

1. **死疫苗（inactivated vaccine）**　亦称灭活疫苗,是选用免疫原性强的细菌,经人工大量培养后,用物理和/或化学方法杀死而成的生物制剂。死疫苗易于保存,一般4℃可保存1年左右。但接种剂量大,需接种多次,注射的局部和全身性不良反应较大,且只产生体液免疫应答。

2. **活疫苗（living vaccine）**　亦称减毒活疫苗(attenuated vaccine),是用减毒或无毒力的活病原体制成。活疫苗的菌株可以从自然界发掘,或通过人工培育筛选。减毒或无毒菌仍可在宿主体内有一定的生长繁殖,犹如轻型或隐性感染,一般只需接种一次,剂量较小,不良反应轻微或无,且免疫效果优于死疫苗,免疫较持久,能同时产生细胞免疫和体液免疫;活疫苗若以自然感染途径接种,尚有sIgA抗体的局部黏膜免疫形成。活疫苗的缺点是需冷藏保存,保存期短,如卡介苗等。

3. **亚单位疫苗**　是分离提取病原体中具有免疫功能的蛋白等成分制成的疫苗。如肺炎链球菌、脑膜炎球菌、流感嗜血杆菌等的荚膜多糖疫苗。其优点在于:①可去除引起不良反应的物质,该疫苗不含脂质A,故无毒性;②因不含核酸成分,可避免减毒活疫苗回复突变的危险。

4. **基因工程疫苗**　是利用基因工程技术将编码病原体保护性抗原表位的目的基因导入原核或真核表达系统中,利用表达的抗原产物或重组体本身制成的疫苗。如预防乙型肝炎的乙肝基因工程疫苗。

5. **核酸疫苗**　也称为DNA疫苗,是将能编码引起保护性免疫应答的病原体基因重组到质粒载体,经肌内注射或黏膜免疫等方法导入宿主体内,外源基因在体内表达抗原刺激机体产生免疫应答。

6. **类毒素**　细菌外毒素经0.3%~0.4%甲醛液作用3~4周后,可制成类毒素,其毒性消失但仍保持免疫原性。常用的有破伤风类毒素、白喉类毒素。

（二）人工被动免疫

人工被动免疫(artificial passive immunization)是注射含有特异性抗体的免疫血清、纯化免疫球蛋白或细胞因子等制剂,使机体即刻获得特异性免疫。但因这些免疫物质并非机体自身产生,故维持时间较短。常使用的制剂主要有抗毒素、丙种球蛋白、细胞免疫制剂等。人工被动免疫主要用于治疗或紧急预防(表4-2)。

Note:

表 4-2　人工主动免疫与人工被动免疫的比较

	人工主动免疫	人工被动免疫
免疫物质	抗原	抗体或细胞因子等
免疫出现时间	慢,2~4 周	快,立即
免疫维持时间	长,数月~数年	短,2~3 周
主要用途	预防	治疗或紧急预防

1. **抗毒素**　一般用细菌类毒素或外毒素接种马进行免疫,待马体内产生高效价抗毒素后采血,分离出血清,提取其免疫球蛋白精制成抗毒素制剂。抗毒素能中和相应外毒素,阻断其毒性作用。使用抗毒素时应注意 I 型超敏反应,注射前务必进行皮肤试验,必要时采用脱敏疗法。应用人源性免疫球蛋白可避免发生超敏反应。此外,外毒素毒性强,与靶细胞的结合具有不可逆性,故抗毒素只能中和游离的外毒素,用抗毒素做人工被动免疫时,应尽可能早期、足量注射。

2. **丙种球蛋白**　是从正常人血清中提取的丙种球蛋白制剂。因大多数成人经历过某些病原体,如麻疹病毒、甲型肝炎病毒、脊髓灰质炎病毒等的感染,其血清中可含有针对这些病原体的抗体,故可用于这些病原体引起疾病的紧急预防。这种制剂源自人血清球蛋白,一般不会发生超敏反应。丙种球蛋白也可用于治疗丙种球蛋白缺乏症患者,以预防常见病原菌的感染。因这类制剂不是针对某一特定病原体的特异抗体,故其免疫效果不如高效价的特异免疫球蛋白。

3. **细胞免疫制剂**　参与细胞免疫制剂的有关细胞和细胞因子较多,相互间的调控关系复杂。因此,细胞免疫制剂在抗菌感染免疫中的应用不多,主要适用于某些病毒性疾病和肿瘤,如转移因子、干扰素、白介素-2 等。

二、细菌感染的治疗

细菌感染的治疗主要采用具有杀菌或抑菌活性的抗菌药物,包括人工合成的磺胺、喹诺酮等化学药物和细菌、真菌、放线菌等微生物的合成代谢产物——抗生素。自 1935 年磺胺、1941 年青霉素问世以来,大量针对不同致病细菌的抗菌药物不断发现,目前应用于临床的抗菌药物已有 200 余种。但由于细菌容易发生变异,对抗菌药物产生耐药性,人类必须不断开发新的抗菌药物。

（一）抗菌药物的种类

抗菌药物的分类方法很多,应用最广的是按化学结构和性质分类。

1. **β-内酰胺类（β-lactams）**　所有 β-内酰胺类抗生素的化学结构中都含有 β-内酰胺环。主要包括青霉素类、头孢霉素类、头霉素类、碳青霉烯类等。

2. **大环内酯类（macrolides）**　包括红霉素、阿奇霉素、克拉霉素和罗红霉素等。

3. **氨基糖苷类（aminoglycosides）**　包括链霉素、庆大霉素、卡那霉素以及人工半合成的妥布霉素、阿米卡星等。

4. **四环素类（tetracycline）**　包括四环素、土霉素、多西环素和米诺环素等。

5. **氯霉素类（chloramphenicol）**　包括氯霉素和甲砜霉素等。

6. **多肽类**　包括杆菌肽、多黏菌素、万古霉素和替考拉宁等。

7. **喹诺酮类**　包括诺氟沙星、环丙沙星等。

（二）抗菌药物的主要作用机制

抗菌药物的作用机制包括影响细菌细胞壁的合成,影响细胞膜的功能,影响细菌蛋白质的合成以及影响核酸代谢等几种机制。

1. **影响细胞壁的合成**　许多抗菌药物能干扰肽聚糖的合成,使细菌不能合成完整的细胞壁,导致细菌死亡。以青霉素为代表的这类抗生素,对生长旺盛的细菌效果明显,对静息的细菌无效。这类

Note:

抗生素能竞争性地与转肽酶结合,阻止此酶在四肽侧链和五肽交联桥连接中的正常功能,从而影响革兰阳性菌肽聚糖的合成。

2. 影响细胞膜的功能 多肽类抗生素多黏菌素分子由亲水性多肽端和亲脂性脂肪酸端构成,脂肪酸端与细菌胞膜中的磷脂结合,多肽端则插入胞膜的蛋白质部分,使胞膜的分子定向排列发生改变,胞膜被分层裂开,胞质泄漏导致菌体死亡。多黏菌素对革兰阴性菌的作用较革兰阳性菌强,因为前者胞壁上 β 脂类含量多于后者。

3. 影响蛋白质的合成 细菌核糖体由 50S 亚基、30S 亚基组成,许多抗菌药物能干扰细菌核糖体的功能,抑制蛋白质合成,使细菌丧失生长繁殖的物质基础,导致细菌死亡。

(1)作用于 30S 亚基的抗生素:如氨基糖苷类抗生素能与核糖体 30S 小亚基结合,抑制蛋白质合成的起始和密码子的识别阶段,造成密码的错读,合成错读的或无活性的蛋白质。四环素类抗生素也是与核糖体 30S 亚基结合,使 mRNA 上密码子的识别受阻。

(2)作用于 50S 亚基的抗生素:氯霉素、林可霉素和大环内酯类抗生素能与 50S 亚基结合,干扰细菌蛋白质的合成。

4. 影响核酸代谢 喹诺酮类药物能抑制 DNA 的合成;利福平可抑制 DNA 为模板的 DNA 聚合酶;而磺胺类药物因其结构类似于对氨苯甲酸(PABA),故可与 PABA 竞争二氢叶酸合成酶,阻碍二氢叶酸的合成,从而影响核酸的合成,抑制细菌的生长繁殖。

案 例

周某,男,出生 2d。该新生儿系孕 39 周,2d 前经剖宫娩出,出生时体重 3.14kg,足月新生儿貌,哭声洪亮,全身皮肤无黄疸、未见皮疹及出血点,心肺功能正常,无先天畸形。T 36.6℃,R 35 次/min,P 115 次/min。按照预防接种规定,医院为该新生儿皮内接种卡介苗。

问题:

1. 卡介苗属于何种疫苗?该种疫苗有哪些优点?

2. 卡介苗的接种禁忌证包括哪些?

3. 常用的疫苗包括哪些种类?

思 考 题

1. 细菌学诊断标本采集的原则。

2. 人工主动免疫与人工被动免疫的区别。

3. 常用抗菌药物的主要作用机制。

(王海河)

URSING

第五章

球　菌

05章　数字内容

球菌(coccus)是细菌中的一大类,种类繁多,仅少数对人致病。对人有致病性的球菌称病原性球菌,其中能引起机体化脓性炎症的又称为化脓性球菌。根据革兰氏染色特性的不同,分为革兰氏阳性球菌和革兰氏阴性球菌两类。革兰氏阳性球菌有葡萄球菌、链球菌、肺炎链球菌和肠球菌等,革兰氏阴性球菌有脑膜炎球菌、淋病奈瑟菌等。

第一节　葡萄球菌属

葡萄球菌属(*staphylococcus*)细菌广泛分布于自然界(如空气、土壤、水、物品表面)、人和动物体表及与外界相通的腔道中。本属细菌包括很多种,大部分是不会致病的腐物寄生菌或偶尔引起疾病、属于人体正常菌群的表皮葡萄球菌(*S. epidermidis*)。对人类致病、可引起许多严重感染的主要是金黄色葡萄球菌(*S. aureus*)。葡萄球菌是最常见的化脓性球菌,也是医院感染的重要来源。

一、生物学性状

(一)形态与染色

革兰氏染色阳性,球形,直径 $0.8 \sim 1.0 \mu m$,呈葡萄串状排列(图 5-1)。体外在某些化学物质(如青霉素)作用下,可裂解或变成 L 型。无芽孢,无鞭毛,体外培养时一般不形成荚膜,但少数菌株的细胞壁外层可见有荚膜样黏液物质。

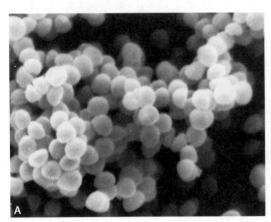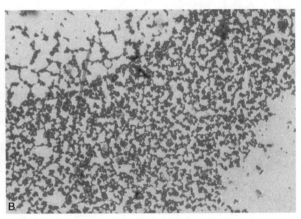

图 5-1　葡萄球菌
A. 扫描电镜×13 500,谢念铭、王济中提供;B. 革兰氏染色。

(二)培养特性与生化反应

需氧或兼性厌氧。营养要求不高,普通培养基上生长良好,24~48h 形成 1~2mm、圆形、隆起、表面光滑、湿润、有光泽、不透明、边缘整齐的菌落。不同菌种的葡萄球菌可产生金黄色、白色、柠檬色的脂溶性色素并使菌落着色。致病性葡萄球菌菌落呈金黄色,在血琼脂平板上,菌落周围有完全透明的溶血环(β 溶血),能在含有 10%~15% NaCl 培养基中生长,在高盐甘露醇平板上为黄色菌落。

该属细菌触酶(过氧化氢酶)试验阳性(区别于链球菌),多数菌株能分解葡萄糖、麦芽糖和蔗糖,产酸不产气,致病性菌株能分解甘露醇,产酸不产气。

(三)抗原结构

抗原种类多,结构复杂,已发现的抗原有 30 种以上,化学组成有多糖抗原、蛋白质抗原和细胞壁成分抗原,医学上重要的有两种。

1. 葡萄球菌 A 蛋白(staphylococcal protein A,SPA) SPA 是存在于细胞壁表面的一种单链多肽,90%以上的金黄色葡萄球菌含此蛋白质。SPA 为完全抗原,能与人及多种哺乳动物的

IgG1、IgG2 和 IgG4 分子 Fc 段非特异结合,结合后的 IgG 分子的 Fab 段仍能与抗原特异结合。利用该原理建立的协同凝集试验已广泛应用于多种微生物抗原的检测。此外,SPA 与 IgG 结合后所形成的复合物还具有多种生物活性,如激活补体、抗吞噬、促细胞分裂、引起超敏反应、损伤血小板等。

2. 多糖抗原 宿主体内的大多数金黄色葡萄球菌表面存在荚膜多糖抗原,它有利于细菌黏附到细胞或生物合成材料表面(如生物性瓣膜、导管等)。多糖抗原具有抗原性,用琼脂糖扩散试验可从金黄色葡萄球菌性心内膜炎患者血清中检出其抗体。

(四)分类

根据色素、生化反应等不同表型,可分为金黄色葡萄球菌、表皮葡萄球菌、腐生葡萄球菌 3 种,其中金黄色葡萄球菌是引起人类疾病的重要病原菌(表 5-1)。根据是否产生凝固酶,可分为凝固酶阳性菌株和凝固酶阴性菌株两大类,凝固酶阳性的葡萄球菌可被相应的噬菌体裂解,又分为 4 个噬菌体群和 23 个噬菌体型,噬菌体分型可用于流行病学调查、追查传染源等。根据 DNA 的相关程度,葡萄球菌属可分 32 个种;依据 16S rRNA 不同,可分为 40 个种和 24 个亚种。

表 5-1 三种葡萄球菌的主要性状比较

性状	金黄色葡萄球菌	表皮葡萄球菌	腐生葡萄球菌
菌落色素	金黄色	白色	白色或柠檬色
血浆凝固酶	+	-	-
分解葡萄糖	+	+	-
甘露醇发酵	+	-	-
α 溶血素	+	-	-
耐热核酸酶	+	-	-
A 蛋白	+	-	-
磷壁酸类型	核糖醇型	甘油型	两者兼有
噬菌体分型	多数能	不能	不能
致病性	强	弱	无
新生霉素	敏感	敏感	耐药

(五)抵抗力

在不形成芽孢的细菌中,葡萄球菌对外界理化因素的抵抗力最强。在干燥的脓汁或痰液中可存活 2~3 个月;加热 60℃ 1h 或 80℃ 30min 才能将其杀死;耐盐,于 100~150g/L NaCl 培养基中仍能繁殖。对某些染料较敏感,如 1 :(10 万~20 万)倍稀释的甲紫溶液能抑制其生长;对青霉素、金霉素、红霉素和庆大霉素高度敏感,对链霉素中度敏感,对磺胺、氯霉素敏感性差。该菌易产生耐药性,尤其是耐甲氧西林金黄色葡萄球菌(methicillin-resistant S. aureus,MRSA),已成为医院感染最常见的致病菌。耐药性的产生机制与细菌质粒及细胞壁成分改变有关。

二、致病性与免疫性

(一)致病物质

葡萄球菌中金黄色葡萄球菌毒力最强,可产生多种胞外酶及外毒素,引起宿主致病。葡萄球菌的毒力因子包括:①表面结构蛋白:如黏附素、荚膜、肽聚糖和 SPA 等;②酶:凝固酶及其他胞外酶(纤维蛋白溶酶、耐热核酸酶、透明质酸酶、脂酶等);③外毒素:包括细胞溶素、杀白细胞素、表皮剥脱毒素、毒性休克综合征毒素-1、肠毒素等。

1. 凝固酶（coagulase） 是一种能凝固加有抗凝剂的人或兔血浆的蛋白质。多数致病菌株能产生凝固酶，而非致病菌株一般不产生，故常将此酶作为鉴定致病性葡萄球菌的重要指标。

凝固酶有两种：①游离凝固酶，分泌于菌体外的蛋白质，生物学作用类似凝血酶原，可被人或兔血浆中协同因子激活变成凝血酶样物质，使液态的纤维蛋白原变成固态的纤维蛋白致血浆凝固；②结合凝固酶，是结合于菌体表面的纤维蛋白原受体，当细菌与血浆混合时，血浆中的纤维蛋白原与细菌表面受体交联而使细菌聚集。

凝固酶使血液中的纤维蛋白聚集于细菌表面，阻碍吞噬细胞的吞噬和胞内消化作用，还能保护细菌免受体液中杀菌物质的破坏。金黄色葡萄球菌的感染易于局限化和形成血栓，均与凝固酶的存在有关。凝固酶具有免疫原性，刺激机体产生的抗体，具有一定的保护作用。

此外，葡萄球菌还可以产生其他酶类：①耐热核酸酶，能降解 DNA 和 RNA，目前临床上已将耐热核酸酶作为测定葡萄球菌有无致病性的重要指标之一；②纤维蛋白溶酶（葡激酶），可激活纤维蛋白酶原使之成为纤维蛋白酶，导致血浆纤维蛋白溶解；③透明质酸酶，能溶解细胞间质中的透明质酸。这些胞外酶均有利于细菌的扩散。

2. 葡萄球菌溶素（staphylolysin） 金黄色葡萄球菌可产生抗原性及生物活性不同的 α、β、γ 和 δ 四种溶素，对人有致病作用的主要是 α 溶素。α 溶素对多种哺乳动物红细胞具有溶血作用，还对白细胞、血小板、肝细胞、皮肤细胞等有损伤破坏作用。

3. 杀白细胞素（leucocidin） 又称 Panton-Valentine（PV）杀白细胞素（PVL），能与细胞膜受体结合，使细胞膜通透性增高，细胞质内的颗粒排出，导致细胞死亡。杀白细胞素只攻击中性粒细胞和巨噬细胞。白细胞死亡后的残存成分可形成脓栓，导致中毒性炎症反应和组织坏死。

4. 肠毒素（enterotoxin） 约 50% 临床分离的金黄色葡萄球菌能产生肠毒素，有 9 个血清型。金黄色葡萄球菌的肠毒素是一组热稳定的可溶性蛋白质，耐热 100℃ 30min，并可抵抗肠胃液中蛋白酶的水解作用。

肠毒素作用机制可能是通过与肠道神经细胞受体结合，当其被转运到中枢神经系统后，刺激呕吐中枢而导致以呕吐为主要症状的急性胃肠炎，称食物中毒。葡萄球菌肠毒素具有超抗原活性，能非特异性激活 T 细胞。

5. 表皮剥脱毒素（exfoliative toxin，exfoliatin） 又称表皮溶解毒素（epidermolytic toxin），为金黄色葡萄球菌质粒编码的一种蛋白质，有两个血清型：A 型耐热、B 型不耐热。毒素可使细胞间桥断裂，裂解表皮的棘细胞层细胞，引起烫伤样皮肤综合征，又称剥脱性皮炎。患者皮肤出现弥漫性红斑和水疱，继而表皮上层大片脱落。

6. 毒性休克综合征毒素-1（toxic shock syndrome toxin-1，TSST-1） 是金黄色葡萄球菌分泌的一种外毒素，对胰酶有抵抗力，可引起患者发热、脱屑样皮疹和休克。

（二）所致疾病

人对葡萄球菌的感染有一定天然免疫力，只有当皮肤黏膜受损或机体屏障作用减弱时，才易引起感染。葡萄球菌对人体的致病包括侵袭性疾病和毒素性疾病。

1. 侵袭性疾病（化脓性感染） 以脓肿形成为主的化脓性炎症，一般发生在皮肤组织，也可发生于深部组织，甚至波及全身。致病性葡萄球菌主要通过破损皮肤、伤口或汗腺、毛囊侵入体内，亦可通过呼吸道或血流引起感染。

化脓性感染的常见临床表现：①皮肤化脓性感染，如毛囊炎、疖、痈、伤口化脓及脓肿等。感染的特点是脓汁金黄而黏稠，病灶界限清楚，多为局限性；②各种器官的化脓性感染，如气管炎、肺炎、脓胸、中耳炎、骨髓炎等；③全身感染，皮肤的原发化脓灶受到外力挤压或机体抵抗力下降，则会引起败血症、脓毒血症等。

2. 毒素性疾病 由外毒素引起的中毒性疾病,包括食物中毒、烫伤样皮肤综合征、毒性休克综合征等。

(1) 食物中毒:产生肠毒素的金黄色葡萄球菌污染食物后,在20℃以上经8~10h即可产生大量肠毒素。摄入含该毒素的食物,经1~6h的潜伏期,可出现恶心、呕吐、腹泻等急性胃肠炎症状,即食物中毒。不伴有发热,一般1~2d内迅速恢复,少数严重者可有虚脱或休克。该菌引起的食物中毒是夏秋季常见的胃肠道疾病。

(2) 烫伤样皮肤综合征(SSSS):多见于婴幼儿和免疫力低下的成人。开始皮肤有红斑,1~2d表皮起皱,继而出现含无菌、清亮液体的大疱,轻微触碰可破溃,最后表皮脱落。若患者得不到及时治疗,死亡率可达20%。

(3) 毒性休克综合征(TSS):由产生TSST-1的金黄色葡萄球菌引起。患者表现为突发高热、呕吐、腹泻、弥漫性红疹,继而出现脱皮(尤以掌及足底明显)、低血压、黏膜病变(口咽、阴道等),严重者可出现心、肾衰竭,甚至发生休克。

（三）免疫性

人类对葡萄球菌具有一定的天然免疫力。葡萄球菌感染后,虽然机体可获得一定的免疫力,但维持时间短,难以防止再次感染。

（四）凝固酶阴性葡萄球菌

临床和实验室的检查结果证实,凝固酶阴性葡萄球菌(coagulase negative staphylococcus,CNS)已经成为医源性感染的常见重要病原菌,其耐药菌株日渐增多,最常见的CNS是表皮葡萄球菌和腐生葡萄球菌。

CNS是人体皮肤和黏膜的正常菌群,检出率约90%。当机体免疫功能低下或细菌进入非正常寄生部位时,可引起多种感染,在各类感染中仅次于大肠埃希菌,居病原菌的第二位。CNS引发感染包括以下几种:①泌尿系统感染:为年轻妇女急性膀胱炎的主要病原菌,尿道感染仅次于大肠埃希菌,常见的为表皮葡萄球菌、人葡萄球菌和溶血葡萄球菌;②细菌性心内膜炎:主要因心瓣膜修复术后感染表皮葡萄球菌所致;③败血症:仅次于大肠埃希菌和金黄色葡萄球菌,常见的是人葡萄球菌和溶血葡萄球菌;④术后及植入医用器械引起的感染,如安装心脏起搏器、置换人工心瓣膜、长期腹膜透析、导管感染、人工关节感染等。

三、微生物学检查法

一般局部化脓性感染,如疖、痈等,微生物学检查意义不大,但对于全身性感染,在确定病因或选择有效治疗药物上有一定价值。

依据病情,可采取脓汁、血液、脑脊液、尿液和骨髓穿刺液等。食物中毒取剩余食物、患者呕吐物、粪便等不同标本。直接涂片染色镜检后,根据细菌的形态排列、染色性可作出初步诊断。

分离培养与鉴定可将标本接种于血琼脂平板,37℃培养18h后挑选可疑菌落,进一步做形态染色性、生化反应等鉴定;血液标本须经增菌后再分离鉴定。致病性葡萄球菌能产生金黄色色素,有溶血性,凝固酶试验和耐热核酸酶试验阳性,分解甘露醇产酸。少数凝固酶阴性葡萄球菌有时也有致病性,故在最后判定时还须结合临床表现。毒素鉴定多采用ELISA法。

四、防治原则

注意个人卫生,及时处理皮肤创伤。皮肤有化脓性感染者,尤其是手部感染,未治愈前不宜从事食品制作或饮食服务行业。由于正常人鼻咽部带菌率为20%~50%,医务人员高达70%,是医院内交叉感染的重要传染源,故医务人员接触感染者后,手部应充分消毒。治疗时应根据药物敏感试验选用抗生素,防止耐药性菌株扩散。反复发作的顽固性疖疮,可采用自身菌苗或类毒素进行人工自动免疫,具有一定疗效。

耐甲氧西林金黄色葡萄球菌（MRSA）

　　金黄色葡萄球菌是医院和社区获得性感染最常见的致病菌,临床耐药菌株的出现和感染已成为全球关注的公共卫生问题。1961 年 Jevons 首次发现了耐甲氧西林金黄色葡萄球菌(MRSA)。MRSA 感染几乎遍及全球,所有年龄段人群普遍易感。目前金黄色葡萄球菌几乎对所有抗菌药物都产生了不同程度的耐药。该菌耐药机制复杂,研究表明与细胞壁结构改变、生物膜的形成、外排泵主动外排、产生灭活酶或钝化酶、代谢途径及作用靶位的改变等有关。细菌耐药产生的原因包括自然选择和人为因素(如抗菌药物)强化选择。人为因素包括抗菌药物的滥用、消毒剂使用和处理不科学、抗菌中药等。

第二节　链 球 菌 属

　　链球菌属(streptococcus)细菌是另一大类常见的化脓性球菌,广泛分布于自然界、人及动物粪便和健康人的鼻咽部,大多数为人体正常菌群。病原性链球菌主要引起各种化脓性炎症,还可引起猩红热、丹毒、新生儿败血症、细菌性心内膜炎及风湿热、肾小球肾炎等疾病。链球菌的分类方法主要有三种:

　　1. 按溶血现象分类　根据血琼脂平板培养基上溶血与否及其溶血现象分为三类。

　　(1) 甲型溶血性链球菌(α-hemolytic streptococcus):菌落周围有 1~2mm 宽的草绿色溶血环,称甲型溶血或 α 溶血,红细胞未完全溶解,这类细菌亦称草绿色链球菌,多为机会致病菌。

　　(2) 乙型溶血性链球菌(β-hemolytic streptococcus):菌落周围形成 2~4mm 宽、完全透明的无色溶血环,界限分明,称为乙型溶血或 β 溶血,为完全溶血,这类细菌亦称溶血性链球菌。这类链球菌致病力强,常引起人和动物的多种疾病。

　　(3) 丙型链球菌(γ-streptococcus):不产生溶血素,菌落周围无溶血环,常存在于乳类和粪便中,一般不致病。

　　2. 按抗原结构分类　根据链球菌细胞壁中多糖 C 抗原的不同,将链球菌分为 A~H、K~V 共 20 个群,对人致病的链球菌菌株 90% 属 A 群。链球菌的群别与其溶血性之间无平行关系,但对人类致病的 A 群链球菌多数呈现乙型溶血。

　　3. 按对氧的需要分类　根据对氧气的需要情况,链球菌可分为需氧、兼性厌氧和厌氧性链球菌三类。需氧性链球菌、兼性厌氧性链球菌对人有致病性,厌氧性链球菌主要为口腔、消化道、泌尿生殖道的正常菌群,在特定条件下致病。

一、生物学性状

(一) 形态与染色

　　革兰氏染色阳性,球形或椭圆形,直径 0.5~1.0μm,呈链状排列(图 5-2)。在液体培养基中易形成长链,在固体培养基中链较短,有时成单或成双,易与葡萄球菌相混淆。无芽孢,无鞭毛,但有菌毛样结构,培养早期(2~4h)形成透明质酸的荚膜,随着培养时间延长,细菌自身产生透明质酸酶,使得荚膜消失。

(二) 培养特性与生化反应

　　多数菌株兼性厌氧,少数厌氧。营养要求较高,在含有血液或血清等成分培养基生长良好。在血清肉汤中易形成长链,呈絮状沉淀于管底。在血琼脂平板上,形成灰白色、有乳光、表面光滑、边缘整齐、直径 0.5~0.75mm 的细小菌落,不同种类细菌可产生不同的溶血现象。分解葡萄糖,产酸不产气。

Note:

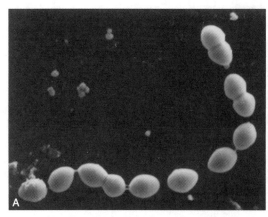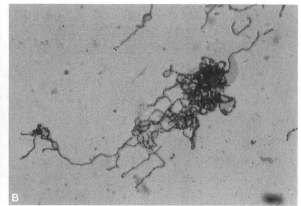

图 5-2　链球菌
A. 电镜图；B. 光镜图。

不分解菊糖，不被胆汁溶解，可据此鉴别甲型溶血性链球菌和肺炎链球菌。不产生触酶。

（三）抗原结构

链球菌的抗原结构较复杂，重要的有两种。

1. 多糖抗原（C 抗原） 存在于链球菌细胞壁中，具有群特异性，是链球菌群的分类依据。

2. 表面蛋白抗原 位于 C 抗原的外层，包括 M、T、R、S 四种成分。其中 M 蛋白是链球菌的重要毒力因子，有近 150 种血清型，M 蛋白与心肌肌浆蛋白及肾小球基底膜有共同抗原表位，与超敏反应性风湿性心内膜炎和急性肾小球肾炎的发病有关。

（四）抵抗力

抵抗力较低，60℃ 30min 被杀死，对常用消毒剂敏感。在干燥尘埃中可生存数月。对红霉素、青霉素、氯霉素、磺胺等药物敏感。

二、致病性与免疫性

（一）A 群链球菌

A 群链球菌也称化脓性链球菌，有较强的侵袭力，是人类常见的感染细菌，也是链球菌中对人致病作用最强的细菌。

1. 致病物质 包括细胞壁成分、侵袭性酶类及外毒素。

（1）细胞壁成分

1）脂磷壁酸（lipotechoic acid，LTA）：人类口腔黏膜、上皮细胞和血细胞等细胞膜上均有 LTA 结合位点，故 LTA 是化脓链球菌与宿主细胞的黏附因子。

2）F 蛋白（protein F）：其结合区暴露在菌体表面，是纤维粘连蛋白的受体，有利于细菌黏附、定植于宿主细胞。

脂磷壁酸和 F 蛋白构成 A 群链球菌的重要黏附素，它们与宿主细胞膜有高度亲和力，是细菌定植在机体皮肤和呼吸道黏膜的主要侵袭因素。

3）M 蛋白（M protein）：是 A 群链球菌的主要致病因子，含 M 蛋白的链球菌具有抗吞噬作用，M 蛋白与心肌、肾小球基底膜具有共同抗原成分，M 蛋白刺激机体产生的特异性抗体可损害心血管等组织，引起超敏反应性疾病。

4）肽聚糖：A 群链球菌的肽聚糖具有致热、溶解血小板、增高血管通透性等作用。

（2）侵袭性酶类：A 群链球菌可产生多种侵袭性酶，均是扩散因子，与致病性相关：①透明质酸酶（hyaluronidase）：能分解透明质酸，使细菌及其毒素易在组织中扩散；②链激酶（streptokinase，SK）：又称链球菌溶纤维蛋白酶，能使血液中纤维蛋白酶原转变成纤维蛋白酶，溶解血块或阻止血浆凝固，有利于细菌在组织中扩散;③链道酶(streptodornase,SD):亦称链球菌 DNA 酶,能分解脓液中高度黏稠的 DNA,使脓液变得稀薄,有利于细菌的扩散;④胶原酶(collagenase):能溶解胶原纤维,亦有利于细菌的扩散。

（3）外毒素

1）链球菌溶素(streptolysin):具有溶解红细胞、破坏白细胞和血小板的作用。根据对氧的稳定性,分为对氧敏感链球菌溶素 O(streptolysin O,SLO)和对氧稳定的链球菌溶素 S(streptolysin S,SLS)两种。链球菌溶素 O 遇氧时可暂时失去溶血活性。SLO 除能溶解红细胞外,对哺乳动物的中性粒细胞、血小板、巨噬细胞、神经细胞等也有毒性作用,对心肌也有急性毒性作用。SLO 抗原性强,85% ~ 90%的链球菌感染者于感染后 2~3 周至病愈后数月或一年内可检测出 SLO 抗体,即抗链球菌溶素 O 抗体(ASO)。风湿热患者特别是活动性病例,血中 SLO 抗体显著升高,检测其含量可作为风湿热及其活动性的辅助诊断,超过 400 单位具有诊断意义。

链球菌溶素 S 是小分子糖肽,无抗原性。SLS 对多种组织和白细胞有破坏作用。

2）致热外毒素(pyrogenic exotoxin):又称红疹毒素或猩红热毒素,是人类猩红热的主要毒性物质,由携带溶原性噬菌体的 A 群链球菌产生。有 A、B、C 3 个血清型,抗原性强,具有超抗原作用。该毒素的致热机制为直接作用于下丘脑的体温调节中枢,引起发热反应。

2. 所致疾病　A 群链球菌引起的疾病约占人类链球菌感染的 90%,其传染源为患者和带菌者,传播方式有空气飞沫传播、经皮肤伤口传播等途径。链球菌引起的疾病可分为化脓性感染、中毒性疾病和超敏反应性疾病三类。

（1）化脓性感染:①皮肤或皮下组织感染:可引起淋巴管炎、淋巴结炎、蜂窝组织炎、痈、脓肿及丹毒、败血症等;②其他系统感染:主要引起扁桃体炎、咽炎、咽峡炎、鼻窦炎、肾盂肾炎、产褥感染(产褥热)、中耳炎、乳突炎等。

（2）链球菌感染后超敏反应性疾病:主要有风湿热和急性肾小球肾炎两种。发病均在链球菌感染后 1~4 周,发病机制与链球菌 M 蛋白等因素引发机体产生 II 型或 III 型超敏反应有关。急性肾小球肾炎常见于儿童和青少年,临床表现为蛋白尿、水肿、高血压。风湿热的临床表现以心肌炎和关节炎为主。

（3）中毒性疾病:包括猩红热(scarlet fever)和链球菌毒素休克综合征。猩红热由产生致热外毒素的 A 群链球菌所致,经飞沫传播。细菌自咽喉黏膜侵入机体,增殖并产生毒素,引起高热、咽炎、全身弥漫性红疹,少数患者可因超敏反应出现心、肾损害。

3. 免疫性　链球菌感染后,机体产生多种抗体,但只有抗 M 蛋白抗体和抗红疹毒素抗体对机体有保护作用。抗 M 蛋白抗体(IgG)只能保护机体免受同型菌的再感染,抗红疹毒素抗体能防止猩红热的再发,但对防止链球菌再感染无效。因链球菌型多,故可反复感染。

（二）甲型溶血性链球菌

甲型溶血性链球菌也称草绿色链球菌(streptococcus viridans),常见的菌种有变异链球菌、唾液链球菌、血链球菌、米勒链球菌、缓症链球菌等,常寄居于人类口腔、上呼吸道、消化道、女性生殖道,是正常菌群,具有机会致病性,常引起下列两种疾病。

1. 龋齿（dental caries）　变异链球菌与龋齿关系密切。变异链球菌能产生葡萄糖基转移酶,分解蔗糖产生高分子量、黏性大的不溶性葡聚糖,借此将口腔中数量众多的细菌黏附于牙面,形成牙菌斑。牙菌斑中的细菌如乳杆菌可分解各种糖类产酸,使局部 pH 降至 4.5 左右,导致局部牙釉质及牙本质脱钙,形成龋齿。除变异链球菌外,黏性放线菌和乳杆菌也是重要的致龋细菌。

2. 亚急性细菌性心内膜炎　甲型溶血性链球菌是感染性心内膜炎最常见的致病菌。当拔牙或摘除扁桃体时,寄居于口腔的甲型链球菌可侵入血流引起菌血症。一般情况下,血中细菌短时间内即被吞噬细胞清除,不会引起疾病,但若心瓣膜已有损伤或先天性缺陷,或人工瓣膜患者,细菌可在损伤部位停留繁殖,引起亚急性细菌性心内膜炎。

（三）B 群链球菌

B 群链球菌学名为无乳链球菌,正常寄居于鼻咽部、下呼吸道、泌尿生殖道和直肠,带菌率 30%左

Note:

右。B 群链球菌能引起牛乳腺炎,严重危害畜牧业。该菌也能引起人类疾病,尤其是新生儿,可引起新生儿败血症、脑膜炎、肺炎等,病死率较高,并可产生神经系统后遗症。

新生儿感染 B 群链球菌主要有两种类型:①早期发病的暴发性败血症,又称新生儿呼吸窘迫症,常见于出生 1 周内的新生儿,感染主要来自带菌的产妇,死亡率高达 50%~70%;②晚期发病的化脓性脑膜炎,一般发病于出生后的 1 周至 3 个月,平均 4 周,主要为医院感染所致,病死率约 15%,但存活者可出现痴呆、脑积水等后遗症。

三、微生物学检查法

(一)细菌学诊断

不同疾病采集不同标本,如脓汁、血液、鼻咽拭子等。如直接涂片染色镜检发现有典型革兰氏阳性链状排列球菌时可初步诊断。分离培养与鉴定时,取脓汁等标本直接在血琼脂平板上分离培养;血液标本须先增菌后再分离培养。鉴定主要依据细菌形态、染色性、菌落特征、溶血情况等进行。

(二)血清学诊断

常用的有抗链球菌溶素 O 试验(antistreptolysin O test,ASO test),简称抗 O 试验,是外毒素与抗毒素的中和试验。用已知的 SLO 抗原检测患者血清中的 ASO 抗体,常用于风湿热或肾小球肾炎的辅助诊断。风湿热患者血清中抗 O 抗体比正常人显著增高,在 1:250 单位左右,活动性风湿热患者一般超过 1:400 单位。

四、防治原则

链球菌感染主要通过飞沫传播,对患者和带菌者应积极治疗。急性咽炎和扁桃体炎患者尤其是儿童,要彻底治疗,以防止急性肾小球肾炎和风湿热的发生。此外,要注意对空气、器械等的消毒灭菌,严格无菌操作。治疗时首选药物为青霉素。

第三节 肺炎链球菌

肺炎链球菌(*S. pneumoniae*),俗称肺炎球菌(pneumococcus)。广泛分布于自然界及人类鼻咽腔中,多数不致病,少数菌株对人致病,是细菌性大叶肺炎、脑膜炎、支气管炎的主要病原菌。

一、生物学性状

(一)形态与染色

肺炎链球菌为革兰氏阳性双球菌,菌体呈矛头状,多成双排列,宽端相对,尖端向外,直径 0.5~1.5μm(图 5-3)。在痰液或脓汁中可呈单个或短链状。在机体内可形成较厚的荚膜,人工培养后渐消失。无芽孢,无鞭毛。

(二)培养特性与生化反应

营养要求较高,在含血液或血清的培养基中才能生长。兼性厌氧,最适温度为 37℃,最适 pH 为 7.4~7.8。在血琼脂平板上可形成细小、圆而光滑的菌落,透明或半透明,有草绿色溶血环(α 溶血)。培养超过 48h,细菌产生的自溶酶可使菌体溶解,菌落中央下陷呈脐状。在血清肉汤中呈浑浊生长,培养稍久可因菌体自溶而使培养液变清。分解葡萄糖、麦芽糖、乳

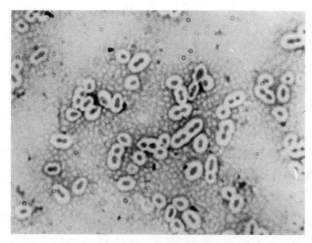

图 5-3　肺炎链球菌

糖、蔗糖,产酸不产气。胆汁溶菌试验阳性,临床常用此试验与甲型链球菌区别。

（三）抗原结构

肺炎链球菌抗原主要有荚膜多糖抗原和菌体抗原。根据荚膜多糖抗原的不同,可将肺炎链球菌分为 90 多个血清型,其中 1~3 型致病力较强。菌体抗原主要包括 C 多糖和 M 蛋白。C 多糖是胞壁成分,可与血清中存在的一种 C 反应蛋白(C reactive protein,CRP)结合,在补体的参与下促进吞噬作用。CRP 不是抗体,正常人血清中含量极微,当急性炎症时含量可增加 2~200 倍,测定其含量有助于活动性风湿病及急性炎症性疾病的诊断。M 蛋白与链球菌的 M 蛋白类似,但抗原性不同,且与毒力无关,产生的抗体无保护作用。

（四）抵抗力

肺炎链球菌的抵抗力较弱,56℃ 20min 即死亡。对一般消毒剂敏感,对肥皂也很敏感。耐干燥,在干燥的痰中可存活 1~2 个月。

二、致病性与免疫性

（一）致病物质

1. **荚膜**　是肺炎链球菌的主要致病物质,能抵抗吞噬细胞的吞噬作用,失去荚膜其毒力即减低或消失。

2. **肺炎链球菌溶素 O (pneumolysin O)**　能够与细胞膜上的胆固醇结合,导致细胞膜上出现小孔,可溶解人、羊、兔、马红细胞。还可激活补体经典途径,引起发热、炎症及组织损伤等。

3. **神经氨酸酶**　能分解细胞膜和糖脂的 N-乙酰神经氨酸,与肺炎链球菌的定植、繁殖和扩散有关。

4. **脂磷壁酸**　存在细胞壁表面,在肺炎链球菌黏附到肺上皮细胞或血管内皮细胞表面起重要作用。

（二）所致疾病

40%~70%正常人口腔及鼻咽部带有肺炎链球菌,一般不致病。在呼吸道病毒感染、营养不良、年老体弱、婴幼儿或受寒冷、麻醉、酒精中毒等因素致呼吸道异常或受损伤时,才引起感染。主要引起大叶性肺炎,其次为支气管炎。成人肺炎多数由 1、2、3 型肺炎链球菌引起,儿童的大叶性肺炎以第 14 型最常见。病理变化为肺泡内大量细菌增殖,红细胞、纤维素渗出及中性粒细胞浸润。患者出现寒战、发热(38~41℃)、胸痛、咳嗽、咳血痰或铁锈色痰等临床症状。可继发胸膜炎、脓胸、中耳炎、乳突炎、鼻窦炎、心内膜炎、脑膜炎及败血症等。

（三）免疫性

该菌感染后可产生荚膜多糖型特异性抗体,获得较牢固的特异性免疫。

三、微生物学检查法

根据病变部位,取痰、脓液、脑脊液和血液等,直接涂片镜检,若发现典型的革兰氏阳性、有荚膜的双球菌,可初步诊断。血液、脑脊液需增菌后,再接种于血平板,培养后取有草绿色溶血环的菌落,作胆汁溶菌试验和 Optochin 敏感试验进一步鉴定确诊,必要时可作动物(小鼠)毒力试验、荚膜肿胀试验等协助诊断。

四、防治原则

预防可用肺炎链球菌多价荚膜多糖疫苗,使用对象为 65 岁以上的老年人、2 岁以上儿童及慢性病患者,保护率可达 85%~90%,每隔 5 年加强免疫一次。美国已有 23 价荚膜多糖疫苗,在儿童和成人中使用。治疗可用青霉素和头孢类抗生素,在治疗前作药物敏感性试验,对耐药菌可选用万古霉素治疗。

Note:

第四节 肠球菌属

肠球菌属(*Enterococcus*)现属肠球菌科,包括粪肠球菌、屎肠球菌和坚韧肠球菌等29个种。肠球菌是人类和动物肠道正常菌群的一部分,也在外界环境中存在,具有致病性,是医院感染的重要病原菌之一,并对多种抗菌药物耐药。临床分离的对人类致病的肠球菌,粪肠球菌占85%~95%,屎肠球菌占5%~10%。

一、生物学性状

肠球菌为典型的革兰氏阳性球菌,呈球菌或椭圆形,成双或短链状排列,在形态上与肺炎链球菌难以区别。无芽孢,无荚膜,部分肠球菌有稀疏鞭毛。兼性厌氧,最适生长温度35℃,多数菌株在10℃和45℃均能生长。营养要求不高,在含有血清的培养基中生长良好,部分菌株在兔血、马血或人血平板上可出β溶血。

肠球菌与链球菌的显著区别在于肠球菌能在高盐(6.5% NaCl)、高碱(pH 9.6)、40%胆汁培养基上生长,并对许多抗菌药物表现为固有耐药。触酶试验阴性,在胆汁七叶苷培养基中可以生长,此点可与链球菌鉴别。

二、致病性

(一) 致病物质

肠球菌有多种致病物质,包括碳水化合物黏附素、集聚因子、细胞溶素、白细胞趋化因子和明胶酶等。碳水化合物黏附素可使细胞黏附于肠道、尿道上皮细胞及心脏细胞;集聚因子可聚集供体菌与受体菌,引发质粒转移,并与上皮细胞结合;细胞溶素可诱导局部组织损伤;白细胞趋化因子可趋化中性粒细胞,引起炎症反应;明胶酶能水解明胶、胶原蛋白、血小板等。

(二) 所致疾病

肠球菌为机会致病菌,容易在年老体弱、表皮和黏膜破损以及抗菌药物使用不当等条件下发生感染。所致疾病包括尿路感染、腹腔盆腔感染、败血症、心内膜炎,也可引起外科手术创口、烧伤创面、皮肤软组织及骨关节感染。其中最常见的为尿路感染,其次为腹部和盆腔感染。

(三) 耐药性

近年来,由于免疫抑制剂的广泛使用、侵入性治疗的增多以及过度使用抗菌药物等原因,肠球菌所致感染逐年增加,已成为医院感染的主要致病菌之一。肠球菌是革兰氏阳性菌中仅次于葡萄球菌属的重要医院感染病原菌。肠球菌所致感染多为内源性感染,但在医院内,耐药肠球菌可在患者之间传播,医务人员携带耐药肠球菌也是造成医院感染的重要原因。

肠球菌对许多抗菌药物表现为固有耐药,如青霉素、万古霉素、复方增效磺胺、头孢菌素、克林霉素和氨基糖苷类药物等。

三、微生物学检查法

根据感染部位的不同,收集脓汁、尿液、穿刺液和血液等标本,直接涂片镜检。分离培养采用血平板或选择性培养基,对分离到的可疑细菌作PYR(pyrrolidonyl arylamidase,吡咯烷酮芳基酰胺酶)试验、盐耐受试验及耐药性试验。

四、防治原则

肠球菌感染的治疗应根据药物敏感试验和临床效果合理用药。大部分肠球菌对呋喃妥因敏感,已成功用于治疗尿路感染。肠球菌引起的心内膜炎、脑膜炎等可用青霉素或氨苄西林与氨基糖苷类药物联合治疗。合理谨慎使用万古霉素,对耐万古霉素的肠球菌感染要实施严格的隔离措施,防止耐药菌扩散。

Note:

第五节　奈瑟菌属

奈瑟菌属(*Neisseria*)的细菌是一群革兰氏阴性球菌,常成双排列。无鞭毛,无芽孢,有荚膜和菌毛,专性需氧,能产生氧化酶和触酶。对人致病的只有脑膜炎球菌和淋病奈瑟菌,其余为鼻咽腔黏膜的正常菌群。

一、脑膜炎球菌

脑膜炎球菌(menigococcus)是流行性脑脊髓膜炎(流脑)的病原菌。

（一）生物学性状

1. 形态与染色　脑膜炎球菌呈肾形或豆形,成双排列,凹面相对,直径 0.6~0.8μm。人工培养后常呈卵圆形或球状,排列不规则。在患者脑脊液中常位于中性粒细胞内(图5-4)。革兰氏染色阴性,无芽孢,无鞭毛,有菌毛。新分离的菌株大多有荚膜。

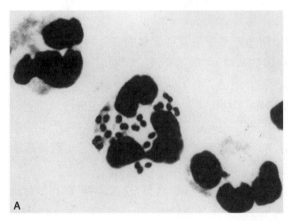
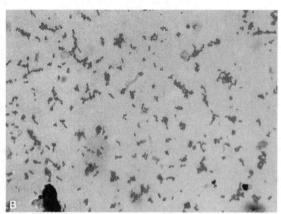

图 5-4　脑膜炎球菌
A. 电镜图;B. 光镜图。

2. 培养特性与生化反应　营养要求较高,须在含羊血、兔血或血清的培养基中方能生长。常用巧克力(色)培养基。最适温度37℃,低于30℃不能生长,最适 pH 7.4~7.6,专性需氧。初次分离须供给5%~10% CO_2。培养24h 可形成 1.0~1.5mm,圆形、无色透明、光滑似露滴状的菌落。因产生自溶酶,人工培养超过48h 即死亡。在血清肉汤中呈浑浊生长。分解葡萄糖、麦芽糖,产酸不产气,氧化酶试验阳性。

3. 抗原结构与分类　脑膜炎球菌主要有三种抗原,即荚膜多糖群特异性抗原、外膜蛋白型特异性抗原和脂寡糖(lipooligosaccharide,LOS)抗原。按荚膜多糖抗原的不同,可将脑膜炎球菌分为 A、B、C、D、H 等 13 个血清群,对人类致病的多为 A、B、C 群,以 C 群致病力最强。我国95%以上为 A 群。脂寡糖由外膜上的糖脂组成,是脑膜炎球菌的主要致病物质。

4. 抵抗力　抵抗力弱,对冷、热、干燥、紫外线及一般消毒剂均敏感。室温 3h、55℃ 5min 即死亡。对磺胺类、青霉素、链霉素、头孢曲松、头孢唑啉等敏感。

（二）致病性与免疫性

1. 致病物质

（1）荚膜:新分离的细菌有荚膜,具有抗吞噬作用,能增强细菌的侵袭力。

（2）菌毛:可黏附至咽部黏膜上皮细胞表面,有利于细菌进一步侵入。

（3）IgA1 蛋白酶:能破坏 IgA1,帮助细菌黏附于细胞黏膜。

（4）脂寡糖(LOS):是脑膜炎球菌的主要致病物质,其作用与 LPS 相似。LOS 作用于小血管和毛细血管,可引起坏死和出血、皮肤黏膜瘀点、瘀斑和微循环障碍。严重败血症者可引起肾上腺出血,并可引起 DIC 和中毒性休克。

2. 所致疾病　脑膜炎球菌引起流行性脑脊髓膜炎(流脑),人类是其唯一易感宿主。传染源是患者和带菌者,流行期间人群鼻咽部带菌率可达 70%,是重要的传染源。病菌主要经飞沫传播,以冬春季发病较多。15 岁以下儿童易感,以 6 个月至 2 岁发病率最高。潜伏期 1~10d。发病轻重与免疫力强弱有关。免疫力强者,可无症状,或仅有轻微上呼吸道感染症状;只有 2%~3%免疫力低下者,细菌在鼻咽部繁殖后进入血流,引起败血症,可进一步侵犯脑脊髓膜,引起脑脊髓膜的炎症。

临床表现有普通型、暴发型和慢性败血症型。普通型约占 90%左右,临床过程可分为 4 期:上呼吸道感染期 1~2d,症状类似上呼吸道感染,很难确诊;败血症期突发寒战、高热、呕吐、拒食、烦躁不安等症状,皮肤黏膜瘀点、瘀斑是此期特征性表现。于 1~2 日内发展至脑膜炎期,出现剧烈头痛、喷射性呕吐、颈项强直等脑膜刺激症状。经治疗,患者常在 2~5d 内进入恢复期,各种症状逐渐减轻、消失而痊愈。暴发型者少见,起病急,病情凶险,常于 24h 内危及生命。慢性败血症型少见,多为成人,可反复发作,易误诊。

3. 免疫性　以体液免疫为主,群特异性抗体和型特异性抗体在补体存在下可杀伤该细菌。感染、免疫接种及带菌状态均可使机体获得免疫力。6 个月内婴儿可通过母体获得抗体,产生自然被动免疫。儿童因免疫力弱及血-脑屏障发育尚不成熟,流脑的发病率较高。

(三) 微生物学检查法

1. 标本　根据病程采集不同标本,上呼吸道感染期患者和带菌者可取鼻咽部分泌物;菌(败)血症期取血液;有瘀点瘀斑者,取其渗出液;出现脑膜刺激症状时,可取脑脊液。标本应保温、保湿并立即送检,或采取床边接种。

2. 直接涂片镜检　取瘀斑渗出液或脑脊液沉淀涂片,革兰氏染色后镜检。如发现中性粒细胞内(或外)有革兰氏阴性双球菌,可做出初步诊断。

3. 分离培养与鉴定　标本经血清肉汤培养基增菌后,再接种于巧克力色琼脂平板上,培养后取可疑菌落,经涂片镜检、生化反应、血清学试验等进一步鉴定确诊。

4. 快速诊断　利用血清学方法,用已知抗体检测标本中相应抗原,简便、快速,特异性高。对流免疫电泳、SPA 协同凝集试验、ELISA 等方法可用于可溶性抗原的快速检测。

(四) 防治原则及护理要点

1. 防治原则　防治的关键是尽快控制传染源、切断传播途径和提高人群免疫力,做到早发现、早诊断、早治疗、早防控。对儿童注射流脑荚膜多糖疫苗进行特异性预防,常用 A 群和 C 群二价,或 A、C、Y 和 W135 四价混合多糖疫苗,保护率在 90%以上。流行期间可短期口服磺胺药预防。治疗首选青霉素,剂量要大,对青霉素过敏者可选用红霉素。

2. 护理要点　流脑发病急骤,病情变化快,护理措施除一般护理外,应密切观察生命体征、瞳孔、意识变化情况,以及是否有休克、抽搐等症状出现。对于患者发生的高热、呕吐、皮疹等症状做好对症护理。用药护理应注意抗生素、脱水剂、肝素等药物的用法、剂量、间隔时间,密切观察用药反应。同时做好心理护理和健康教育,帮助患者或家属掌握流脑的相关知识和自我护理方法。

二、淋病奈瑟菌

淋病奈瑟菌(Neisseria gonorrhoeae)俗称淋球菌(gonococcus),是人类泌尿生殖系统黏膜化脓性感染(淋病)的病原菌。在我国,淋病是发病率最高的性传播疾病。

(一) 生物学性状

1. 形态染色　革兰氏染色阴性球菌,菌体呈肾形或豆形,直径 0.6~0.8μm,常成双排列,两菌接触面平坦。在患者脓汁标本中,细菌多位于中性粒细胞的胞质内。菌体无鞭毛,无芽孢,有菌毛,部分菌株有荚膜。

2. 培养特性与生化反应　专性需氧,但初次分离培养须供给 5% CO_2,营养要求高,常用巧克力色培养基,最适 pH 7.5。35~36℃培养 48h,形成直径 0.5~1.0mm、圆形、凸起、灰白色的光滑型菌落。

分解葡萄糖,产酸不产气,不分解其他糖类,氧化酶试验阳性。

3. 抵抗力　淋病奈瑟菌抵抗力弱,对热、冷、干燥及消毒剂非常敏感,对磺胺及抗菌药物敏感,但易产生耐药性,已有抗青霉素菌株和抗四环素菌株出现。

（二）致病性与免疫性

1. 致病物质

（1）菌毛及荚膜:有毒力的菌株可借助菌毛黏附于泌尿生殖道黏膜和眼结膜上皮细胞,在局部生长繁殖并侵入细胞。荚膜抗吞噬作用明显,即使被吞噬,仍能在吞噬细胞内存活。

（2）外膜蛋白:PⅠ可直接破坏中性粒细胞;PⅡ参与菌体之间或细菌与宿主细胞间的黏附;PⅢ可以阻抑抗菌抗体的活性。

（3）IgA1蛋白酶:能分解破坏黏膜表面的IgA1抗体,有利于细菌的黏附感染。

（4）脂寡糖:致病性淋病奈瑟菌表面的毒力因子,可辅助黏附和侵入宿主细胞。此外,脂寡糖因与人类细胞表面糖脂分子相似,可逃避机体免疫系统的识别。

2. 所致疾病　人对淋病奈瑟菌易感性高,也是唯一的感染宿主,主要通过性接触传播,引起淋病。淋病奈瑟菌侵入尿道和生殖道而感染,潜伏期2~5d。男性表现为前尿道炎,患者有尿急、尿频、尿道流脓等急性症状。女性表现隐匿,有尿道炎与宫颈炎,宫颈有脓性分泌物,炎症易扩散到整个生殖系统,引起慢性感染,是导致不育的原因之一。患有淋病的孕妇在分娩时可传染给新生儿,引起淋球菌性结膜炎(新生儿脓漏眼)。

3. 免疫性　人类对淋病奈瑟菌缺乏天然免疫力,感染后特异性免疫不持久,再感染和慢性感染患者普遍存在。

（三）微生物学检查法

用无菌棉拭子蘸取泌尿生殖道或子宫颈口脓性分泌物。标本应注意保温、保湿,立即送检。脓性分泌物可直接涂片,革兰氏染色后镜检。若在中性粒细胞内发现革兰氏阴性、呈肾形的双球菌,可初步诊断。

分离培养时,采集的标本应即时接种在预温的巧克力色血琼脂培养基或Thayer-Martin(T-M)培养基,而后置35~36℃含5% CO_2的培养箱内培养48h,涂片染色,若有呈肾形的革兰氏阴性双球菌,即可诊断。此外,也可采用核酸杂交技术和核酸扩增技术检测淋病奈瑟菌核酸,可用于淋病的快速诊断和流行病学调查。

（四）防治原则

淋病是一种性传播疾病,主要通过性接触传播,污染的毛巾、衣裤、被褥等也有一定的传播作用。预防淋病应加强卫生宣传,防止不正常和不洁性接触。新生儿出生时,不论母亲有无淋病,都应使用氯霉素链霉素合剂滴入双眼,预防新生儿淋球菌性结膜炎。治疗可选用青霉素、新青霉素和博来霉素等药物。近年来耐药菌株不断增加,应通过药敏试验指导用药。目前尚缺乏有效的疫苗供特异性预防。

案　例

男性,9岁,发热、咽喉疼痛2d,皮疹1d。查体:发育正常,精神略差,眼睑浮肿,结膜稍苍白,巩膜无黄染。面部、颈部、躯干和四肢可见弥漫性针尖大小的斑丘疹,指压褪色。颌下淋巴结肿大,咽部红肿,扁桃体Ⅰ°-Ⅱ°肿大,未见脓性分泌物,心肺无异常,腹平软,脾未及,移动性浊音(−),肠鸣音存在。体温40.2℃,P 90次/min,R 24次/min,Bp 130/80mmHg。

问题:

1. 引发该疾病的病原体是什么?

2. 该病原菌的主要致病物质包括哪些?

3. 该病原体的分类方法有哪些?

思 考 题

1. 金黄色葡萄球菌、表皮葡萄球菌和腐生葡萄球菌的主要生物学性状。
2. 链球菌的溶血现象包括哪些？链球菌的致病物质及引发疾病有哪些？
3. 引发人类疾病的奈瑟菌包括哪些？各菌的主要致病物质和所致疾病包括哪些？

（王海河）

肠杆菌科

06章 数字内容

─── 学习目标 ───

1. 掌握埃希菌属、志贺菌属、沙门菌属的致病物质和所致疾病，希菌属的防治原则，志贺菌属、沙门菌属的防治原则及护理要点，沙门菌属的微生物学检查法。

2. 熟悉肠杆菌科细菌的共同生物学特性，埃希菌属、志贺菌属、沙门菌属、变形杆菌属的生物学性状。

3. 了解埃希菌属、志贺菌属的微生物学检查法，克雷伯菌属、变形杆菌属、肠杆菌属、沙雷菌属、枸橼酸杆菌属、摩根菌属所致疾病。

肠杆菌科(*Enterobacteriaceae*)细菌是一大群生物学性状相似的革兰氏阴性杆菌,常寄居于人和动物的肠道内,亦广泛分布于土壤、水和腐物中。肠杆菌科细菌种类繁多,根据生化反应、抗原结构、基因组 DNA 序列分析,目前已发现 44 个属,170 多个种。

根据肠杆菌科细菌与医学的关系,可将其分为三大类:①致病菌:少数肠杆菌科细菌可引起人类疾病,如伤寒沙门菌、志贺菌、鼠疫耶尔森菌等;②机会致病菌:部分肠杆菌科细菌属于正常菌群,当宿主免疫力降低或细菌移位至肠道以外部位时,可引起机会性感染,如大肠埃希菌、奇异变形杆菌、肺炎克雷伯菌等;③由正常菌群转变而来的致病菌:如引起胃肠炎的某些血清型大肠埃希菌。

肠杆菌科细菌具有下列共同生物学特性:

1. **形态与结构**   为中等大小(宽 0.3~1.0μm,长 1~6μm)的革兰氏阴性杆菌,无芽孢,大多有周鞭毛,多数有菌毛,少数有荚膜。

2. **培养特性**   兼性厌氧或需氧。营养要求不高,在普通琼脂平板上可形成光滑、湿润、灰白色、直径 2~3mm 的中等大小菌落;有些菌株在血琼脂平板上可产生溶血环;在液体培养基中呈均匀浑浊生长。

3. **生化反应**   能分解多种糖类和蛋白质。触酶阳性,氧化酶阴性,可将硝酸盐还原为亚硝酸盐。乳糖发酵试验可初步鉴别志贺菌、沙门氏菌等致病性肠杆菌科细菌和其他大部分非致病肠杆菌科细菌,前两者不发酵乳糖。常用 SS 培养基、EMB 培养基、麦康凯培养基等分离培养致病性肠杆菌科细菌。

4. **抗原结构**   主要有菌体(O)抗原、鞭毛(H)抗原和荚膜抗原。

(1) O 抗原:为细胞壁脂多糖(LPS)最外层的特异多糖。O 抗原耐热,100℃不被破坏。细菌若失去 O 特异性多糖,菌落由光滑型(S)转变为粗糙型(R),称为 S-R 变异。O 抗原主要刺激机体产生 IgM 型抗体。

(2) H 抗原:存在于鞭毛蛋白中,不耐热,60℃ 30min 即被破坏。细菌若失去鞭毛,O 抗原外露,称为 H-O 变异。H 抗原主要刺激机体产生 IgG 型抗体。

(3) 荚膜抗原:具有型特异性。存在于 O 抗原外围,为多糖类物质,能阻止 O 抗原凝集现象。重要的有伤寒沙门菌的 Vi 抗原、大肠埃希菌的 K 抗原等。

5. **抵抗力**   对理化因素抵抗力不强,60℃ 30min 死亡,易被一般化学消毒剂杀灭。肠杆菌科细菌在自然界中的生存能力较强,在水、粪便中可存活较长时间。胆盐、煌绿等染料对大肠埃希菌等非致病性肠杆菌科细菌有抑制作用,但对致病性肠杆菌科细菌无抑制作用,可借以制备选择培养基来分离肠道致病菌。

6. **变异**   肠杆菌科细菌易出现变异菌株。除自发突变外,更因其寄居于细菌种类繁多、数量巨大的肠道微环境,其遗传物质易经质粒、转座子、毒力岛、噬菌体等介导,在肠杆菌科细菌间,甚至在非肠杆菌科细菌间传递,引起变异。最常见的是耐药性变异,此外尚有毒素产生、生化反应及抗原性等特性的改变。

第一节   埃 希 菌 属

临床标本中分离到的埃希菌属(*Escherichia*)已发现 6 个种。其中大肠埃希菌(*E. coli*,俗称大肠杆菌)是临床最常见、最重要的菌种。本节主要介绍大肠埃希菌。

正常情况下大肠埃希菌对人体有益无害,能为宿主提供具有营养作用的合成代谢产物,但可作为机会致病菌引起肠道外感染。某些血清型具有致病性,能导致人类胃肠炎。寄居于人和动物肠道中的大肠埃希菌随粪便排出后散播于周围环境,在环境卫生和食品卫生学上,大肠埃希菌被作为粪便直接或间接污染食品、饮用水的卫生学检测指标。

一、生物学性状

1. 形态与染色 大小为(0.4~0.7)μm×(1~3)μm 的革兰氏阴性杆菌。多数菌株有周鞭毛、菌毛,无芽孢(图 6-1)。

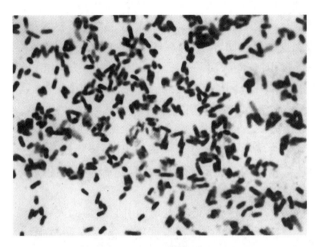

图 6-1 大肠埃希菌的形态图

2. 培养特性与生化反应 营养要求不高,在普通琼脂平板上 37℃ 培养 24h 后,形成直径 2~3mm、圆形、凸起、灰白色 S 型菌落。但在人和动物肠道中繁殖速度慢,倍增时间为 1d。生化反应活泼,能发酵葡萄糖、乳糖等多种糖类,产酸并产气。在添加指示剂的致病性肠杆菌科细菌的选择鉴别培养基如 SS 培养基上生长时,因发酵乳糖产酸而使菌落呈现红色,故可与不发酵乳糖的志贺菌、沙门氏菌等相区别。IMViC 试验(吲哚试验、甲基红试验、VP 试验、枸橼酸盐利用试验)结果为"++−−"。

3. 抗原结构 主要有 O、H 和 K 三种抗原,是其血清学分型的基础。目前已知 O 抗原有 170 多种,H 抗原超过 50 种,K 抗原在 100 种以上。大肠埃希菌血清型的表示方式按 O:K:H 排列,如 O111:K58(B4):H2。

4. 抵抗力 在土壤及无余氯的水中可生存数日,胆盐、煌绿等染料对其有明显抑菌作用。易形成耐药性,对氯霉素、庆大霉素敏感。

二、致病性

（一）致病物质

1. 黏附素（adhesin） 黏附素能使细菌紧密黏附在肠道和泌尿道上皮细胞的刷状缘上,避免因肠道的蠕动作用和排尿时尿液的冲刷而被排出。大肠埃希菌的黏附素种类较多,主要包括:定植因子抗原Ⅰ、Ⅱ、Ⅲ（CFA/Ⅰ,CFA/Ⅱ,CFA/Ⅲ）,集聚黏附菌毛Ⅰ和Ⅲ（AAF/Ⅰ,AAF/Ⅲ）,束形成菌毛（Bfp）,紧密黏附素,P 菌毛(能与 P 血型抗原结合),Dr 菌毛(能与 Dr 血型抗原结合),Ⅰ型菌毛,侵袭质粒抗原(Ipa)蛋白等。

2. 外毒素 大肠埃希菌能产生多种类型外毒素。主要包括:志贺毒素Ⅰ和Ⅱ（Stx-Ⅰ,Stx-Ⅱ）,耐热肠毒素 a 和 b（STa,STb）,不耐热肠毒素Ⅰ和Ⅱ（LT-Ⅰ,LT-Ⅱ）及溶血素 A（HlyA）等。

此外,还有内毒素、荚膜和载铁蛋白及Ⅲ型分泌系统等。

（二）所致疾病

1. 肠道外感染 大肠埃希菌所致肠道外感染多为机会性感染,以泌尿系统感染和化脓性感染最为常见。

（1）泌尿系统感染。如尿道炎、膀胱炎、肾盂肾炎。引起泌尿系统感染的大肠埃希菌多来源于结肠,污染尿道,上行至膀胱,甚至肾和前列腺,为上行性感染。性行为、怀孕、前列腺肥大等为危险因素,插管和膀胱镜也有造成感染的危险。女性感染率比男性高。泌尿系统感染的临床症状主要有尿频、排尿困难、血尿和脓尿等。大多数大肠埃希菌菌株可引起泌尿系统感染,但某些特殊的血清型引起的感染更为常见。这些易引起泌尿系统感染的特殊血清型的大肠埃希菌统称为尿路致病性大肠埃希菌(UPEC),常见的血清型有 O1、O2、O4、O6、O7、O16、O18、O75 等。这些血清型的大肠埃希菌能产生特别的毒力物质,如 P 菌毛、AAF/Ⅰ、AAF/Ⅱ、Dr 菌毛等黏附素和溶血素 A,后者能溶解红细胞和一些其他类型的细胞,导致细胞因子的释放和炎症反应,在 UPEC 致病中起重要作用。

Note:

（2）化脓性感染。如腹膜炎、阑尾炎、手术创口感染、败血症和新生儿脑膜炎等。大肠埃希菌常来源于患者的肠道，多为内源性感染，但新生儿大肠埃希菌性脑膜炎为外源性感染。

2. 肠道感染　大肠埃希菌的某些血清型可引起人类胃肠炎，与食入污染的食品及饮水等有关，为外源性感染。根据其致病机制不同可分为 5 种类型。

（1）肠产毒素性大肠埃希菌（enterotoxigenic *E. coli*，ETEC）：是 5 岁以下婴幼儿和旅游者腹泻的重要病原菌。临床症状常表现为轻度腹泻，也可呈严重的霍乱样腹泻。致病物质主要为肠毒素和定植因子。ETEC 进入机体后定植于小肠近端黏膜上皮细胞表面，产生肠毒素致病。LT-Ⅰ是引起人类胃肠炎的主要物质，其组成结构及毒性与霍乱肠毒素相似，能激活肠黏膜上皮细胞的腺苷环化酶，使细胞内的 cAMP 升高，导致肠液大量分泌于肠腔引起腹泻。STb 与人类疾病无关，STa 的作用机制与 LT-Ⅰ不同，它通过激活肠黏膜细胞上的鸟苷环化酶，使细胞内的 cGMP 升高而导致腹泻。

（2）肠侵袭性大肠埃希菌（enteroinvasive *E. coli*，EIEC）：主要侵犯较大儿童和成人。EIEC 的生物学性状和致病性与志贺菌相似，细菌侵入结肠黏膜上皮细胞并在其中生长繁殖，导致炎症和溃疡，有发热、腹痛、腹泻、脓血便及里急后重等症状，临床症状与细菌性痢疾相似，故易误诊为细菌性痢疾。EIEC 侵袭结肠黏膜上皮细胞的能力与质粒上携带的一系列侵袭性基因有关。

（3）肠致病性大肠埃希菌（enteropathogenic *E. coli*，EPEC）：是最早发现的引起腹泻的大肠埃希菌，是发展中国家婴幼儿腹泻的主要病原菌，分娩室受污染时能造成新生儿重症感染，死亡率很高。该菌在较大儿童和成人的感染少见。EPEC 不产生肠毒素及其他外毒素，无侵袭力。病菌借质粒编码的黏附素，在十二指肠、空肠和回肠上段大量黏附繁殖，致黏膜刷状缘破坏，微绒毛萎缩，上皮细胞排列紊乱、功能受损，造成严重腹泻。

（4）肠出血性大肠埃希菌（enterohemor-rhagic Escherichia coli，EHEC）：为出血性结肠炎和溶血性尿毒综合征（HUS）的病原体。EHEC 的主要血清型为 O157∶H7，1982 年首先在美国发现，1996 年在日本大阪地区暴发流行，患者逾万人，死亡 11 人。5 岁以下儿童易感，感染菌量可低于 100 个，夏季多见，症状轻重不一，可为轻度腹泻至伴剧烈腹痛的血便。约 10% 小于 10 岁患儿可并发急性肾衰竭、血小板减少、HUS，死亡率达 3%~5%。污染食品是 EHEC 感染的重要传染源，如被污染的牛奶、肉类、蔬菜、水果等。牛可能是 O157∶H7 的主要储存宿主。EHEC 菌株表达志贺毒素（曾称 Vero 毒素或志贺样毒素），即 Stx-Ⅰ或 Stx-Ⅱ，引起上皮细胞微绒毛的 A/E（attaching and effacing）损伤。Stx-Ⅰ与 Stx-Ⅱ有 60% 同源，两型毒素均由溶原性噬菌体介导。Stx 由 1 个 A 亚单位和 5 个 B 亚单位组成，B 亚单位与肠绒毛和肾上皮细胞上的特异性糖脂受体结合。A 亚单位可终止细胞蛋白质合成，肠绒毛结构的破坏引起吸收减低和液体分泌相对增加。Stx-Ⅱ能选择性地破坏肾小球内皮细胞，引起肾小球滤过减少和急性肾衰竭，引发 HUS。

（5）肠集聚性大肠埃希菌（enteroaggre-gative Escherichia coli，EAEC）：引起婴儿和旅行者持续腹泻，伴脱水，偶有血便。EAEC 不侵袭细胞，其特点是能在细胞表面自动聚集，形成砖块状排列。致病机制与该菌通过质粒编码的菌毛黏附于肠上皮细胞表面并形成砖状排列、产生毒性物质、干扰肠腔内液体吸收有关。

知 识 拓 展

EHEC 的传播途径

EHEC（肠出血性大肠埃希菌）有以下三条传播途径：①食物传播：为其主要传播途径，约 70% 以上的感染病例与进食可疑食物有关，动物来源的食物如牛肉、鸡肉、牛奶、奶制品等是重要传染源，其他食品如蔬菜、水果等被污染也可造成感染；②水源性传播：被污染的饮用水以及其他被污染的水体，如游泳池、湖水及其他地表水等都可造成该菌传播；③密切接触传播：人与人之间的密切接触可引起该菌传播，也出现过由于护士照料患者而感染了 EHEC 的报道。

三、微生物学检查法

（一）临床标本的检查

1. 标本采集 肠道外感染采取中段尿、血液、脓液、脑脊液；肠道感染则取粪便。

2. 分离培养与鉴定

（1）肠道外感染：除血液标本外，均需做涂片染色检查。分离培养时血液标本接种肉汤增菌，待生长后再移种至血平板。初步鉴定根据 IMViC 试验，最后鉴定根据系列生化反应。

（2）肠道感染：将粪便标本接种于鉴别培养基，挑取可疑菌落并鉴定为大肠埃希菌后，再分别用 ELISA、核酸杂交、PCR 等方法检测肠毒素、毒力因子和血清型等特征。

（二）卫生细菌学检查

寄居于肠道中的大肠埃希菌随粪便排出体外后，可污染环境、水源、饮料及食品等。样品中检出大肠埃希菌数量愈多，表示被污染的程度愈重，也表明样品中存在肠道致病菌的可能性越大。因此，卫生细菌学以"大肠菌群数"作为饮水、食品等被粪便污染的指标之一。我国《生活饮用水卫生标准》（GB 5749—2006）规定，在 100ml 饮用水中不得检出总大肠菌群、耐热大肠菌群和大肠埃希菌。

四、防治原则

污染的水和食品是 ETEC 最重要的传播媒介，EHEC 常由污染的肉类和未消毒的牛奶引起，充分的烹饪可减少 ETEC 和 EHEC 感染的危险。使用人工合成 ST 产物与 LT 的 B 亚单位交联的疫苗可预防人类 ETEC 感染。运用 O157∶H7 的 LPS 作为主要的疫苗成分预防 O157 感染的疫苗也在研究中。

大肠埃希菌耐药性非常普遍，很多菌株都已获得耐一种或几种抗菌药物的质粒，因此抗菌药物治疗应在药物敏感试验的指导下进行。尿道插管和膀胱镜检查应严格无菌操作。对腹泻患者应进行隔离治疗，及时纠正水和电解质平衡，采取适宜措施减少医院感染。

第二节 志 贺 菌 属

志贺菌属（*Shigella*）是人类细菌性痢疾的病原菌，俗称痢疾杆菌（dysentery bacterium）。本属细菌包括痢疾志贺菌（*S. dysenteriae*）、福氏志贺菌（*S. flexneri*）、鲍氏志贺菌（*S. boydii*）和宋内志贺菌（*S. sonnei*）四个菌群（种），其中痢疾志贺菌的致病性最强。我国由福氏志贺菌和宋内志贺菌引起的感染较为多见。

一、生物学性状

1. 形态与染色 大小为（0.5~0.7）μm×（2~3）μm 的革兰氏阴性短小杆菌，无鞭毛，无芽孢，无荚膜，有菌毛（图6-2）。

2. 培养特性与生化反应 营养要求不高，在普通琼脂平板上 37℃ 培养 24h 后，形成直径 2mm、半透明的光滑型菌落。宋内志贺菌常出现扁平的粗糙型菌落。分解葡萄糖，产酸不产气。除宋内志贺菌的个别菌株迟缓发酵乳糖外，均不发酵乳糖。在克氏双糖管中，斜面不发酵，底层产酸不产气，硫化氢阴性，动力阴性，可与沙门菌、大肠埃希菌等区别。

3. 抗原结构与分类 有 O 和 K 两种抗原，O 抗原是分类的依据，分群特异性

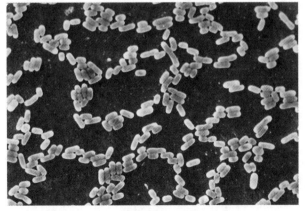

图6-2 福氏志贺菌的形态图

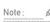
Note:

抗原和型特异性两种。根据 O 抗原差异,将志贺菌分为 4 群和 40 余血清型(包括亚型)(表 6-1)。K 抗原在分类上无意义,但可阻止 O 抗原与 O 抗体的结合。

表 6-1　志贺菌属的血清学分类

菌群(种)	型	亚型
A(痢疾志贺菌)	1~15 型	8a,8b,8c
B(福氏志贺菌)	1~6,x、y 变型	1a,1b,1c,2a,2b,3a,3b,3c,4a,4b,4c,5a,5b
C(鲍氏志贺菌)	1~18	
D(宋内志贺菌)	1	

4. **抵抗力**　对外界理化因素的抵抗力较弱,对酸和一般消毒剂敏感。日光照射 30min、湿热 60℃ 10min 即被杀死。但在污染物品及瓜果、蔬菜上,志贺菌可存活 10~20d。在适宜的温度下,可在水及食品中繁殖,引起暴发流行。对多种抗生素敏感,但易形成耐药性,耐药性主要由 R 质粒决定,并可在细菌间传递。

二、致病性与免疫性

（一）致病物质

1. **侵袭力**　志贺菌侵袭的靶细胞是回肠末端和结肠的黏膜上皮细胞。首先黏附并侵入位于派尔集合淋巴结(Peyer's patch)的 M 细胞,细菌黏附后,通过Ⅲ型分泌系统向黏膜上皮细胞和巨噬细胞分泌 4 种蛋白(IpaA、IpaB、IpaC 及 IpaD),这些蛋白诱导细胞膜凹陷,导致细菌内吞。继而进入上皮细胞内繁殖,通过宿主细胞内肌动纤维重排,推动细菌进入毗邻细胞,开始细胞到细胞传播。在此过程中引起 IL-1β 释放,吸引多形核白细胞到达感染组织,使肠壁的完整性遭到破坏,细菌从而得以到达较深层的上皮细胞,加速了细菌的扩散。坏死的黏膜、死亡的白细胞、细胞碎片、渗出的纤维蛋白和血液混在一起,形成脓血黏液便。

2. **毒素**　志贺菌既可产生强烈的内毒素,也可产生外毒素。

（1）内毒素:各群志贺菌都能产生强烈的内毒素。内毒素破坏肠黏膜上皮,造成黏膜下层炎症,并有毛细血管血栓形成,导致肠黏膜坏死、脱落、形成溃疡,故出现脓血便。内毒素作用于肠壁,使其通透性增高,促进毒素吸收,引起一系列内毒素血症的症状,如发热、神志障碍,甚至中毒性休克。内毒素还可作用于肠壁自主神经,致肠蠕动失调并痉挛,尤其以直肠括约肌痉挛最明显,因而出现腹痛、里急后重等症状。

（2）外毒素:多由痢疾志贺菌(A 群)Ⅰ型和Ⅱ型产生,称为志贺毒素(shiga toxin,Stx)。Stx 具有神经毒性、细胞毒性和肠毒性三种生物学活性,痢疾早期出现的水样腹泻可能与外毒素的肠毒性作用有关。在少数患者中,Stx 可介导肾小球内皮细胞损伤,导致溶血性尿毒综合征。

（二）所致疾病

志贺菌引起细菌性痢疾。传染源是患者和带菌者,无动物宿主。主要通过粪-口途径传播。人类对志贺菌易感,少至 10~150CFU 即可引起典型的细菌性痢疾。志贺菌感染通常只限于肠道,一般不侵入血液。

细菌性痢疾可分为急性和慢性两种类型。典型的急性细菌性痢疾经过 1~3d 潜伏期后,突然发病。常有发热、腹痛和水样腹泻,约 1d 后转变为脓血黏液便,伴有里急后重、下腹部疼痛等症状。经及时治疗,预后良好,若治疗不当,则可转为慢性。

急性中毒性痢疾多见于小儿,为内毒素引起的微循环障碍导致 DIC、多器官功能衰竭和脑水肿。临床主要表现为高热、休克、中毒性脑病,死亡率高。

（三）免疫性

病后可获得一定免疫力,但免疫期短,也不稳固,可能与细菌感染仅限于肠黏膜层有关,此外志贺菌型别多、各菌型之间无交叉免疫也是原因之一。其抗感染免疫主要是消化道黏膜表面的分泌型 IgA(sIgA)。

三、微生物学检查法

1. **标本采集** 取患者或带菌者的粪便,采其脓血或黏液部分,避免与尿液混合。中毒性痢疾可用肛拭子采样。应在使用抗生素前采样,标本应新鲜,迅速检查。若不能及时送检,可将标本保存于30%甘油缓冲盐水或专门送检培养基内。

2. **分离培养与鉴定** 将标本接种于肠道致病菌选择鉴别培养基(如 SS 培养基)上,挑选无色半透明可疑菌落作生化反应和血清学鉴定,以确定菌群(种)和菌型。

3. **毒力试验** 测定志贺菌的侵袭力,可用 Sereny 试验。将受试菌培养 18~24h,以生理盐水制成 9×10^9 CFU/ml 的菌悬液,接种于豚鼠眼结膜囊内。若发生角膜结膜炎,则 Senery 试验阳性,表明受试菌有侵袭力。测定志贺毒素,可用海拉(HeLa)细胞或绿猴肾(Vero)细胞,也可用 PCR、探针杂交技术直接检测其毒素基因 *stxA*、*stxB*。

4. **快速诊断法** 可用免疫凝集法、免疫荧光菌球法、协同凝集试验、乳胶凝集试验、PCR 技术等方法对可疑志贺菌感染进行快速诊断。

四、防治原则及护理要点

（一）防治原则

非特异性预防主要包括:加强水、食品和牛奶的卫生学监测;垃圾处理和灭蝇;隔离患者和消毒排泄物;及时发现亚临床病例和带菌者;带菌者不能从事饮食业、保育工作。

特异性预防主要是口服活疫苗。目前志贺菌活疫苗主要分为 3 类,即减毒突变株、用不同载体菌构建的杂交株及营养缺陷减毒株。如链霉素依赖株(streptomycin dependent strain,Sd)活疫苗是一种减毒突变株,当环境中存在链霉素时能生长繁殖。将其制成活疫苗给志愿者口服后,因正常人体内不存在链霉素,该 Sd 株不能生长繁殖,但也不立即死亡,且有一定程度的侵袭肠黏膜的能力,因此可激发局部免疫应答,产生保护性 sIgA。

治疗志贺菌感染的药物颇多,但该菌易出现多重耐药菌株,给防治工作带来很大困难。

（二）护理要点

按照感染性疾病患者执行一般护理常规;严格执行消化道隔离,呕吐物和粪便必须进行严格消毒后再处理。中毒性菌痢患者应绝对卧床休息,平卧或置于休克体位,注意保暖;伴明显里急后重患者,嘱患者排便时不要过度用力,以免脱肛;对伴有发热、疲乏无力、严重脱水患者,应协助其床边排便;严重腹泻伴有呕吐患者可暂时禁食,由静脉补充营养。

第三节 沙门菌属

沙门菌属(Salmonella)是一群寄生在人类和动物肠道中,生化反应和抗原结构相似的革兰氏阴性杆菌。沙门菌属细菌的血清型在 2500 种以上,根据 DNA 同源性,沙门菌属分两个种,即肠道沙门氏菌(*S. enterica*)和邦戈沙门氏菌(*S. bongory*)。肠道沙门氏菌又分为 6 个亚种,能感染人类的沙门氏菌血清型约 1 400 多种,引起人类疾病的沙门氏菌大多属于肠道沙门氏菌肠道亚种(*S. enterica* subsp. *enterica*)。

沙门氏菌血清型的完整命名包括属名、种名、亚种名和血清型,如肠道沙门氏菌肠道亚种伤寒血清型(*S. enterica* subsp. *enterica* serotype Typhi),缩写为伤寒沙门菌(*S. Typhi*,属名用斜体字,血清型用正体字,首字母大写)。

沙门菌属中少数血清型对人类有直接致病作用,引起肠热症,对非人类宿主不致病。如伤寒沙门

（S. Typhi）、甲型副伤寒沙门菌（S. Paratyphi A）、肖氏沙门氏菌（S. Schottmuelleri，原称乙型副伤寒沙门菌）和希氏沙门氏菌（S. Hirschfeldii，原称丙型副伤寒沙门菌）。其他多数对动物致病，其中部分是人畜共患病的病原菌，可引起食物中毒或败血症，如鼠伤寒沙门菌、肠炎沙门菌、鸭沙门氏菌、猪霍乱沙门氏菌等。

一、生物学性状

1. 形态与染色 大小（0.6~1.0）μm×（2~4）μm，革兰氏阴性杆菌。除鸡沙门菌及雏鸭沙门菌外均有周鞭毛，有菌毛，无芽孢，一般无荚膜（图6-3）。

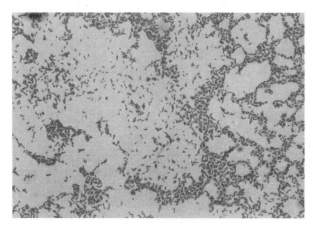

图6-3　伤寒沙门菌的形态图

2. 培养特性与生化反应 兼性厌氧，营养要求不高，可在普通培养基上生长，形成中等大小、半透明的S型菌落。在SS培养基上，因该属细菌不发酵乳糖，形成较小、无色半透明的S型菌落，有些菌株可分解含硫氨基酸产生硫化氢，而形成中心黑色的菌落。对葡萄糖的分解，除伤寒沙门菌产酸不产气外，其他沙门氏菌均产酸产气。生化反应对沙门菌属细菌的鉴定具有重要意义（表6-2）。

3. 抗原结构 沙门菌属的抗原构造复杂，有菌体（O）抗原、鞭毛（H）抗原、毒力（Vi）抗原及菌毛等重要抗原（表6-3）。

表6-2　常见沙门氏菌血清型的生化特性

血清型	葡萄糖	乳糖	H2S	枸橼酸盐	动力
甲型副伤寒沙门菌（S. Paratyphi A）	⊕	−	−/+	+	+
肖氏沙门氏菌（S. Schottmuelleri）	⊕	−	+++	+/−	+
鼠伤寒沙门菌（S. Typhimurium）	⊕	−	+++	+	+
希氏沙门氏菌（S. Hirschfeldii）	⊕	−	+	+	+
猪霍乱沙门氏菌（S. Cholerae-suis）	⊕	−	+/−	+	+
伤寒沙门菌（S. Typhi）	+	−	−/+	−	+
肠炎沙门菌（S. Enteritidis）	⊕	−	+++	−	+

注：+：阳性或产酸；⊕：产酸产气；−：阴性。

表6-3　常见沙门氏菌的抗原组成

组	血清型	O抗原	H抗原 第Ⅰ相	H抗原 第Ⅱ相
A组	甲型副伤寒沙门菌（S. Paratyphi A）	1,2,12	a	—
B组	肖氏沙门氏菌（S. Schottmuelleri）	1,4,5,12	b	1,2
	鼠伤寒沙门菌（S. Typhimurium）	1,4,5,12	i	1,2
C组	希氏沙门氏菌（S. Hirschfeldii）	6,7,Vi	c	1,5
	猪霍乱沙门氏菌（S. Cholerae-suis）	6,7	c	1,5
D组	伤寒沙门菌（S. Typhi）	9,12,Vi	d	—
	肠炎沙门菌（S. Enteritidis）	1,9,12	g,m	—

Note:

（1）O 抗原：是 LPS 中的特异多糖部分，可刺激机体产生 IgM 抗体。每个沙门氏菌血清型含有一种或多种 O 抗原，凡含有相同抗原组分的归为一组，引起人类疾病的沙门氏菌大多在 A~E 组。

（2）H 抗原：为蛋白质，性质不稳定，湿热 60℃ 15min 或酒精处理即被破坏。刺激机体产生 IgG 抗体。该抗原分第 I 相和第 II 相两种。前者为特异相，以 a,b,c……表示；后者为非特异相，以 1,2,3……表示，可为多种沙门氏菌所共有，特异性低。同时具有第 I 相和第 II 相 H 抗原的菌株称为双相菌。每一组沙门氏菌根据 H 特异相抗原不同，可进一步将组内沙门氏菌分为不同菌型。

（3）Vi 抗原：性质不稳定，经 60℃ 加热、苯酚处理或人工培养后消失。新分离的伤寒沙门菌、希氏沙门氏菌有 Vi 抗原。该抗原存在于菌体表面，可阻止吞噬细胞对菌体的吞噬作用，与细菌毒力有关；Vi 抗原还能阻止 O 抗原与相应抗体发生凝集反应。

4. **抵抗力** 对理化因素的抵抗力较差，65℃ 湿热 15~30min 即被杀死。对一般消毒剂敏感，但对胆盐、煌绿等染料的耐受性较其他肠道菌强，故常用含有这些染料的选择培养基（如 SS 培养基）进行分离培养。沙门氏菌在水中能存活 2~3 周，于粪便中可维持活性 1~2 个月，在冰冻土壤中可过冬。

二、致病性与免疫性

常见的人类沙门氏菌病包括肠热症（enteric fever）、急性胃肠炎（食物中毒）和败血症。少数感染者可形成无症状带菌者。沙门氏菌病在世界范围内流行，主要见于夏秋等温暖季节。沙门氏菌寄生于人或动物的肠道中，可随粪便污染水或食物，经口摄入足够量的沙门氏菌，才能克服机体防护屏障（如肠道正常菌群和胃酸的作用、局部肠道免疫等），到达并定植于小肠，才能引发疾病。大多数血清型的半数感染量为 10^5~10^8CFU，伤寒沙门菌可少至 10^3CFU。但在暴发流行时的自然感染中，感染剂量一般都低于 10^3CFU，有时甚至少于 100CFU。

（一）致病物质

沙门氏菌有较强的内毒素，并有一定的侵袭力，个别菌型还能产生肠毒素。

1. **内毒素** 沙门菌的内毒素能引起体温升高，白细胞下降，大剂量可导致中毒症状和休克。这与内毒素激活补体替代途径产生 C3a、C5a 等，以及诱发免疫细胞产生 TNF-a、IL-1、INF-γ 等细胞因子有关。

2. **侵袭力** 沙门菌有毒株可侵袭小肠黏膜。当细菌被摄入并通过胃后，细菌先侵入小肠末端位于派尔集合淋巴结的 M 细胞，并在其中生长繁殖。随后进入固有层，被巨噬细胞吞噬，但不能被杀灭而在其中生长繁殖，并由巨噬细胞将其携带至机体的深层部位。

3. **肠毒素** 某些沙门菌如鼠伤寒沙门菌能产生肠毒素，其性质类似肠产毒素性大肠埃希菌产生的肠毒素。

（二）所致疾病

1. **肠热症（typhoid fever，enteric fever）** 包括伤寒沙门菌引起的伤寒，以及甲型副伤寒沙门菌、肖氏沙门菌、希氏沙门菌引起的副伤寒。伤寒和副伤寒的临床症状、发病机制相似，只是前者症状较重，病程较长。沙门菌是胞内寄生菌，细菌随污染的食物、饮水等进入体内，当细菌量多（10^6~10^{11}CFU）或胃酸不足时，未被杀死的细菌进入小肠，穿过黏膜上皮细胞侵入肠壁淋巴组织，被吞噬细胞吞噬，但不能被杀死并在其中繁殖。然后细菌通过淋巴管到达肠系膜淋巴结大量增殖，潜伏期约 1~2 周。当细菌在淋巴组织中增殖到一定程度后经胸导管进入血流，引起第一次菌血症。患者出现发热、不适、全身疼痛等前驱症状，病情不断加重，体温不断上升，可在 5~7d 内达到 39~40℃。细菌随血流进入全身各脏器如肝、脾、肾、胆囊等，被脏器中的吞噬细胞吞噬。在其中增殖后，细菌再次进入血流，引起第二次菌血症。此时临床症状明显而典型，患者持续 39~40℃ 高热，同时出现相对缓脉，肝脾肿大，全身中毒症状显著，皮肤出现玫瑰疹，外周血白细胞明显下降。

胆囊中的细菌随胆汁进入肠道，一部分随粪便排出，另一部分可通过肠黏膜再次进入肠壁淋巴组织，使已致敏的组织发生超敏反应，导致肠壁孤立和集合淋巴结坏死、溃疡，严重者可导致出血或肠穿孔等并发症。肾脏中的病菌可随尿排出。若无并发症,则进入缓解期,病情开始好转。病程第 5 周,患者进入恢复期。部分患者痊愈后可继续排菌数周至数月,成为恢复期带菌者。少数患者甚至排菌达 1 年以上,可成为慢性带菌者。

2. 胃肠炎(食物中毒) 是最常见的沙门菌病。由摄入被大量(超过 10^8CFU)的鼠伤寒沙门菌、肠炎沙门菌、猪霍乱沙门菌等污染的食物引起。该病潜伏期为 6~24h,起病急,主要临床症状为发热、恶心、呕吐、腹痛、水样腹泻,偶有黏液或脓性腹泻。严重者可伴有迅速脱水,导致休克、肾功能衰竭而死亡。一般沙门氏菌胃肠炎多在 2~3d 自愈。

3. 败血症 多见于儿童和免疫力低下的成人。常见于猪霍乱沙门菌、希氏沙门菌、鼠伤寒沙门菌、肠炎沙门菌等的感染。症状严重,有高热、寒战、厌食和贫血等。部分患者因细菌的血流播散,导致脑膜炎、骨髓炎、胆囊炎、心内膜炎、关节炎等。

4. 无症状带菌者 有 1%~5% 的肠热症患者可转变为无症状带菌者。这些细菌滞留在胆囊中,有时也可在尿道中。年龄和性别与无症状带菌关系密切。20 岁以下,无症状带菌率常小于 1%,而 50 岁以上者,可达 10% 以上。女性转变为无症状带菌状态是男性的 2 倍。

(三)免疫性

肠热症病后可获得一定程度的免疫力。沙门氏菌为细胞内寄生菌,特异性细胞免疫是主要防御机制。沙门菌也有存在于血流和细胞外阶段,故特异性抗体也有辅助杀菌作用。在细胞免疫尚未完全建立时,吞噬细胞内的细菌因不受抗体影响,疾病仍可复发。胃肠炎的恢复与肠道局部产生 sIgA 有关,但不持久。

三、微生物学检查法

1. 标本采集 肠热症时,按不同病程采取不同标本,第 1 周取外周血或骨髓,第 2 周起取粪便,第 3 周起还可取尿液,全病程均可取骨髓(图 6-4)。败血症取血,胃肠炎则取可疑食物或粪便、呕吐物,胆道带菌者可取十二指肠引流液。

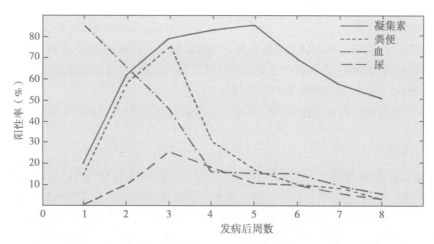

图 6-4 **伤寒患者不同病期血、粪、尿中病原菌和特异凝集素检出阳性率**

2. 分离培养与鉴定 血液和骨髓穿刺液需先增菌培养,粪便和尿(沉渣)可直接接种于 SS 培养基或 EMB 培养基等,37℃ 孵育 24h,挑取无色半透明的可疑菌落进一步做生化反应、血清学鉴定。

3. 血清学诊断 因许多感染者在发病早期就已经使用抗生素,肠热症的症状常不典型,临床标本阳性分离率低,加之肠热症病程较长,故血清学试验仍有辅助诊断意义。用于肠热症辅助诊断的血清学试验有肥达试验(Widal test)、间接血凝法、EIA 法等,其中肥达试验仍是目前临床普遍使用的方法。

肥达试验是用已知的伤寒沙门菌 O、H 抗原以及甲型副伤寒沙门菌、肖氏沙门菌和希氏沙门菌 H

Note:

抗原的诊断菌液与受检血清作试管或微孔板定量凝集试验,测定受检血清有无相应抗体及其效价的试验。肠热症病期长,一般于发病第 2 周血清中开始出现抗体,于恢复期达高峰,但也有少数病例抗体效价不升高,其结果须结合临床表现、流行病学资料等情况综合判断。

判定肥达试验结果时,通常须注意以下情形:

(1) 正常值:正常人因隐性感染或预防接种,血清中含有一定量抗体,且正常的凝集效价可因不同地区而有差异。一般情况下,伤寒沙门菌 O 抗体凝集效价小于 1∶80,H 抗体凝集效价小于 1∶160,引起副伤寒的沙门菌 H 抗体凝集效价小于 1∶80。只有当检测结果等于或大于上述相应数值时才有诊断意义。

(2) 动态观察:一般间隔 5~7d 重复采血检测,效价逐次递增或恢复期效价比初次效价≥4 即有诊断意义。抗体在发病后 1 周出现,以后逐渐增加。发病初期的凝集效价可正常,若病程已到第 3 周,抗体凝集效价仍在 1∶80 以下,则肠热症的可能性不大,但须注意临床症状和周边的流行情况。

(3) O 与 H 抗体的诊断意义:IgM 类 O 抗体出现较早,但维持时间较短(几个月),消退后不易受非特异性抗原刺激而重新出现。IgG 类 H 抗体出现较晚,维持时间较长(可长达数年),消失后易受非特异性病原刺激而出现短暂的上升。因此,若 O 与 H 的凝集效价均超过正常值,则肠热症的可能性大;若两者均低于正常值,则患病的可能性小;若 O 凝集效价高而 H 低于正常值,则可能是感染的早期或与伤寒沙门菌 O 抗原有交叉反应的其他沙门菌(如肠炎沙门菌)的感染;若 H 凝集效价高而 O 低于正常值,则可能是以往预防接种的结果或非特异性回忆反应。

由于沙门菌食物中毒的病程短,一般不进行血清学诊断。

4. **带菌者检查**　对带菌者的检查最可靠的方法是分离出病原菌,但检出率不高。为此,可用血清学方法先检测可疑者血清 Vi 抗体进行筛查,若效价超过 1∶10,即为阳性。对 Vi 抗体阳性者可取粪便或尿液反复进行细菌分离培养,以确定是否为带菌者。

四、防治原则及护理要点

(一) 防治原则

1. **控制传染源**　除早期发现患者、早期隔离治疗,对其有传染性排泄物及时处理外,要重视带菌者的筛查,特别是对餐饮业工作人员应定期进行健康检查。加强屠宰业等食品加工业的卫生监督,防止食物中毒发生。

2. **切断传播途径**　加强对饮水源和食品的卫生监督管理,防止被沙门氏菌感染的人和动物的粪便污染。禁售病畜肉类,完善肉类加工、运输及卫生、烹饪等管理措施。

3. **提高机体抵抗力**　预防肠热症主要是进行疫苗预防接种。目前国际上公认的新一代疫苗是伤寒 Vi 荚膜多糖疫苗,已有很多数据表明 Vi 抗原是一种保护性抗原,我国也已正式批准使用。

早期(20 世纪 50 年代)治疗肠热症使用的是氯霉素,使原来死亡率达 20%、持续数周的严重疾病成为短期的热性疾病,死亡率降低到 2% 以下。但由于氯霉素对骨髓有毒性作用,同时由于氯霉素抗性菌株的出现,临床治疗开始使用其他替代药物。目前主要应用氨苄西林、复方三甲氧烯胺、环丙沙星等治疗。

(二) 护理要点

按照感染疾病患者执行一般护理常规。严格执行消化道隔离,呕吐物和粪便必须进行严格消毒后再处理。急性期患者必须严格卧床休息至热退后 1 周,恢复期无并发症者可逐渐增加活动量。给予营养丰富、高热量、易消化的无渣饮食,防止饮食不当诱发肠出血和肠穿孔。严密观察生命体征、神志、面色、腹部情况,以及排便次数和形状,注意有无肠出血和肠穿孔征兆,发现异常及时告知医生并进行处理。

Note:

第四节 其 他 菌 属

一、克雷伯菌属

克雷伯菌属（Klebsiella）是典型的条件致病菌，有 7 个种，革兰氏阴性、球杆状、无鞭毛、多数菌株有菌毛。与其他肠杆菌科的细菌相比，最显著的特点是有较厚的多糖荚膜，在普通培养基上能生长，呈黏液型菌落，以接种环挑之易拉成丝。荚膜与其毒力有关。其中，肺炎克雷伯菌肺炎亚种（K. pneumoniae subsp. Pneumonoiae，俗称肺炎杆菌）、鼻炎克雷伯菌臭鼻亚种（K. ozaenae subsp. ozaenae）、鼻硬结克雷伯菌硬结亚种（K. rhinoscleromatis subsp. rhinoscleromatis）和肉芽肿克雷伯菌（K. granulomatis）与人类关系密切。

肺炎克雷伯菌肺炎亚种的易感者有糖尿病和恶性肿瘤患者、全身麻醉者、抗生素应用者、年老体弱者和婴幼儿等。尤其是新生儿，因免疫力低下有更高的危险性。新生儿的感染可来自产道，也可以是外源性。肺炎克雷伯菌肺炎亚种常见的医院感染有肺炎、支气管炎、泌尿道和创伤感染。该菌引发的肺炎病情严重，肺部出现广泛出血性、坏死性肺实变。其引起的败血症后果较严重，死亡率较高。其中高毒力肺炎克雷伯菌（hyper-virulent Klebsiella. Pneumoniae，hvKP）是社区获得性肝脓肿的重要病原菌，好发于亚洲中老年男性。

鼻炎克雷伯菌臭鼻亚种经常可从萎缩性鼻炎和鼻黏膜的化脓性感染标本中分离到。鼻硬结克雷伯菌硬结亚种引起呼吸道黏膜、口咽部、鼻和鼻旁窦感染，导致肉芽肿性病变和硬结形成。

肉芽肿克雷伯菌是引起生殖器和腹股沟部位的肉芽肿疾病的病原体。该菌在无细胞的培养基中不能生长，已在单核细胞培养系统中分离得到。用姬姆萨（Giemsa）或瑞特（Wright）染色法可在组织细胞、多形核白细胞和浆细胞的细胞质中观察到（0.5~1.0）μm×1.5μm 的杆菌，有荚膜。

二、变形杆菌属

变形杆菌属（Proteus）有 8 个种，在自然界分布广泛，存在于土壤、污水和垃圾中。奇异变形杆菌（P. mirabilis）和普通变形杆菌（P. vulgaris）两个种与医学关系最为密切。

革兰氏阴性，大小（0.4~0.6）μm×（1~3）μm，有明显多形性，无荚膜，有周鞭毛（图 6-5），运动活泼，有菌毛，营养要求不高。在湿润的固体琼脂平板上常呈扩散性生长，形成以接种部位为中心的厚薄交替、同心圆形的层层波状菌苔，称为迁徙生长现象（swarming growth phenomenon）。若在培养基中加入 0.1% 苯酚等则鞭毛生长受抑制，迁徙现象消失。

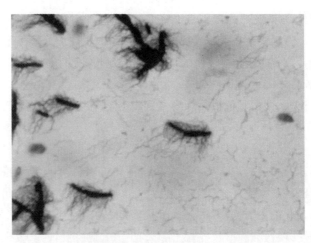

图 6-5 普通变形杆菌的形态图（周鞭毛）

Note:

变形杆菌属有 O 和 H 两种抗原,是分群和型的依据。普通变形杆菌 X19、X2 和 Xk 三个菌株的菌体 O 抗原与斑疹伤寒立克次体和恙虫病立克次体有共同抗原,故可用 OX19、OX2 和 OXk 代替立克次体作为抗原,与待检患者血清进行交叉凝集反应,此为立克次体凝集试验(Weil-Felix test),以辅助诊断立克次体病。

奇异变形杆菌和普通变形杆菌引起人的原发和继发感染,是仅次于大肠埃希菌的泌尿道感染的主要病原菌。其尿素酶可分解尿素产氨,使尿液 pH 增高,以利于变形杆菌的生长。碱性环境亦可促进肾结石和膀胱结石的形成。同时,高碱性尿液对尿道上皮也有毒性作用。变形杆菌高度的运动能力与其对泌尿系统的侵袭有关。此外,有的变形杆菌菌株还可引起脑膜炎、腹膜炎、败血症和食物中毒等疾病,亦是医院感染的重要病原菌。

三、肠杆菌属

肠杆菌属(*Enterobacter*)有 14 个种。是常见的环境菌群,常见于土壤和水中。不是肠道的常居菌群,偶尔可从粪便和呼吸道中分离到。革兰氏阴性粗短杆菌,周鞭毛,无芽孢,有的菌株有荚膜。营养要求不高,在普通琼脂平板上形成湿润、灰白或黄色的黏液状大菌落。发酵乳糖,不产生硫化氢。

肠杆菌属细菌的致病物质有 I 型和 III 型菌毛,大多数菌株还表达产气菌素介导的铁摄取系统、溶菌素等。产气肠杆菌(*E. aerogenes*)和阴沟肠杆菌(*E. cloacae*)为条件致病菌,与泌尿道、呼吸道和伤口感染有关,偶引起败血症和脑膜炎。杰高维肠杆菌(*E. gergoviae*)可引起泌尿道感染,从呼吸道和血液中亦曾分离出。坂崎肠杆菌(*E. sakazakii*)引起的新生儿脑膜炎和败血症,死亡率可高达 75% 左右。

四、沙雷菌属

沙雷菌属(*Serratia*)有 13 个种,可自土壤、水中分离到,偶尔也可从人的粪便中分离到。革兰氏阴性小杆菌(黏质沙雷菌是细菌中最小的,常用于检查滤菌器的除菌效果),周鞭毛,无芽孢,气味沙雷菌有微荚膜,其余菌种无荚膜。营养要求不高,室温下可以生长,菌落不透明,白色、红色或粉红色。

沙雷菌的主要致病物质有菌毛血凝素、肠杆菌素介导的和产气菌素介导的铁摄取系统、胞外酶和志贺毒素等。黏质沙雷菌黏质亚种(*S. marcescens* subsp. *marcescens*)可引起泌尿道和呼吸道感染、脑膜炎、败血症、心内膜炎以及外科术后感染。其他沙雷菌可通过输液直接进入血流,引起败血症。

五、枸橼酸杆菌属

枸橼酸杆菌属(*Citrobacter*)有 12 个种,广泛存在于自然界,是人和动物肠道的正常菌群,也是机会致病菌。包括弗劳地枸橼酸杆菌(*C. freundii*)、异型枸橼酸杆菌(*C. diversus*)、柯塞枸橼酸杆菌(*C. koseri*)、布拉克枸橼酸杆菌(*C. brsskii*)、杨格枸橼酸杆菌(*C. youngae*)、沃克曼枸橼酸杆菌(*C. werkmanii*)和无丙二酸盐枸橼酸杆菌(*C. amalonaticus*)等。革兰氏阴性杆菌,有周身鞭毛,无芽孢,能形成荚膜。营养要求不高,菌落灰白色、湿润、隆起、边缘整齐。发酵乳糖,产生硫化氢。其 O 型抗原与沙门氏菌和大肠埃希菌常有交叉。

弗劳地枸橼酸杆菌引起胃肠道感染,柯塞枸橼酸杆菌可引起新生儿脑膜炎和脑脓肿,无丙二酸盐枸橼酸杆菌偶可自粪便标本中分离到。

六、摩根菌属

摩根菌属(*Morganella*)只有 1 个种,含有摩氏摩根菌摩根亚种(*M. morganii* subsp. *morganii*)和含摩氏摩根菌西伯尼亚种(*M. morganii* subsp. *sibonii*)两个亚种。摩根菌的形态、染色、生化反应特征与变形杆菌相似,但无迁徙生长现象。以枸橼酸盐阴性、硫化氢阴性、鸟氨酸脱羧酶阳性为其特征。摩氏摩根菌摩根亚种可致住院患者和免疫力低下患者泌尿道感染和伤口感染,有时亦可引起腹泻。

患者,男性,32 岁,到外地参加培训班学习,发病后 3h 到当地人民医院就诊。流行病学史:该患者除发病前一日晚曾到某烧烤摊烤食鸡翅、牡蛎外,其他时间均在培训班食堂用餐。发病前一周未接触过类似患者。临床表现:突然起病,呕吐,黏液水样便,大便失禁,粪便恶臭,轻度失水。无发热、无明显全身中毒症状。实验室检查:住院当日采集患者肛拭子标本进行相关肠道病原学检测,后经当地 CDC 和所在省 CDC 分别确认为 O157:H7 大肠埃希菌阳性。治疗后痊愈。

1. O157:H7 大肠埃希菌感染可导致何种疾病?
2. 如何防治肠出血性大肠埃希菌感染所致疾病?

思 考 题

1. 霍乱的防治原则和护理要点有哪些?
2. 志贺菌感染可致何种疾病? 简述其所致疾病的临床特征。
3. 常见的人类沙门菌病有哪些? 简述各种沙门菌病的临床特征。
4. 判定肥达试验结果时须注意哪些影响因素?

(李波清)

URSING

第七章

弧菌属与螺杆菌属

07章 数字内容

学 习 目 标

- 1. 掌握霍乱弧菌的致病性、防治原则及护理要点,副溶血性弧菌的致病性,幽门螺杆菌的致病性。
- 2. 熟悉霍乱弧菌、副溶血性弧菌、幽门螺杆菌的生物学性状,幽门螺杆菌的微生物学检查法。
- 3. 了解霍乱弧菌、副溶血性弧菌的微生物学检查法,副溶血性弧菌、幽门螺杆菌的防治原则。

弧菌属(*Vibrio*)细菌是一群短小、弯曲呈弧状的革兰氏阴性菌。广泛分布于自然界,以水表面最多。已发现119个种,其中至少有12个种与人类感染性疾病有关,尤以引起霍乱的霍乱弧菌、引起食物中毒的副溶血性弧菌最为重要。螺杆菌属(*Helicobacter*)已发现20多个种,分为胃螺杆菌和肠螺杆菌两大类,幽门螺杆菌是该属的代表菌种。

第一节 霍 乱 弧 菌

霍乱弧菌(*V. cholerae*)是引起烈性传染病霍乱(我国的甲类法定传染病之一)的病原体,全球曾发生过多次大流行,近年的霍乱大流行包括2008年的津巴布韦霍乱和2010年的海地霍乱,其中海地发生的霍乱,感染者超过50万,近7 000人死亡。

一、生物学性状

1. **形态与染色** 霍乱弧菌大小为$(0.5\sim0.8)\mu m\times(1.5\sim3)\mu m$,革兰氏染色阴性。从患者体内新分离的细菌形态典型(图7-1),弯曲呈弧形或逗点状,人工培养后常呈杆状而不易与其他肠道菌区别。菌体一端有单鞭毛,故运动非常活泼。取患者"米泔水"样粪便或培养物做悬滴观察,可见霍乱弧菌呈穿梭或流星样运动;粪便标本直接涂片镜检,可见其菌体排列如"鱼群"状。无芽孢,有菌毛,有些菌株(O139群)有荚膜。

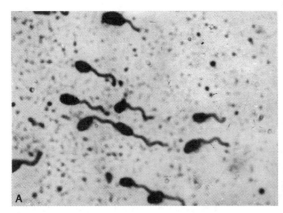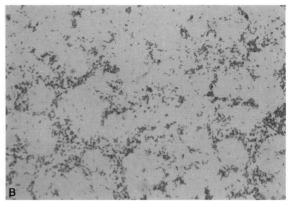

图7-1 霍乱弧菌形态图
A. 霍乱弧菌电镜图;B. 霍乱弧菌光镜图。

2. **培养特性与生化反应** 兼性厌氧,氧气充分的条件下生长更好。营养要求不高,生长繁殖的温度范围广($18\sim37$℃)。耐碱不耐酸,在pH $8.8\sim9.0$的碱性环境中生长迅速,因其他细菌在此pH环境下不易生长,故初次分离霍乱弧菌常用碱性蛋白胨水增菌。在碱性琼脂平板上培养24h后,形成圆形、无色、透明或半透明S型菌落。在硫代硫酸盐-枸橼酸盐-胆盐-蔗糖(thiosulfate-citrate-bile salts-sucrose,TCBS)琼脂培养基上培养,由于霍乱弧菌能发酵蔗糖产酸而使菌落呈黄色,故可作为霍乱弧菌选择性培养基。

氧化酶和触酶试验阳性;能发酵葡萄糖、甘露醇及蔗糖,产酸不产气;不发酵阿拉伯糖;能还原硝酸盐为亚硝酸盐;吲哚试验阳性;霍乱红反应阳性。古典生物型与El Tor生物型霍乱弧菌生化反应也有不同之处,前者VP试验阴性而后者为阳性。

3. **抗原结构与分型** 霍乱弧菌有不耐热的H抗原和耐热的O抗原。H抗原无特异性,为弧菌属所共有;O抗原特异性高。根据O抗原不同进行分群,已发现200多个血清群,其中引起霍乱流行的是O1群和O139群,其他血清群可引起人类胃肠炎等疾病。O1群霍乱弧菌包括两个生物型(biotype):古典生物型(classical biotype)和El Tor生物型(El Tor biotype)。古典生物型为前6次霍乱大流行的病原体,El Tor 生物型是第 7 次霍乱大流行的病原体,因 1961 年发现于埃及西奈半岛 El Tor 地区,故名。根据 O 抗原的成分不同,O1 群霍乱弧菌又进一步分为 3 个血清型(表 7-1),血清型用于流行病学研究。2010 年在海地暴发的霍乱疫情由 O1 群小川型引起。

表 7-1　霍乱弧菌 O1 群血清型

血清型	别名	O 抗原成分
原型	稻叶型(Inaba)	AC
异型	小川型(Ogawa)	AB
中间型	彦岛型(Hikojima)	ABC

1992 年,一个新的血清群 O139 群在印度、孟加拉国的一些城市出现,波及亚洲的多个国家和地区,这是首次由非 O1 群霍乱弧菌引起的霍乱流行。它引起的霍乱在临床表现及传播方式上与古典型霍乱完全相同,但不能被 O1 群霍乱弧菌诊断血清所凝集。

4. 抵抗力　本菌对热及一般消毒剂敏感,100℃煮沸 1~2min 即死亡,在正常胃酸中仅能存活 4min。El Tor 生物型在外界环境中的生存能力较古典生物型强,在水中能存活 1~3 周,甚至过冬。对氯敏感,用漂白粉处理患者排泄物或呕吐物,经 1h 可达到消毒目的。

二、致病性与免疫性

(一)致病物质

1. 霍乱毒素(cholera toxin,CT)　是霍乱弧菌的主要致病物质,是已知的致泻毒素中最为强烈的毒素,是肠毒素的典型代表。CT 为不耐热聚合蛋白,由 1 个 A 亚单位和 5 个 B 亚单位以共价键组成,分别由整合于霍乱弧菌染色体上的前噬菌体 CTXΦ 携带的 *ctxA*(cholera toxin A)和 *ctxB* 编码。CT 的靶器官为肠黏膜细胞,A 亚单位由多肽 A1 和 A2 组成,具有酶活性,是 CT 的活性成分,B 亚单位首先与小肠黏膜上皮细胞膜的受体即神经节苷脂(GM1)结合,协助 A1 多肽穿过细胞,A1 刺激细胞内的腺苷酸环化酶活化,使 ATP 转化为 cAMP,致细胞内 cAMP 浓度升高,刺激氯离子和水的过量分泌,抑制钠离子的吸收,使肠腔内肠液增加,引起感染者严重的腹泻和呕吐,电解质大量丧失。

2. 与定植有关的毒力因子

(1)鞭毛:霍乱弧菌进入小肠后,依靠活泼的鞭毛运动,到达肠黏膜表面的黏液层,借菌毛黏附于肠壁与上皮细胞刷状缘的微绒毛上。

(2)毒素共调节菌毛 A(toxin coregulated pilus A,TcpA):由存在于弧菌致病岛上的 *tcpA* 编码,介导细菌黏附于小肠黏膜上皮细胞表面。TcpA 可作为噬菌体 CTXΦ 的受体,有助于噬菌体的感染以及 *ctxA* 和 *ctxB* 整合于于霍乱弧菌染色体上。

(3)HapA:一种可溶的血凝素/蛋白酶,有助于霍乱弧菌穿透至小肠黏膜层。

(4)趋化蛋白:由前噬菌体 CTXΦ 携带的 *cep* 基因编码的黏附因子。

(5)形成生物膜:霍乱弧菌可在肠黏膜表面聚集,形成微菌落和生物膜,在定植致病和传播中发挥重要作用。

3. 其他致病物质　霍乱弧菌前噬菌体 CTXΦ 基因组携带的 *ace* 基因编码副霍乱毒素,可增加小肠液体分泌,促进腹泻发生;*zot* 基因编码的紧密连接毒素能松解小肠黏膜细胞的紧密连接,增加黏膜的渗透性。所产生的神经氨酸酶能修饰细胞表面以增加霍乱毒素的 GM1 结合位点;溶血毒素、空泡毒素等可产生细胞毒作用。

(二)所致疾病

O1 群和 O139 群霍乱弧菌引起烈性肠道传染病—霍乱,非 O1 群、O139 群霍乱弧菌致病性较弱,可引发轻症腹泻。

Note:

在自然情况下,人类是霍乱弧菌的唯一易感者。传染源为患者和带菌者,主要通过污染的水源或食物经粪-口传播。正常胃酸条件下,摄入 $10^8 \sim 10^{10}$ CFU 可造成感染;当服用抑制胃酸的药物、进食中和胃酸的食物或大量饮水稀释胃酸时,造成感染的数量可减少到 $10^3 \sim 10^5$ CFU。饮食卫生习惯、自然因素(洪涝灾害、地震等)及社会经济发展水平等均可影响霍乱的流行,如 2010 年 1 月海地大地震后出现的霍乱大流行。

霍乱弧菌不侵入肠上皮细胞和肠腺,病菌在肠黏膜表面迅速繁殖过程中产生霍乱毒素而致病。典型霍乱病例一般在摄入病菌 2~3d 后突然出现剧烈腹泻和呕吐,排出"米泔水"样腹泻物。在疾病最严重时,失水量可高达 1L/h,频繁腹泻可使患者在感染过程中失去 5~20L 体液,引起脱水、外周循环衰竭、电解质紊乱和代谢性酸中毒,也可因肾功能衰竭、休克而死亡。O1 群古典生物型所致疾病较 El Tor 生物型严重,后者引起的霍乱一般病情较轻,死亡率低。病愈后一些患者可短期带菌,一般不超过 2 周,个别 El Tor 生物型感染病例带菌时间可达数月或数年之久。

(三)免疫性

霍乱弧菌感染后,机体可获得以体液免疫为主的牢固免疫力,再感染者少见。肠黏膜表面的 sIgA 可凝集黏膜表面的病菌,使其失去动力,是保护性免疫的基础。已获得的抗 O1 群霍乱弧菌的免疫力对 O139 群感染无交叉保护作用。

三、微生物学检查法

霍乱是烈性传染病,危害极大,及时作出准确诊断对本病的治疗和控制有重要意义。根据我国人间传染的病原微生物名录,霍乱弧菌的危害程度分类为第二类,其标本处理、活菌培养和鉴定时应注意实验室生物安全。

1. 标本采集 取患者"米泔水"样腹泻物、肛拭、呕吐物,流行病学调查还应取可疑水样本。标本应快速送检,不能及时送检时应存放于 Cary-Blair 保存液中,其标本必须严密包装,专人送检。

2. 快速诊断法

(1)直接镜检:将标本直接涂片染色和进行悬滴检查,如有典型形态和排列的革兰氏阴性弧菌,悬滴有"穿梭"样运动,即可作出初步诊断。

(2)免疫学诊断:用霍乱弧菌多价诊断血清做制动试验,或用 O1 群和 O139 群霍乱弧菌的单克隆抗体做凝集试验。

3. 分离培养与鉴定 先将标本接种碱性蛋白胨水,37℃孵育 6~8h 增菌培养后直接镜检并做分离培养。常用 TCBS 选择培养基分离培养,37℃培养 24h 后形成黄色菌落。亦可用 4 号琼脂或庆大霉素琼脂。挑取可疑菌落进行生化反应测定,与 O1 群和 O139 群霍乱弧菌的多价和单价诊断血清做玻片凝集试验,并与其他弧菌进行鉴别。

亦可用 PCR 检测霍乱毒素基因 *ctxA*、O1 群和 O139 群特异基因 *rfb* 进行诊断。

四、防治原则及护理要点

(一)防治原则

《中华人民共和国传染病防治法》将霍乱定为甲类传染病,要求发现可疑病例立即报告当地卫生行政部门,然后逐级上报至国务院卫生行政部门。霍乱亦为国际检疫传染病。

预防霍乱的重要措施是改善卫生条件,特别是供水卫生。对患者及带菌者的粪便及呕吐物要进行彻底消毒处理,防止污染水源及食品。

皮下注射灭活疫苗保护力维持时间短。目前主要研制和使用口服疫苗,包括减毒活疫苗 CVD 103HgR,对旅游者有良好保护作用。重组霍乱毒素 B 亚单位-全菌(O1 群古典生物型和 El Tor 生物型)疫苗和灭活全菌(O1 群古典生物型和 El Tor 生物型、O139 群)已获 WHO 批准,可用于霍乱流行地区的人群预防。

可选择使用多西环素、红霉素、环丙沙星、呋喃唑酮和磺胺甲噁唑等抗菌药物,及时补充液体和电解质,饮用加氯化钠和葡萄糖的水可促进肠对水分的吸收。如不及时治疗,死亡率常高于50%,预防大量失水导致的低血容量性休克和酸中毒是治疗霍乱的关键,经过治疗和相应辅助护理,死亡率低于1%。

霍乱患者需按消化道传染病严密隔离,患者用物及排泄物要严格消毒,医护人员须严格遵守消毒隔离制度,以防交叉感染。

（二）护理要点

重症患者要绝对卧床,剧烈泻吐者应暂停饮食,呕吐停止及腹泻缓解可行流质饮食。补充水分为霍乱的基础治疗,补液原则为:早期、迅速、适量,先盐后糖,先快后慢,注意纠正酸中毒,补钙,必要时补钾。

第二节 副溶血性弧菌

副溶血性弧菌（*V. parahemolyticus*）于1950年从日本一次暴发性食物中毒中分离发现,是一种嗜盐性细菌,存在于近海的海水、海底沉积物和鱼类、贝类等海产品中,可引起食物中毒,是我国大陆沿海地区微生物性食物中毒的最常见病原菌。

一、生物学性状

副溶血性弧菌大多呈弧状、杆状、丝状等多形态。革兰氏染色阴性,有鞭毛,嗜盐,在培养基中加入3.5%的NaCl时生长最为适宜,无盐则不能生长,但当NaCl浓度高于8%时也不能生长。在TCBS培养基上形成中等大小、圆形、不分解蔗糖的蓝绿色S型菌落。

该菌在普通血平板（含羊、兔或马等血液）上不溶血或只产生α溶血。但有些菌株在含高盐（7% NaCl）、人O型血或兔血及以D-甘露醇作为碳源的我妻琼脂（Wagatsuma agar）平板上可产生β溶血,称为神奈川现象（Kanagawa phenomenon,KP）,KP⁺菌株为致病菌。

抵抗力弱,不耐热,90℃ 1min即被杀死;不耐酸,1%醋酸或50%食醋作用1min死亡。但在海水中可存活47d或更长。

二、致病性与免疫性

（一）致病物质

1. **侵袭因子** 具有鞭毛、荚膜、Ⅲ型分泌系统、毒力岛、生物膜和外膜蛋白等。

2. **外毒素** 耐热直接溶血素（thermostable direct hemolysin,TDH）是副溶血性弧菌的主要致病物质,TDH具有直接溶血毒性和肠毒素活性。另一种外毒素为耐热相关溶血素（thermostable related hemolysin,TRH）,其生物学功能与TDH相似。

（二）所致疾病与免疫性

该菌引起的食物中毒多发生于夏秋季节,系因食用了烹饪不当的海产品或盐腌制品所致。常见的为海蜇、蟹类、鱼、海虾及各种贝类,因食物容器或砧板生熟不分污染本菌后,也可发生食物中毒。潜伏期为5~72h,平均17h。临床表现可从自限性腹泻至中度霍乱样病症,有腹痛、腹泻、呕吐和低热,粪便多为水样,少数为血水样,病程较短,恢复较快。该菌也可引起浅表创伤感染、败血症等。

病后免疫力不强,可重复感染。

三、微生物学检查法

可疑副溶血性弧菌引发的食物中毒患者取粪便、肛拭或剩余食物;创伤感染、败血症分别取伤口分泌物和血液。标本接种于含 3% NaCl 的碱性蛋白胨水增菌后,转种 TCBS 等鉴别培养基,如出现可疑菌落,进一步做嗜盐性试验与生化反应,最后用诊断血清进行鉴定。可用基因探针杂交及 PCR 快速诊断法,直接从原始食物标本或腹泻标本中检测 TDH 和 TRH 的基因。

四、防治原则

尚无有效疫苗可用。加强海产品市场和食品加工过程的卫生监督管理,不生食海产品,避免伤口接触海水。治疗可用抗菌药物,如多西环素、米诺环素、第三代头孢菌素等。严重的副溶血性弧菌引发的食物中毒病例需输液和补充电解质。

第三节 幽门螺杆菌

幽门螺杆菌(*Helicobacter pylori*,*H. pylori*)是慢性胃炎、胃溃疡和十二指肠溃疡的主要病因,并与胃癌和胃黏膜相关淋巴组织(gastric mucosa-associated lymphoid tissue,MALT)淋巴瘤的发生密切相关,1994 年 WHO 国际癌症研究机构将该菌列为 I 类致癌因子。

一、生物学性状

幽门螺杆菌大小为(0.5~1.0)μm×(2~4)μm,革兰氏染色阴性,弯曲呈弧型、S 形或海鸥状(图 7-2)。单极多根鞭毛,运动活泼。微需氧,营养要求高,培养时需要动物血清或血液,最适生长温度为 37℃,相对湿度 98%,培养 2~6d 可见针尖状无色透明菌落。不分解糖类。过氧化氢酶和氧化酶阳性,尿素酶丰富,可迅速分解尿素释放氨,是鉴定该菌的主要依据之一。

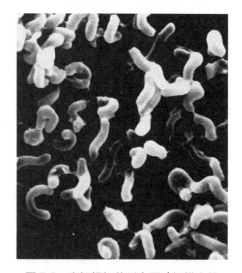

图 7-2 幽门螺杆菌形态图(扫描电镜 ×5 000)

二、致病性与免疫性

(一)致病物质

幽门螺杆菌的主要致病物质为侵袭因子和毒素。

1. **侵袭因子** 主要有尿素酶、鞭毛、菌毛和其他黏附素。幽门螺杆菌产生的大量高活性尿素酶分解胃中的尿素产生 NH_3,在菌体表面产生"氨云",中和胃酸,缓解局部胃酸的杀菌作用。幽门螺杆菌借助活泼的鞭毛运动穿越胃黏膜表面黏稠的黏液层,而到达胃黏膜上皮细胞表面,继而依赖菌毛和血型抗原结合黏附素、唾液酸黏附素等定植于细胞表面,招募免疫细胞至胃黏膜组织,启动免疫应答,促进胃部炎症反应。

2. **毒素** 幽门螺杆菌可产生空泡毒素 A(vacuolating cytotoxin A,VacA)、细胞毒素相关基因 A(cytotoxin associated gene A,CagA)蛋白、脂多糖、蛋白酶、脂酶和磷脂酶等。VacA 可导致胃黏膜上皮细胞发生空泡样病变,还可引起细胞凋亡、骨架重排。CagA 蛋白通过 IV 型分泌系统转移到胃黏膜上皮细胞内,激活细胞癌基因表达,抑制细胞抑癌基因的表达,诱发细胞恶性转化。研究显示,CagA 阳性菌株感染明显增加了胃癌的发病风险。脂多糖可模拟 Lewis 血型抗原,具有黏附功能;也可与细胞表面的 Toll 样受体结合,刺激细胞释放 IL-8 及 TNF-α 等,引起免疫反应。蛋白酶、脂酶和磷脂酶 A 可降解黏液层,破坏上皮细胞膜等。

(二)所致疾病

幽门螺杆菌在人群的感染非常普遍,传染源主要是人,传播途径主要是口-口途径或粪-口途径,也可能存在医源性传播。感染者大多不出现症状,少数感染者出现以下疾病。

Note:

1. **胃炎** 幽门螺杆菌感染可引起浅表性胃炎、弥漫性胃窦胃炎,数年后可进展为多灶性、萎缩性胃炎。功能性消化不良也可能与其感染有关。

2. **消化性溃疡** 几乎所有消化性溃疡患者均患有幽门螺杆菌感染性胃炎,根除幽门螺杆菌可治愈溃疡,复发率也明显降低。

3. **胃癌与 MALT 淋巴瘤** 幽门螺杆菌感染与胃癌发病关系密切,在幽门螺杆菌 CagA 阳性菌株感染的患者中,约 2% 发展为胃癌。幽门螺杆菌阳性宿主常出现胃上皮细胞增生、胃内亚硝基化合物增多的现象。极少数患者病变涉及胃壁淋巴组织,有导致 MALT 淋巴瘤的危险。

知 识 拓 展

幽门螺杆菌的发现

20 世纪 80 年代初,Warren 在慢性胃炎患者的胃黏膜组织切片上观察到一种弯曲状细菌,并意识到这种细菌可能与慢性胃炎有密切关系。1981 年,Marshall 与 Warren 合作研究,认为这种细菌与胃炎相关。经过多次失败后,Marshall 于 1982 年从胃黏膜活检标本中成功分离培养出这种细菌。为了进一步证实幽门螺杆菌是胃炎的直接致病因素,1984 年 Marshall 不惜喝下含有这种细菌的培养液,证实了幽门螺杆菌感染确实可引起急性胃炎。不久之后,新西兰的 Morris 医生也吞服了幽门螺杆菌,同样也导致了胃炎的发生。

（三）免疫性

幽门螺杆菌的感染可刺激机体产生 IgM、IgG 和 IgA 型抗体,在感染者的血液、胃液和唾液中能检出特异性 IgA 和 IgG 抗体;也可诱发一定程度的细胞免疫应答。但幽门螺杆菌诱发的免疫应答难以有效清除该菌。

三、微生物学检查法

1. **胃黏膜活检组织标本检查**

（1）直接镜检:胃黏膜活检组织或固定的组织切片,用银染色、Giemsa 染色或革兰氏染色等,显微镜下观察是否存在革兰氏阴性、弯曲或螺旋形细菌。

（2）快速尿素酶试验:将胃黏膜活检组织放入含有尿素和酸碱指示剂的检测试剂中,如试剂由黄色变为红色,则提示标本中可能有活的幽门螺杆菌。可用于幽门螺杆菌感染的快速诊断。

（3）分离培养与鉴定:将胃黏膜活检组织接种于幽门螺杆菌选择培养基,培养 3~6d,挑取可疑菌落进行鉴定。此为诊断幽门螺杆菌感染的"金标准",但结果易受多种因素影响。

2. **CO_2 呼气试验** 受试者口服 ^{13}C 或 ^{14}C 标记的尿素,如感染了幽门螺杆菌,该菌产生的高活性尿素酶可分解尿素产生 ^{13}C 或 ^{14}C 标记的 CO_2,后者在一定时间后被受试者呼出,可利用气体核素质谱仪检测出来。此法已广泛应用于临床诊断和流行病学调查。

3. **免疫学诊断**

（1）血清学检测:采集血清,检测幽门螺杆菌特异性抗体,可反映一段时间内幽门螺杆菌的感染状况。

（2）粪便抗原检测:采用特异性抗体检测粪便中的幽门螺杆菌抗原。

4. **核酸检查** PCR 检测胃黏膜标本、胃液、粪便、齿斑和水样中的幽门螺杆菌特异性核酸片段,也可检测耐药基因和 *cagA* 等毒力基因。

四、防治原则

幽门螺杆菌疫苗尚在研制中。治疗多采用在胶体铋剂或质子泵抑制剂的基础上加两种抗菌药物的三联疗法。由于抗菌药物的广泛应用,该菌的耐药性呈上升趋势。

案　例

患者,男性,26岁,近1年来反复上腹中部、剑突下隐痛。体型偏瘦,无黑便,胃镜检查发现幽门周围有2个0.2~0.3cm浅表炎性灶,疑似幽门螺杆菌感染,胃镜钳取炎性区域胃黏膜组织一块。

问题:

1. 如何利用所取胃黏膜组织诊断该患者是否感染幽门螺杆菌?

2. 临床上还可利用哪些方法诊断幽门螺杆菌感染?

思　考　题

1. 霍乱的防治原则和护理要点有哪些?

2. 幽门螺杆菌感染与人类哪些疾病有关?

(李波清)

URSING

第八章

厌氧性细菌

08章 数字内容

学习目标

- 1. 掌握厌氧芽孢梭菌的生物学性状、致病性。
- 2. 熟悉厌氧芽孢梭菌的微生物学检查法及防治原则、无芽孢厌氧菌的致病性。
- 3. 了解无芽孢厌氧菌的种类及其微生物学检查与防治原则。

厌氧性细菌(anaerobic bacteria)是指一群在无氧或低氧条件下才能生长繁殖的细菌,简称厌氧菌。根据能否形成芽孢,可将厌氧菌分为厌氧芽孢梭菌和无芽孢厌氧菌两大类。临床常见的厌氧芽孢梭菌有破伤风梭菌、产气荚膜梭菌、肉毒梭菌和艰难梭菌,均为梭菌属,主要引起外源性感染。无芽孢厌氧菌大多是人体正常菌群的成员,在某些特定条件下可导致内源性感染,临床较为常见。随着厌氧分离培养技术的发展,厌氧菌在临床标本中的检出率逐年上升。

第一节 厌氧芽孢杆菌

厌氧芽孢梭菌属(*Clostridium*)是一群厌氧的革兰氏阳性大杆菌,能形成芽孢,由于芽孢直径比菌体宽,使菌体膨大呈梭形,因此得名。该属细菌主要分布于土壤、人和动物肠道及粪便中,多数为腐生菌,仅少数为病原菌。芽孢对氧、热、干燥和消毒剂均有较强抵抗力,在适宜条件下可发芽形成繁殖体并产生强烈的外毒素,引起人类破伤风、气性坏疽和肉毒中毒等严重疾病,还与皮肤、软组织感染及医源性腹泻和肠炎等有关。不同细菌的芽孢形态、大小及其在菌体中的位置各不相同,有助于菌种的鉴定。

一、破伤风梭菌

破伤风梭菌(*C. tetani*)广泛分布于土壤和人与动物肠道中,是破伤风的病原菌。当人体受到外伤,或分娩时使用不洁器械剪断脐带或脐部消毒不严格等情况下,破伤风梭菌芽孢感染伤口或脐带残端,在特定条件下,芽孢发芽形成繁殖体,释放毒素致病,导致机体呈强直性痉挛、手足抽搐等,患者可因窒息或呼吸衰竭死亡。破伤风可见于各年龄段人群,其中新生儿破伤风最为常见和严重,死亡率极高,是衡量国家医疗水平的重要指标。

（一）生物学特性

1. **形态与染色**　为革兰氏阳性细长杆菌,有周鞭毛,无荚膜。芽孢呈正圆形,直径大于菌体,位于菌体一端,使细菌呈鼓槌状,为该菌典型特征。

2. **培养特性与生化反应**　严格厌氧,对营养要求不高,血平板上37℃培养48h可见薄膜状爬行生长,伴β溶血。在普通琼脂平板上形成中心紧密、周边疏松、不整齐、呈锯齿状的菌落。不发酵糖类,不分解蛋白质。

3. **抵抗力**　芽孢抵抗力强,在干燥的土壤或尘埃中可存活数年。

（二）致病性与免疫性

1. **致病条件**　破伤风梭菌芽孢由伤口或脐带残端侵入人体,对伤口污染率较高,但是否致病,取决于感染局部能否形成厌氧微环境,以利于芽孢发芽形成繁殖体并在局部繁殖。造成局部厌氧微环境形成的条件主要有:伤口窄小且深(如刺伤),同时伴有泥土或异物污染;大面积创伤、烧伤,坏死组织多,局部组织缺血、缺氧;同时伴有需氧菌或兼性厌氧菌的混合感染。

2. **致病机制**　破伤风梭菌无侵袭力,仅在伤口局部生长繁殖,其致病作用主要依赖于细菌产生的外毒素。破伤风梭菌能产生破伤风痉挛毒素和破伤风溶血毒素,前者是目前已知的引起破伤风的主要致病物质,后者的致病作用尚不清楚。破伤风痉挛毒素属神经毒素,对脊髓前角神经细胞和脑干神经细胞有高度亲和力,毒性极强。其化学性质为蛋白质,不耐热,65℃30min可被破坏,也可被肠道中存在的蛋白酶破坏。该毒素可通过血流扩散,到达神经肌肉接头处与运动神经元细胞膜的受体结合,经受体介导进入细胞质并沿神经轴逆行向上,选择性地抑制脊髓前角运动神经的突触前膜向胞外释放抑制性神经递质,使脊髓前角细胞兴奋冲动可下达,但抑制性信息不能传递,导致机体受刺激时伸肌与屈肌同时强烈收缩,肌肉出现强直性痉挛,形成角弓反张等症状。该毒素经血液、淋巴到达脑干运动神经中枢,以相同的机制引起面部肌肉运动的兴奋与抑制失调,咀嚼肌痉挛形成苦笑面容、牙关紧闭等症状。

3. 所致疾病　破伤风梭菌引起的疾病主要是破伤风。本病潜伏期一般为 7~14d,潜伏期长短与原发感染部位距离中枢神经系统的远近有关,感染部位距离中枢神经系统越近,潜伏期越短,病死率越高。发病早期的症状主要有伤口周围的肌肉痉挛、发热、头疼、不适、肌肉酸痛、流涎、出汗和激动等前驱症状,继而出现咀嚼肌痉挛所致的牙关紧闭、苦笑面容以及因背部肌肉持续性痉挛而致的角弓反张等典型症状。外界因素刺激可致手足抽搐,但神志清楚。重症患者可出现自主神经功能紊乱而致的心律不齐、血压波动及因大量出汗造成的脱水,可因窒息或呼吸衰竭而死亡。破伤风的病死率高达52%,其中一半的死亡病例是新生儿,多因分娩时使用不洁器械剪断脐带或脐部消毒不严格,破伤风梭菌芽孢侵入脐部所致。新生儿破伤风一般在出生后 4~7d 发病,俗称"七日风"或"锁口风"。早期可出现患儿哭闹、张口和吃奶困难等症状,有助于诊断。

4. 免疫性　机体对破伤风的免疫以体液免疫为主,抗毒素的中和作用发挥重要保护效应。破伤风痉挛毒素刺激机体产生的抗毒素可结合游离的破伤风痉挛毒素,阻断毒素与神经细胞膜受体的结合。破伤风痉挛毒素毒性强,极少量毒素即可致病,但少量的毒素尚不足以引起机体免疫应答,故一般病后不会获得牢固免疫力。

（三）微生物学检查法

伤口直接涂片镜检和病原菌分离培养阳性率很低,故一般不进行细菌学检查。根据典型症状和病史即可作出临床诊断。

（四）防治原则及护理要点

1. 防治措施　增强保护意识,避免皮肤损伤;正确处理伤口,及时清创、扩创,清除坏死组织和异物,并用3%过氧化氢冲洗;避免不洁接生,以防止发生产妇或新生儿破伤风。特异性预防措施可采取针对破伤风痉挛毒素的人工主动免疫和人工被动免疫。我国常规采用含有白喉类毒素、百日咳菌苗和破伤风类毒素的百白破三联疫苗(Diphtheria-Pertussis-Tetanus vaccine, DPT)制剂对 3~5 个月的儿童进行人工主动免疫。免疫程序为婴儿出生后第 3、4、5 个月连续免疫 3 次,2 岁和 6 岁时各加强一次,以建立基础免疫。对军人和其他易受外伤的人群必要时可加强接种破伤风类毒素。对伤口较深、污染严重且未经过基础免疫者,应肌内注射 1 500~3 000U 的破伤风抗毒素(tetanus antitoxin,TAT),以获得被动免疫作紧急预防。

由于毒素一旦与神经细胞结合,抗毒素就不能中和其毒性作用,故对已发病者应早期足量使用TAT 治疗。来源于马血清的 TAT,注射前需作皮肤试验,以防超敏反应的发生,必要时需采用脱敏注射法。近年来,使用人抗破伤风免疫球蛋白(TIG)治疗疗效很好,且不引起超敏反应。此外,大剂量使用青霉素等抗菌药物能抑制破伤风梭菌在伤口中繁殖,也可抑制其他细菌的混合感染,同时应使用镇静解痉药物等对症治疗。

2. 护理要点　病室要遮光、安静,避免外界刺激导致痉挛发作,特别防止坠床发生;利用牙垫,避免抽搐发作时将舌咬伤;严格隔离、消毒病房,护理人员需穿隔离衣;器械物品应患者专用,器械需经特殊处理后再高压灭菌。

二、产气荚膜梭菌

产气荚膜梭菌(*C. perfringens*)广泛分布于土壤、人与动物消化道中。根据其产生外毒素种类,将该菌分 A、B、C、D、E 五个型别,其中 A 型是引起气性坏疽的主要病原菌,且可引起食物中毒,C 型可引起坏死性肠炎。

（一）生物学特性

1. 形态与染色　革兰氏阳性粗大杆菌,两端钝圆,在被感染的人或动物体内可形成明显荚膜,无鞭毛,芽孢呈椭圆形,位于菌体中央或次极端,直径小于菌体横径,但在组织和普通培养基中很少形成。

2. 培养特性与生化反应　厌氧,最适生长温度为 42℃。血平板培养形成中等大小的光滑菌落,多数菌株出现双层溶血环,内环是由 θ 毒素引起的完全溶血,外环为 α 毒素引起的不完全溶血。在卵黄琼脂平板上,菌落周围出现乳白色浑浊圈,若加入抗 α 毒素的抗血清,则不出现浑浊,此现象称 Nagler 反应,为本菌的特点。

本菌代谢活跃,可分解多种糖类产酸产气。在庖肉培养基中可分解肉渣中的糖类产生大量气体,肉渣呈粉红色,肉汤浑浊。在牛乳培养基中能分解乳糖产酸,使酪蛋白凝固并产生大量气体冲击凝固的酪蛋白呈蜂窝状,气势凶猛,这种现象被称为"汹涌发酵"(stormy fermentation)。

（二）致病性

1. 致病物质　产气荚膜梭菌产生多种侵袭性酶和外毒素。重要的致病物质包括:①α 毒素:是该菌产生的毒性最强、最重要的毒素,能分解细胞膜的磷脂,破坏细胞膜,引起溶血、组织坏死与血管内皮的损伤,血管通透性增加,肝、心功能受损,在气性坏疽形成中起主要作用;②β 毒素:是坏死、致死性毒素,与坏死性肠炎有关;③肠毒素:不耐热蛋白质,主要作用于回肠和空肠,改变细胞膜通透性,引起腹泻。此外,细菌代谢产生大量气体,在致病过程中也起到一定作用。

2. 所致疾病

（1）气性坏疽:是严重的创伤感染性疾病,大多由 A 型引起,致病条件与破伤风梭菌相似,多见于战伤和地震灾害,也可见于工伤、车祸等所致的大面积创伤,以局部组织坏死、气肿、水肿、恶臭、剧痛及全身中毒症状为主要特征。

气性坏疽潜伏期短,发展迅速,病情险恶,病死率高。产气荚膜梭菌通过产生多种侵袭性酶和毒素,破坏组织细胞,发酵肌肉和组织中的糖类,产生大量气体,导致气肿;同时血管通透性增加,导致局部水肿;局部组织内压力增高,影响肢体血液循环与供应,加速远端肢体坏死,并有恶臭,神经末梢被刺激而导致剧烈疼痛。严重病例表现为组织肿胀剧烈,水气夹杂,触摸有捻发感。毒素和组织坏死的毒性产物入血可造成毒血症、休克,甚至死亡。

（2）食物中毒:主要因食入大量产肠毒素的 A 型产气荚膜梭菌污染的食物引起,临床表现为以腹痛、腹胀和水样腹泻为特征的细菌性食物中毒,1~2d 后自愈。

（3）坏死性肠炎:由 C 型菌污染食物引起,临床表现为急性腹痛、呕吐、血样腹泻、肠部溃疡,甚至引发肠穿孔导致腹膜炎和休克。

（三）微生物学检查

气性坏疽发展急剧,后果严重,应尽早作出细菌学诊断。

1. 直接涂片镜检　是极具价值的快速诊断法。从创口深部取材涂片,革兰氏染色,镜检见革兰氏阳性大杆菌、白细胞数量甚少且形态不典型、伴有其他杂菌等三个特点即可初步诊断。

2. 分离培养与动物实验　取坏死组织制成悬液,接种血平板或庖肉培养基厌氧培养,观察生长情况,取可疑菌落涂片镜检并用生化反应进一步鉴定。必要时可取细菌培养液 0.5~1.0ml 给小鼠静脉注射,10min 后处死小鼠,37℃放置 5~8h,如动物躯体膨胀,取肝或腹腔渗出液涂片镜检观察到有荚膜的革兰氏阳性大杆菌可作出诊断。

食物中毒时,可用免疫学方法检测患者粪便中肠毒素。

（四）防治原则

伤口及时清创、扩创,局部用 H_2O_2 冲洗、湿敷,切除感染和坏死组织,破坏或消除厌氧微环境。严格隔离患者,并对所用的器械及敷料彻底灭菌。大剂量使用青霉素等抗生素以杀灭病原菌及其他细菌。有条件的可用多价抗毒素血清和高压氧舱法治疗。目前尚无疫苗用于预防。

三、肉毒梭菌

肉毒梭菌(*C. botulinum*)主要存在于土壤中,在厌氧环境下能产生毒性极强的肉毒毒素,食入后可引起食物中毒,最常见的为肉毒中毒和婴儿肉毒中毒,出现独特的神经中毒症状,死亡率极高。该病是单纯性毒素中毒,而非细菌感染。

Note:

（一）生物学特性

肉毒梭菌为革兰氏阳性粗大杆菌,无荚膜,有鞭毛,芽孢位于次极端,呈椭圆形,比菌体宽,使带有芽孢的菌体呈网球拍状。严格厌氧,可在普通琼脂平板上生长。芽孢抵抗力很强,湿热100℃ 5h、干热180℃ 15min、高压灭菌121.3℃（103.4kPa）30min 才能将其杀死。

（二）致病性

肉毒梭菌产生剧烈的神经毒素——肉毒毒素。肉毒毒素是已知最剧烈的毒物,毒性比氰化钾高1万倍。根据抗原性不同,可将肉毒毒素分为A、B、Cα、Cβ、D、E、F、G 共8个型,引起人类疾病的为A、B、E 和F型,我国以A型为主。肉毒毒素不耐热,煮沸1min 即可被破坏,毒素可被特异性抗毒素中和。

肉毒毒素一般存在于封闭保存或腌制食品中,如罐头、腊肠、火腿、发酵豆制品等,人食用未经加热含有该毒素的食品而致食物中毒。肉毒毒素经肠道吸收后经血液和淋巴扩散作用于脑神经、运动神经末梢突触,阻碍神经末梢释放乙酰胆碱,影响神经冲动传递,导致肌肉弛缓性麻痹。肉毒中毒的临床表现与其他食物中毒不同,胃肠道症状很少见,主要表现为神经末梢麻痹。该病潜伏期为数小时或数天,潜状期越短,病情越重。患者先有全身乏力、头痛等不典型症状;接着出现复视、斜视、眼睑下垂、瞳孔散大等眼部肌肉麻痹症状;继而出现吞咽咀嚼困难、口干、口齿不清等舌肌及咽部肌肉麻痹症状;之后出现膈肌麻痹、心肌麻痹,导致呼吸困难,直至呼吸停止而死亡。但很少见肢体麻痹,患者不发热,神志清楚。存活患者恢复十分缓慢,可持续数月至数年,直到被损伤的神经末梢重新恢复。病后无免疫力。

婴儿肉毒中毒多见于6个月以内的婴儿,因其肠道的特殊环境及缺乏能拮抗肉毒梭菌的正常菌群,食入被肉毒梭菌芽孢污染的食品（如蜂蜜）后,芽孢在肠道发芽、繁殖,产生毒素并被吸收入血而致病。临床表现为便秘、吸乳与啼哭无力、吞咽困难、眼睑下垂、眼内外直肌麻痹、脸部肌肉松弛、全身肌肉张力降低、进行性呼吸困难甚至窒息死亡。

此外,若伤口被肉毒梭菌芽孢污染,在局部厌氧微环境中芽孢发芽繁殖释放出肉毒毒素,可导致机体出现创伤感染肉毒中毒。因美容或治疗而应用肉毒毒素超过剂量,也可导致医源性肉毒中毒。

知 识 拓 展

肉毒毒素的临床应用

1970年,美国眼科医生Alan Scott采用肉毒毒素成功治疗儿童斜视,开启了肉毒毒素的临床应用。1989年美国食品药品监督管理局（FDA）批准世界上第一个用于临床治疗的肉毒毒素onabotulinum toxin A上市。1993年我国研发的肉毒毒素lanbotulinum toxin A获批试生产文号。目前,国内外已将肉毒毒素用于涉及眼科、神经科、康复科和美容外科等领域的多种病症的对症治疗。例如:肉毒毒素可有效治疗眼睑痉挛,使患者重获正常的或接近正常的视觉功能;A型肉毒毒素可有效缓解痉挛性斜颈及其伴随症状如震颤、肌痛等;A型肉毒毒素局部注射是目前治疗痉挛性发音困难的最有效的方法。还有一些与不自主肌肉震颤有关的其他疾病也可用肉毒毒素治疗,包括手震颤、喉肌力障碍、因脊髓损伤引起的神经源性膀胱、直肠括约肌痉挛、中风后的肢体肌肉痉挛、多发性硬化症引起的腿痉挛和脑瘫儿童的痉挛状态等。肉毒素注射于瘢痕内或者手术切口周围的肌肉内,可以减轻对瘢痕的牵拉作用,有助于减轻瘢痕。

肉毒毒素注射疗法具有操作简单、创伤小、并发症少、疗效确切等优点,但也有各种各样不良反应的报道,个别出现严重并发症,因此应科学、谨慎使用。

（三）微生物学检查法

微生物学检查的重点是检测肉毒毒素。取剩余食物、粪便分离病原菌，同时检测粪便、食物或患者血清中的毒素活性。因肉毒梭菌能形成芽孢，标本可先80℃加热10min以杀灭无芽孢杂菌后，再进行厌氧培养分离本菌。将培养物滤液或食物悬液离心沉淀，取上清液分为两份，其中一份与抗肉毒多价血清混合，分别注入小鼠腹腔，如有毒素，则小鼠一般在2d内死亡。如果经抗毒素处理的小鼠得到了保护，也表明有相应毒素存在。在怀疑为婴儿肉毒中毒的粪便中检出本菌，并证实可产生毒素，则诊断意义较大。

（四）防治原则

加强食品卫生管理和监督，定期抽样检查；低温保存食品，防止芽孢成为繁殖体；食品食用前充分加热破坏外毒素等。由于抗毒素只能中和游离的外毒素，故对患者应根据症状尽早作出诊断，早期注射足量肉毒A、B、E三型多价抗毒素血清是治疗本病的有效方法。同时应加强护理与对症治疗，特别是维持呼吸功能，可显著降低死亡率。婴儿肉毒病以支持疗法为主。

四、艰难梭菌

艰难梭菌（*C. difficile*）为革兰氏阳性粗长杆菌，严格厌氧。其芽孢呈卵圆形，比菌体略宽，位于次级端，对常用消毒剂、抗生素、高浓度氧或胃酸具有很强的抵抗力。

艰难梭菌广泛分布于土壤、多种家畜和野生动物及人类的粪便中，经粪-口途径传播，可引起艰难梭菌感染（CDI），包括无症状感染者、医源性腹泻和假膜性肠炎等不同类型。目前，艰难梭菌已被公认为是医源性腹泻最重要的病原体，在美洲、欧洲和亚洲的发病率均较高，曾经住院史、罹患基础疾病、老年人、抑酸剂的使用和曾接受抗生素治疗等均为危险诱因，其中抗生素治疗是最重要的高危诱因，常在抗生素预防或治疗应用5~10d后出现水样腹泻，传统上也称为抗生素相关性腹泻。部分患者可出现血水样腹泻，排出假膜，并伴有发热、白细胞增多等全身中毒表现，称为假膜性结肠炎，严重者可危及生命。

艰难梭菌是引起医院感染的常见细菌，因其在医疗环境和自然环境中广泛存在，亦无特异性疫苗，因此预防艰难梭菌感染较为困难。治疗时应停用原来使用的抗菌药物，改用万古霉素或甲硝唑等，也可尝试采用健康人的粪菌移植治疗。

第二节 无芽孢厌氧菌

无芽孢厌氧菌种类繁多，包括革兰氏阳性或阴性的球菌和杆菌。与人类疾病有关的无芽孢厌氧菌主要寄居在人和动物体表及与外界相通的腔道黏膜表面，构成人体正常菌群，但在某些特定条件下，可作为条件致病菌导致内源性感染。无芽孢厌氧菌感染在临床上越来越受到重视。临床常见的厌氧菌感染标本中，无芽孢厌氧菌占95%，且以混合感染多见。

一、常见无芽孢厌氧菌种类及在人体中的分布

无芽孢厌氧菌是一大类寄生于人和动物体内厌氧生长的菌群，主要分布在皮肤、口腔、胃肠道和泌尿生殖道，是人体正常菌群的重要组成部分，在人体正常菌群中占绝对优势（表8-1）。例如在肠道菌群中，厌氧菌约占99.9%，其他细菌仅占0.1%。在某些情况下，无芽孢厌氧菌作为条件致病菌可导致内源性感染。在临床厌氧菌感染中，以口腔、胸腔、腹腔和盆腔感染多见。

（一）革兰氏阴性厌氧杆菌

临床常见的革兰氏阴性厌氧杆菌包括类杆菌属、普雷沃菌属、紫单胞菌属、梭杆菌属等，其中以类杆菌属中的脆弱类杆菌最为重要，占临床无芽孢厌氧菌分离株的25%。除类杆菌在培养基上生长迅速外，其余均生长缓慢。

Note:

表 8-1 与人类疾病相关的主要无芽孢厌氧菌

种类	属	分布
革兰氏阴性厌氧杆菌	类杆菌属 *Bacteroides*	口腔、肠道、阴道
	梭杆菌属 *Fusobacterium*	口腔、肠道、阴道
	普雷沃菌属 *Prevotella*	口腔、阴道
	紫单胞菌属 *Porphyromonas*	口腔
革兰氏阴性厌氧球菌	韦荣球菌属 *Veillonella*	口腔、咽部、胃肠道
革兰氏阳性厌氧杆菌	丙酸杆菌属 *Propionibacterium*	皮肤
	双歧杆菌属 *Bifidobacterium*	肠道
	真杆菌属 *Eubacterium*	口腔、肠道
	乳杆菌属 *Lactobacillus*	口腔、直肠、阴道
革兰氏阳性厌氧球菌	消化链球菌属 *Peptostreptococcus*	阴道

1. 类杆菌属 有 60 余种细菌,能引起感染的主要有脆弱类杆菌(*B. fragilis*)、产黑色素类杆菌(*B. melaninogenicus*)和口腔类杆菌(*B. oralis*)等。因类杆菌脂多糖氨基葡萄糖残基上脂肪酸较少及缺乏磷酸基团,故无内毒素活性。

(1)脆弱类杆菌:两端钝圆而浓染、中间着色浅似空泡状,长短不一,无鞭毛,有荚膜和菌毛,生化反应弱。主要分布在肠道和泌尿生殖道,是人类软组织感染最常见的厌氧菌,主要引起腹腔脓肿、败血症等,常与消化链球菌、兼性厌氧菌等引起混合感染,产肠毒素的脆弱类杆菌也可导致儿童和成人腹泻。

(2)产黑色素类杆菌:呈球杆状,有时也呈长杆状,菌体大多有浓染,有荚膜。菌落棕灰色,培养5~7d 后产生黑色素而转黑,溶血。主要分布于口腔、肠道和泌尿生殖道。产生较多的胶原酶,可建立厌氧灶,产生大量氨,是牙周病的诱发因素。

(3)口腔类杆菌:常成双排列,此菌主要分布在口腔,也可从呼吸道和生殖道的临床标本中分离到。

2. 梭杆菌属 细菌两端尖细、中间膨胀呈梭形,为口腔、肠道和女性生殖道中的正常菌群成员,常与其他厌氧菌和兼性厌氧菌引起混合感染。该菌属中的具核梭杆菌(*F. nucleatum*)和坏死梭杆菌(*F. necrophorum*)比较重要。

(1)具核梭杆菌:能凝集人和动物的红细胞,是人口咽部和牙龈沟内的寄生菌,可引起各种软组织感染,常见的为口腔感染和呼吸系统的感染,也可引起感染性心内膜炎。

(2)坏死梭杆菌:广泛存在于动物和人的口腔及胃肠道中,可引起人类上呼吸道和肠道感染,可从肝脓肿、肠道肿瘤、鼻窦炎和术后感染病灶及血液中分离出来。对牛、羊、鹿等家养动物和野生动物也有一定的致病性,是动物多种坏死病的常见病原菌,如动物的肝脓肿、腐蹄病、坏死性喉炎等。坏死梭杆菌造成的胃肝脓肿综合征在动物饲养中危害最为严重。

3. 普雷沃菌属和紫单胞菌属 多定植于口腔和女性生殖道,与牙周和盆腔感染有关。

(二)革兰氏阴性厌氧球菌

韦荣球菌属为常见的革兰氏阴性厌氧球菌。韦荣球菌常成对、成簇或短链状排列,是咽喉部主要厌氧菌,但临床标本分离率低,常为混合感染菌之一。

（三）革兰氏阳性厌氧杆菌

革兰氏阳性厌氧杆菌的临床分离率较高,约占临床厌氧菌分离株的22%,其中57%为丙酸杆菌,23%为真杆菌。

1. 丙酸杆菌 菌体短小,呈链状或簇状排列,能发酵葡萄糖产生丙酸,是人类皮肤正常菌群成员,痤疮丙酸杆菌(*P. acnes*)为代表菌种。

2. 真杆菌 菌体细长,形态多样,生化反应活泼,是肠道正常菌群的重要成员,部分菌种与感染有关,但都出现在混合感染中,最常见的是迟钝真杆菌(*E. lentum*)。

3. 双歧杆菌 菌体呈多形态,有分枝,无鞭毛,耐酸。双歧杆菌在肠道定植,在婴儿肠道菌群中占很高比例,到中年保持一个恒定水平,而到老年则明显减少。该菌具有营养、提高免疫和抗衰老等生理功能,可有效对抗外源致病菌的感染。齿双歧杆菌(*B. dentium*)与龋齿和牙周炎有关,但其致病作用不清。

（四）革兰氏阳性厌氧球菌

革兰氏阳性厌氧球菌中有临床意义的是消化链球菌属,主要寄居于阴道,与女性生殖道感染有关,大多为混合感染,可致厌氧菌菌血症。

二、致病性

（一）致病条件

无芽孢厌氧菌是寄生于皮肤和黏膜上的正常菌群,当寄居部位改变、宿主免疫力下降或菌群失调时,若还存在局部坏死组织、局部供血障碍等厌氧微环境,则易引起内源性感染。

（二）致病物质

无芽孢厌氧菌的致病物质主要有:①菌毛、荚膜等表面结构,可吸附和侵入上皮细胞和各种组织;②产生多种毒素、胞外酶和可溶性代谢物,如脆弱类杆菌某些菌株产生的肠毒素,产黑色素类杆菌能产生胶原酶、蛋白酶、纤溶酶、溶血素、DNA酶和透明质酸酶等;③增强对氧的耐受性,如类杆菌属很多菌种能产生超氧化物歧化酶,有利于细菌在局部组织的致病作用。

（三）感染特征

无芽孢厌氧菌感染特征主要有:①多为内源性感染,感染部位可遍及全身,呈慢性过程;②感染无特定病型,大多为化脓性炎症,形成局部脓肿或组织坏死,也可侵入血流形成败血症;③分泌物或脓液黏稠,可呈乳白色、粉红色、血色或棕黑色,有恶臭,有时有气体产生;④长期使用氨基糖苷类抗菌药物(链霉素、庆大霉素、卡那霉素)治疗无效;⑤分泌物涂片可见细菌,但用普通方法培养无细菌生长。

（四）所致疾病

1. 口腔感染 主要由产黑色素类杆菌、消化链球菌等引起,临床常见齿槽脓肿、下颌骨髓炎、急性坏死性溃疡性齿龈炎和牙周炎等。此外,牙龈卟啉单胞菌也与牙周炎、牙髓炎的发生有关,是口腔感染性疾病的重要致病菌之一。

2. 呼吸道感染 厌氧菌可感染上下呼吸道的任何部位,如扁桃体周围蜂窝织炎、坏死性肺炎、吸入性肺炎、肺脓肿和脓胸等。厌氧菌的肺部感染发生率仅次于肺炎链球菌性肺炎。

3. 腹部感染 胃肠道因手术、创伤、穿孔及其他异常引起的腹膜炎、腹腔脓肿等感染主要与消化道厌氧菌有关。与阑尾及结肠相关的感染主要由类杆菌,特别是脆弱类杆菌引起。在腹腔感染中,脆弱类杆菌占病原菌的60%以上。

4. 女性生殖道与盆腔感染 手术或其他并发症引起的一系列女性生殖道严重感染中,如盆腔脓肿、输卵管卵巢脓肿、脓毒性流产和子宫内膜炎等,厌氧菌是主要病原体。

Note:

5. **败血症** 由于抗厌氧菌药物的广泛运用,目前败血症标本中厌氧菌的分离率较低,多数为脆弱类杆菌,其次为消化链球菌。原发病灶主要来自腹腔和女性生殖道。病死率可高达50%。

6. **皮肤及软组织感染** 皮肤和软组织感染多因外伤、手术、局部缺血所致。由厌氧菌引起的占40%~60%,可沿皮下组织和筋膜扩散而导致广泛的组织炎症和坏死。

7. **中枢神经系统感染** 最常见的为脑脓肿,主要继发于中耳炎、乳突炎和鼻窦炎等邻近感染,也可经直接扩散或转移而形成。以革兰氏阴性厌氧杆菌感染多见。

三、微生物学检查法

（一）标本采集

无芽孢厌氧菌大多是人体正常菌群成员,采集标本时应注意避免正常菌群的污染。最可靠的标本是无菌切取或活检得到的组织标本,或从感染深部吸取的渗出物或脓汁。厌氧菌对氧敏感,采集到标本后应保持无氧环境,并迅速送检。

（二）直接涂片镜检

脓汁标本可直接涂片染色后观察细菌的形态特征、染色性及菌量多少,以供初步判断结果时参考。

（三）培养与鉴定

细菌分离培养与鉴定是证实无芽孢厌氧菌感染的可靠标准,并可测定对抗生素的敏感性。标本应分别置于有氧和无氧环境中培养,在两种环境中均能生长的是兼性厌氧菌,只能在厌氧环境中生长的才是专性厌氧菌。厌氧菌需接种厌氧培养基,接种后置于37℃厌氧培养2~3d,如无菌生长,继续培养至1周。获得纯培养后,用生化反应进行鉴定。此外,利用气、液相色谱检测仪检测细菌代谢终末产物能迅速做出鉴定,需氧菌和兼性厌氧菌只能产生乙酸,而检测出其他短链脂肪酸,如丁酸、丙酸,则提示为厌氧菌。利用核酸杂交和PCR等分子生物学方法可对一些重要的无芽孢厌氧菌作出快速诊断。

四、防治原则

外科清创引流是预防厌氧菌感染的重要措施。注意清洗创面,去除坏死组织和异物,维持局部良好的血液循环,预防局部形成厌氧微环境。正确选用抗生素治疗。大多数无芽孢厌氧菌对青霉素、甲硝唑、氯林可霉素和克林霉素等敏感,革兰氏阳性厌氧菌对万古霉素敏感。无芽孢厌氧菌通常对氨基糖苷类及大环内酯类抗菌药物不敏感。近年来,越来越多耐药菌株出现,增加了治疗难度。如厌氧菌感染中最常见的脆弱类杆菌能产生 β-内酰胺酶,能破坏青霉素及头孢菌素。治疗前应对临床分离菌株做抗菌药物敏感性测定,以指导临床正确选用抗生素。

案 例

患者,男,65岁。田间耕作时被带泥土的秸秆刺伤右足,伤口约3cm,未去医院,自行包扎伤口。6d后患者出现全身不适、乏力、头晕、头痛、抽搐,并觉张口困难,颈强直(+),头后仰、角弓反张。

1. 根据临床症状和病史,患者可能是何种疾病?
2. 造成该疾病的致病菌有何生物学特点?
3. 该致病菌的致病条件和致病机制是什么?
4. 该致病菌感染的主要防治措施包括哪些?

Note:

思 考 题

1. 试述破伤风梭菌的致病机制和防治原则。
2. 简述肉毒梭菌的致病机制,列举肉毒梭菌与其他细菌所致食物中毒的不同点。
3. 临床常见的无芽孢厌氧菌所致疾病有哪些?

（姚 红）

分枝杆菌属

09章 数字内容

─── 学 习 目 标 ───

- 1. 掌握结核分枝杆菌的主要生物学性状、致病性以及结核菌素试验原理、结果及用途。
- 2. 熟悉结核分枝杆菌的免疫性、微生物学检查法和防治原则；麻风分枝杆菌的形态染色和致病性。
- 3. 了解麻风分枝杆菌的生物学性状，非典型分枝杆菌的概念及鸟-胞内分枝杆菌的机会致病性。

分枝杆菌属(*Mycobacterium*)是一类细长弯曲、有分枝生长趋势的杆菌,无鞭毛,无芽孢,也不产生内、外毒素,专性需氧,营养要求高,生长缓慢。此类细菌的显著特征是胞壁中含有大量的脂质,且细菌难以被一般染料染色,需经加温和延长染色时间才能使之着色,而着色后又能抵抗含 3%盐酸的乙醇脱色,故也称为抗酸杆菌。分枝杆菌属的细菌很多,根据其致病特点分为结核分枝杆菌复合群、麻风分枝杆菌和非结核分枝杆菌三类,其中结核分枝杆菌复合群包括结核分枝杆菌、牛分枝杆菌等 5 个菌种。分枝杆菌属细菌所致疾病通常发展缓慢,呈慢性过程,可形成特征性的肉芽肿。

第一节　结核分枝杆菌

结核分枝杆菌(*M. tuberculosis*)俗称结核杆菌,是导致人类结核病最重要和最常见的病原体,可侵犯全身各器官系统,以肺部感染最多见。结核病是目前全球尤其是发展中国家危害最为严重的慢性传染病之一,也是细菌性疾病致死的首位原因。2020 年全球结核病报告显示,全球结核潜伏感染人群接近 20 亿;2019 年全球新发结核病患者约 996 万,全球因结核死亡患者约 141 万,其中我国新发患者数约占全球的 8.4%,我国的结核病死亡数估算为 3.1 万。

一、生物学性状

(一)形态与染色

结核分枝杆菌菌体细长略弯,大小(1~4)μm×0.4μm 大小,常聚集成团,有分枝生长现象,无芽孢及鞭毛,电镜下可观察到微荚膜。结核分枝杆菌为革兰氏染色阳性,但不易着色,一般用齐-尼(Ziehl-Neelsen)抗酸染色法可使结核分枝杆菌染成红色,而其他非抗酸性细菌及细胞等呈蓝色。结核分枝杆菌的抗酸性与其细胞壁结构和成分有关。结核分枝杆菌细胞壁比较特殊,既没有磷壁酸,也没有脂多糖,除肽聚糖外,具有大量脂质。脂质占菌体干重的 20%~40%,占胞壁干重的 60%,特别是其中的分枝菌酸,能与碱性复红结合成牢固的复红-分枝菌酸复合物,盐酸酒精不易将其脱色,因此抗酸染色后菌体呈红色。

(二)培养特性

本菌专性需氧,营养要求高,常用营养丰富的罗氏培养基作分离培养(内含蛋黄、甘油、马铃薯、无机盐、孔雀绿等成分)。最适生长温度为 37℃,最适 pH 6.5~6.8。生长缓慢,约 18h 分裂一代,在固体培养基上经 2~4 周才出现肉眼可见的菌落。菌落表面干燥,呈颗粒状,不透明,乳白色或淡黄色,形似菜花样。液体培养基中生长较快,1~2 周即可生长,形成有皱褶的菌膜浮于液体表面。

(三)抵抗力

结核分枝杆菌细胞壁含有大量脂质,使细菌对各种理化因素有较强的抵抗力。在干燥痰中可存活 6~8 个月,若黏附于尘埃上可保持传染性 8~10d。对酸碱有较强抵抗力,在 3% HCl、6% H_2SO_4 及 4% NaOH 中能耐受 30min,故常用酸碱处理标本以杀死杂菌和消化黏稠物质。对湿热敏感,在液体中加热 62~63℃ 15min 或 70℃ 3min 可被杀死。直接日光照射 2~7h、70%~75%乙醇内数分钟即死亡。

(四)变异性

结核分枝杆菌可发生形态、菌落、毒力和耐药性变异。结核分枝杆菌在陈旧病灶和临床标本中形态常不典型,可呈颗粒状或串珠样,在一些抗生素、溶菌酶的作用下可失去细胞壁结构而变成 L 型细菌,其菌落也由粗糙型变成光滑型。1908 年,法国 Calmette 与 Guerin 二人将有毒的牛分枝杆菌培养于含胆汁、甘油、马铃薯的培养基中,历时 13 年,经 230 次传代,获得了减毒活菌株,这种减毒株可使人获得对结核分枝杆菌的免疫力,从而制成了卡介苗(BCG),用于预防结核病。

结核分枝杆菌对异烟肼、链霉素、利福平等药物可产生耐药性变异,目前临床上已出现对多种抗结核药同时耐药的多重耐药菌株。

二、致病性和免疫性

结核分枝杆菌不产生内、外毒素和侵袭性酶类,其致病作用主要与细胞壁上的脂质、蛋白质和荚膜等菌体成分、菌体在组织细胞内顽强增殖引起的炎症反应、机体对菌体成分产生的免疫损伤以及代谢物质的毒性有关。

（一）致病物质

1. **脂质** 是结核分枝杆菌的主要毒力因子,包括磷脂、脂肪酸和蜡质 D 等,大多与蛋白质或多糖结合以复合物方式存在。

（1）索状因子:是分枝菌酸和海藻糖结合形成的一种糖脂,能使结核分枝杆菌在液体培养基中紧密粘连呈条索状,是结核分枝杆菌重要的致病因子,能破坏细胞的线粒体膜,影响细胞呼吸,抑制中性粒细胞游走和引起慢性肉芽肿。

（2）磷脂:能促使单核细胞增生,抑制蛋白酶的分解,使病灶组织形成结核结节和干酪样坏死。

（3）蜡质 D:是一种肽糖脂与分枝菌酸的复合物,能引起迟发型超敏反应,并有佐剂作用。

（4）硫酸脑苷脂:存在于结核分枝杆菌有毒株细胞壁中,能抑制吞噬细胞中吞噬体与溶酶体的结合,使结核分枝杆菌能在吞噬细胞内长期存活。

2. **蛋白质** 结核分枝杆菌具有多种蛋白成分,多为脂蛋白或糖蛋白,与致病性相关。结核菌素是菌体蛋白的主要成分,其本身无毒,但与蜡质 D 结合后,能诱发机体出现迟发型超敏反应。

3. **荚膜** 结核分枝杆菌荚膜的主要成分是多糖,还含有部分脂质与蛋白质。荚膜有助于细菌黏附与侵入宿主细胞内,并可降解宿主组织中的大分子物质以获取营养,并可阻止有害物质进入结核分枝杆菌,且可抑制吞噬体与溶酶体的融合。

（二）所致疾病

人对结核分枝杆菌普遍易感,多数表现为潜伏性结核感染,仅少数发展为结核病。生活贫穷、居住拥挤、营养不良等是经济落后社会中人群结核病高发的原因,免疫抑制状态及免疫抑制性疾病,如接受免疫抑制剂治疗者和人类免疫缺陷病毒（HIV）感染患者,尤其好发结核病。结核分枝杆菌主要通过呼吸道进入机体,也可经消化道及破损的皮肤黏膜侵入机体,可侵犯全身多种组织器官,引起相应器官的结核病,临床以肺结核最常见。患者可表现为乏力、食欲不振、低热、盗汗、咳嗽、贫血、少量咯血等,严重者可出现大量咯血。根据机体感染结核分枝杆菌时的状态、感染后免疫应答的特点等,可分为原发感染和原发后感染两大类。

1. **原发感染** 为初次感染,多发生于儿童。结核分枝杆菌随飞沫和尘埃经呼吸道进入肺泡,在肺泡中被巨噬细胞吞噬,由于细胞壁上的硫酸脑苷脂和其他脂质成分抑制吞噬体和溶酶体结合,杀菌溶菌作用不能发挥,使结核分枝杆菌在细胞内大量生长繁殖,导致巨噬细胞裂解死亡,释放出大量细菌。如此反复,引起渗出性炎症病灶,称为原发病灶。原发感染常见于肺上叶底部、中叶或下叶上部,且常靠近胸膜。症状多轻微和短暂,仅有微热、咳嗽、食欲差,可有体重下降。初次感染由于机体缺乏特异性免疫,病灶不局限,结核分枝杆菌可经淋巴管至肺门淋巴结,并在其中生长繁殖,引起肺门淋巴结肿大。原发灶、淋巴管炎和肿大的肺门淋巴结称为原发综合征,X 线胸片显示哑铃状阴影。感染 3～6 周后,机体产生特异性细胞免疫,同时出现超敏反应,可形成结核结节与干酪样坏死。90% 以上的原发感染,可形成纤维化或钙化而痊愈。原发病灶内可长期潜伏少量结核分枝杆菌,不断刺激机体强化已建立的抗结核免疫力,也成为日后内源性感染的主要来源。5% 的感染可发展成活动性肺结核。其中少数患者因免疫力低下,结核分枝杆菌可随吞噬细胞经血流扩散,引起粟粒性结核,常侵犯各处淋巴结、骨、关节、肾及脑膜等部位。

Note：

2. 原发后感染 亦称继发感染,多发生于成人。大多为内源性感染,极少数为外源性感染。由于机体已形成了特异性细胞免疫,故对结核分枝杆菌的扩散有较强的限制能力,因此病灶常限于局部,一般不累及邻近淋巴结。主要表现为慢性肉芽肿性炎症,形成结核结节,发生干酪样坏死或纤维化。若干酪样坏死液化,病灶可破入支气管、气管,局部形成空洞,结核分枝杆菌随痰排出体外,为开放性肺结核,传染性强。原发后感染多见于肺尖部位,起病缓慢,病程长,有低热、乏力、盗汗、食欲差、体重减轻并伴有咳嗽、咯血、胸痛等表现。

肺外感染可见血行播散引起的脑、肾、骨、关节、生殖器官等结核,痰菌被咽入消化道可引起肠结核,通过破损皮肤感染结核分枝杆菌可致皮肤结核等。

（三）免疫性和超敏反应

人类对结核分枝杆菌的感染率很高,但发病率却不高,这表明人体的固有免疫和适应性免疫在抵抗细菌感染过程中具有重要作用。固有免疫是机体抗结核分枝杆菌感染的第一步,参与其中的细胞主要是巨噬细胞、树突状细胞、中性粒细胞、自然杀伤细胞等,这些固有免疫细胞通过表面模式识别受体识别细菌,激活细胞各种防御性固有免疫反应。但结核分枝杆菌也可通过自身毒力抑制固有免疫应答,逃避固有免疫的杀伤。结核分枝杆菌属兼性胞内寄生菌,其抗感染免疫及在机体的清除主要靠细胞免疫。抗原活化的 CD4$^+$T 细胞是抗结核分枝杆菌持续感染的主要免疫细胞。

结核分枝杆菌侵入呼吸道后,原肺泡中的巨噬细胞不能防止所吞噬的结核分枝杆菌生长,但可提呈抗原,使周围淋巴细胞致敏。致敏 T 细胞可释放出大量炎症因子,吸引血液中的单核细胞至局部病灶。这些单核细胞经致敏 T 细胞释放的 TNF-α、IL-2、IL-4、IL-6、IFN-γ 等细胞因子激活后,能吸引 NK 细胞、T 细胞、巨噬细胞等聚集到炎症感染部位,增强细胞的直接或间接杀死结核分枝杆菌的能力。机体可产生针对结核分枝杆菌的抗体,但此抗体无保护作用。

机体在产生抗结核分枝杆菌感染免疫的同时伴有特异性 T 细胞介导的迟发型超敏反应。菌体的一些成分如蛋白质、蜡质 D 等共同刺激淋巴细胞,形成致敏状态。当致敏 T 淋巴细胞再次遇到结核分枝杆菌时,即释放出大量的细胞因子,引起强烈的迟发型超敏反应,形成以单核细胞浸润为主的炎症反应,容易引起干酪样坏死,甚至液化形成空洞。

结核菌素皮肤试验(tuberculin skin test,TST)是指用已知的结核菌素抗原来检测受试者是否存在对该抗原的迟发型超敏反应的一种皮肤试验。目前该试验采用结核菌素试剂纯蛋白衍生物(purified protein derivative,PPD)取代了过去使用的旧结核菌素(old tuberculin,OT)。常规试验取 PPD 5 单位在受试者前臂掌侧皮内注射,48~72h 后观察局部皮肤出现红肿硬结的情况,硬结直径大于 5mm 者为阳性反应,≥15mm 为强阳性反应。

阳性反应表明机体已感染过结核分枝杆菌或卡介苗接种成功,对结核分枝杆菌有迟发型超敏反应,也说明机体对结核分枝杆菌有特异性免疫力。强阳性反应则表明可能有活动性结核病,特别是婴儿,应进一步追查病灶。阴性反应表明受试者未感染过结核分枝杆菌或未接种过疫苗,但应注意以下情况:①感染初期;②严重的结核病患者;③各种细胞免疫功能低下者,如麻疹、艾滋病等严重影响细胞免疫功能以及应用免疫抑制剂者等。

结核菌素试验主要应用于以下几方面:①选择卡介苗接种对象及测定卡介苗接种效果;②辅助诊断婴幼儿结核病;③在未接种卡介苗的人群中,做结核分枝杆菌感染的流行病学调查;④测定肿瘤患者的细胞免疫水平。

三、微生物学检查法

（一）标本

根据感染部位的不同,可采集不同标本。如疑似肺结核、肠结核、肾结核、结核性脑膜炎的患者,分别取痰、粪便、尿、脑脊液等。因标本含菌较少,可先浓缩集菌,以提高检出率。有杂菌的标本需经

4%氢氧化钠、3%盐酸或6%硫酸处理30min，既可杀死杂菌，又能溶解痰标本中的黏稠物质，然后离心沉淀，用沉淀物作涂片染色镜检。脑脊液或无杂菌的胸腹水可直接离心沉淀集菌。

（二）直接涂片镜检

取标本直接厚膜涂片或集菌后涂片，用抗酸染色、镜检，如找到抗酸杆菌，结合临床症状，可初步诊断。直接涂片检查敏感性较低。

（三）分离培养与鉴定

将经浓缩集菌处理的沉淀物，接种于罗氏固体培养基上，37℃培养，每周观察生长情况，通常3~4周可长出粗糙的菌落，但有时需延长至6~8周。根据细菌生长繁殖的速度、菌落特点及抗酸染色结果鉴定。也可将标本接种于液体培养基中，5~7d取沉淀物涂片染色镜检，可较快获得结果，有助于及时治疗。在标本采集及培养鉴定过程中要注意生物安全。

（四）快速诊断

目前，聚合酶链反应（PCR）技术已用于结核分枝杆菌的早期和快速诊断，1~2d内可以得到结果。选取合适的引物，每毫升标本中10~100个细菌即可获阳性结果。但操作过程中需注意污染问题，并防止出现假阳性和假阴性结果。此外，采用ELISP-OT等方法检测患者外周血中结核特异性效应T细胞分泌IFN-γ的试验，用于结核病的辅助诊断。

四、防治原则及护理要点

（一）预防与控制

控制结核病除需要对结核病患者及时发现、隔离和治疗外，卡介苗接种使机体产生主动免疫是目前预防结核病的主要措施。接种对象为新生儿和结核菌素试验阴性的儿童。我国规定新生儿出生后即接种卡介苗，7岁时复种，在农村12岁再复种一次。接种方法为皮内注射0.1ml（内含0.5~0.75mg）的卡介苗。接种后2~3个月，查结核菌素试验，若由阴性转为阳性，表明接种成功，机体已产生免疫力。接种卡介苗以后，一般发病率可减少80%~90%。现今在婴幼儿中普遍接种卡介苗，因而结核性脑膜炎和急性粟粒性肺结核的发生显著减少。但细胞免疫缺陷者应慎用或不用。另外，卡介苗为活菌制剂，应注意低温保存。由于卡介苗疫苗株的变异，卡介苗的保护效果在有些国家和地区并不十分令人满意（0~80%），尤其是对成年人的结核分枝杆菌感染保护率不高，目前国内外还在积极研究新型结核病疫苗，包括亚单位疫苗、重组活疫苗、营养缺陷型活疫苗、DNA疫苗等。

（二）治疗

抗结核治疗的原则是早期、联合、足量、规范、全程用药，尤以联合和规范用药最为重要。我国采用WHO建议推广的"直接督导下的短程化疗"（DOTS）方案，即患者每次均由"督导员"（医务人员、社区志愿者或家属）在场目睹其服用规定药物。标准化的DOTS治疗策略能够治愈90%以上的患者，其核心是抗结核药物化学治疗。抗结核一线化疗药物有异烟肼、利福平、链霉素、吡嗪酰胺、乙胺丁醇和氨硫脲等，二线药物包括对氨基水杨酸钠、阿米卡星等。目前，国内外均推行三药联合方案，即以异烟肼、利福平和吡嗪酰胺为主要治疗药物联合应用。在耐药病例发生率较高地区，头2个月为强化期，需加第4种药。各种抗结核药物联合使用有协同作用，并能降低耐药性的产生，减少毒性。近年来结核分枝杆菌耐药菌株较多，且常呈现多重耐药，因此在治疗过程中应对患者体内分离的结核分枝杆菌作药物敏感试验，以指导临床合理用药。

（三）护理要点

定时测体温，给予高热量、高蛋白、高维生素、富含钙质的食物。帮助患者培养健康的生活方式，减少体力消耗，保证充足睡眠。观察有无胃肠道反应、耳鸣耳聋、眩晕、视力减退或视野缺损、手足麻木、皮疹等。按时服药，全程监督，定期复查肝功能。做好心理护理。

结核病流行现状

自 1997 年以来,世界卫生组织(WHO)每年都会发表一份全球结核病报告。《2020 年全球结核病报告》报告显示:全球结核潜伏感染人群接近 20 亿;2019 年全球新发结核病患者有约 996 万,其中 32% 为女性,12% 为 15 岁以下儿童;全球结核病发病率为 130/10 万,小于 15 岁的儿童患者和结核菌/人类免疫缺陷病毒感染者分别占新发患者的 12.0% 和 8.2%,30 个结核病高负担国家的新发患者数依然占到了全球患者数的 86%,其中印度(26%)、印度尼西亚(8.5%)、中国(8.4%)等 8 个国家的新发患者约占全球患者数的 2/3。全球因结核死亡患者约 141 万(包括约 21 万合并 HIV 感染患者);全球估算利福平耐药结核病患者数约 46.5 万,其中耐多药结核病约占 78%。

我国新发患者数约占全球的 8.4%,约 83.3 万,居全球第三位,仅次于印度和印度尼西亚;我国的结核病死亡数估算为 3.1 万,结核病死亡率为 2.2/10 万,新发利福平耐药患者数约占全球的 14%,约 6.5 万例,仅次于印度。我国新发结核病患者中有 7.1% 的耐药/耐多药结核病患者,23% 的复治耐药/耐多药结核病患者,耐多药结核病占利福平耐药结核病患者的 74%。

第二节 其他分枝杆菌

除结核分枝杆菌外,与人类疾病较为密切的其他分枝杆菌还包括麻风分枝杆菌、牛分枝杆菌和非结核分枝杆菌。

一、麻风分枝杆菌

麻风分枝杆菌(*M. Leprae*)俗称麻风杆菌,是麻风病的病原菌。麻风是一种慢性传染病,在世界各地均有流行,主要集中在非洲、亚洲和拉丁美洲。该病潜伏期长,发病慢,病程长,主要侵犯皮肤、黏膜和外周神经组织,晚期还可侵入深部组织和内脏器官,造成严重病损。新中国成立前我国麻风病流行很严重,新中国成立后经政府积极推动、大力开展防治工作,目前发病率和患病率已大幅降低,新发病例已经很少。

(一)生物学特性

麻风分枝杆菌的形态、大小、染色性等与结核分枝杆菌相似,抗酸染色和革兰氏染色均为阳性,在细胞中可呈束状排列。麻风分枝杆菌是一种典型的胞内寄生菌,患者渗出物标本片中可见大量麻风分枝杆菌存在于细胞中,这种细胞胞质呈泡沫状,称为泡沫细胞或麻风细胞。这一典型特征用于区分结核分枝杆菌,有重要意义。

麻风分枝杆菌在体外人工培养至今仍未成功。以麻风分枝杆菌感染小鼠足垫或接种犰狳可引起动物进行性麻风感染,是麻风病研究的主要动物模型。

(二)致病性

人是麻风分枝杆菌唯一的天然宿主。麻风患者,尤其是瘤型麻风患者是麻风的唯一传染源,可通过破损皮肤黏膜、呼吸道或密切接触传播,细菌可由患者鼻或其他呼吸道分泌物、精液或阴道分泌物中排出而感染他人,以家庭内传播多见。人对麻风分枝杆菌的抵抗力较强,主要是细胞免疫,流行地区的人群一般为亚临床感染而不发病。此病潜伏期长,一般 2~5 年,发病慢,病程长,迁延不愈。麻风分枝杆菌侵入人体后是否发病、发病后的病理变化过程以及临床表现等均取决于机体的免疫状态。根据机体的免疫状态、病理变化和临床表现,可将麻风分为瘤型、结核样型,介于两型之间的患者也可以分为两类,即界限类和未定类,两类可以向两型转化。

1. 瘤型麻风 此型麻风具有进行性,属于较严重的临床类型。麻风分枝杆菌主要侵犯皮肤、黏膜,严重时累及神经、眼及内脏器官,鼻黏膜涂片标本中可见细胞内外有大量抗酸杆菌聚集存在,传染性强,为开放性麻风。此型麻风患者细胞免疫有所缺陷,巨噬细胞活化功能低下,麻风菌素试验为阴性。患者血清中含有大量自身抗体,与受损组织释放的抗原形成有免疫复合物沉积,导致肉芽肿病变,形成结节性红斑或疣状结节,称为麻风结节,是麻风的典型病灶。常发生于面部或肢体,面部结节融合呈"狮面容"。

2. 结核样型麻风 此型麻风常为自限性疾病,较稳定,损害可自行消退,极少演变为瘤型,也称良性麻风。病变多发生于皮肤,病变早期在小血管周围可见淋巴细胞浸润,以后可有上皮细胞与单核巨噬细胞浸润,也可累及外周神经,使受累处皮肤丧失感觉。患者细胞内不易检出麻风分枝杆菌,故传染性小,属闭锁性麻风。患者细胞免疫正常,麻风菌素试验阳性。

3. 界线类麻风 此型麻风兼有瘤型麻风和结核样型麻风的特点,能向两型分化,麻风菌素试验常为阴性。病变部位可找到含菌的麻风细胞。

4. 未定类麻风 属麻风病的前期病变,大多可转变为结核样型麻风,麻风菌素试验常为阳性,病变部位很少检出麻风分枝杆菌。

(三)微生物学检查法

麻风病临床表现类型多也较复杂,易与其他类似疾病混淆,所以实验室诊断有实际意义。

将患者鼻黏膜或皮肤病变处刮取物做涂片,抗酸染色法检查有无排列成束的抗酸染色阳性的细菌存在,细胞内找到抗酸阳性菌有重要诊断意义。采用金胺染色荧光显微镜检查可以提高阳性率。病理活检也是较好的诊断方法。

麻风菌素试验是一种用麻风菌素测定机体对麻风分枝杆菌是否存在超敏反应的皮肤试验,其应用原理和结核菌素试验相同。因其抗原与结核分枝杆菌有交叉反应,故对麻风病的诊断没有重要意义,但可用于麻风病的分型和评价麻风患者的细胞免疫状态。

(四)防治原则

目前尚无特异性预防方法,主要依靠早期发现、早期隔离,并积极采取措施治疗进行预防。特别是对密切接触者要定期检查。某些麻风高发国家和地区用卡介苗预防麻风病,有一定效果。治疗麻风的药物主要有氨苯砜、苯丙砜、醋氨苯砜、利福平等。为防止耐药性产生,应采用多种药物联合治疗。患者需给予高热量、高蛋白、高维生素饮食,注意观察药物反应,对疼痛、发热及时采取护理措施,消除自卑、恐惧、焦虑、自责等心理。

二、牛分枝杆菌

牛分枝杆菌(*M. bovis*)是引起牛结核病的病原体。其生物学性状、化学组成及毒力等方面与结核分枝杆菌极为相似,引起的牛结核病常表现为牛肠炎或溃疡性病变、腹膜生长大量结核结节、乳牛出现慢性消瘦等。人由于食入未经消毒的污染牛分枝杆菌的牛乳可被感染,引起淋巴结感染和髋关节、膝关节及脊椎部骨髓病变。若牛分枝杆菌经呼吸道进入人体,亦可发生与结核分枝杆菌完全相同的感染,不易区别。预防牛分枝杆菌对人感染的关键是控制好作为传染源的被感染的牛,以及对牛奶和奶制品进行严格消毒和管理。

三、非结核分枝杆菌

非结核分枝杆菌(nontuberculous mycobacteria,NTM)是对除结核分枝杆菌复合群和麻风分枝杆菌以外的分枝杆菌的统称,又称非典型分枝杆菌。其形态染色性酷似结核分枝杆菌,但其毒力较弱,生化反应各不相同,可资鉴别。此类细菌广泛分布于自然界、水及土壤等环境中,故亦称环境分枝杆菌。非结核分枝杆菌菌种较多,大多不致病,属于腐生菌;约 10 余种属于机会致病菌,可在肺部有基

Note:

础疾病的情况下引起人类肺部的结核样病变、组织和脏器慢性感染、小儿淋巴结炎或皮肤创伤后脓肿等,在免疫力低下的人群还可导致播散性感染。非结核分枝杆菌中有些菌种可引起人类结核样病变、小儿淋巴结炎和皮肤病等,是机会致病菌。区别结核分枝杆菌和非结核分枝杆菌有重要意义的试验是热触酶试验。

根据产生色素情况、生长速度和生化反应等特点,可将非结核分枝杆菌分为4组:①光产色菌:与人类疾病相关的主要是堪萨斯分枝杆菌和海分枝杆菌,前者可引起人类肺结核样病变,后者在水中可通过擦伤的皮肤黏膜引起人的鼻黏膜及手指、脚趾等感染,呈结节及溃疡病变。②暗产色菌:对人类致病菌有瘰疬分枝杆菌,常引起儿童的颈部淋巴结炎。③不产色菌:生长缓慢,通常不产生色素,其中对人类有致病性的是鸟-胞内分枝杆菌,可引起免疫低下人群发生结核样病变,是艾滋病患者常见的机会致病菌,且易发生播散,偶见于健康人群感染。④快速生长菌:生长迅速,分离培养5~7d即可看到粗糙型菌落,其中偶发分枝杆菌和龟分枝杆菌可引起皮肤创伤和脓肿;溃疡分枝杆菌能产生毒素,可引起人类皮肤无痛性坏死溃疡;耻垢分枝杆菌不致病,常存在于阴部,查粪便、尿液标本中结核分枝杆菌时应加以区别。

非结核分枝杆菌大多不致病,部分对人或动物致病,但毒力较低,作为机会致病菌引起感染,常为继发性,多继发于支气管扩张、硅沉着病和肺结核等,也是人类获得性免疫缺陷综合征的常见并发症,也可以是因消毒不严而引发的医院感染,对现有抗结核药物大多耐药,易成为慢性排菌或难治性病例。近年来,我国非结核分枝杆菌临床分离阳性率呈上升趋势,最常见的是鸟-胞内分枝杆菌,应引起足够重视。许多非结核分枝杆菌对异烟肼、链霉素等耐药,临床常用的治疗药物为乙胺丁醇和利福霉素类,而克拉霉素和阿奇霉素是治疗鸟-胞内分枝杆菌感染的首选药物。

案 例

患者,女,30岁,因发热1月、咳嗽2周就诊。患者1个月前开始每于午后或傍晚体温升高,多为37.5~38.3℃,伴有倦怠、乏力、夜间盗汗和食欲减退,不伴寒战;每于次日凌晨降至正常体温,2周前出现咳嗽、咳痰、痰中带血,为血丝或血块。查体:体温38℃,体格消瘦,慢性病容,面颊潮红,右上肺有啰音;实验室检查:WBC $11×10^9$/L,多形核63%;胸部X线检查显示右肺上叶有片状阴影,边缘不整;痰涂片抗酸染色显微镜下观察可见细长分枝状红色杆菌。根据病情描述,回答下列问题:

1. 该患者初步诊断为何种疾病?
2. 引发上述疾病的致病菌是什么? 有何生物学特点?
3. 该患者如何进一步确诊?
4. 该疾病如何传播? 怎样进行预防和治疗?

思 考 题

1. 结核分枝杆菌的培养特性和染色特性。
2. 结核分枝杆菌致病性特点。
3. 机体抗结核分枝杆菌感染免疫的特点。

(姚 红)

动物源性细菌

10章 数字内容

1. 掌握布鲁菌的传播途径、致病性及防治原则。

2. 熟悉炭疽杆菌、鼠疫耶尔森菌的主要生物学特性、致病性。

3. 了解动物源性细菌的种类。

动物源性细菌,或称人兽共患病细菌,是以动物为传染源,能引起人兽共患传染病的病原菌。动物源性细菌一般以家畜或野生动物为储存宿主,人类因直接接触患病动物及其污染物或通过媒介动物叮咬等途径感染而致病。主要的动物源性细菌包括布鲁菌属、芽孢杆菌属和耶尔森菌属等,除此以外,还有巴通体属的汉赛巴尔通体、弗朗西丝菌属的土拉热弗朗西丝菌土拉亚种等。

第一节 布 鲁 菌 属

布鲁菌属(*Brucella*)细菌是一类导致人和动物患布鲁菌病(简称布病)的病原菌,也称布氏杆菌,引起布鲁菌病。主要包括 6 个生物种、19 个生物型。本属中可导致人类患病的包括羊布鲁菌(*B. melitensis*)、牛布鲁菌(*B. abortus*)、猪布鲁菌(*B. suis*)和犬布鲁菌(*B. canis*)。近年来我国布鲁菌病疫情主要由羊布鲁菌感染所致,其次为牛布鲁菌。

一、生物学性状

(一) 形态与染色

革兰氏阴性小球杆菌或短杆菌,初次分离时多呈球杆状或卵圆形,多次传代培养后可逐渐变成杆状。大小为 $(0.5 \sim 1.5)\mu m \times (0.4 \sim 0.8)\mu m$。不形成芽孢,无鞭毛,光滑型菌株有微荚膜。

(二) 培养特性

需氧菌,其中牛种部分型别和绵羊附睾种初次分离时需要 $5\% \sim 10\%$ CO_2。营养要求较高,在普通培养基上生长缓慢(尤其是初代分离培养),加入血清、肝浸液或硫胺、烟酸等可促进其生长。最适生长温度为 $35 \sim 37℃$。最适 pH 为 $6.6 \sim 6.8$。$37℃$ 下培养 48h,在布氏琼脂平板上可见微小、无色透明、圆形、突起的光滑型(S)菌落,经人工传代培养后可变为粗糙型(R)菌落。布鲁菌在血琼脂平板上不溶血,在布氏液体培养基中可形成均匀混浊的菌液,无菌膜。

(三) 生化反应

大多能分解尿素和产生 H_2S,可根据 H_2S 的产生量和在含碱性染料培养基中的生长情况来鉴别羊、牛、猪三种布鲁菌。此外,不同种型的布鲁菌分解糖类的能力存在差异,一般能分解葡萄糖产生少量酸。

(四) 抗原结构与分型

抗原结构较复杂,目前用于临床诊断的抗原主要有 A 抗原(牛布鲁菌抗原)和 M 抗原(羊布鲁菌抗原)。这两种抗原在不同的布鲁菌中含量不同,可根据两种抗原的比例对菌种进行辨别,如羊布鲁菌 A:M=1:20,牛布鲁菌 A:M=20:1,而猪布鲁菌 A:M=2:1。通过 A 与 M 血清凝集试验可以鉴别三种布鲁菌。

(五) 抵抗力

较强,在毛皮、土壤、病畜的分泌物、脏器、肉和乳制品中可生存数周至数月。但在湿热 60℃ 20min 或日光直接照射 20min 均可死亡;对常用消毒剂和广谱抗生素均较敏感,牛奶中的布鲁菌可采用巴氏消毒法灭菌。

二、致病性

(一) 致病物质

布鲁菌的主要致病物质是内毒素,微荚膜和侵袭性酶类(如透明质酸酶、过氧化氢酶等)也会增强该菌的侵袭力,使细菌能突破皮肤和黏膜屏障进入体内,并在机体脏器内大量繁殖和快速扩散进入血流。

Note:

知 识 拓 展

布鲁菌毒力因子

1886 年,David Bruce 从马耳他地区死亡士兵体内分离获取了布鲁菌,布鲁菌感染引发的全球性人畜共患传染性疾病—布鲁菌病。布鲁菌病缺乏特异的临床表现,常见临床表现包括发热、寒战、乏力、关节、肌肉、腰背部游走性疼痛等,可伴有肝、脾、淋巴结肿大。布鲁菌的毒力因子除了内毒素、微荚膜和侵袭性酶类,还有Ⅳ型分泌系统(type four secretion systems,T4SS)、外膜蛋白(outer membrane proteins,OMP)、双组分调控系统(two-component system,TCS)等。T4SS 是布鲁菌重要的毒力因子,并在毒力因子分泌过程中发挥重要作用。OMP 是布鲁菌重要的毒力因子,同时在免疫性和保护性抗原方面发挥作用。TCS 主要参与调控布鲁菌感知和处理环境信号,是重要的毒力调控系统。

(二) 所致疾病

布鲁菌感染母畜后易导致流产,大量病原体可随流产的胎畜和羊水排出,病畜还可表现为乳腺炎、子宫炎、附睾炎、睾丸炎等。隐性感染动物也是重要的传染源,可经粪便、尿液、乳汁等长期排菌。人群对布鲁菌普遍易感,主要通过接触病畜及其分泌物以及被污染的畜产品,可经皮肤、黏膜、呼吸道、消化道、泌尿生殖道等多途径感染。

布鲁菌侵入机体后有 1~6 周的潜伏期,在此期间细菌可被巨噬细胞和中性粒细胞吞噬,成为胞内寄生菌,经淋巴管到达局部淋巴结生长繁殖并形成感染灶。当细菌在宿主体内繁殖到一定数量后即可突破淋巴结而侵入血流,出现菌血症。此时由于细菌内毒素的作用会导致患者发热,随后细菌进入肝、脾、骨髓和淋巴结等脏器细胞,发热逐渐消退。细菌在脏器细胞内繁殖到一定程度可再次侵入血流导致体温再次升高。如此反复,使患者热型呈波浪式,临床上称为波浪热。感染易在全身各处迁徙引起慢性病变,伴随发热、全身乏力和关节痛等症状,可有肝、脾肿大等体征。病程可持续数周至数月。

布鲁菌病患者的布鲁菌素皮肤试验常为阳性,其致病与该菌引起的Ⅳ型超敏反应有关。菌体抗原和相应抗体形成免疫复合物,进而导致急性炎症和坏死,病灶中可见大量中性粒细胞浸润,可能是一种Ⅲ型超敏反应。

(三) 免疫性

机体对布鲁菌的免疫应答以细胞免疫为主。病后机体产生 IgM 和 IgG 抗体,可发挥免疫调理作用,且各菌种和生物型之间可有交叉免疫。一般认为此免疫力是有菌免疫,但近年来认为随着病程的延续,机体免疫力可不断加强,病菌不断被消灭,最终体内可变为无菌免疫。

三、微生物学检查法

(一) 标本

最常用的标本是血液,急性期血培养阳性率可达 70%。在急性期、亚急性期取患者骨髓培养可分离出布鲁菌,患者的关节液、脑脊液、尿液、乳汁等也能分离到细菌。病畜的子宫分泌物、羊水以及流产动物的肝、脾、骨髓等都可作为分离培养的标本。

(二) 分离培养与鉴定

将标本接种于双向培养基(固相为肝浸液琼脂,液相为肝浸液),于 5%~10% CO_2、37℃孵箱中培养 4~7d 后可形成菌落,若 30d 仍无菌生长可报告为阴性。若出现菌落,可根据染色镜检、H_2S 产生、玻片凝集、染料抑菌试验等判定型别。

(三) 血清学试验

1. 凝集试验　主要包括虎红平板凝集试验(rose bengal plate test,RBPT)和试管凝集试验(serum agglutination test，SAT）。发病 1~7d 后血清中开始出现 IgM 抗体，患者血清经倍比稀释后进行虎红平板凝集试验，1∶200 有诊断意义。但当效价≥1∶100 时应进行试管凝集试验，需在 37℃水浴 16~20h 后观察结果，以 1∶200~1∶400 血清凝集者为阳性。胶乳凝集试验简易可靠，可在 6min 内判定结果。

2. 补体结合试验（complement fixation test，CFT） 一般发病 3 周后出现 IgG 抗体，此抗体可维持较长时间，可用于诊断慢性布病。该试验特异性高，试验结果以 1∶10 为阳性。

3. 抗人免疫球蛋白试验（库姆斯试验） 患者常出现不完全抗体，需用库姆斯试验才能检出，在病程中凝集效价出现增长者有诊断意义。

（四）皮肤试验

取布鲁菌素或布鲁蛋白提取物 0.1ml，于被检者前臂内侧 1/3 处经皮内注射后 24h 和 48h 作两次观察，以反应最强的结果为准。注射局部出现充血红肿，浸润直径 1~2cm 者为弱阳性，>2~3cm 为阳性，>3~6cm 为强阳性。若红肿在 4~6h 内消退则为假阳性。皮肤试验阳性可作为慢性布病或曾患过布病的诊断依据。

（五）生化鉴定

多数布鲁菌触酶阳性、氧化酶阳性，分解葡萄糖产酸，可还原硝酸盐，脲酶阳性（表 10-1）。

表 10-1 布鲁菌属主要菌种鉴别要点

	触酶	氧化酶	葡萄糖	半乳糖	阿拉伯糖	精氨酸脱羧酶	硝酸盐还原	脲酶	产生 H_2S
羊布鲁菌	+	+	+				+	v	−
牛布鲁菌	+	+	+	+	+	−	+	+	+
猪布鲁菌	+	+	+	+	+	+	+	+	(−)
犬布鲁菌	+	+	+			+	+	+	−
绵羊布鲁菌	+								
森林鼠布鲁菌	+	−	+	+	+	−	+	+	+

注：+：阳性；−：阴性；v：不定；(−)：大多数阴性。

四、防治原则及护理要点

（一）防治措施

控制和消灭家畜布鲁菌病、切断传播途径和免疫接种是三项主要的防治措施。目前我国普遍使用猪种 2 号疫苗（S2）和牛种 19 号疫苗（A19）两种减毒活疫苗进行畜群接种。疫区人群也应接种减毒活疫苗，有效期约一年。

感染布鲁菌患者的治疗原则为早期、联合、足量、足疗程抗菌治疗。急性期推荐使用一线药物（多西环素合用利福平或者链霉素）治疗，不能使用一线药物或者效果不佳者，可酌情选用多西环素联合复方新诺明或妥布霉素，利福平合用氟喹诺酮类。慢性患者除急性发作期使用抗生素治疗外，还应当针对并发症采取相应的治疗措施，也可采用中医药、蒙医药等进行辅助治疗。

（二）护理要点

波浪热患者按照感染性疾病常规护理。急性期应卧床休息，全身关节游走疼痛者，需将被褥用支架支起。给予高蛋白、高热量、高维生素、易消化食物，避免辛辣、生冷及油腻食物。每 4h 检测体温变化，并完成热型图。

第二节 耶尔森菌属

耶尔森菌属（*Yersinia*）属于肠杆菌科，革兰氏阴性小杆菌，已知 13 个种和亚种，其中鼠疫耶尔森菌、小肠结肠炎耶尔森菌结肠炎亚种和假结核耶尔森菌结核亚种对人类致病性明确。

一、鼠疫耶尔森菌

鼠疫耶尔森菌($Y.\ pestis$)俗称鼠疫杆菌,是引起鼠疫的病原菌。鼠疫是一种自然疫源性烈性传染病,历史上曾发生过三次世界性大流行。人类鼠疫主要是通过疫区的鼠蚤叮咬而感染,也可通过直接接触、剥食染有鼠疫的动物(例如绵羊、旱獭等)而受染。近数十年来,我国鼠疫发病率已显著下降,但仍存在局部散发流行。因此,鼠疫仍是我国重点监控的自然疫源性甲类传染病。

（一）生物学性状

1. **形态与染色**　为两端钝圆,两极浓染的卵圆形短小杆菌,革兰氏染色阴性,大小为（0.5～0.8μm）×（1～2μm）。有荚膜、无鞭毛、不形成芽孢,通常单个存在,偶可成双或呈短链（图10-1）。该菌在死于鼠疫的尸体或动物新鲜内脏制备的涂片中形态典型,但在化脓、溃疡性病灶及腐败材料中或在陈旧培养物和含高盐（30g/L NaCl）的培养基上则呈多形态性,可见菌体膨大成球形、球杆形、棒形或哑铃状等,亦可见到着色极浅的细菌轮廓,称为菌影（ghost）。

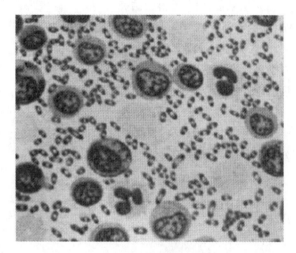

图 10-1　鼠疫耶尔森菌

2. **培养特性**　为兼性厌氧菌,最适生长温度为27～30℃,最适 pH 为6.9～7.2。在普通培养基上生长缓慢,在含血液或组织浸液的培养基中培养24～48h 可形成细小、黏稠的粗糙型菌落。在肉汤培养基中,开始培养基呈混浊状,24h 后出现絮状沉淀,48h 后逐渐形成菌膜,稍加摇动菌膜呈"钟乳石"状下沉,该特征有一定的鉴别意义。

3. **抗原结构**　抗原结构较为复杂,含有至少18种抗原,包括 F1 抗原、V/W 抗原、外膜蛋白、鼠毒素和内毒素等抗原。

（1）F1 抗原:是鼠疫耶尔森菌的荚膜抗原,为一种不耐热的糖蛋白,100℃、15min 即失去抗原性。F1 抗原的抗原性强,具有抗吞噬作用,与细菌毒力有关,其相应抗体具有免疫保护作用。

（2）V/W 抗原:由毒力质粒 pLcr 编码,V 抗原为可溶性蛋白,存在于细胞质中;W 抗原是一种脂蛋白,位于菌体表面。两种抗原总是一起存在,与细菌毒力有关,具有免疫抑制作用。V/W 抗原具有抗吞噬作用,赋予细菌在细胞内存活的能力。

4. **抵抗力**　对理化因素抵抗力较弱,湿热 70～80℃ 10min 或 100℃ 1min 即可杀死,对消毒剂敏感,5%来苏或 5%石炭酸 20min 内可将痰液中病菌杀死。但在自然环境的痰液中能存活 36d,在蚤粪和土壤中能存活约 1 年。

5. **变异性**　可通过自发突变、诱发突变、转座子移位及基因转移等多种机制发生变异,导致其生化特性、抗原构造、毒力和耐药性等发生变化。野生菌株的菌落呈粗糙型（R）,经人工传代培养后菌落逐渐变为 S 型,毒力也随之减弱,这与多数肠道菌光滑型（S）菌落致病性强不同。

（二）致病性

1. **致病物质**　鼠疫耶尔森菌的致病性除了与 F1 抗原、V/W 抗原有关外,还与外膜蛋白及内毒素等相关。鼠毒素主要对鼠类致病,只有细菌自溶裂解后才释放。该菌毒力很强,少量细菌即可使人致病。

（1）外膜蛋白（outer membrane protein,OMP）:外膜蛋白的编码基因与 V/W 基因共同存在于质粒

Note:

pLcr 上,在 37℃ 和含 Ca²⁺ 条件下能产生数种外膜蛋白,这些蛋白有助于细菌突破宿主的防御机制,导致机体发病。

（2）鼠毒素:是一种外毒素,为可溶性蛋白,对鼠类有剧烈毒性,1μg 即可使鼠致死,主要作用于心血管系统,导致毒血症、休克。对人的致病作用尚不清楚。鼠毒素具有良好的抗原性,可制成类毒素,用于免疫动物制备抗毒素。

（3）内毒素:性质与肠道杆菌内毒素相似,可引起机体发热、DIC 和休克等。

2. 所致疾病　鼠疫是自然疫源性传染病,一般先在鼠类间发病和流行,啮齿类动物（包括野鼠、家鼠、黄鼠等）是其主要贮存宿主,鼠蚤是其主要传播媒介,通过鼠蚤的叮咬而传染人类。人患鼠疫后,可通过人蚤或呼吸道等途径在人群间流行。临床常见的有腺鼠疫、肺鼠疫和败血症型鼠疫。

（1）腺鼠疫:以急性淋巴结炎为特点。鼠疫耶尔森菌被吞噬细胞吞噬后,能在吞噬细胞内生长繁殖,并沿淋巴管到达局部淋巴结,多在腹股沟引起严重淋巴结炎。

（2）肺鼠疫:因吸入染菌的尘埃引起,也可由腺鼠疫或败血症型鼠疫蔓延而致继发性肺鼠疫。患者常表现为高热寒战、呼吸困难、胸痛、咳嗽、咯血、全身衰竭等严重中毒症状,多于 2~4d 内死亡,死后患者皮肤常呈黑紫色,故有"黑死病"之称。

（3）败血症型鼠疫:因重症腺鼠疫或肺鼠疫患者的病原菌侵入血流所致,体温高达 39~40℃,皮肤黏膜可见出血点及淤斑,发生 DIC 和休克,常并发支气管肺炎和脑膜炎等症状,多迅速恶化而死亡,病死率高。

（三）微生物学检查

1. 标本　鼠疫为法定甲类烈性传染病,传染性极强,应在专用实验室检测。临床疑似患者应在服用抗生素前根据不同症状和体征采取不同标本,多采集痰、血液、淋巴液等。人、动物尸体取肿大淋巴结、肝、脾、肺等,陈旧尸体可取骨髓。

2. 直接涂片镜检　取材直接涂片,进行革兰氏染色或亚甲蓝染色,镜检观察染色性与典型形态。也可通过免疫荧光试验进行快速诊断。

3. 分离培养与鉴定　将检材接种于血琼脂平板或 0.025% 亚硫酸钠琼脂平板培养,一般培养 24h 后形成针尖样小菌落,经 48h 后形成 1~1.5mm 灰白色较黏稠的粗糙型菌落。在液体培养基中孵育 48h 可形成"钟乳石"现象。根据菌落特征对可疑菌落进行进一步鉴定,可作涂片镜检、生化试验、血清凝集试验等。

4. 血清学试验　在无法获得鼠疫耶尔森菌时,可检测人或动物血清中鼠疫抗体。

5. 核酸检测　通过 PCR 技术检测鼠疫耶尔森菌核酸,具有快速、敏感等特点,可用于鼠疫的流行病学调查和紧急检测。

（四）防治原则

切断鼠疫传播途径最重要的环节是灭鼠和灭蚤,也是消灭鼠疫源的根本措施。发现疑似患者,应立即向当地疾病预防控制中心报告,对确诊鼠疫患者立即进行隔离治疗,对疫区及与患者接触人员应立即进行预防接种,隔离和监测,防止疫情扩散。此外,需警惕生物武器,加强国境和海关的检疫。目前我国使用无毒株 EV 活菌苗,接种途径包括皮肤划痕、皮下注射或皮内注射,免疫力可持续 8~10 个月。

对可疑的病例应早应用抗生素,可显著降低病死率。腺鼠疫常用链霉素联合磺胺类药物治疗;肺鼠疫和败血症鼠疫常用链霉素联合阿米卡星和四环素进行治疗。

二、小肠结肠炎耶尔森菌小肠结肠炎亚种

小肠结肠炎耶尔森菌小肠结肠炎亚种（*Y. enterocolitica subsp. enrocolitica*）是引起人类小肠结肠类的病原菌,通过食物（牛奶、肉类等）和水,经粪-口途径感染或因接触染疫动物而感染。

革兰氏阴性球菌,无芽孢,无荚膜,25℃ 培养时有周身鞭毛,37℃ 培养时则很少或无鞭毛。营养要

Note:

求不高,兼性厌氧。根据 O 抗原分为 50 多种血清型,我国主要为 O9、O8、O5、O3 等血清型。

该菌为肠道致病菌,具有侵袭性及产毒素性。人类通过食用污染的食物和水而受染,潜伏期 3~7d,以小肠结肠炎多见,临床表现以发热、腹痛、腹泻水样便或血样便为主,病程 3~4d,常呈自限性。有些患者可发展为自身免疫并发症的肠道外感染,如关节炎、结节性红斑等。

病程呈自限性,不需做特殊治疗。但对于肠道外感染,临床上常用广谱的头孢菌素与氨基糖苷类联用。

三、假结核耶尔森菌假结核亚种

假结核耶尔森菌假结核亚种(*Y. pseudotuberculosis subsp pseudotuberculosis*)存在于多种动物的肠道中,人类主要通过食用污染的食物而感染。由于该菌在动物的脏器中形成粟粒状结核结节,在人的感染部位形成结核样肉芽肿而得名。

本菌为革兰氏阴性,无荚膜,无芽孢。根据 O 抗原分为 6 个血清型,引起人类感染的主要是 O1 血清型。

人感染多为胃肠炎,可引起肠系膜淋巴结肉芽肿、回肠末端炎等,后者的症状与阑尾炎相似,多发生于 5~15 岁年龄段,易发展为败血症。少数表现为高热、紫癜,并伴有肝脾肿大,类似肠伤寒的症状。也可发生结节性红斑等自身免疫病。

取粪便、血液等标本进行微生物学检查。多采用肠道选择性鉴别培养基进行分类培养,根据生化反应及动力等做出初步判断,最后用血清学试验进行鉴定。治疗可采用红霉素等。

第三节　芽孢杆菌属

芽孢杆菌属(*Bacillus*)细菌是一群需氧、能够形成芽孢的革兰氏阳性杆菌。其中,炭疽杆菌(*B. anthracis*)是人类历史上第一个被发现的病原菌,能够引起动物和人类炭疽病。牛与羊等食草动物炭疽的发病率最高,人类主要通过摄食或接触患炭疽病的动物及畜产品而感染。蜡样芽孢杆菌可产生肠毒素,引发人类呕吐型或腹泻型食物中毒。枯草杆菌等其他芽孢杆菌主要以芽孢形式存在,一般不致病,但也是实验室和制剂生产车间常见的污染菌。

一、炭疽杆菌

(一)生物学性状

1. 形态与染色　炭疽杆菌是革兰氏阳性粗大杆菌,在致病菌中最大。该菌长 5~10μm,宽 1~3μm,两端截平,无鞭毛。取新鲜标本直接涂片镜检常可见细菌呈单个或短链状,经人工培养后可形成长链,呈竹节样排列。该菌在有氧条件下形成芽孢,芽孢呈椭圆形,位于菌体中央(图 10-2)。有毒菌株在体内或含血清的培养基中可形成荚膜。

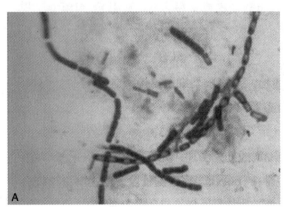
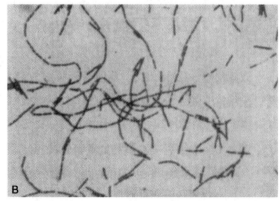

图 10-2　**炭疽芽孢杆菌**
A. 电镜图;B. 光镜图。

2. 培养特性 为需氧或兼性厌氧菌,其最适生长温度为30~35℃。普通琼脂培养基上培养24h,形成边缘不整齐的灰白色粗糙型菌落,低倍镜下可见边缘呈卷发状。明胶培养基中37℃培养24h可使表面液化呈漏斗状,细菌沿穿刺线向四周扩散成倒松树状。在血琼脂平板培养不溶血。在肉汤培养基中呈絮状沉淀生长。有毒菌株在含$NaHCO_3$的血琼脂平板培养,置5%CO_2孵箱37℃培养24~48h,可产生荚膜,菌落变为黏液性,此时用接种针挑取时可见拉丝状,而无毒菌株仍为粗糙型菌落。

3. 抗原结构 炭疽杆菌的抗原包括炭疽毒素复合物和结构抗原,其中结构抗原包括菌体、荚膜和芽孢等成分。

(1)炭疽毒素:炭疽毒素复合物由保护性抗原、致死因子和水肿因子三种蛋白质组成,给实验动物注射后可出现典型炭疽病中毒症状。致死因子和水肿因子单独存在无法发挥生物学活性,必须与保护性抗原结合才能引起实验动物的水肿和致死。炭疽毒素具有免疫原性和抗吞噬作用。

(2)菌体多糖抗原:由D-葡萄糖胺和D-半乳糖组成,耐热,与毒力无关。由于耐热,即使将病畜皮毛或腐败脏器长时间煮沸后,该抗原仍可与相应抗体发生沉淀反应,称为环状沉淀反应,可用于炭疽杆菌的流行病学调查,但因此抗原特异性不高,故环状沉淀反应目前已很少使用。

(3)荚膜多肽抗原:由D-谷氨酸多肽组成,与细菌毒力有关,具有抗吞噬作用。

(4)芽孢抗原:由芽孢的外膜、皮质等组成的芽孢特异性抗原,具有免疫原性和血清学诊断价值。

4. 抵抗力 繁殖体抵抗力不强,与一般无芽孢的细菌相似,均易被普通消毒剂杀灭,但其芽孢的抵抗力很强,煮沸10h或干热140℃ 3h才能杀死。在干燥土壤或皮毛中能存活数年至20余年,因此,牧场一旦被污染,传染性可持续数十年。细菌芽孢对化学消毒剂的抵抗力也很强,用5%石碳酸溶液作用5d才可将其芽孢杀死。对碘及氧化剂较为敏感,0.5%过氧乙酸10min,1∶2 500碘液10min或3%H_2O_2 1h均可杀死。湿热灭菌法121℃ 15min可杀灭芽孢。本菌对青霉素、氯霉素和红霉素等抗生素均敏感。若在含微量(0.05~0.5U/ml)青霉素培养基上培养,其形态会变为大而均匀的串珠状,称串珠试验,因其他需氧芽孢杆菌无此现象,故串珠试验对本菌有鉴别意义。

(二)致病性与免疫性

1. 致病物质 该菌主要致病物质是荚膜和炭疽毒素,二者的产生均由质粒DNA控制。

(1)荚膜:能够抗吞噬,有利于细菌在宿主组织内繁殖扩散。

(2)炭疽毒素:是造成感染者致病和死亡的主要原因。炭疽毒素能直接损伤微血管内皮细胞,增加血管通透性而造成水肿,导致有效循环血量不足,微循环障碍,致感染性休克和弥散性血管内凝血,甚至致死,亦可导致呼吸中枢的麻痹,进而引起呼吸衰竭。

2. 所致疾病 炭疽杆菌主要导致食草动物(牛、羊、马等)的炭疽病,也可经多种途径传播,引起人类炭疽病。

(1)皮肤炭疽:皮肤炭疽最为常见。人类因接触患病动物或受污染毛皮而引起,细菌由皮肤小伤口侵入体内,经1d左右局部出现小疖,周围继而形成水疱或脓疱,最后形成坏死、溃疡并形成特有的黑色焦痂,故名炭疽。

(2)肠炭疽:一般因食入未煮熟的病畜肉类、奶制品或被污染食物引起,以全身中毒为主,临床上表现为连续性呕吐、肠麻痹及血便,2~3d死于毒血症。

(3)肺炭疽:因吸入含有大量病菌芽孢的尘埃而发生,有呼吸道症状,很快出现全身中毒症状而死亡。

以上三型炭疽病均可并发败血症,偶见引起炭疽性脑膜炎,死亡率极高。

3. 免疫性 感染炭疽杆菌后可获得持久的免疫力,通常认为与机体产生针对炭疽毒素保护性抗原的特异性抗体以及吞噬细胞功能增强有关。

(三)微生物学检查

1. 标本 根据炭疽病型采取不同类型标本,皮肤炭疽可取水泡、脓疱内容物,晚期可取血液;肠炭疽取粪便、血液及畜肉等;肺炭疽取痰、胸腔渗出液及血液等;脑膜炎炭疽取脑脊液。标本采集过程中应注意个人防护。炭疽动物尸体严禁在室外剖检,以防芽孢污染牧场及环境,一般在无菌条件下割取耳尖或舌尖组织送检。

2. 直接涂片镜检 取标本涂片进行革兰氏染色,发现呈竹节状排列或有荚膜的革兰氏阳性粗大杆菌,或通过特异性荧光抗体染色、免疫组化染色镜检,结合临床可作出初步诊断。

3. 分离培养与鉴定 将标本接种于血琼脂平板和碳酸氢钠琼脂平板,培养后观察菌落形态,运用青霉素串珠试验、噬菌体裂解试验等进行鉴定。也可通过免疫荧光法检查患者荚膜抗体,采用 ELISA 检查炭疽毒素,用 PCR 技术检测细菌核酸。必要时还可进行动物实验。本菌与其他需氧芽孢杆菌的鉴别见表 10-2。

表 10-2　炭疽杆菌与其他需氧芽孢杆菌的鉴别

性状	炭疽杆菌	其他需氧芽孢杆菌
荚膜	+	-
动力	-	+
血平板	不溶血或微溶血	多为迅速而明显溶血
NaHCO$_3$ 琼脂平板	黏液型菌落(有毒株)	粗糙型菌落
青霉素串珠试验	+	-
噬菌体裂解试验	+	-
动物致病力试验	+	-/+

(四)防治原则及护理要点

1. 防治措施 炭疽杆菌的防治重点主要应控制家畜和牧场的污染,易感染家畜应进行免疫接种。病畜、死畜应严格隔离或处死,必须焚毁或深埋 2 米以下,并撒石灰石。严禁剥皮或煮食,严禁在现场剖检取材。

特异性预防用炭疽减毒活疫苗,接种对象为疫区农牧民、皮革、毛纺工人、牲畜屠宰人员、兽医等,免疫力可持续 1 年。临床治疗以青霉素 G 为首选药物,可与链霉素或庆大霉素联合使用,青霉素过敏者可选用红霉素或环丙沙星等。

2. 护理要点 按照感染性疾病患者执行一般护理常规。严格隔离治疗,限制活动。发热期间给予高维生素、易消化营养丰富的流食或半流食。严格监测体温、脉搏、呼吸及血压。督促患者剪指甲,禁止用手触摸病变组织,避免蚊虫叮咬。呼吸困难者应保持坐位或半卧位,吸痰,保持呼吸道通畅并及时吸氧。

二、蜡样芽孢杆菌

蜡样芽孢杆菌为革兰氏阳性大杆菌,β 溶血性的杆状细菌,芽孢多位于菌体中央或次极端。在普通琼脂平板上生长良好,菌落较大,灰白色,表面粗糙似融蜡状(图 10-3)。本菌广泛分布于土壤、水、尘埃、淀粉制品、乳和乳制品等食品中,是仅次于炭疽杆菌的人类和动物的致病菌,可引起食源性疾病和机会性感染。

蜡样芽孢杆菌引发的食物中毒有两种类型:呕吐型和腹泻型。引起呕吐型食物中毒的主要食品是米饭及其制品。呕吐型由耐热的肠毒素引起,于进食后出现恶心、呕吐等症状,严重者偶可出现暴发性肝衰竭。腹泻型食物中毒较少见,潜伏期较长,由不耐热肠毒素引起,一般在进食后 6~15h 发生胃肠炎症状,主要表现水样腹泻、腹痛和里急后重,很少伴有呕吐症状,偶有发热。大多数在腹泻数次后症状逐渐减轻,1d 左右好转。严重者可引起电解质紊乱、出血性腹泻。引起腹泻型食物中毒的食

Note:

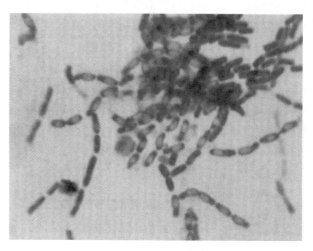

图 10-3　蜡样芽孢杆菌

品较复杂,粮食、肉类、乳类食品均可引发,其中盒饭类混合食品较多见,可能是在分装的过程中污染所致。

此外,该菌有时可引起外伤后眼部感染,导致全眼球炎,治疗不及时可造成失明。在免疫功能低下或应用免疫抑制剂的患者中还可引起心内膜炎、菌血症和脑膜炎等。该菌对红霉素、氯霉素和庆大霉素敏感,对青霉素、磺胺类耐药。

第四节　其 他 菌 属

一、巴尔通体属（Bartonella）

引起人类感染的巴尔通体主要有汉赛巴尔通体(*B. henselae*),为猫抓病的主要病原体。该菌有多种形态,主要是杆状,革兰氏染色阴性,主要通过接触猫、狗等,或被抓、咬破皮肤感染。大部分感染者是儿童或青少年。病原体从伤口进入,潜伏 14d 左右,局部皮肤出现脓疱,有发热、厌食、肌痛和脾肿大等。常合并结膜炎伴耳前淋巴结肿大,为“猫抓病”的重要特征之一。还可引起免疫功能低下者患杆菌性血管瘤-杆菌性紫癜,主要表现为皮肤损害和内脏小血管壁增生。预防办法主要是对宠物定期检疫,治疗感染动物。被宠物咬伤或抓伤要消毒。感染后常用环丙沙星、红霉素和利福平等治疗。

二、弗朗西丝菌属（Francisella）

弗朗西丝菌属包括蜃楼弗朗西丝菌和土拉热弗朗西丝菌两个种,前者过去称蜃楼耶氏菌,发现于水环境,仅对免疫抑制患者致病。土拉热弗朗西丝菌有四个亚种,其中土拉热弗朗西丝菌图拉亚种与人类疾病有关系,是土拉热的病原体。该菌有多种形态,革兰氏染色阴性,可感染野兔、鼠类等野生动物以及家畜等。动物之间通过蜱、蚊、蚤、虱等吸血节肢动物传播,可通过多种途径传播给人,如直接接触患病的动物或被动物咬伤、节肢动物叮咬、食入污染食物,亦可通过呼吸道传播。人感染后潜伏期为 2~10d,发病较急,临床表现为发热、剧烈头疼、关节痛等,重者出现衰竭与休克。由于感染途径不同,临床有溃疡腺型、胃肠炎型、肺炎型和伤寒样型等。预防可用减毒活疫苗皮肤划痕接种,治疗选用链霉素或庆大霉素,也可用四环素类。

三、巴斯德菌属（Pasteurella）

巴斯德菌属细菌为革兰氏阴性、球杆状的细菌,常寄生于哺乳动物和鸟类上呼吸道和肠道黏膜上。对人类致病的主要是多杀巴氏菌,为革兰氏阴性球杆菌,常呈两极浓染,无鞭毛,无芽孢、有荚膜。营养要求较高,需在含血的培养基上生长,在血平板上形成白色、不溶血的半透明小菌落。

本菌属细菌为动物源性细菌,致病物质为荚膜与内毒素。可引起低等动物的败血症和鸡霍乱。人可通过接触染病的动物而感染,所致疾病有伤口感染、脓肿、肺部感染、脑膜炎、腹膜炎、关节炎等。

实验室检查应采取患者血液、痰液、脑脊液或脓液等直接涂片、染色、镜检,并接种血平板作分离培养。根据菌落特征和形态染色结果,再通过生化反应和血清学试验进行鉴定。治疗可选青霉素 G、四环素类或喹诺酮类药物。

案 例

患者男,40 岁。因发热、四肢乏力、多汗、浑身肌肉和关节酸疼到医院就诊。患者自诉已发热 5~6d,轻微咳嗽,无痰,服用感冒清热颗粒、复方氨酚烷胺等药物后症状未见明显减轻。患者家中饲养牛、羊等牲畜。查体:体温 38.5℃、可见颈部淋巴结肿大、肝脾肿大。血清虎红平板凝集试验(RBPT)阳性(++++)、试管凝集试验(SAT)阳性(1:200+++),血培养获得革兰氏阴性短小杆菌。根据病情描述,回答下列问题:

1. 该患者得了什么病? 由哪种病原体引起?
2. 其传播途径是什么?
3. 为何引起全身症状?

思 考 题

1. 试述布鲁菌引起波浪热的原因。
2. 炭疽杆菌和鼠疫杆菌为何可作为生物武器?

(赵英会)

其 他 细 菌

11章 数字内容

学 习 目 标

- 1. 掌握白喉棒状杆菌、百日咳鲍特菌、嗜肺军团菌、流感嗜血杆菌、铜绿假单胞菌及空肠弯曲菌所致疾病和防治原则。
- 2. 熟悉白喉棒状杆菌、百日咳鲍特菌、嗜肺军团菌、流感嗜血杆菌、铜绿假单胞菌的致病条件和检查方法。
- 3. 了解白喉棒状杆菌、百日咳鲍特菌、嗜肺军团菌、流感嗜血杆菌、铜绿假单胞菌及空肠弯曲菌的生物学性状。

与医学相关其他细菌主要介绍以呼吸道感染为传播途径的一群细菌,包括白喉棒状杆菌、百日咳杆菌、嗜肺军团菌、流感嗜血杆菌,以及条件致病菌铜绿假单胞菌和引起消化道感染的弯曲杆菌等。

第一节 棒状杆菌属

棒状杆菌属中常引起人类感染的是白喉棒状杆菌(*C. diphtheriae*),俗称白喉杆菌,是人类白喉的病原体,因患者咽喉部常出现灰白色假膜而得名。

一、生物学性状

菌体细长微弯、一端或两端膨大呈棒状,排列呈 V、L、Y 等字母形状。革兰氏阳性,无荚膜、无鞭毛,不产生芽孢。以 Albert 或 Neisser 染色法染色后,菌体内出现着色较深的异染颗粒(图 11-1)。需氧或兼性厌氧,在含凝固血清的吕氏培养基上生长迅速,形成细小、灰白的圆形菌落,菌体形态典型、异染颗粒明显。在含亚碲酸钾的血平板上可因碲元素被还原而呈黑色菌落,同时依据菌落形态特征不同区分为重型、轻型和中间型,对流行病学分析有一定意义。

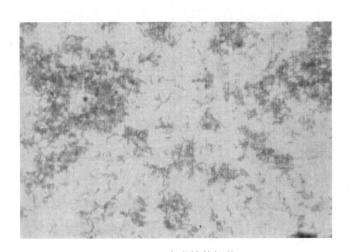

图 11-1　白喉棒状杆菌

该菌对湿热敏感,100℃ 1min 或 58℃ 10min 即被杀死,对一般消毒剂敏感,但对干燥、寒冷和日光抵抗力强,在儿童衣物和玩具等物品中可存活数日至数周。

二、致病性与免疫性

白喉棒状杆菌的主要致病物质是白喉毒素,此外还有索状因子和 K 抗原。白喉毒素由 β-棒状杆菌噬菌体的外毒素基因(*tox*)编码,需与宿主菌染色体整合后才能产生,因此只有携带 β-棒状杆菌噬菌体毒素基因的溶原性白喉棒状杆菌才能产生白喉毒素。白喉毒素的免疫原性和毒性均较强,由 A、B 两个肽链组成,A 链是毒性功能区,能抑制易感细胞蛋白质的合成;B 链无毒性,可与心肌细胞和神经细胞表面受体相结合,协助 A 链进入易感细胞内。当 A 链进入细胞后可使肽链延伸因子 2(elongation factor 2,EF-2)失活,阻断蛋白质合成,导致细胞功能障碍。

白喉棒状杆菌主要经飞沫和污染物品直接接触传播,引起人类白喉,患者和带菌者是主要传染源,1~5 岁的儿童发病率极高。细菌在上呼吸道黏膜表面生长繁殖产生毒素,引起局部炎症和全身中毒症状。感染局部的炎症细胞、黏膜坏死组织和菌体以及渗出的纤维蛋白可形成灰白色假膜,以咽白喉多见,喉白喉次之,气管和鼻白喉少见。假膜可因局部黏膜水肿而脱落,引起呼吸道阻塞。假膜脱落导致窒息是白喉早期致死的主要原因。白喉棒状杆菌仅在鼻腔、咽喉等局部生长繁殖,一般不侵入血流,但

Note:

其分泌的外毒素可入血并与心肌细胞、外周神经及肾上腺组织细胞相结合,引起心肌炎、软腭麻痹、吞咽困难和肾上腺功能障碍等。约 2/3 患者在病后 2~3 周发生心肌受损,是白喉晚期致死的主要原因。

白喉的免疫主要靠抗毒素的中和作用,阻止白喉毒素与易感细胞结合,使毒素不能进入细胞发挥毒性作用。感染、预防接种后均可获得特异性免疫。新生儿可从母体获得被动免疫,出生后这种被动免疫逐渐消失,1~5 岁儿童为白喉易感人群。

三、微生物学检查法

包括细菌学检查和细菌毒力测定。用无菌棉拭子取鼻腔和咽喉病变部位标本或假膜及其边缘分泌物,直接涂片革兰氏染色、亚甲蓝染色或 Albert 染色后镜检,根据细菌典型形态、排列方式和异染颗粒等特征,结合临床症状体征可做出初步诊断。毒力测定是鉴别产毒白喉棒状杆菌与其他棒状杆菌的重要方法,包括通过豚鼠体内中和试验测定毒力的体内法,以及应用 Elek 平板毒力试验和对流免疫电泳、SPA 协同凝集试验的体外法。

四、防治原则及护理要点

(一)防治措施

预防白喉的主要措施是注射白喉类毒素,目前我国常使用白喉类毒素、破伤风类毒素和百日咳疫苗三联疫苗(DTP 联合疫苗)进行人工主动免疫,效果良好,可显著降低人群发病率和死亡率。对密切接触白喉患者的易感者应立即肌内注射白喉抗毒素 1 000~3 000U 进行紧急预防,同时注射白喉类毒素。治疗白喉患者须早期、足量使用白喉抗毒素,注射前应作皮肤试验,阳性者可采取少量多次脱敏注射法。同时,应配合敏感抗生素如青霉素、红霉素等进行抗菌治疗。

(二)护理要点

急性期给予高热量和易消化流食或半流食,注意补充维生素 B 和维生素 C。每天需用生理盐水或过氧化氢溶液清洗口腔;忌擦抹假膜,防止黏膜出血。心肌炎患者需严格卧床休息,注意饮食不可过饱,保持大便通畅。

第二节 鲍 特 菌 属

鲍特菌属常引起人类感染的是百日咳鲍特菌(*B. pertussis*),俗称百日咳杆菌,是人类百日咳的病原体。人类是百日咳鲍特菌的唯一宿主。

一、生物学性状

百日咳鲍特菌为需氧型革兰氏阴性小球杆菌,无鞭毛,不形成芽孢,有毒菌株有荚膜和菌毛。该菌营养要求高,初次分离用含甘油、马铃薯和血液的鲍-金(Bordet-Gengou)培养基。最适 pH 6.8~7.0,35~37℃培养 3~5d 可形成细小光滑、有珠光色泽的菌落,周围有不清晰的溶血环。不分解糖类、不利用枸橼酸、不分解尿素,氧化酶阳性、触酶阳性。该菌常发生菌落变异,新分离菌株为 S 型,有荚膜、毒力强,称为 I 相菌;人工培养后可形成 R 型,无荚膜和毒力;同时其形态、溶血性和毒力等亦随之变异,即Ⅳ相菌。Ⅱ、Ⅲ相为过渡相。该菌抵抗力弱,56℃ 30min 可被杀死,干燥尘埃中可存活 3d。

二、致病性与免疫性

百日咳鲍特菌不侵入血流,主要造成局部组织损伤,致病物质包括菌毛、荚膜和多种毒素(包括百日咳毒素、腺苷酸环化酶毒素、气管细胞毒素和皮肤坏死毒素等)。传染源为早期患者和带菌者,儿童易感,通过飞沫传播。细菌首先附着于纤毛上皮细胞,在局部繁殖并产生毒素,引起炎症和坏死。当上皮细胞纤毛运动受抑制或破坏,黏稠分泌物增多而不能及时排出时,导致剧烈咳嗽。百日咳的潜伏

Note:

期为 7~10d,临床病程可分为三期:①卡他期:类似普通感冒,持续 1~2 周,传染性强;②痉咳期:出现阵发性痉挛性咳嗽,常伴吸气吼声(鸡鸣样吼声),伴呕吐、呼吸困难和发绀;③恢复期:阵咳次数减少至消失,持续 2~3 周后咳嗽好转痊愈。因病程较长,如未经治疗,咳嗽症状持续时间长,故名"百日咳"。病后免疫力持久,再感染少见,新生儿对该菌敏感。目前认为局部黏膜免疫起主要保护作用。

三、微生物学检查法

取卡他期鼻咽拭子或鼻腔洗液在鲍-金培养基上分离培养,通过菌落特征和染色镜检、生化反应进行鉴定。快速诊断可采用免疫荧光法检测抗原和 ELISA 法进行血清学诊断。

四、防治原则及护理要点

(一) 防治措施

目前应用的百日咳疫苗包括全细胞百日咳(死)疫苗(wP)和仅含抗原的无细胞疫苗(aP)两种,aP 的不良反应率较低。我国主要采用 I 相百日咳无细胞疫苗与白喉类毒素、破伤风类毒素制成三联疫苗(DTP)进行预防,效果良好。治疗首选红霉素、氨苄西林等。

(二) 护理要点

发现百日咳患儿,要及时隔离 4~6 周,居室消毒通风。防止不良刺激,如风、烟、劳累、精神紧张等。保持居室内空气新鲜,常晒太阳,注意保暖,避免灰尘和不良气味,以免刺激患儿痉咳发作。患儿痉咳时,协助侧卧或坐起,轻拍背部,按压腹部或使用腹带包腹,以减轻因腹肌扩张所引起的腹痛,并有助于痰液排出。应给患儿富有营养、易于消化的饮食,多吃富含维生素的水果和蔬菜,避免辛辣、生冷食物。一般在痉咳后进食为宜,食物温度要适宜。患儿呕吐时要把头转向一侧,最好抱起或坐起,以免呕吐物呛入气管,呕吐后要及时漱口。婴幼儿要清洗口腔,喂饮白开水也可达到清洁口腔的目的,以免发生口腔溃疡。注意观察病情,及早发现并发症。禁忌关门闭户、空气不畅和烟尘刺激;禁忌卧床不动,饮食过饱。

第三节　军 团 菌 属

军团菌属中引起人类感染的主要为嗜肺军团菌(*L. pneumophila*)。1976 年 7 月,在美国费城召开的一次退伍军人大会期间,突然暴发流行一种原因不明的肺炎,当时称为军团病。后从死者肺组织中分离出一种新的革兰氏阴性杆菌,命名为军团菌。1984 年,该菌被正式命名为军团菌属,此后在全球许多国家均有军团病的发生。我国于 1982 年首次报道该菌的感染,至今已有十余起暴发流行。本属细菌现有 50 个种、70 个血清型,其中对人体致病的主要为嗜肺军团菌。该菌广泛存在于自然界淡水、土壤和人工管道人体中,通过污染空气经呼吸道引起军团病,也可引起医院感染。

一、生物学性状

嗜肺军团菌为革兰氏阴性杆菌,不易着色,菌体形态易变,在组织中呈短杆状,在人工培养机上呈长丝状或多形性。吉姆萨染色染成红色或 Dieterle 染色染成黑褐色。有鞭毛、菌毛和微荚膜,不形成芽孢。该菌为专性需氧菌,2.5%~5% 二氧化碳可促进生长,最适温度为 35℃。最适 pH 6.4~7.2,兼性胞内寄生。营养要求高,生长需要 L-半胱氨酸、甲硫氨酸等。在活性炭-酵母浸出液琼脂培养基(buffer carbo yeast extract agar,BCYE)上,3~5d 可形成 1~2mm、灰白色有光泽的 S 型菌落;若加入 0.1g/L 溴甲酚紫则菌落呈浅绿色。该菌不发酵糖类,可液化明胶,触酶阳性,氧化酶阳性或弱阳性,不分解尿素,硝酸盐还原实验阴性。

该菌抵抗力强,可在 36~70℃ 热水及下水道中生存,适宜的环境中可较长时间生存。它可以与常见的原虫、微生物形成共生关系,对化学消毒剂、干燥、紫外线较敏感。

Note:

二、致病性与免疫性

致病物质主要包括菌毛、微荚膜、外膜蛋白、多种酶类、毒素和溶血素。该菌可通过菌毛和外膜蛋白黏附于肺泡上皮细胞、巨噬细胞等靶细胞,进入靶细胞后在吞噬体内生长繁殖,抑制吞噬体与溶酶体融合,分泌细胞毒素、溶血素等引起肺组织损伤。

嗜肺军团菌可引起军团病和医院感染,多流行于夏秋季节。临床上有三种感染类型,即流感型、肺炎型和肺外感染型。流感型表现为发热、头痛、肌肉酸痛等症状,无肺炎症状,持续 3~5d 可缓解,预后良好。肺炎型亦称军团病,起病急骤、以肺炎症状为主、伴有多器官损害,患者出现高热、寒战、头痛、肌肉痛、干咳,后出现咳痰咳血,常伴有中枢神经系统和消化系统病变,病死率可达 15%~20%。肺外感染型为继发性感染,可出现脑、肾、肝等多脏器感染症状。

嗜肺军团菌是兼性胞内寄生菌,细胞免疫在机体抗菌感染过程中起重要作用,由细胞因子活化的单核细胞可抑制胞内细菌的生长繁殖。

三、微生物学检查法与防治原则

采集下呼吸道分泌物、肺活检组织或胸腔积液等标本进行细菌学检查,可用 BCYE 培养基分离细菌,再依据培养特性、菌落特征、生化反应进行鉴定。可用直接荧光试验、酶联免疫吸附法(ELISA)、放射免疫法(RIA)及乳胶凝集试验检测该菌特异性抗原,或以 PCR 技术检查该菌核酸进行快速诊断。目前尚无该菌特异性疫苗,因此需加强自然水源管理以及医院冷凝水系统、人工输水管道设施的消毒处理,防止军团菌污染空气和水源。治疗可首选红霉素。

第四节 嗜血杆菌属

嗜血杆菌属中常引起感染的是流感嗜血杆菌(*H. influenzae*),俗称流感杆菌,因曾被误认为流行性感冒的病原体而得名。流感嗜血杆菌是寄居于人类上呼吸道的条件致病菌,既是流行性感冒时继发感染的常见细菌,也可引起小儿鼻咽炎、化脓性中耳炎和急性脑膜炎等原发性感染。

一、生物学性状

革兰氏阴性短小杆菌,大小为$(0.3\sim0.4)\mu m \times (1.0\sim1.5)\mu m$,两端钝圆。在陈旧培养物中呈多形性,有长杆状或丝状体。本菌无鞭毛、不形成芽孢,多数有菌毛。有毒菌株在含脑心浸液的血琼脂培养基上生长 6~18h 后形成明显的荚膜,而上呼吸道正常菌群中的绝大多数流感嗜血杆菌没有荚膜。

需氧或兼性厌氧,培养较困难,最适生长温度为 35~37℃。由于该菌氧化还原酶系统不完善,生长时需要"X"和"V"两种生长辅助因子。流感嗜血杆菌在巧克力色血平板上生长良好。该菌在培养 18~24h 后可长出无色、透明似露珠的微小菌落,48h 后形成灰白色较大的菌落、呈透明圆形。如流感嗜血杆菌和金黄色葡萄球菌在同一巧克力琼脂平皿上培养,由于金黄色葡萄球菌能合成较多的"V"因子,并弥散到培养基里,可促进流感嗜血杆菌的生长,故在金黄色葡萄球菌菌落周围生长的流感嗜血杆菌菌落较大,距离金黄色葡萄球菌菌落越远的流感嗜血杆菌菌落越小,此现象称为"卫星现象(satellite phenomenon)"。这一现象有助于流感嗜血杆菌的鉴定。流感嗜血杆菌可分解葡萄糖、蔗糖,不发酵乳糖、甘露醇,一般粗糙型菌株比有荚膜菌株分解糖的能力强。

抗原主要包括荚膜多糖抗原和菌体抗原。根据荚膜多糖抗原成分的不同,可以将流感嗜血杆菌分成 a、b、c、d、e、f 6 个血清型。其中 b 型对婴幼儿的致病性最强,且最常见,f 型次之。流感嗜血杆菌抵抗力较弱,对干燥和热均较敏感,56℃加热 30min 即被杀死。在干燥痰液中 48h 内即可死亡。对常见消毒剂也较敏感。

二、致病性与免疫性

流感嗜血杆菌寄居于正常人上呼吸道,全年均有发病,但以冬春两季多见。在机体免疫力下降时可沿呼吸道下行引起气管炎、肺炎,或侵入血液引起菌血症,以及透过血脑屏障引起细菌性脑膜炎。以4~18个月儿童发病率最高,每年全球由流感嗜血杆菌引发的严重病例超过300万例,死亡40~70万例。

该菌主要致病物质为荚膜、菌毛、IgA蛋白酶和脂多糖等。荚膜是主要的毒力因子,具有抗吞噬作用;菌毛可黏附、定植于细胞;IgA蛋白酶可水解SIgA并降低黏膜局部免疫力。该菌的脂多糖结构不典型,其外膜糖脂含有短链分枝状聚糖组分,称为脂寡糖(LOS),能协助细菌黏附于呼吸道纤毛细胞。LOS与人体细胞膜鞘糖脂成分相类似,可逃避人体免疫细胞的识别。

该菌可导致原发感染和继发感染。原发感染多为急性化脓性感染,以小儿为主,如化脓性脑膜炎、咽喉炎、鼻咽炎、心包炎和关节炎等,严重者可引发菌血症。继发感染多由呼吸道暂居的无荚膜菌株引起,以成人为主,常继发于流行性感冒、百日咳、麻疹和结核病等,临床表现为慢性支气管炎、鼻窦炎和中耳炎等。

知 识 拓 展

流感嗜血杆菌与生物膜

流感嗜血杆菌引起的慢性感染多与其生物膜的形成密切相关,如慢性阻塞性肺疾病、肺囊性纤维化、慢性鼻-鼻窦炎、儿童分泌性中耳炎、儿童增殖体肥大等。细菌生物膜可以被形容为细菌被包埋在一层由糖分和蛋白质构成的厚厚的、黏性的屏障中。流感嗜血杆菌菌毛作为黏附因子参与其生物膜的形成,在黏附阶段发挥着重要作用。脂寡糖作为流感嗜血杆菌表面的一种特殊的黏附素,对于生物膜的成熟和稳定起着重要的作用。流感嗜血杆菌中存在多种黏附蛋白,如Haps蛋白可促使细菌的聚集和微菌落的形成,介导微菌落与宿主细胞的黏附,可能参与生物膜的形成。

体液免疫在抗流感嗜血杆菌感染中起主要作用。出生3个月内婴儿可从母体中获得血清抗体,因此较少感染流感嗜血杆菌。荚膜多糖特异性抗体对机体有保护作用,可促进吞噬细胞吞噬细菌,同时可通过经典途径激活补体发挥溶菌作用。菌体外膜蛋白抗体可促进补体介导的调理作用。

三、微生物学检查

根据临床具体症状采集相应标本,如痰、鼻咽分泌物、脑脊液、脓汁、血液及关节液等,直接涂片染色镜检。有些标本如痰可能伴有大量杂菌生长,对流感嗜血杆菌的分离培养影响较大。若在巧克力色琼脂平板内加入该菌可耐受的抗生素,可提高本菌的分离率。

将待检标本接种于巧克力色琼脂平板或含脑心浸液的血琼脂,35~37℃培养24~48h,根据培养特征、菌落形态、卫星现象、生化反应和荚膜肿胀试验进行鉴定。乳胶凝集试验鉴定b型抗原是最常用的免疫学方法,可对体液或脓汁中的b型抗原进行快速诊断。此外,酶联免疫法、免疫荧光法或荚膜肿胀试验亦可获得较高的阳性结果。目前常采用PCR技术或DNA杂交法检测待检标本中的流感嗜血杆菌基因组DNA。

四、防治原则

预防接种b型流感嗜血杆菌荚膜多糖疫苗具有良好的免疫保护效果,有报道称有效保护率可达93%。也有的国家和地区将b型荚膜多糖疫苗与白喉(或破伤风)类毒素或脑膜炎球菌菌外蛋白制成联合疫苗,用于特异性预防。

Note:

治疗可选用广谱抗生素(如氨苄西林)或磺胺类药物,但超过 25% 菌株通过质粒传递作用产生 β-内酰胺酶导致耐药性产生。临床常用药物为头孢菌素、氯霉素、氟喹诺酮类药物和红霉素等。晚期化脓性脑膜炎常表现为硬脑膜下积液,需外科引流,选用能通过血脑屏障且在脑脊液中可达到有效治疗浓度的药物,如氯霉素、头孢噻肟和头孢曲松等。

第五节 假单胞菌属

假单胞菌属与人类关系密切的主要有铜绿假单胞菌(*P. aeruginosa*),该菌 1882 年由 Gessard 首先从患者的脓液中分离出来,因其生长过程中形成绿色水溶性色素,使感染形成的脓汁或敷料被染成绿色故得名绿脓杆菌。铜绿假单胞菌是一种常见的条件致病菌,广泛分布于自然界、人与动物体表和肠道、医院内的潮湿环境(如厕所、水槽、透析装置、各种导管和内镜等处),免疫力低下者和住院患者检出率高,是医院感染的常见病原菌之一。

一、生物学性状

为革兰氏阴性杆菌,一般约为 $(0.5 \sim 1.0)$ μm×$(1.5 \sim 3.0)$ μm 大小的直或微弯小杆菌。一端有 1~3 根鞭毛,运动活泼。不形成芽孢,有荚膜。临床分离的菌株常有菌毛。

专性需氧,普通培养基生长良好,最适生长温度为 35℃,在 4℃ 不生长而 42℃ 生长是铜绿假单胞菌的一个特点,最适产毒温度为 26℃。菌落扁平湿润,大小不一,边缘不整齐,常呈相互融合状态。pH 5~7 范围内生长良好,有自溶现象。可产生带荧光的水溶性色素,如青脓素、绿脓色素,使培养基呈亮绿色,此特征可用于本菌的鉴别和分型。血琼脂平板上生长的菌落较大,有金属光泽和生姜气味,菌落周围形成透明溶血环。在液体培养基中呈混浊生长,并在液体培养基表面形成菌膜,菌液上层呈绿色。

铜绿假单胞菌可分解蛋白质,可分解葡萄糖、木胶糖,产酸不产气。不分解甘露醇、麦芽糖、乳糖或蔗糖。能利用枸橼酸盐、分解尿素。氧化酶阳性,不形成吲哚。

抵抗力较其他革兰氏阴性菌强。潮湿环境中能存活较长时间。对干燥、紫外线、多种抗生素(如青霉素 G、第一和第二代头孢菌素、红霉素、万古霉素、部分氨基糖苷类等)及化学消毒剂(如醛类、汞类和表面活性剂等)有天然抗性或耐药性;耐热,56℃ 1h 才可杀死细菌。

二、致病性与免疫性

(一)致病物质

铜绿假单胞菌主要致病物质为内毒素,此外还包括菌毛、荚膜、胞外酶、外毒素等多种致病因子(表 11-1)。

表 11-1 铜绿假单胞菌的致病物质

致病物质		生物学活性
菌体结构	菌毛	黏附宿主细胞
	荚膜多糖	抗吞噬
毒素	内毒素	致发热、休克、DIC 等
	外毒素 A	抑制蛋白质合成
	细胞溶解毒素	损伤组织、细胞
蛋白水解酶	胞外酶 S	抑制蛋白质合成
	弹性蛋白酶	降解弹性蛋白,损伤血管
	碱性蛋白酶、磷酸酯酶 C	损伤组织、抗补体、灭活 IgG、抑制中性粒细胞损伤组织

（二）所致疾病

本菌广泛存在于人体肠道、呼吸道及皮肤等，为条件致病菌，对健康人一般不致病，但对免疫功能低下的人容易引发严重感染，是医院内感染的主要细菌之一。患者机体局部或全身免疫力下降或接受某些诊疗措施等均可引起感染，其感染多见于皮肤黏膜受损部位，如烧伤、创伤或手术切口、人工机械辅助通气、留置导尿管、内镜检查等，表现为局部化脓性感染，亦可引起中耳炎、角膜炎、脓胸、泌尿道感染以及菌血症、败血症、婴儿严重的流行性腹泻等。长期化疗、继发性免疫缺陷病患者或使用免疫抑制剂者常感染此菌。

铜绿假单胞菌感染在医院感染中占 10%。在某些特殊环境，如烧伤和肿瘤病房、各种导管和内镜检查室内，铜绿假单胞菌感染可高达 30%。

铜绿假单胞菌为胞外寄生菌，以体液免疫为主。中性粒细胞的吞噬作用在抗铜绿假单胞菌感染免疫中发挥重要作用。感染后机体产生的特异性抗体主要是 SIgA，发挥黏膜表面免疫作用，同时也有一定的抗感染作用。

三、微生物学检查法和防治原则

根据病变部位和检查目的选取不同标本：炎症分泌物、血液、脓液、脑脊液等；医院病区或手术室的物品、医疗器械等。将标本接种于血琼脂平板，培养后根据其菌落特征、色素及生化反应予以鉴定。血清学、绿脓菌素及噬菌体分型可用于流行病学调查、医院内感染追踪等。

铜绿假单胞菌可由各种途径传播，主要通过污染医疗器械设备及带菌人员引起医源性感染。因此，对于铜绿假单胞菌感染的预防，医护人员要加强无菌观念，加强医用仪器的消毒灭菌，对烧伤病房、手术器械及治疗进行严格消毒，切断传播途径，防止医院感染。目前已研制出多种铜绿假单胞菌疫苗。因铜绿假单胞菌对一些抗生素有抵抗力，治疗时应合理选择有效抗生素，可选用庆大霉素、多黏菌素 B 等。

第六节　弯曲菌属

弯曲菌属（Campylobacter）是一类呈弯曲状的革兰氏阴性细菌，对人致病的有空肠弯曲菌、结肠弯曲菌和胎儿弯曲菌等，其中空肠弯曲菌（C. jejuni）感染比较常见，主要导致胃肠炎、肠道外感染。

一、生物学性状

菌体形态细长，两端尖，大多呈弧形、螺旋形、S 形或海鸥状，单个或 3~5 个成串排列，一端或两端有单鞭毛，运动活泼，能做快速直线或螺旋状运动，不形成芽孢、无荚膜，革兰氏染色呈阴性。微需氧，营养要求高，在 $5\%O_2$、$10\%CO_2$ 和 $85\%N_2$ 的环境中生长，最适宜温度为 42℃，血平板上初次分离出两种特征菌落，①第一型菌落：灰色、扁平、湿润、有光泽，边缘不规则，沿接种线蔓延生长；②第二型菌落：常呈分散凸起的单个菌落，边缘整齐，半透明，有光泽，中心稍深；两型均不溶血。

生化反应不活泼，不发酵糖类，不液化明胶，不分解尿素。还原硝酸盐，产生硫化氢，氧化酶阳性，马尿酸盐水解试验阳性。根据 O 抗原，空肠弯曲菌可分为 42 个血清型。抵抗力较弱，对干燥，直射日光敏感，容易被弱消毒剂杀灭，培养物干燥环境中仅存活 3h，置于冰箱中很快死亡，室温可存活 2~24 周，56℃ 5min 被杀死。

二、致病性和免疫性

该菌致病性与其侵袭力、内毒素及外毒素有关。进入小肠的细菌在小肠上部借鞭毛侵袭运动到达肠黏膜上皮细胞表面，经菌毛定植于细胞。细菌生长繁殖释放外毒素，细菌裂解释放内毒素，引起炎症反应。

Note:

引起空肠弯曲菌肠炎,潜伏期一般为 3~5d,发病时临床表现头痛、不适、发热等全身症状及痉挛性腹痛、腹泻、大量血便或果酱样便。病程持续 5~8d,通常可自限。此外,人类的感染与感染剂量和宿主免疫状态亦有关。

感染空肠弯曲菌后 2~4 周可产生特异性 IgM 和 IgC 抗体,通过免疫调理和活化补体等作用,增强吞噬细胞的吞噬杀菌功能。肠分泌液中的分泌型 IgA 对鞭毛和菌毛等侵袭因子具有拮抗作用。

三、微生物学检查法

在排泄物中检查革兰氏染色阴性弧形或海鸥状弯曲菌,或用悬滴法发现呈鱼群样螺旋式运动的细菌。待检的粪便和食物标本接种于含多黏菌素 B 和万古霉素的选择性培养基,37℃微需氧环境中培养 48h,挑选可疑菌落,用马尿酸水解试验、醋酸吲哚酚水解试验等生化反应进行鉴定。血液标本为提高检出率可增菌后转种于选择分离培养基。

发病 1 周后,血清内出现 IgM 抗体,如抗体效价不高,须采取双份血清检测,以效价增高 4 倍作为诊断依据。PCR 可快速检测粪便及血液中空肠弯曲菌特定 DNA,用地高辛标记的空肠弯曲菌特异性寡核苷酸的斑点杂交试验也可用于感染快速诊断。

四、防治原则

粪-口途径是空肠弯曲杆菌主要的传播途径,空肠弯曲菌最重要的传染源是感染动物,做好"三管",即管水、管粪、管污染食物是防止空肠弯曲菌传播的有力措施,切断传播途径将会有效减少空肠弯曲菌的感染。治疗可用红霉素、氨基糖苷类抗生素、青霉素等。分子生物学和基因工程技术的发展为在分子水平探究空肠弯曲菌的致病机制,为研制高效疫苗开辟了广阔的前景。目前动物实验证实正在研究的减毒活菌苗有一定的免疫保护作用。

第七节　其 他 菌 属

一、肺炎克雷伯菌属（*Klebsiella*）

该属共有 7 个种,革兰氏阴性、球杆状、无鞭毛,多数菌株有菌毛。与其他肠杆菌科的细菌相比,最显著的特点是有较厚的多糖荚膜,在普通培养基上能生长,呈较大的黏液型菌落,相互融合,以接种环挑之易拉成丝,此特征有助于鉴别。其中肺炎克雷伯菌肺炎亚种（*K. pneumoniae ssp. Pneumoniae*）俗称肺炎杆菌,是最常见的分离菌种,亦是本属中最重要的致病菌。

肺炎克雷伯菌肺炎亚种广泛分布于自然界以及人和动物肠道、呼吸道及泌尿生殖道,当机体免疫力下降或长期大量使用抗生素导致菌群失调时可引起感染,易感者为年老体弱者和新生儿、糖尿病和肿瘤患者、经外科途径感染者。常见感染为肺炎、支气管炎、泌尿道和创伤感染,严重者可引发败血症、脑膜炎、腹膜炎等,发病率和病死率均较高。该菌引发肺炎病情严重、肺脓肿和脓胸发生率高、常导致肺叶或肺段实变,是医院获得性肺炎（hospital acquired pneumonia,HAP）的常见致病菌,已成为仅次于大肠埃希菌的第二大条件致病菌。

治疗的关键是及早使用有效的抗生素,大多数肺炎克雷伯菌对氨基糖苷类抗生素（如庆大霉素、阿米卡星等）和头孢菌素较为敏感,氯霉素和多黏菌素亦有一定疗效。近年来由于抗菌药物的广泛使用,该菌耐药性尤其是多重耐药性普遍存在,如产超广谱 β 内酰胺酶（ESBL）和产碳青霉烯酶（KPC）的菌株在逐年增加。应在早期诊断、有效治疗和预防肺炎克雷伯菌感染方面予以重视。

二、弧菌属（*Vibrio*）

弧菌属中除了霍乱弧菌和副溶血弧菌引起人类消化道感染外,还有创伤弧菌（*V. vulnificus*）,也称海洋弧菌,常寄生于软体动物和贝壳动物,是常见的海洋致病菌之一。常通过伤口感染,若食用了遭污染的海鲜,也有引发肠胃炎的可能,病例多发生于临海的国家和地区。该菌菌体短小,直杆状或弯曲弧状,革兰氏阴性,单鞭毛。营养要求不高,最适合生长温度 30℃。兼性厌氧,具有嗜盐性,可在 0.5%NaCl 及 3%NaCl 的蛋白胨水中生长,在含 6%NaCl 的蛋白胨水中生长良好。

经伤口的感染多半很轻微,但在高风险的易感人群感染发展迅速,最快接触后 4h 即可出现肿胀、疼痛等症状,引发蜂窝织炎、肌炎、肌膜炎、骨髓炎,引起溃烂,皮肤肌肉坏疽,如 3d 内没有得到抗生素治疗,死亡率可达 100%。经口感染时,引起呕吐、发热、腹泻、低血压等,可迅速导致菌血症或败血症,48h 内发展成感染性休克,进而引发多脏器功能性衰竭,若不及时治疗,死亡率亦高达 100%。

一般使用抗生素治疗,若短时间内没有效果,则须切除溃烂部分。在海边活动时一定要做好保护措施;处理海鲜时应戴手套,以防止扎伤。建议海产品要煮熟食用,因高温可杀死创伤弧菌。

案 例

患者,4 岁,男,患有囊性纤维病,因金黄色葡萄球菌反复感染肺部,出现喘息、咯痰、发热、呼吸急促和严重性的腹泻而入院。检查发现患者支气管扩张,肺膨胀不全并伴有肺部纤维化。细菌培养:革兰氏阴性杆菌;生化反应:氧化酶阳性;动力阳性;产生带绿色荧光的水溶性色素。根据病情描述,回答下列问题:

1. 该病例由哪种病原体感染引起?
2. 该菌在哪些条件下引起致病?
3. 怎样预防该菌的感染?

思 考 题

1. 临床上应怎样预防条件致病菌感染?
2. 有人认为别人的孩子注射了白喉和百日咳疫苗,而自己的孩子就可以不注射。这种看法对吗?为什么?

(赵英会)

NURSING

第十二章

其他原核细胞型微生物

12章　数字内容

学习目标

1. 掌握放线菌、支原体、立克次体、衣原体、螺旋体的基本概念及主要种类；重要常见病原体的致病性、防治原则及护理要点。
2. 熟悉放线菌、支原体、立克次体、衣原体、螺旋体的主要生物学性状和免疫性。
3. 了解放线菌、支原体、立克次体、衣原体、螺旋体的微生物学检查法。

其他原核细胞型微生物包括放线菌、支原体、立克次体、衣原体、螺旋体等,由于其结构和组成与细菌相似,故从分类学角度上,将它们列入广义的细菌范畴。

第一节　放线菌属与诺卡菌属

放线菌(Actinomycetes)是一类丝状或链状、呈分枝生长、革兰氏染色阳性的原核细胞型微生物,因菌丝呈放射状而得名。放线菌具有菌丝和孢子,其镜下形态及在固体培养基上的生长状态与真菌相似,而结构和化学组成与细菌相同。放线菌广泛分布于自然界,大多为腐生菌,与人类关系十分密切。目前广泛使用的抗生素约 70% 由放线菌产生,如红霉素、链霉素与卡那霉素等。放线菌种类繁多,多数不致病,致病性放线菌主要为放线菌属和诺卡菌属中的菌群。放线菌属为人体正常菌群,可引起内源性感染;诺卡菌属为腐物寄生菌,广泛分布于土壤中,可引起外源性感染。放线菌属与诺卡菌属的比较见表 12-1。

表 12-1　放线菌属与诺卡菌属的比较

特征	主要致病性放线菌	主要致病性诺卡菌
革兰氏染色	阳性	阳性
抗酸性	无抗酸性	弱抗酸性
需氧性	厌氧或微需氧	专性需氧
分布	寄生于人和动物口腔、上呼吸道、胃肠道、泌尿生殖道等与外界相通腔道	存在于土壤等自然环境中,多为腐生菌
感染性	引起内源性感染	引起外源性感染
代表菌种	衣氏放线菌(致病性最强)、牛型放线菌、内氏放线菌、黏液放线菌、龋齿放线菌	星形诺卡菌(致病性最强)、巴西诺卡菌、鼻疽诺卡菌

一、放线菌属

放线菌属(Actinomyces)正常寄居在人和动物口腔、上呼吸道、胃肠道和泌尿生殖道等部位,可引起内源性感染。常见的致病性放线菌有衣氏放线菌(A. israelii)、牛型放线菌(A. bovis)、内氏放线菌(A. naeslundii)、黏液放线菌(A. viscous)及龋齿放线菌(A. odontolyticus)等,其中对人致病性较强的是衣氏放线菌。

（一）生物学性状

放线菌属为革兰氏阳性、非抗酸性丝状菌,常形成分枝状无隔菌丝,有时断裂成链杆状或链球状。无芽孢,无荚膜,无鞭毛。

培养较困难,生长缓慢,厌氧或微需氧,初次分离加 5% CO_2 可促进其生长。在血琼脂平板上 37℃ 培养 4~6d 可形成灰白色或淡黄色、粗糙、不规则、不溶血的菌落;在脑心浸液琼脂培养基上,可形成表面粗糙的白色菌落。

在患者病灶组织和脓汁标本中,肉眼可见到黄色小颗粒,称为硫磺样颗粒(sulfur granule),是放线菌在组织中形成的菌落。压片后革兰氏染色,镜下观察可见放射状排列的菌丝,菌丝末端膨大呈棒状,形似菊花状(图 12-1)。

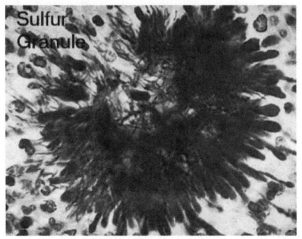

图 12-1　硫磺样颗粒压片镜检形态

（二）致病性与免疫性

放线菌为人体正常菌群,多存在于人体口腔、上呼吸道、胃肠道和泌尿生殖道等与外界相通的腔道中。当机体抵抗力降低、口腔卫生不良、拔牙、外伤或口腔黏膜受损时,可致内源性感染,引起放线菌病。放线菌病的主要特征为软组织的慢性或亚急性肉芽肿性炎症,病灶中心坏死、脓肿,若无继发感染则大多呈慢性无痛性过程,病变好发于面颈部,常伴有多发性瘘管形成,可排出硫磺样颗粒。

面颈部放线菌病约占放线菌病患者的60%,临床表现为面颈部肿胀,不断产生新结节、多发性脓肿与瘘管形成。放线菌还可引起脑膜炎与脑脓肿、腹部感染、盆腔感染、原发性皮肤放线菌病、龋齿与牙周炎等。

机体对放线菌的免疫主要依靠细胞免疫,体液免疫保护作用不强。

（三）微生物学检查法

主要是从患者的脓汁、痰液或组织切片中寻找硫磺样颗粒。将可疑硫磺样颗粒制成压片,革兰氏染色,显微镜下可观察到特征性的菊花状菌丝。必要时将硫磺样颗粒接种于血琼脂培养基等厌氧培养观察菌落特征,并通过革兰氏染色与抗酸染色镜检、生化反应进行鉴定。

（四）防治原则

注意口腔卫生,及时治疗口腔疾病。对患者的脓肿和瘘管应及时进行外科清创,同时使用青霉素、红霉素等抗生素足疗程治疗。

二、诺卡菌属

诺卡菌属(*Nocardia*)广泛分布于土壤和潮湿的生态环境中,不属于人体正常菌群,故不呈内源性感染。对人类致病的主要有星形诺卡菌(*N. asteroides*)、巴西诺卡菌(*N. brasiliensis*)和鼻疽诺卡菌(*N. farcinica*),其中星形诺卡菌的致病力最强,在我国最常见。

（一）生物学性状

诺卡菌属为革兰氏阳性杆菌,形态与放线菌属相似,有细长菌丝,但菌丝末端不膨大。部分诺卡菌属抗酸染色为弱阳性,但用1%盐酸酒精延长脱色时间即可变为抗酸阴性,据此可与结核分枝杆菌相鉴别。

专性需氧,营养要求不高,生长缓慢。在普通培养基或沙保弱琼脂培养基中需5~7d可见到大小不等、表面干燥、有皱褶或呈颗粒状的菌落,可产生橙红色、粉红色、黄色、紫色等不同色素。在液体培养基中表面形成菌膜,液体澄清。

（二）致病性与免疫性

诺卡菌病多为外源性感染,病原菌多经外伤进入皮肤或经呼吸道、消化道进入人体,然后局限于某一器官或组织,或经血液循环播散至脑、肾或其他器官,引起化脓感染。星形诺卡菌主要通过呼吸道进入人体(尤其是免疫力低下者),感染后可引起肺炎、肺脓肿,出现类似肺结核症状;若经皮肤创伤感染,可侵入皮下组织,引起慢性化脓性肉芽肿和瘘管形成。在病变组织或脓汁中可见黄、红或黑等色素颗粒。巴西诺卡菌可侵入皮下组织,引起慢性化脓性肉芽肿,表现为肿胀、脓肿及多发性瘘管,好发于足、腿部,又称为足分枝菌病(mycetoma)。

（三）微生物学检查法

主要是在脓液、痰等标本中检查黄、红或黑色颗粒状的诺卡菌菌落。将采集的各种标本涂片或压片后进行革兰氏染色和抗酸染色镜检,可见有革兰氏阳性与部分抗酸性分枝菌丝。分离培养可用沙保弱培养基或脑心浸液琼脂平板。

（四）防治原则

无特异预防方法。局部脓肿和瘘管治疗以手术清创为主,切除坏死组织。各种感染可选用敏感抗生素治疗,一般治疗时间不少于6周。

第二节 支 原 体

支原体（*Mycoplasma*）是一类无细胞壁、呈高度多形性、可通过细菌滤器、能在无生命培养基中生长繁殖的最小的原核细胞型微生物。由于在生长过程中能形成有分枝的长丝，故称为支原体。支原体在自然界分布广泛，对人类致病的支原体主要有肺炎支原体（*M. pneumoniae*）、人型支原体（*M. hominis*）、生殖支原体（*M. genitalium*）及嗜精子支原体（*M. spermatophilum*），条件致病性支原体主要有发酵支原体（*M. fermentans*）、穿透支原体（*M. penetrans*）、解脲脲原体（*Ureaplasma urealyticum*）等。

一、概述

（一）生物学性状

1. **形态与结构**　支原体大小一般为 0.3~0.5μm，无细胞壁，呈高度多形性，有球形、杆状、丝状和分枝状等，可通过细菌滤器。革兰氏染色阴性，但不易着色，常用吉姆萨染色法染成淡紫色。细胞膜分三层，中间层富含胆固醇，故凡能作用于胆固醇的物质均可引起支原体细胞膜的破坏而使其死亡。

2. **培养特性**　支原体营养要求比一般细菌高，培养基中需加入 10%~20% 人或动物血清以提供胆固醇与其他长链脂肪酸。兼性厌氧，适宜 pH 为 7.6~8.0，但解脲脲原体最适 pH 为 5.5~6.5。

支原体以二分裂方式繁殖为主，也见出芽、分节、断裂及分枝等方式繁殖。大多数支原体生长缓慢，在适宜条件下 3~4h 繁殖一代。在低琼脂固体培养基上 2~7d 后出现"油煎蛋"样菌落，中心致密隆起，向下长入培养基，周边为一层较薄而透明的颗粒区（图 12-2）。也可形成颗粒状的"桑葚样"菌落。在液体培养基中常以小颗粒形式沉于管底或黏于管壁，故生长后培养液澄清，一般不易见到浑浊。

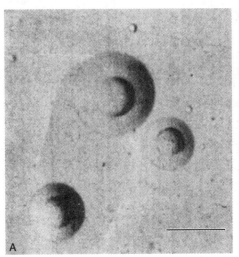
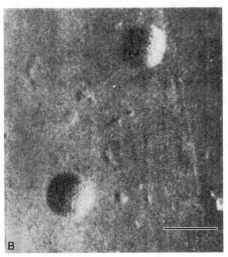

图 12-2　**肺炎支原体的菌落**
A. 传代"油煎蛋"样菌落；B. 原代菌落。

3. **抗原结构**　支原体抗原主要由细胞膜上的蛋白质与糖脂组成。各种支原体均有其特有的抗原结构，交叉较少，对鉴定支原体有重要意义。补体结合试验可检测糖脂类抗原，ELISA 试验可检测蛋白质类抗原。生长抑制试验（growth inhibition test, GIT）和代谢抑制试验（metabolic inhibition test, MIT）常用于支原体的鉴定和血清学分型。

4. **抵抗力**　支原体因无细胞壁，对理化因素的抵抗力比细菌弱，易被脂溶剂和常用消毒剂灭活，但对醋酸铊、结晶紫和亚碲酸钾的抵抗力大于细菌。

Note：

5. 支原体与细菌 L 型的区别 由于支原体与细菌 L 型均无细胞壁,二者在生物学性状上有许多相似之处,如无细胞壁、呈多形性、能通过细菌滤器、对低渗敏感、在固体培养基上形成"油煎蛋"样或颗粒状菌落。两者的主要区别在于细菌 L 型在脱离诱导因素后可恢复为原型菌,而支原体则是一种独立于细菌外的原核细胞型微生物,在遗传上与细菌无关。

（二）致病性与免疫性

1. 致病机制 支原体广泛存在于人、动物体内,大多不致病。对人致病的支原体主要通过以下机制引起细胞损伤:①黏附素:有些支原体(如肺炎支原体和生殖支原体等)具有黏附素,可黏附于宿主呼吸道或泌尿生殖道上皮细胞的黏蛋白受体上,导致宿主细胞损伤;②生物被膜:具有抗吞噬和形成多重耐药性作用;③毒性代谢产物:支原体生长过程中能产生神经毒素、磷脂酶 C、核酸酶、过氧化氢、超氧阴离子等毒性代谢产物,引起宿主黏膜上皮细胞或红细胞的病理损伤;④脂蛋白:能够激活 TLR2 受体,引起炎性因子表达进而导致组织损伤。另外,穿透支原体能黏附并侵入 CD4⁺T 淋巴细胞,引起免疫损伤。

支原体一般为表面感染,大多不侵入血液。不同支原体感染机体的部位不同,可引起不同类型疾病,主要为呼吸道与泌尿生殖道感染(表 12-2)。

表 12-2　人类常见致病性支原体的感染部位与所致疾病

支原体	感染部位	所致疾病
肺炎支原体	呼吸道	上呼吸道感染、原发性非典型性肺炎、支气管炎、肺外症状(如皮疹、心血管或神经系统症状)
人型支原体	呼吸道、生殖道	附睾炎、盆腔炎、产褥热、慢性羊膜炎、新生儿肺炎、脑炎、脑脓肿
生殖支原体	生殖道	尿道炎、宫颈炎、盆腔炎、子宫内膜炎、不育
嗜精子支原体	生殖道	不孕、不育
解脲脲原体	生殖道	非淋球菌性尿道炎,前列腺炎、附睾炎、阴道炎、宫颈炎、盆腔炎等
穿透支原体	生殖道	协同 HIV 致病
发酵支原体	呼吸道、生殖道	流感样疾病、肺炎、关节炎

2. 免疫性 人体感染支原体后可产生特异性细胞免疫与体液免疫。抗膜蛋白的抗体包括 IgM、IgG、sIgA,在抗支原体感染中起主要作用,特别是 sIgA 在局部黏膜表面阻止支原体感染中发挥重要作用。细胞免疫主要是特异性 CD4⁺Th1 细胞分泌细胞因子 IL-2、TNF-α、IFN-γ 与 GM-CSF,活化巨噬细胞以清除支原体的感染。免疫细胞在清除支原体的同时,释放大量炎症细胞因子,也可引起自身组织损伤。

二、主要致病性支原体

（一）肺炎支原体

1. 生物学性状 菌体大小为 0.2~0.3μm,呈高度多形性,可形成球形、球杆状、棒状、分枝状或丝状等形态。营养要求高,初次分离需接种于含足量血清与新鲜酵母浸液的培养基中,约 10d 可形成致密的微小菌落,多次传代后呈典型的"油煎蛋"样菌落。能发酵葡萄糖,产生过氧化氢,不能分解精氨酸与尿素,在血琼脂平板上能溶解豚鼠红细胞而呈 β 溶血现象。对醋酸铊、亚甲蓝、青霉素等不敏感。

2. 致病性与免疫性

（1）致病物质:肺炎支原体依靠其顶端结构中 P1 蛋白与 P30 蛋白黏附于呼吸道上皮细胞表面,定植后进入细胞间隙,产生代谢毒物如过氧化氢,使宿主细胞的触酶失去活性,纤毛运动减弱、停止乃至脱落消失,RNA 及蛋白质合成减少,细胞功能受损以至死亡脱落。肺炎支原体脂蛋白能刺激炎症细胞在感染部位释放大量细胞因子如 IL-1、IL-6、TNF-α 等引起组织损伤。

（2）所致疾病:传染源为患者或带菌者,主要通过飞沫传播,一年四季均可发病,但以夏末秋初发病率较高。发病人群以 5~15 岁的儿童、青少年多见。肺炎支原体主要侵犯呼吸系统,引起支原体肺炎,病理变化以间质性肺炎为主,又称原发性非典型性肺炎(primary atypical pneumonia)。肺炎支原体感染后潜伏期较长,可达 2~3 周,大多起病缓慢,症状较轻,有发热、畏寒、咳嗽、头痛、咽痛与肌肉痛等症状。肺部 X 线检查多表现为单侧病变,大多数在下叶,多数呈不整齐、云雾状肺浸润。体征轻微而胸片阴影显著为本病特征之一。8~12d 后症状消失,但肺部 X 线改变可持续 4~6 周才能消失。有时可并发支气管肺炎,个别患者可发生呼吸道外并发症,如皮疹、心血管和神经系统症状等。

（3）免疫性:体液中的抗体保护作用不足,呼吸道局部黏膜产生的 sIgA 对防止再感染有较强保护作用。肺炎支原体感染后产生的 IgE 可介导 I 型超敏反应,导致哮喘急性发作。

3. **微生物学检查法**　采集患者标本接种于含血清或酵母浸膏的琼脂培养基,观察"油煎蛋"样菌落。非特异性抗体检测主要采用冷凝集试验。冷凝集素是人感染肺炎支原体后产生的一种 IgM 型自身抗体,在 4℃时可凝集人 O 型红细胞,37℃时凝集消失,此反应为非特异性。特异性抗体检测可用 ELISA、间接免疫荧光试验、补体结合试验等。快速诊断法主要通过检查标本中肺炎支原体 P1 和 P30 蛋白或特异性核酸。

4. **防治原则**　应注意呼吸道隔离。干燥寒冷季节多喝温水、房间通风;饮食以易消化、营养丰富的食物为宜。加强运动锻炼,以改善呼吸功能;及时增添衣服,以防受寒感冒。目前尚无有效的肺炎支原体疫苗。治疗多采用罗红霉素、克林霉素、阿奇霉素等大环内酯类或左氧氟沙星等喹诺酮类抗生素,但已有耐药菌株产生。

（二）解脲脲原体

1. **生物学性状**　菌体直径 $0.05\sim0.3\mu m$,常呈多形性,以球形为主,单个或成双排列。革兰氏染色阴性,但不易着色,吉姆萨染色呈紫蓝色。营养要求高,生长时需提供胆固醇和酵母浸液。在固体培养基上形成"油煎蛋"样菌落,在液体培养基中分解尿素产生 NH_3,使 pH 上升而导致菌体死亡。耐低温,不耐热。

2. **致病性与免疫性**

（1）致病物质。解脲脲原体黏附于泌尿生殖道黏膜上皮细胞后,通过不同机制引起细胞损伤。例如,从宿主细胞膜吸取脂质与胆固醇,引起细胞膜损伤;产生毒性代谢产物如 NH_3,对宿主细胞有急性毒性作用;产生 IgA1 蛋白酶,可破坏泌尿生殖道黏膜表面的 sIgA,导致黏膜屏障受损;产生磷脂酶,破坏细胞膜上的卵磷脂,损伤细胞膜等。

（2）所致疾病。解脲脲原体多寄居于人类泌尿生殖道,为条件致病菌,传染源为患者或带菌者,主要通过性接触传播,一般为表面感染,大多不侵入血流。可引起非淋球菌性尿道炎(nongonococcal urethritis,NGU)、前列腺炎、附睾炎、阴道炎、宫颈炎、盆腔炎等泌尿生殖道感染;亦可经胎盘感染胎儿或分娩时经产道感染新生儿,引起流产、早产、死胎、新生儿眼炎、新生儿脑膜炎、新生儿呼吸道感染等。解脲脲原体还与不孕、不育有关,可能的机制有以下几方面:①黏附精子,阻碍精子运动;②产生神经氨酸酶样物质,干扰精卵结合;③与人精子有共同抗原,对精子造成免疫损伤;④可诱导感染的生精细胞凋亡;可导致生殖道炎症,使黏膜细胞坏死,输卵管纤毛运行停滞。

（3）免疫性。解脲脲原体感染后,可检测到 IgM、IgG 和 sIgA 类抗体。多数患者在感染急性期可出现 IgM 升高,对早期诊断有一定意义。IgG 可用于流行病学调查,sIgA 对防止再感染有保护作用。激活的单核巨噬细胞对解脲脲原体也有一定的清除作用。

3. **微生物学检查法**　取泌尿生殖道标本接种于含尿素和酚红指示剂的血清支原体液体培养基,因解脲脲原体具有尿素酶,可分解尿素产氨,使酚红变红,表示阳性。在固体培养基上可用低倍镜观察菌落。免疫斑点试验可用于检测解脲脲原体抗原或鉴定培养物。应用 PCR 技术等可检测解脲脲原体基因。

4. **防治原则**　目前尚无可行的疫苗。预防以加强宣传教育、注意性卫生、切断传播途径为主。必要时可采用大环内酯类、喹诺酮类抗生素治疗,但已有耐药菌株产生。

第三节 立 克 次 体

立克次体由美国青年医师 Howard Taylor Ricketts 于 1909 年首先发现,为纪念他在研究斑疹伤寒时不幸感染而去世,故以其名字命名此类微生物。我国学者魏曦、谢少文分别在立克次体病的病原学与流行病学研究、立克次体的分离培养及鉴定方面作出了重大贡献。

一、概述

立克次体(Rickettsia)是一类以节肢动物为传播媒介、专性细胞内寄生、大小介于细菌和病毒之间的原核细胞型微生物,对多种抗生素敏感,可引起人畜共患病。

立克次体病多数是自然疫源性疾病,呈世界性或地方性流行,人类多因节肢动物吸血而受感染。不同立克次体的节肢动物传播媒介的地理分布不同,各种立克次体病的流行也有明显地区性。近年来世界范围内新发立克次体病不断出现。常见立克次体的分类、所致疾病、流行环节与地理分布见表12-3。

表 12-3　常见致病性立克次体的分类、流行环节与所致疾病

属	群	种	储存宿主	传播媒介	所致疾病	地理分布
立克次体属	斑疹伤寒群	普氏立克次体	人	人虱	流行性斑疹伤寒	世界各地
		斑疹伤寒立克次体	啮齿类	鼠蚤、鼠虱	地方性斑疹伤寒	世界各地
	斑点热群	立氏立克次体	啮齿类、犬	蜱	落基山斑点热	西半球
		澳大利亚立克次体	啮齿类	蜱	昆士兰蜱热	澳大利亚
		康氏立克次体	啮齿类、犬	蜱	地中海斑点热	地中海地区、非洲、南亚
		西伯利亚立克次体	啮齿类	蜱	北亚蜱传斑疹伤寒	北亚、蒙古
		小蛛立克次体	鼠	螨	立克次体痘	美国、东北亚、南非
东方体属		恙虫病东方体	啮齿类	恙螨	恙虫病	亚洲、大洋洲
埃立克体属		查菲埃立克体	人、犬、啮齿类	蜱	人单核细胞埃立克体病	美国、欧洲、亚洲
		伊文埃立克体	人、犬	蜱	人粒细胞埃立克体病	美国
无形体属		嗜吞噬细胞无形体	人、犬、马	蜱	人粒细胞无形体病	美国、欧洲、亚洲
新立克次体属		腺热新立克次体	可能是鱼或蜗牛	吸虫	Sennetu 热或腺热	日本、马来西亚

立克次体的共同特点包括:①有细胞壁,但形态多样;②革兰氏染色阴性;③专性活细胞内寄生,以二分裂方式繁殖;④以节肢动物作为传播媒介或储存宿主;⑤多数是人畜共患病的病原体;⑥对多种抗生素敏感。

(一)生物学性状

1. **形态与染色**　立克次体形态多样,以球杆状或杆状为主(图 12-3),大小为(0.3~0.6)μm×

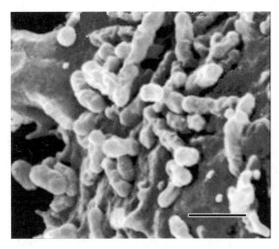

图 12-3　斑疹伤寒立克次体
（扫描电镜，标尺＝1μm）

（0.8～2.0）μm。革兰氏染色阴性，但不易着色，常用吉姆萨染色呈紫色或蓝色，吉姆萨染色呈红色；也可用麦氏染色呈红色或紫色。

2. **结构与组成**　多数立克次体结构与革兰氏阴性菌相似。立克次体属的细胞壁含肽聚糖与脂多糖，而东方体属、无形体属与埃立克体属细胞壁无肽聚糖与脂多糖。细胞壁上含外膜蛋白 OmpA 与 OmpB 等，可介导立克次体黏附并侵入宿主细胞，是体液免疫应答的主要抗原，也是血清分型的基础。多数立克次体细胞壁外还有多糖组成的微荚膜样黏液层，具有黏附和抗吞噬作用，与立克次体致病性有关。

3. **培养特性**　大多数立克次体酶系统不完善，为专性细胞内寄生；以二分裂方式繁殖，生长速度缓慢，繁殖一代需 9～12h。可用动物接种、鸡胚接种与细胞培养法进行培养。

4. **抗原结构**　立克次体有两类抗原，一为群特异性抗原，为可溶性抗原，与细胞壁表层的脂多糖成分有关。另一为种特异性抗原，与外膜蛋白有关。普氏立克次体、斑疹伤寒立克次体、恙虫病东方体等与变形杆菌某些菌株有共同抗原成分，常用这些变形杆菌的菌体抗原（如 OX_{19}、OX_K、OX_2 等）代替立克次体抗原进行非特异性凝集反应，检测人或动物血清中有无相应抗体，此交叉凝集试验称为外斐反应（Weil-Felix reaction），可用于立克次体病的辅助诊断。

5. **抵抗力**　大多数立克次体抵抗力较弱，56℃ 30min 即可被杀死，对常用消毒剂敏感。-20℃或冷冻干燥可保存约半年，在节肢动物粪便中可存活数月。对氯霉素和四环素类抗生素敏感，但磺胺类药物可促进其生长繁殖。

（二）致病性与免疫性

1. **流行环节**　节肢动物如虱、蚤、蜱、螨或其他昆虫常为传播媒介或储存宿主，啮齿类动物常为寄生宿主与储存宿主。人虱、鼠蚤在叮咬处排出含有立克次体的粪便而污染伤口侵入人体；以螨、蜱为媒介的传播途径是在叮咬处立克次体直接进入人体。

2. **致病机制**　立克次体属主要侵犯小血管及毛细血管内皮细胞，致病物质主要是内毒素与磷脂酶 A。其内毒素具有与细菌内毒素相似的多种生物学活性，磷脂酶 A 能溶解宿主细胞膜与细胞内吞噬体膜，促进立克次体进入宿主细胞并从吞噬体内释放到细胞胞质中生长繁殖。立克次体侵入人体后，先在局部淋巴组织或小血管内皮细胞中增殖，产生初次立克次体血症，再经血流扩散至全身器官的小血管内皮细胞中繁殖后，大量立克次体释放入血引起第二次立克次体血症，导致皮疹及脏器病变。早期病变主要由内毒素引起，晚期病变主要为免疫病理损伤所致。埃立克体属主要感染单核细胞与巨噬细胞，无形体属主要感染中性粒细胞，致病机制主要为免疫病理损伤。

3. **所致疾病**　大多数立克次体可引起人畜共患病，并且多为自然疫源性疾病。临床表现为发热、头痛、典型皮疹、肝脾肿大、疲乏、虚脱、外周血管炎及中枢神经系统症状。常见立克次体所引起的疾病见表 12-3。

4. **免疫性**　立克次体抗感染免疫以细胞免疫为主，体液免疫为辅。病后可获得较强的免疫力。

二、主要致病性立克次体

（一）普氏立克次体

普氏立克次体（*R. prowazekii*）是流行性斑疹伤寒（epidemic typhus）又称虱传斑疹伤寒（louse-borne

Note:

typhus)或典型斑疹伤寒(classic typhus)的病原体,为纪念首先发现该病原体并在研究中不幸感染而献身的捷克科学家 Stanislav von Prowazek 而命名。

1. **生物学性状** 大小为(0.3~0.8)μm×(0.6~2.0)μm,呈多形性,以短杆状为主。在感染细胞胞质内分散存在,呈单个或短链排列。易感动物为豚鼠和小鼠,可采用鸡胚成纤维细胞、L929 细胞与绿猴肾细胞(vero cell)进行分离与培养,鸡胚卵黄囊接种也常用于普氏立克次体的传代培养。对热、紫外线、一般消毒剂很敏感,对低温及干燥抵抗力较强。

2. **致病性与免疫性**

(1) 流行环节。流行性斑疹伤寒呈世界性分布。患者是普氏立克次体的传染源和储存宿主,人虱(体虱)是主要传播媒介,传播方式为虱-人-虱。人虱叮咬患者并吸血,血中普氏立克次体进入人虱的肠管上皮细胞内繁殖,破坏肠管上皮细胞,并随粪便排出体外。人虱感染普氏立克次体7~10d 后造成虱肠阻塞而死亡,不经卵传代,故体虱仅为普氏立克次体的传播媒介而非储存宿主。当感染的人虱叮咬健康人时,立克次体随粪便排泄于皮肤上,进而从搔抓的皮肤破损处侵入人体,造成感染。由于立克次体在干燥虱粪中能保持感染性达 2 个月左右,故亦可经呼吸道或眼结膜使人发生感染。

(2) 致病性。主要致病物质是磷脂酶 A 和内毒素。普氏立克次体侵入人体后,与局部淋巴组织或小血管内皮细胞表面特异性受体结合而被吞入胞内,依靠磷脂酶 A 溶解吞噬体膜的甘油磷脂而进入细胞质,大量增殖导致细胞破裂,释放出立克次体入血,引起第一次立克次体血症。立克次体经血流扩散至全身小血管及毛细血管的内皮细胞中,大量繁殖后再次入血,引起第二次立克次体血症。立克次体崩解释放内毒素等毒性物质,可刺激单核巨噬细胞产生 IL-1 与 TNF-α 等细胞因子,引起血管内皮细胞损伤、微循环障碍、中毒性休克与 DIC 等。同时,由于普氏立克次体侵入,还引起小血管炎及血管周围炎性细胞浸润,而形成斑疹伤寒结节。

普氏立克次体以人虱为媒介在人与人之间传播,引起流行性斑疹伤寒。人感染普氏立克次体后,经 2 周左右的潜伏期骤然发病,有高热、剧烈头痛和肌痛,4~7d 后出现皮疹,有的伴有神经系统、心血管系统等症状。隐性感染者或部分患者病愈后,普氏立克次体可持续存在于淋巴结和血管内皮细胞内,当机体免疫力降低时,可重新繁殖引起复发感染,称为复发性斑疹伤寒(Brill-Zinsser disease)。该病临床表现较原发感染轻,但若有人虱流行,也可导致流行性斑疹伤寒的流行。

(3) 免疫性。以细胞免疫为主,体液免疫为辅。免疫反应也可造成对机体的病理性损害。病后免疫力持久,与斑疹伤寒立克次体感染有交叉免疫。

3. **微生物学检查法** 立克次体属的分离培养主要采用细胞培养方法,进一步应用分子生物学方法进行鉴定,如属特异性基因的 PCR 扩增。血清学试验现常用特异性外膜蛋白抗原或者脂多糖抗原通过间接免疫荧光法检测可疑患者血清中的特异性抗体。

4. **防治原则及护理要点**

(1) 防治措施:改善生活及卫生条件、注意个人卫生、防虱灭虱为主要预防措施。治疗包括对症治疗及应用多西环素等抗生素进行抗菌治疗,禁止使用磺胺类药物。

(2) 护理要点:隔离患者,防止交叉感染。患者应卧床休息,给予易消化流质饮食,注意口腔卫生,保持患者皮肤清洁干燥,预防压疮及继发性感染。保持病房空气清新、温湿度适宜,帮助患者勤翻身,预防肺部并发症。

（二）斑疹伤寒立克次体

斑疹伤寒立克次体(*R. typhi*)也称莫氏立克次体(*R. mooseri*),是地方性斑疹伤寒(endemic typhus)又称鼠型斑疹伤寒(murine typhus)或蚤传斑疹伤寒(flea-borne typhus)的病原体。Mooser 等于 1931 年分别从该疾病流行的墨西哥的鼠脑与美国的鼠蚤中分离出来。

1. **生物学性状** 斑疹伤寒立克次体在形态、染色、菌体结构、培养特性、抗原结构和抵抗力方面均与普氏立克次体相似,但斑疹伤寒立克次体可分布于感染细胞内外,且链状排列少见。

Note:

2. **致病性与免疫性**　斑疹伤寒立克次体的致病物质、致病机制与普氏立克次体相似,但传播方式与普氏立克次体有所不同,啮齿类动物(主要为鼠)是斑疹伤寒立克次体的主要传染源和储存宿主,鼠蚤和鼠虱是主要传播媒介,通过鼠蚤和鼠虱在鼠间传播,即感染的自然周期是鼠-蚤(或虱)-鼠。当鼠蚤叮咬人时,可将斑疹伤寒立克次体传染给人,再通过人虱在人群中传播。此外,带有立克次体的干燥蚤粪可经口、鼻及眼结膜进入人体而致病。

地方性斑疹伤寒发病缓慢,病程较短,临床症状与流行性斑疹伤寒相似,但病情较轻,且很少累及中枢神经系统、心肌等,病死率低。

病后免疫力较牢固,以细胞免疫为主,体液免疫为辅。与普氏立克次体感染有交叉免疫。

3. **微生物学检查法**　检查方法与普氏立克次体基本相同,常用间接免疫荧光法进行血清学诊断。

4. **防治原则**　预防措施包括灭虱、灭蚤、灭鼠,改善生活及卫生条件、注意个人卫生等。治疗原则与流行性斑疹伤寒相似,包括对症治疗和使用四环素类药物进行抗菌治疗,禁用磺胺类药物。护理要点与流行性斑疹伤寒相似。

（三）恙虫病东方体

恙虫病东方体(*O. tsutsugamushi*),原称恙虫病立克次体(*R. tsutsugamushi*)或东方立克次体(*R. orientalis*),是恙虫病(tsutsugamushi disease)或称丛林斑疹伤寒(scrub typhus)的病原体。

1. **生物学性状**　恙虫病东方体大小为$(0.2\sim0.6)\mu m\times(0.5\sim1.5)\mu m$,呈多形性,以短杆状或球杆状多见。在感染细胞内常密集分布于胞质近核处。对豚鼠不致病,小鼠为易感动物。抵抗力弱,对一般消毒剂敏感。

2. **致病性与免疫性**　恙虫病为自然疫源性疾病,主要流行于东南亚、西南太平洋岛屿、日本和我国东南、西南地区。主要在啮齿类动物之间流行。鼠类感染后多无症状,但因长期携带病原体而成为主要传染源。恙虫病东方体寄生于恙螨体内,可经卵传代,通过恙螨幼虫的叮咬而在鼠间传播,也可通过叮咬使人感染致病,故恙螨是恙虫病东方体的传播媒介、储存宿主和寄生宿主。此外,兔类、鸟类等也能感染或携带恙虫病东方体而成为传染源。

致病物质尚未完全明了。目前认为,病原体死亡后释放的毒素样物质是其主要致病因子。恙螨幼虫叮咬人时,恙虫病东方体侵入人体,主要在小血管内皮细胞中生长繁殖,以出芽方式释放,一般不破坏细胞,其释放的毒素样物质可引起全身中毒症状及组织器官的血管炎。

临床表现为高热、皮疹、剧烈头痛、全身淋巴结及肝脾肿大。叮咬处形成黑色焦痂,是恙虫病重要临床特征之一。病后可获得较持久免疫力,以细胞免疫为主,体液免疫为辅。

3. **微生物学检查法**　检查方法与立克次体属相似,但病原体的分离必须在生物安全三级实验室进行。一般取急性期患者血液标本做小鼠腹腔接种,也可采用鸡胚卵黄囊接种或细胞培养法分离病原体。

4. **防治原则**　目前尚无特异性疫苗。预防措施以防鼠、灭鼠、灭螨、加强个人防护、防止恙螨叮咬为主。治疗主要包括早期的对症治疗及选用敏感的抗生素。抗生素可选用多西环素、阿奇霉素,禁用磺胺类药物。

5. **护理要点**　发热时降温,退热时及时更换衣服,保持病房空气新鲜,温湿度适宜;注意患者营养与液体补充,同时保持口腔清洁,防止口腔感染。注意保持焦痂与溃疡部位的清洁,不能强行撕脱痂皮,局部涂抹 2% 甲紫后用无菌敷料覆盖,防止继发感染。

（四）嗜吞噬细胞无形体

嗜吞噬细胞无形体(*A. phagocytophilum*)是无形体属中对人致病的主要病原体,可引起人粒细胞无形体病(human granulocytic anaplasmosis, HGA)。

菌体呈多形性,以球形、卵圆形或梭形多见,革兰氏染色阴性。本菌为专性胞内寄生菌,主要寄生在中性粒细胞的胞质空泡中,繁殖后形成类似衣原体的包涵体,称桑葚体(morulae)。

嗜吞噬细胞无形体的储存宿主是哺乳动物,硬蜱是该菌的主要传播媒介。主要通过硬蜱叮咬传播,直接接触危重患者或带菌动物的血液等体液也可能导致传播。人对嗜吞噬细胞无形体普遍易感。嗜吞噬细胞无形体侵入机体后可直接损伤宿主细胞,抑制中性粒细胞的呼吸爆发,以及机体的免疫应答,使淋巴细胞和吞噬细胞在感染部位浸润并释放大量的细胞因子,造成或加重感染后局部组织的炎性损伤。患者大多急性起病,主要临床特征为发热伴白细胞、血小板减少和多脏器功能损害。重症患者可有间质性肺炎、肺水肿、急性呼吸窘迫综合征以及继发细菌、病毒和真菌感染。

微生物学检查常用间接免疫荧光法检测嗜吞噬细胞无形体特异性 IgM 或 IgG 抗体,或采用 PCR 检测全血或血细胞标本中嗜吞噬细胞无形体的特异性核酸序列。必要时进行病原体的分离培养。

目前尚无特异性疫苗,避免蜱叮咬是降低感染风险的主要措施,包括采取灭杀蜱、鼠和环境清理等措施。治疗选用多西环素,禁用磺胺类药物。

（五）查菲埃立克体

查菲埃立克体(*E. chaffeensis*)可引起人单核细胞埃立克体病(human monocytic ehrlichiosis, HME)。其形态结构与嗜吞噬细胞无形体相似,主要感染单核细胞和巨噬细胞,在感染细胞的吞噬小泡增殖,形成"桑葚样"包涵体。

查菲埃立克体的储存宿主和传染源是多种哺乳类动物,硬蜱是主要传播媒介,硬蜱叮咬为主要传播途径。临床表现无特异性,通常表现为高热、乏力、全身不适、头痛、肌肉酸痛,大多数伴有恶心、呕吐、腹泻等,少数伴有咽痛、咳嗽,严重患者可伴心、肝、肾等多脏器功能受损,可继发细菌、病毒、真菌感染。少数患者可因感染性休克、多器官功能衰竭、DIC 而死亡。

在可疑患者单核细胞内观察到典型"桑葚状"包涵体,或间接荧光抗体检测到相应抗原可明确诊断。也可检测患者血清中的抗体。

目前尚无特异性疫苗,一般预防和治疗原则与嗜吞噬细胞无形体相似。

第四节　衣　原　体

衣原体(chlamydia)是一类能通过细菌滤器、具有独特发育周期、在真核细胞内专性寄生的原核细胞型微生物。衣原体具有以下共同特性:①圆形或椭圆形小体,有细胞壁,革兰氏染色阴性;②有独特的发育周期,以二分裂方式繁殖;③有 DNA 和 RNA 两种核酸;④有核糖体;⑤严格细胞内寄生,具有独立的酶系统,但不能产生代谢所需的能量;⑥对多种抗生素敏感。

Note:

一、概述

衣原体广泛寄生于人、哺乳动物及禽类体内,仅少数有致病性。对人致病的衣原体主要有沙眼衣原体、肺炎衣原体、鹦鹉热衣原体和兽类衣原体的部分菌株。

(一) 生物学性状

1. 发育周期与形态染色 衣原体在宿主细胞内生长繁殖,具有独特的发育周期(图 12-4),可观察到两种不同的形态:原体(elementary body,EB)和始体(initial body,IB)。

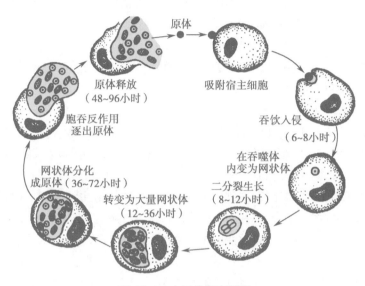

图 12-4 衣原体发育周期

原体小而致密,呈球形、椭圆形或梨形,直径 0.2~0.4μm,是发育成熟的衣原体;在宿主细胞外较稳定,是细胞外形式,无繁殖能力,具有高度感染性。原体进入宿主细胞内,被宿主细胞膜包绕形成空泡,并在空泡内逐渐发育、增大成为始体。

始体也称为网状体(reticulate body,RB),大而疏松,呈圆形或椭圆形,直径 0.5~1.0μm,是衣原体发育周期中的繁殖型,没有感染性。始体在空泡内以二分裂方式繁殖,形成许多子代原体,成熟的子代原体从感染细胞中释放出,再感染新的易感细胞,开始新的发育周期。每个发育周期约 24~72h。原体和始体的性状比较见表 12-4。

表 12-4 原体和始体的性状比较

性状	原体	始体
大小(直径,μm)	0.2~0.4	0.5~1.0
细胞壁	+	-
代谢活性	-	++
胞外稳定性	+	-
感染性	+	-
繁殖能力	-	+
RNA∶DNA	1∶1	3∶1
细胞毒性	+	-

一般把易感细胞内含有繁殖型的始体和子代原体的空泡称为包涵体(inclusion body),不同发育时期包涵体的大小和形态存在差异。

2. 培养特性 衣原体专性细胞内寄生,大多数衣原体能在6~8日龄鸡胚卵黄囊中繁殖,感染3~6d可致鸡胚死亡,并可在鸡胚卵黄囊膜内找到包涵体、原体和始体。组织细胞培养时,可在HeLa、BHK-21、McCoy或HL等细胞中生长良好。

3. 抗原结构 衣原体主要有三种抗原:①属特异性抗原:为细胞壁的脂多糖组分,是共同抗原,类似于革兰氏阴性菌的脂蛋白-脂多糖复合物,可用补体结合试验进行检测;②种特异性抗原:位于主要外膜蛋白(major outer membrane protein,MOMP)上,可用补体结合试验和中和试验检测,以此鉴别不同种衣原体;③型特异性抗原:根据MOMP可变区氨基酸序列的不同,可将每种衣原体分为不同的血清型或生物型(biovar),常用单克隆抗体微量免疫荧光试验进行检测。

4. 抵抗力 衣原体耐冷不耐热,对常用消毒剂敏感,紫外线照射可迅速灭活。红霉素、多西环素、四环素和氯霉素具有抑制衣原体繁殖的作用。

（二）致病性与免疫性

1. 致病性 衣原体通过皮肤或黏膜的微小创面侵入机体,以肝硫素为"桥梁"吸附于易感的柱状或杯状黏膜上皮细胞,并进入细胞内进行生长繁殖。衣原体也可进入单核吞噬细胞,由细胞膜围绕原体内陷形成空泡,称吞噬体。原体在吞噬体内发育成为始体,完成其繁殖过程。衣原体的主要致病机制包括:①产生内毒素样物质,抑制宿主细胞代谢,或直接破坏宿主细胞;②衣原体主要外膜蛋白MOMP能阻止吞噬体与溶酶体融合,有利于衣原体在吞噬体内繁殖并破坏宿主细胞;③MOMP的表位易发生变异,有利于衣原体逃避体内特异性抗体的中和作用而继续感染细胞;④衣原体的Ⅲ型分泌系统(type Ⅲ secretion system,T3SS)可通过分泌效应蛋白或把毒力蛋白直接注入到宿主细胞而发挥致病作用;⑤急性感染期的衣原体可诱导宿主细胞产生IL-1β、IL-8、IL-12、IL-23、细胞间黏附分子等促炎细胞因子,从而介导组织的炎症反应和瘢痕形成,引起相关病变。

不同衣原体的嗜组织性不同,感染机体的部位不同,因而引起不同类型的疾病(表12-5)。

表 12-5 人类致病性衣原体的感染部位与所致疾病

衣原体	血清型	感染部位	所致疾病
沙眼衣原体	A,B,Ba,C	眼	沙眼
	B,Ba,D~K	眼	包涵体结膜炎、新生儿眼炎
	D~K	生殖道(男)	尿道炎、附睾炎、前列腺炎、直肠炎等
	D~K	生殖道(女)	尿道炎、宫颈炎、子宫内膜炎、输卵管炎、直肠炎、肝周炎、流产、早产儿等
	D~K	呼吸道	新生儿肺炎
	L1~L3	生殖道	性病淋巴肉芽肿
肺炎衣原体		呼吸道	咽炎、鼻窦炎、肺炎、支气管炎等
鹦鹉热衣原体(羊株)		生殖道(女)	流产、死产
鹦鹉热衣原体(羊株)		呼吸道	肺炎
鹦鹉热衣原体(鸟株)		呼吸道	鹦鹉热,鸟疫

2. 免疫性 衣原体感染后可诱导机体产生特异性细胞免疫和体液免疫,但以细胞免疫为主。机体抗衣原体的免疫力不强且维持时间较短,因而衣原体常引起反复感染、持续性感染或隐性感染。此外,衣原体感染时也可出现免疫病理损伤,主要由迟发型超敏反应所致,如性病淋巴肉芽肿等。

Note:

二、主要致病性衣原体

（一）沙眼衣原体

沙眼衣原体（*Chlamydia trachomatis*）根据侵袭力和引起人类疾病的部位不同,分为三个生物型:即沙眼生物型（biovar trachoma）、生殖生物型（biovar genital）与性病淋巴肉芽肿生物型（biovar lymphogranuloma venereum,LGV）。1955 年,我国学者汤飞凡采用鸡胚卵黄囊接种法首次分离出沙眼衣原体。

1. 生物学性状　原体直径约 0.3μm,圆形或椭圆形,中央有致密核质,吉姆萨染色为紫红色。始体直径 0.5~1.0μm,形态不规则,核质分散,吉姆萨染色呈深蓝或暗紫色。原体能合成糖原并将其掺入沙眼衣原体包涵体的基质中,故能被碘溶液染成棕褐色。

根据三个生物型 MOMP 表位氨基酸序列的差异,将沙眼衣原体分为 19 个血清型,其中沙眼生物型包括 A、B、Ba 和 C 共 4 个血清型,生殖生物型包括 D、Da、E、F、G、H、I、Ia、J、Ja 和 K 共 11 个血清型,LGV 生物型包括 L1、L2、L2a 和 L3 共 4 个血清型。LGV 生物型的 4 个血清型均与沙眼生物型的 C 血清型和生殖生物型的 E 血清型间存在交叉抗原。

2. 致病性与免疫性　沙眼衣原体主要寄生于人类,无动物储存宿主,主要引起以下疾病:

（1）沙眼:由沙眼生物型 A、B、Ba、C 血清型引起,主要通过眼-眼或眼-手-眼的途径直接或间接接触传播。沙眼衣原体感染眼结膜上皮细胞后,在其中增殖并在细胞质内形成包涵体(散在型、帽型、桑葚型或填塞型),引起局部炎症。早期出现眼结膜急性或亚急性炎症,表现为流泪、有黏液性或脓性分泌物、结膜充血及滤泡增生等症状。晚期转为慢性,出现结膜瘢痕、眼睑内翻、倒睫、角膜血管翳,导致角膜损害,以致影响视力,严重者可导致失明。

（2）包涵体结膜炎:由沙眼生物型 B、Ba 及生殖生物型 D~K 血清型引起。临床分婴儿结膜炎及成人结膜炎两种,前者系婴儿经产道感染,引起急性化脓性结膜炎(又称包涵体脓漏眼),不侵犯角膜,能自愈;后者可经性接触、眼-手-眼途径或接触污染的游泳池水而感染,引起滤泡性结膜炎(俗称游泳池结膜炎)。病变类似沙眼,但不出现角膜血管翳,亦无结膜瘢痕形成,一般经数周或数月痊愈,无后遗症。

（3）泌尿生殖道感染:由生殖生物型 D~K 血清型引起。经性接触传播,男性多表现为非淋球菌性尿道炎,不经治疗可缓解,但多数会转变成慢性,病情周期性加重,可合并附睾炎、前列腺炎、直肠炎等。女性可表现为尿道炎、宫颈炎、子宫内膜炎、输卵管炎和盆腔炎等。若输卵管炎反复发作,可导致不孕或宫外孕等严重并发症。

（4）婴幼儿肺炎:生殖生物型 D~K 血清型均可引起婴幼儿肺炎。

（5）性病淋巴肉芽肿:由沙眼衣原体 LGV 生物型的 4 个血清型引起,主要通过性接触传播。男性主要侵犯腹股沟淋巴结,引起化脓性淋巴结炎与慢性淋巴肉芽肿,常形成瘘管;女性可侵犯会阴、肛门、直肠,引起会阴-肛门-直肠组织狭窄或梗阻。LGV 也可引起结膜炎并伴有耳前、颌下及颈部淋巴结肿大。

机体感染沙眼衣原体后,能产生型特异性细胞免疫与体液免疫,以细胞免疫为主。由于沙眼衣原体型别多,MOMP 易发生变异,因而产生的免疫力不强,且维持时间较短,常造成持续性感染和反复感染。此外,也可出现免疫病理损伤。

3. 微生物学检查法　多数衣原体引起的疾病可根据临床症状与体征确诊。但对早期或临床症状不典型患者,需进行实验室检查来辅助诊断。采集标本进行吉姆萨或碘液及荧光抗体染色镜检,观察细胞质内有无包涵体。应用 ELISA 法检测沙眼衣原体抗原。应用 PCR 法检测沙眼衣原体 DNA。

4. 防治原则　注意个人卫生,避免直接或间接接触传染,是预防沙眼的重要措施。泌尿生殖道衣原体感染的预防同其他性病一样。对高危人群开展普查与监控,防止感染扩散。目前尚无有效的沙眼衣原体疫苗。治疗药物可用罗红霉素、阿奇霉素、利福平等。

Note:

知 识 拓 展

汤飞凡与沙眼衣原体

汤飞凡是我国著名的医学病毒学家,成功分离出沙眼衣原体。20 世纪 30 年代,汤飞凡通过大量动物实验和自我试验,以可靠的材料为依据,于 1935 年发表论文推翻了日本人认为的沙眼病原是细菌的学说。1954 年重新研究沙眼病原体,他制订了研究计划,同步进行了沙眼包涵体研究、猴体感染研究(用恒河猴建立世界第一例沙眼动物模型)和病毒分离试验。直至 1955 年采用鸡胚卵黄囊,第 8 次病毒分离试验,成功分离出世界上第一株沙眼病毒——TE8(T 表示沙眼,E 表示鸡卵,8 是第 8 次试验),后来许多国家的实验室把它称为"汤氏病毒"。为了进一步确定所分离的病毒就是沙眼病原体,1958 年将 TE8 接种至自己的眼睛中,获得了典型沙眼,以验证该病毒对人的致病性。这一发现让人们准确找到了沙眼治疗的药物。

（二）肺炎衣原体

肺炎衣原体(*Chlamydia pneumoniae*)只有一个血清型即 TWAR,自然条件下只感染人类,在人群中传播引起呼吸道疾病。

1. **生物学性状** 原体直径为 $0.38\mu m$,电镜下呈梨形,并有清晰的周浆间隙,吉姆萨染色呈紫红色,麦氏染色呈红色。始体特征与沙眼衣原体和鹦鹉热衣原体相似,吉姆萨染色和麦氏染色均呈蓝色。肺炎衣原体在宿主细胞内可形成不含糖原的包涵体。

培养较困难。目前常用的较敏感的细胞株为 Hep-2 与 HL 细胞。

根据 16S rRNA、23S rRNA、ompA 基因序列和某些生物学性状差异,肺炎衣原体可分人、考拉与马 3 个生物型。

肺炎衣原体主要有 LPS 和蛋白质两种抗原。LPS 为衣原体属特异性抗原,不仅含有属特异性抗原表位,也含有与其他微生物 LPS 发生交叉反应的抗原表位;蛋白抗原是 MOMP 中的 98kDa 外膜蛋白,具有种特异性,在肺炎衣原体感染的诊断和疫苗研制中有潜在的应用价值。

2. **致病性与免疫性** 人类是肺炎衣原体唯一的自然宿主。传染源是患者或无症状携带者,该病原体经呼吸道分泌物或飞沫在人群中传播,多数个体表现为亚临床感染。其感染具有播散缓慢、散发和流行交替出现的特点。

肺炎衣原体是呼吸道疾病重要的病原体,主要引起青少年急性呼吸道感染,常见疾病包括肺炎、咽炎、鼻窦炎、中耳炎、扁桃体炎与支气管炎等。起病缓慢,一般症状较轻,与肺炎支原体相似,常有咽痛、咳嗽、咳痰、发热等,且可持续数周之久。病原体可造成机体组织的慢性病理损伤。流行病学调查证实,肺炎衣原体与冠心病、动脉粥样硬化等慢性病的发生密切相关。

机体抗肺炎衣原体感染以细胞免疫为主,体液免疫为辅,但免疫力不持久,可重复感染。

3. **微生物学检查法** 常采集痰标本、鼻咽拭子及支气管肺泡灌洗液。直接涂片后先观察包涵体,再以荧光或酶标记的种特异性单克隆抗体检测标本中的肺炎衣原体抗原。微量免疫荧光试验(MIF)是目前检测肺炎衣原体感染最常用且较敏感的血清学方法,被称为"金标准",有助于区别近期感染与既往感染、原发感染与继发感染。运用 PCR 法检测肺炎衣原体特异性核酸片段,具有快速、简便、灵敏的特点。

4. **防治原则** 目前尚无有效疫苗进行特异性预防。一般预防措施包括早期发现并隔离、治疗患者,加强个人防护,避免与患者密切接触,注意个人卫生,增强机体抵抗力等。治疗药物可选用红霉素等敏感抗生素,对磺胺类药物不敏感。

（三）鹦鹉热衣原体

鹦鹉热衣原体(*Chlamydia psittaci*)广泛分布于世界各地,主要在鸟类及家禽中传播,引起腹泻或隐性感染。人类因接触感染有鹦鹉热衣原体的鸟和禽类而引起呼吸道感染。

1. 生物学性状 原体直径 0.2~0.5μm,呈球形或椭圆形;始体直径 0.6~1.5μm,呈球形或不规则形态。原体在宿主细胞中形成结构疏松、不含糖原、碘染色呈阴性的包涵体。在 6~8 日龄鸡胚卵黄囊中生长良好,在 HeLa、McCoy、HL 和猴肾细胞中均可生长,易感动物为小鼠。依据血清学分类法,鹦鹉热衣原体至少可以分为 9 个血清型。

2. 致病性与免疫性 鹦鹉热衣原体引起的鹦鹉热是一种自然疫源性人畜共患疾病。该病原体在禽类或鸟类中多为隐性持续性感染,甚至终生带菌。人类主要通过呼吸道吸入病鸟粪便或呼吸道分泌物而被感染,也可经破损皮肤、黏膜或眼结膜感染。潜伏期为 5~21d,临床上多表现为非典型性肺炎,以发热、头痛、干咳、间质性肺炎为主要症状,也可表现为大叶性肺炎,偶尔可并发心肌炎、脑炎、心内膜炎与肝炎等。一般不会发生人与人之间的传播。

机体抗鹦鹉热衣原体感染以细胞免疫为主。

3. 微生物学检查法 病原学检查是确诊的重要依据。取患者血、痰标本或咽拭子直接涂片染色观察包涵体。必要时可采用组织培养或动物接种进行病原体分离,再染色观察原体或始体。

血清学诊断可采用 ELISA、免疫荧光试验检测特异性 IgM 抗体。也可采用 PCR 技术检测 16S rRNA 或 *MOMP* 基因进行快速诊断与鉴定。

4. 防治原则 严格控制传染源,加强对饲养的鸟类及禽类管理,避免鹦鹉热衣原体的传播和流行。从事禽类加工和运输的人员应加强防护,对进口的鸟类和禽类应加强检疫。治疗选用大环内酯类或喹诺酮类抗生素。

第五节 螺 旋 体

螺旋体(spirochete)是一类细长、柔软、弯曲、呈螺旋状运动活泼的原核细胞型微生物,生物学地位介于细菌与原虫之间。由于螺旋体的基本结构和生物学性状与细菌相似:具有细胞壁、原始核质、二分裂方式繁殖、对多种抗生素敏感等,故生物分类学上将其列入广义的细菌学范畴。

螺旋体广泛存在于自然界与动物体内,种类繁多,部分螺旋体可引起人类疾病。螺旋体分类的主要依据是其大小、螺旋数目、螺旋规则程度与螺旋间距,分为 2 科 7 属,其中对人致病的螺旋体主要分布于钩端螺旋体属、密螺旋体属和疏螺旋体属 3 个属:

(1) 钩端螺旋体属(*Leptospira*):螺旋数目较多且细密而规则,菌体一端或两端弯曲呈钩状,其中问号钩端螺旋体(*L. interrogans*)等致病性钩端螺旋体对人和动物致病。

(2) 密螺旋体属(*Treponema*):有 8~14 个较细密而规则的螺旋,两端尖细,其中苍白密螺旋体苍白亚种、苍白密螺旋体地方亚种、苍白密螺旋体极细亚种与品他螺旋体对人致病。

(3) 疏螺旋体属(*Borrelia*):有 3~10 个稀疏而不规则的螺旋,呈波纹状,其中伯氏疏螺旋体、回归热疏螺旋体、赫姆疏螺旋体与奋森疏螺旋体对人致病。

一、钩端螺旋体属

钩端螺旋体属可分为问号钩端螺旋体(*L. interrogans*)和双曲钩端螺旋体(*L. biflexa*)两类,前者有致病性,可引起人或动物的钩端螺旋体病(leptospirosis);后者一般为非致病腐生微生物。

(一) 生物学性状

1. 形态与染色 菌体纤细,大小为(6~12)μm×(0.1~0.2)μm,螺旋细密而规则,菌体一端或两端弯曲呈问号状或 C、S 字形。钩端螺旋体基本结构由外至内分别为外膜、细胞壁、内鞭毛(endoflagellun)及细胞膜包绕的柱形原生质体(cytoplasmic cylinder)。菌体两端各伸出一根内鞭毛,紧紧缠绕于原生质体表面,使钩端螺旋体呈现为特征性的沿菌体长轴旋转运动。革兰氏染色阴性,但不易着色,Fontana 镀银染色法染成金黄色或棕褐色;因菌体折光性强,常用暗视野显微镜观察(图 12-5)。

Note:

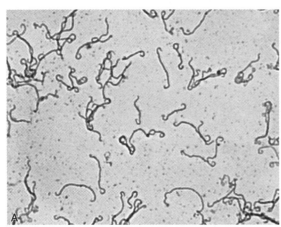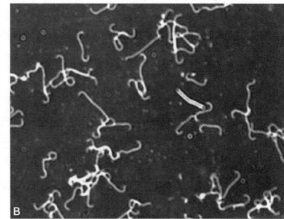

图 12-5 感染动物尿液（A）及培养基中（B）的钩端螺旋体

A. 镀银染色(光学显微镜,×1 000);B. 悬滴标本(暗视野显微镜,×1 000)。

2. **培养特性** 营养要求较高,常用柯索夫(Korthof)液体培养基或无血清的 EMJH 培养基培养。需氧或微需氧,最适生长温度为 28~30℃,最适 pH 为 7.2~7.4。生长缓慢,在液体培养基中分裂一次约需 8h,28℃培养 1 周后,液体培养基呈半透明云雾状生长;在固体培养基上,28℃培养 1 周后可形成半透明、不规则、直径 1~2mm 的扁平菌落。

3. **抗原结构** 致病性钩端螺旋体的抗原组成比较复杂,主要有属特异性蛋白抗原、群特异性抗原与型特异性抗原。属特异性抗原可能是糖蛋白或脂蛋白,群特异性抗原为脂多糖复合物,型特异性抗原为菌体表面的多糖蛋白复合物。应用显微镜凝集试验(microscopic agglutination test,MAT)与凝集吸收试验(agglutination absorption test,AAT)可将钩端螺旋体属进行血清群及血清型的分类。目前,国际上已发现至少 25 个血清群、273 个血清型,其中我国至少发现了 19 个血清群、75 个血清型。近年来,国际上开始采用基因种分类,将钩端螺旋体分为致病性、中间型和腐生性三大类。

4. **抵抗力** 抵抗力弱,60℃处理 1min 或用 0.2%甲酚皂、1%苯酚、1%漂白粉处理 10~30min 即被杀灭。对青霉素敏感。钩端螺旋体在酸碱度中性的湿土或水中可存活数月。

（二）致病性与免疫性

1. **流行环节** 致病性钩端螺旋体能引起人及动物的钩端螺旋体病,简称钩体病,为自然疫源性疾病,是一种典型的人畜共患病。

钩端螺旋体的宿主非常广泛,全世界至少发现约 200 多种动物可携带致病性钩端螺旋体,我国以黑线姬鼠、猪、牛等为主要传染源和储存宿主。动物感染钩端螺旋体后,大多呈隐性或轻症感染,少数家畜感染后可引起流产。钩端螺旋体在感染动物的肾脏中长期存在并持续从尿液中排出,污染水源和土壤形成自然疫源地。人因接触污染的水或土壤而被感染。我国绝大多数地区都有钩体病的流行,根据流行特征和传染源差异,可分为稻田型、雨水型和洪水型,稻田型主要传染源为野生鼠类,雨水型主要是家畜,洪水型则两者兼之。

2. **致病物质** 主要有内毒素、黏附素、溶血素和侵袭性酶等。

（1）内毒素:是钩端螺旋体的主要致病物质,其结构不同于典型的细菌内毒素,毒性较弱,但也能引起发热、炎症和组织坏死。

（2）黏附素:能黏附于细胞表面,现已肯定的黏附素有 24kDa、36kDa 外膜蛋白以及钩端螺旋体免疫球蛋白样蛋白(leptospiral immunoglobulin-like protein,Lig)。

（3）溶血素:不耐热,对氧稳定,具有类似磷脂酶的作用,能使细胞膜溶解,体外可溶解人、牛、羊和豚鼠红细胞,注入动物体内可引起贫血、出血、肝脾肿大、黄疸与血尿,可诱导单核巨噬细胞产生 TNF-α、IL-1β、IL-6 等炎性细胞因子。

Note:

（4）侵袭性酶类：钩端螺旋体能产生胶原酶和金属蛋白酶，胶原酶分解组织中的胶原蛋白，金属蛋白酶分解细胞间的 ECM，均可增强病原体的侵袭力与毒力。

3. 所致疾病 人群普遍对钩端螺旋体易感，但农民、饲养员、屠宰工人以及临时进入疫区的工作人员或旅行者等发病率较高，感染后均引起钩体病。钩体病主要在多雨、鼠类等动物活动频繁的夏、秋季节流行。接触污染的水或土壤是主要的感染方式，也可通过胎盘感染胎儿引起流产。

致病性钩端螺旋体有较强侵袭力，能穿过完整或破损的皮肤、黏膜侵入人体，在局部繁殖，然后经淋巴系统或直接进入血流引起钩端螺旋体血症，患者出现中毒性败血症症状，如发热、寒战、乏力、头痛、全身酸痛、眼结膜充血、腓肠肌疼痛和浅表淋巴结肿大等症状、体征。继而钩端螺旋体随血流侵入肝、脾、肾、肺、心、淋巴结和中枢神经系统等，引起相应脏器和组织损害并出现相应体征。由于感染的钩端螺旋体血清型别不一、毒力和数量不同以及宿主免疫力强弱不同，感染者临床表现差异很大。临床上根据患者受损的主要脏器不同，分为肺出血型、流感伤寒型、黄疸出血型、肾型和脑膜脑炎型等病型。多数患者为流感伤寒型，病情较轻，肺弥漫出血型患者死亡率高达 50% 以上，黄疸出血型、肾型和脑膜脑炎型患者常因肾衰竭或呼吸衰竭而死亡。部分患者可发生眼血管膜炎、视网膜炎、脑动脉炎、脑膜炎等并发症，其发病机制与超敏反应有关。

4. 免疫性 抗感染主要依赖于特异性体液免疫，特异性细胞免疫也有一定的保护作用。感染 1~2 周后血中可出现特异性抗体，具有调理、增强吞噬细胞的吞噬作用，从而清除体内的钩端螺旋体，但对肾脏中的钩端螺旋体无明显作用。隐性感染或病后可获得对同一血清型钩端螺旋体的持久免疫力，但不同血清群之间无明显的交叉保护作用。

（三）微生物学检查法

病原学检查时，发病 7~10d 取外周血，2 周以后取尿液，有脑膜刺激症状者取脑脊液。血清学检查时，可采取单份血清，但最好采集发病 1 周及 3~4 周双份血清。将标本差速离心集菌后弃上清取沉淀物作暗视野显微镜检查或用 Fontana 镀银染色后镜检，也可用免疫荧光法或免疫酶染色法检查。用 Korthoff 培养基或 EMJH 培养基进行分离培养。PCR 检测标本中钩端螺旋体 16S rDNA 基因片段，限制性核酸内切酶指纹图谱可用于钩端螺旋体的鉴定、分型、变异等研究。血清学诊断常用显微镜凝集试验进行血清群、型的鉴定，TR/patoc I 属特异性抗原凝集试验可用于早期诊断。

（四）防治原则及护理要点

1. 防治措施 防鼠、灭鼠，加强对带菌家畜的管理，保护水源，对易感人群接种含有当地流行血清型的多价疫苗。治疗首选青霉素，青霉素过敏者可选用庆大霉素或多西环素。部分患者注射青霉素后出现寒战、高热、低血压，少数患者甚至出现抽搐、休克、呼吸和心跳暂停，称为赫氏反应。赫氏反应可能与钩端螺旋体被青霉素杀灭后所释放的大量毒性物质有关。

2. 护理要点 患者早期应卧床休息，给予易消化、高热量饮食，补充液体与电解质，高热者酌情给予物理降温。昏迷患者应注意口腔卫生，勤翻身，保持皮肤清洁，预防压疮及继发性感染。给予鼻饲，保证充足营养等。

二、密螺旋体属

密螺旋体属（treponema）螺旋体分为致病性与非致病性两大类。致病性密螺旋体主要有苍白密螺旋体（T. pallidum）与品他密螺旋体（T. carateum）2 个种。苍白密螺旋体又分 3 个亚种：苍白亚种（subsp. pallidum）、地方亚种（subsp. endemicum）与极细亚种（subsp. pertenue），分别引起梅毒、非性传播梅毒（又称地方性梅毒）和雅司病。品他密螺旋体是品他病的病原体。

苍白密螺旋体苍白亚种俗称梅毒螺旋体，是引起人类梅毒的病原体。梅毒（syphilis）是对人类危害较严重的性传播疾病（sexual transmitted disease，STD）。

（一）生物学性状

1. 形态与染色 梅毒螺旋体大小为（6~15）μm×（0.1~0.2）μm，形体细长且两端尖直，有 8~14

Note:

个较致密而规则的螺旋,运动活泼。结构复杂,从外向内分别为:外膜、细胞壁、3~4 根内鞭毛及细胞膜包绕的原生质体。内鞭毛能使梅毒螺旋体进行移行、屈伸、滚动等方式运动。革兰氏染色阴性,但不易着色,用 Fontana 镀银染色法染成棕褐色,常用暗视野显微镜观察悬滴标本中的梅毒螺旋体(图 12-6)。

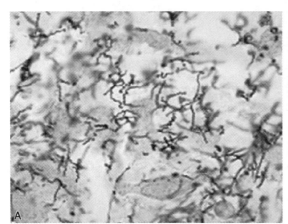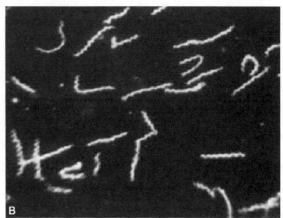

图 12-6　兔睾丸组织（A）及组织培养基中（B）的梅毒螺旋体
A. 镀银染色(光学显微镜,×1 000);B. 悬滴标本(暗视野显微镜,×1 000)。

2. **培养特性**　不能在无生命的人工培养基上生长繁殖。Nichols 有毒株对人和家兔有致病性,接种家兔睾丸或眼前房能保持毒力且缓慢繁殖,常用于传代保种。若将 Nichols 株接种于含多种氨基酸的兔睾丸组织碎片中,能在厌氧条件下生长繁殖,但失去致病力,称为 Reiter 株。Nichols 株与 Reiter 株已广泛用作多种梅毒血清学的诊断抗原。采用棉尾兔单层上皮细胞,在微需氧条件下 33℃培养,梅毒螺旋体可生长繁殖并保持毒力。

3. **抗原结构**　主要有外膜蛋白抗原和内鞭毛抗原。外膜蛋白中含量最高且抗原性最强的是 47kD 外膜蛋白(TpN47),内鞭毛抗原中含量高且抗原性强的是 37kD 鞘膜蛋白亚单位。

4. **抵抗力**　极弱,对温度、干燥均特别敏感。离体后干燥 1~2h 或 50℃加热 5min 即死亡。血液中的梅毒螺旋体 4℃放置 3d 可死亡,故血库 4℃冰箱储存 3d 以上的血液通常无传染梅毒的风险。对化学消毒剂敏感,1%~2%苯酚处理数分钟即死亡。对青霉素、四环素、红霉素、砷剂等敏感。

（二）致病性与免疫性

1. **致病物质**　目前尚未发现梅毒螺旋体有内毒素和外毒素,但有很强的侵袭力,与致病力有关的主要有:①荚膜样物质:可阻止抗体等大分子物质与菌体结合、抑制补体激活及补体溶菌作用、干扰单核巨噬细胞吞噬作用,从而有利于梅毒螺旋体在宿主体内存活与扩散。梅毒患者常出现的免疫抑制现象也认为与荚膜样物质有关;②黏附因子:一些梅毒螺旋体的外膜蛋白是黏附因子,有助于菌体黏附于宿主细胞;③侵袭性酶类:透明质酸酶和黏多糖酶可分解组织、细胞外基质、血管基底膜中的透明质酸和黏多糖,有利于梅毒螺旋体的侵袭和扩散。

此外,病理性免疫反应参与了梅毒螺旋体的致病过程,梅毒患者体内常出现多种自身抗体。

2. **所致疾病**　自然情况下,梅毒螺旋体只感染人类,人是梅毒唯一的传染源。根据感染方式不同,梅毒可分为先天性梅毒和后天性梅毒。前者由母体经胎盘传染给胎儿,后者主要通过性接触传染。输入含梅毒螺旋体污染的血液或血制品,可引起输血后梅毒。

先天性梅毒又称胎传梅毒,梅毒螺旋体经胎盘进入胎儿血循环,引起胎儿全身感染,螺旋体在胎儿内脏(肝、脾、肺及肾上腺)及组织中大量繁殖,可导致流产、早产或死胎,新生儿可有皮肤病变、马鞍鼻、锯齿形牙、间质性角膜炎、骨软骨炎、先天性耳聋等特殊体征,俗称梅毒儿。

后天性梅毒又称获得性梅毒,临床上分三期,表现为发作、潜伏与再发作交替的现象。

（1）Ⅰ期梅毒：梅毒螺旋体侵入皮肤黏膜2～10周后，在侵入局部出现无痛性硬结及溃疡，称硬下疳（hard chancre），多见于外生殖器，也可见于肛门、直肠与口腔，其溃疡渗出物含有大量梅毒螺旋体，传染性极强。此期常持续1～2个月，硬下疳可自愈。进入血液中的梅毒螺旋体潜伏于体内，经2～3个月无症状的潜伏期后进入第Ⅱ期。

（2）Ⅱ期梅毒：全身皮肤黏膜出现梅毒疹（syphilid），主要见于躯干及四肢。周身淋巴结肿大，有时累及骨、关节、眼及中枢神经系统。在梅毒疹及淋巴结中有大量梅毒螺旋体。不经治疗一般可在3周～3个月后体征自然消退，其中多数患者发展成Ⅲ期梅毒。从出现硬下疳至梅毒疹消失后1年的Ⅰ、Ⅱ期梅毒，又称为早期梅毒，传染性强，但组织破坏性较小。

（3）Ⅲ期梅毒：又称晚期梅毒，Ⅱ期梅毒发病后经2～7年、甚至经10～30年潜伏期后，患者出现全身性梅毒损害，主要表现为结节性梅毒疹和树胶肿为特征的多种晚期皮肤和黏膜损害、全身组织和器官慢性炎性损伤、慢性肉芽肿及组织缺血性坏死、心血管梅毒和神经梅毒，出现梅毒瘤、动脉瘤、脊髓痨或全身麻痹等。Ⅲ期梅毒传染性小但破坏性大，病程长，疾病损害呈进展与消退交替出现，可危及生命。

3. 免疫性　梅毒的免疫为有菌免疫或传染性免疫，当体内有梅毒螺旋体持续存在时，对再感染有免疫力，一旦体内梅毒螺旋体被清除，免疫力也随之消失。抗感染免疫以细胞免疫为主。

（三）微生物学检查法

采集硬下疳渗出液、梅毒疹渗出液或局部淋巴结抽出液等，可用暗视野显微镜观察梅毒螺旋体，也可用直接免疫荧光或ELISA法检查。组织切片标本可用镀银染色法染色后镜检。血清学检查可用非梅毒螺旋体抗原试验与梅毒螺旋体抗原试验。分子生物学方法检测梅毒螺旋体特异性核酸，敏感性高，特异性强。

（四）防治原则

梅毒是性传播疾病，目前尚无疫苗预防。预防的主要措施是加强性卫生教育和注重个人性卫生。对患者应早期确诊并彻底治疗。治疗药物首选青霉素。

三、疏螺旋体属

疏螺旋体属（borrelia）螺旋体具有3～10个稀疏而不规则的螺旋。对人有致病性的主要有伯氏疏螺旋体（B. burgdorferi）、回归热疏螺旋体（B. recurrentis）、奋森疏螺旋体（B. vincentii）等。伯氏疏螺旋体是莱姆病（Lyme disease）的主要病原体。莱姆病是自然疫源性疾病，以蜱为媒介进行传播，人和多种动物均可感染。我国北方林区为莱姆病主要疫源地，目前已有20余个省和自治区证实有莱姆病存在。回归热疏螺旋体引起虱传回归热（流行性回归热），杜通疏螺旋体引起蜱传回归热（地方性回归热）；奋森疏螺旋体引起奋森咽峡炎、牙龈炎、口腔坏疽等。

（一）生物学性状

菌体细长，两端稍尖，大小（10～40）μm×（0.1～0.3）μm。有2～100根内鞭毛，运动活泼。革兰氏染色阴性，但不易着色，镀银染色、Giemsa或Wright染色效果较好。营养要求高，微需氧，5%～10% CO_2 促进生长，最适培养温度为32～35℃。生长缓慢，液体培养基中一般需培养2～3周才能观察到生长情况。抵抗力弱，对热、干燥和一般消毒剂均较敏感。

（二）致病性与免疫性

1. 流行环节　莱姆病是自然疫源性传染病，野鼠、鹿等是主要传染源和储存宿主。主要传播媒介是硬蜱。伯氏疏螺旋体可在蜱的中肠生长繁殖，当蜱叮咬宿主时，菌体通过肠内容物反流、唾液或粪便感染宿主。我国莱姆病高发地区主要在东北和内蒙古林区，有明显的季节性，初发于4月末，6月份达高峰，8月份以后仅见散在病例。

2. 致病物质　伯氏疏螺旋体无内毒素和外毒素，其致病可能是某些致病物质以及病理性免疫反应等多因素作用的结果。①侵袭力：伯氏疏螺旋体能黏附、侵入成纤维细胞及人脐静脉内皮细胞并在胞质中生存；黏附的受体是靶细胞胞外基质（ECM）中的纤维连接蛋白（FN）与核心蛋白多糖；②抗吞噬作用;外膜蛋白 OspA、OspB 与抗吞噬作用有关;③内毒素样物质:伯氏疏螺旋体细胞壁中的脂多糖具有类似细菌内毒素的生物学活性。

3. 所致疾病　莱姆病是一种慢性全身感染性疾病,病程可分为三期:早期局部性感染、早期播散性感染与晚期持续性感染。早期局部性感染表现为疫蜱叮咬后经 3～30d 的潜伏期,在叮咬部位出现一个或数个特征性的慢性游走性红斑(erythema chronicum migrans,ECM),伴有发热、头痛、肌肉和关节疼痛、局部淋巴结肿大等症状。早期播散性感染多表现为继发性红斑、面神经麻痹、脑膜炎等。晚期持续性感染表现为慢性关节炎、周围神经炎与慢性萎缩性肌皮炎等。

4. 免疫性　抗伯氏疏螺旋体感染主要依赖特异性体液免疫。特异性细胞免疫的保护作用尚有争议。

（三）微生物学检查法

整个病程中伯氏疏螺旋体数量较少,难以分离培养,主要取患者血清标本进行血清学检查,使用最广泛的是免疫荧光法和 ELISA。

（四）防治原则

目前尚无疫苗。疫区工作人员要加强个人保护,避免被蜱叮咬。根据患者不同的临床表现及病程,采用不同的抗生素及给药方式。

案　例

患者,男,35 岁,农民。主诉:近一周出现发热、寒战、乏力、头痛、腿痛、全身酸痛。发病前正值农忙季节进行田间劳作。查体:患者神志清醒,眼结膜充血,双下肢腓肠肌疼痛明显,腹股沟淋巴结肿大。

问题:

1. 该患者最可能感染的病原体是什么? 该病原体引起何种疾病? 有哪些典型的症状、体征?

2. 该病原体的传播方式有哪些?

思　考　题

1. 简述放线菌属的主要生物学特点。

2. 简述肺炎支原体和解脲脲原体的致病性。

3. 简述主要立克次体病病原体的主要传播媒介及所致疾病。

4. 试述梅毒螺旋体的致病性与免疫性。

（石学魁）

第二篇

病 毒 学

第十三章

病毒的基本性状

13章 数字内容

学 习 目 标

- 1. 掌握病毒的大小、形态与结构;病毒的复制周期;理化因素对病毒的影响。
- 2. 熟悉病毒的化学组成与功能;病毒的分类;病毒的异常增殖和干扰现象。
- 3. 了解病毒的遗传与变异的方式及其意义。

病毒(virus)是一类非细胞型微生物,病毒核酸只有进入易感细胞后,病毒方能显示其生物活性,是一类独特的细胞内寄生的微生物。病毒具有下列特征:①病毒个体微小,能通过细菌滤器,一般需用电子显微镜才能观察到;②结构简单,无完整的细胞结构,只含有一种核酸,即 DNA 或 RNA;③严格细胞内寄生,以复制方式增殖,因缺乏完整的酶系统,不能独立进行新陈代谢,必须依赖宿主细胞进行自身核酸和蛋白质的合成;④对常用抗生素不敏感,但对干扰素敏感。病毒与其他微生物的区别要点见表 13-1。亚病毒(subvirus)是一类比病毒还小、结构更简单的微生物,包括类病毒、卫星病毒和朊粒。

表 13-1 病毒与其他微生物的区别要点

特性	病毒	细菌	支原体	立克次体	衣原体	螺旋体	放线菌	真菌
大小(μm)	0.02~0.3	0.5~1.0	0.2~3.0	0.3~0.6	0.3~0.5	5.0~20	0.5~1.0	5.0~30
结构	非细胞	原核细胞	原核细胞	原核细胞	原核细胞	原核细胞	原核细胞	真核细胞
细胞壁	-	+	-	+	+	+	+	+
核酸类型	DNA/RNA	DNA+RNA	DNA+RNA	DNA+RNA	DNA+RNA	DNA+RNA	DNA+RNA	DNA+RNA
人工培养	-	+	+	-	-	-/+	+	+
增殖方式	复制	二分裂	二分裂	二分裂	二分裂	二分裂	二分裂	有性/无性
抗菌抗生素敏感性	-	+	+	+	+	+	+	-
干扰素敏感性	+	-	-	-	-	-	-	-

病毒在自然界分布广泛,与人类疾病关系密切,在人类的传染病中,由病毒引起的疾病约占75%,例如流行性感冒、肝炎、艾滋病等。病毒性疾病不仅传染性强,流行广泛,有些疾病危害严重,病死率高或有后遗症。病毒为细胞内寄生,对抗生素不敏感,病毒性疾病有效药物少,治疗比较困难。特别是近年来陆续出现的新现和再现病毒性疾病,对人类健康构成巨大的威胁,已成为人们关注的重大问题。此外,一些非传染性疾病例如肿瘤、自身免疫病、老年痴呆、胎儿畸形等疾病,目前认为其发病也与病毒感染有关。

第一节 病毒的形态与结构

一、病毒的大小与形态

发育成熟的、有感染性的、完整的病毒颗粒称为病毒体(virion)。病毒体是病毒在细胞外的存在方式,具有典型的形态结构及感染性。病毒体大小的测量单位为纳米(nanometer,nm,为 1/1 000μm)。不同病毒体的大小不一,最大约 300nm,如痘病毒;最小约 20nm,如口蹄疫病毒。一般病毒介于 50~250nm 之间,大多数病毒体都在150nm 以下。研究病毒体的大小和形态可借助电子显微镜技术、超速离心沉淀、分级超过滤和 X 线晶体衍射法等技术。

不同病毒体的形态各异,动物病毒大多呈球形或近似于球形,少数呈砖形(如痘病毒)、子弹状(如狂犬病病毒)或丝状(如流行性感冒病毒);植物病毒多为杆状,而细菌病毒(噬菌体)常为蝌蚪形。各种病毒体的形态与相对大小比较见图 13-1。

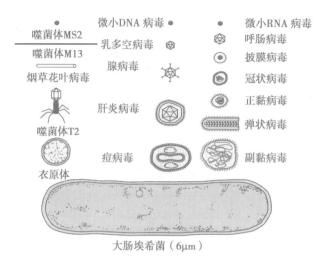

图 13-1 **病毒体形态与大小比较**

二、病毒的结构和化学组成

（一）病毒的结构

1. 核衣壳 病毒体的基本结构是核衣壳（nucleocapsid），由核心（core）和衣壳（capsid）组成。部分病毒在核衣壳外尚有包膜（envelope）及包膜的附属成分刺突（spike），此类病毒称为包膜病毒（enveloped virus）。最简单的病毒没有包膜，仅由核衣壳构成，称为裸露病毒（naked virus）（图 13-2）。

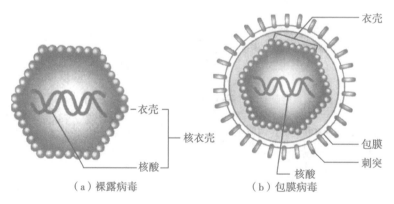

图 13-2 **病毒结构模式图**

（1）核心：位于病毒体中心，由一种类型核酸分子（DNA 或 RNA）组成，以此把病毒分成 DNA 病毒和 RNA 病毒两大类。病毒核心中除核酸外，还含有少量病毒基因编码的功能性蛋白质，如核酸多聚酶、逆转录酶等，在病毒复制或基因表达调控过程中发挥着重要作用。

（2）衣壳：是包绕在病毒核心外面的一层结构蛋白质，由一定数量的亚单位壳粒（capsomeres）聚合而成。壳粒是构成衣壳的形态学亚单位，每一个壳粒可由一个或几个多肽分子组成。电镜下观察，壳粒围绕核酸按一定的对称方式排列，不同类型病毒壳粒的数目及排列形式不同，可作为病毒鉴别和分类的依据之一。

根据壳粒的排列方式，病毒衣壳结构有下列 3 种对称类型（图 13-3）：①螺旋对称（helical symmetry）：壳粒沿螺旋形的核酸链盘绕成螺旋状，如流行性感冒病毒、狂犬病病毒等；②二十面体立体对称（icosaheclral symmetry）：病毒核酸浓集成球形或近似球形，壳粒在外周排列成 20 面体对称型，即由不同数目的壳粒镶嵌成具有 20 个等边三角形的面、12 个顶角和 30 条棱边的对称结构。大多数病毒顶角的壳粒由 5 个同样的壳粒包围称为五邻体（penton）；而在三角形面上的壳粒，周围都有 6 个相同的

Note:

壳粒,称为六邻体(hexon),如腺病毒、脊髓灰质炎病毒等;③复合对称(complex symmetry):病毒体结构复杂,壳粒排列既有立体对称又有螺旋对称,如痘病毒、噬菌体等。

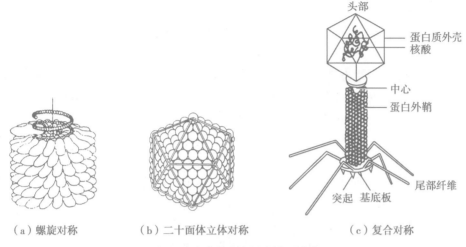

图 13-3 **病毒体衣壳对称排列模式图**

衣壳的生物学功能主要有:①保护核酸免受核酸酶及其他理化因素(如紫外线、射线等)的破坏;②与易感细胞表面的受体结合,决定病毒感染细胞的亲嗜性,参与感染过程。病毒引起感染首先需要病毒特异地吸附于细胞表面。无包膜病毒依靠衣壳吸附于细胞表面,作为感染的第一步;③可作为病毒鉴定分类的依据;④具有免疫原性,可诱发机体产生特异性免疫应答,也可引起免疫病理损伤。

2. 包膜 包膜是包绕在病毒核衣壳外面的脂质双层膜,是病毒在宿主细胞内成熟释放时,以出芽的方式通过细胞膜、核膜或空泡膜时获得的。有包膜病毒对脂溶剂(如乙醚、氯仿和胆汁)敏感,乙醚因其能破坏包膜而灭活病毒,常被用于鉴定病毒有无包膜。有包膜病毒(如呼吸道病毒)因可被胆汁灭活,故经消化道侵入一般不致病或致病力弱。病毒包膜的主要成分是多糖、脂类和蛋白质,常以糖蛋白或脂蛋白形式存在。多糖及脂类来自宿主细胞,而蛋白质则由病毒基因编码产生。有些病毒的糖蛋白在包膜的表面形成钉状突起,称为包膜子粒(peplomere)或刺突,具有黏附细胞等功能,如流行性感冒病毒包膜上的一种刺突血凝素,对呼吸道上皮细胞和红细胞具有特殊的亲和力,除了参与呼吸道感染,还能凝集动物红细胞,出现血凝现象。

病毒包膜的功能有:①保护病毒核衣壳,维护病毒体结构的完整性;②参与感染过程,病毒包膜与细胞膜脂类成分同源,彼此易于亲和及融合,促使病毒进入细胞内;包膜中的糖蛋白刺突能与宿主细胞膜上的受体结合,介导病毒感染细胞;脂蛋白也是引起发热、中毒症状的原因之一;③具有抗原性,包膜中的蛋白质由病毒基因编码,具有病毒的抗原特异性,可作为区分病毒的种、型和亚型的依据,用于病毒的鉴定与分型。例如甲型流行性感冒病毒根据血凝素 HA 的抗原性不同划分亚型。

3. 其他辅助结构 如腺病毒在 20 面体的各个顶角上有触须样纤维(antennal fiber),亦称纤维刺突或纤突,能凝集某些动物红细胞并损伤宿主细胞。

(二)病毒的化学组成及其作用

1. 病毒的核酸(nucleic acid) 病毒的核酸位于病毒体的核心,病毒体仅含一种核酸 RNA 或 DNA,借此把病毒分为 RNA 病毒和 DNA 病毒两大类。病毒核酸的存在形式多样,形状上有线形和环状。构成上可为单链(single-stranded,ss)或双链(double-stranded,ds)和分节段核酸,如双链 DNA 病毒、单链 DNA 病毒、双链 RNA 病毒、单链 RNA 病毒等。单链 RNA 病毒还可分为正链 RNA 病毒和负链 RNA 病毒等类型。感染人类的 DNA 病毒多为 dsDNA,RNA 病毒大多是 ssRNA。病毒核酸大小随病毒大小差异较大,一些小型病毒仅 5kb,大型病毒可达 400kb。核酸是病毒的遗传物质,携带有病毒的全部遗传信息,决定病毒多种生物学性状,控制病毒的感染性、复制增殖,其功能如下:

Note:

（1）决定病毒增殖复制：病毒进入活细胞内，释放出核酸，复制出更多同样的子代核酸。由病毒核酸转录生成病毒 mRNA，再以 mRNA 为模板翻译出子代蛋白质，而后，病毒核酸与子代蛋白质装配成具有感染性的完整病毒颗粒。

（2）决定病毒的特性：病毒核酸上的基因密码储存着病毒全部遗传信息，如形态结构、致病性、抗原性等。若病毒核酸链中发生碱基置换或移码突变，则病毒的性状也随之发生变异。

（3）决定病毒感染性：一些病毒经化学方法除去衣壳蛋白后所获得的核酸，仍具有感染性，进入宿主细胞后可引起感染，称之为感染性核酸（infectious nucleic acid）。其感染性比完整病毒体低，因其易被体液中及细胞膜上的核酸酶降解，且因没有衣壳配体，不易与宿主细胞受体结合。但也正是因为不受相应受体限制，其感染宿主范围比完整病毒体广。

2. 病毒蛋白质　病毒蛋白质是病毒的另一类主要成分，占病毒体总量的70%，由病毒基因组编码产生的，可分为结构蛋白和非结构蛋白两大类。

（1）结构蛋白：指由病毒基因编码，构成病毒衣壳、包膜和基质的蛋白质。衣壳蛋白一般由多个亚肽单位组成，具有良好抗原性，保护病毒核酸，决定病毒吸附与穿入等。包膜蛋白多以糖蛋白形式存在，也具有抗原性，对病毒吸附穿入具有重要意义。基质蛋白是连接衣壳蛋白和包膜蛋白的部分（又称亚膜结构），具有跨膜和锚定功能，起到支撑包膜和维持病毒的作用。

（2）非结构蛋白：也称为早期蛋白或功能性蛋白，由病毒基因组编码，如蛋白水解酶、DNA 或 RNA 多聚酶、胸腺嘧啶核苷酸酶、转录酶和反转录酶等，在病毒复制或基因表达调控过程中具有重要功能，但不参与病毒体的构成。非结构蛋白可存在于病毒体内，也可存在病毒体外或感染细胞内，除了参与病毒的生物合成外，还具有激活细胞内癌基因导致细胞转化、抑制宿主细胞的生物合成、抑制病毒抗原经 MHC 递呈等多种生物学活性。

第二节　病毒的增殖

病毒的增殖也称病毒的复制，是病毒在易感活细胞内繁殖的过程。由于病毒本身没有蛋白合成的场所——核糖体，也缺乏增殖所需的酶系统，故病毒只能在活的细胞内才能进行增殖。病毒的增殖以复制的方式进行，即以病毒基因组为模板，利用宿主细胞提供的原料、能量、合成酶及场所等，通过一系列复杂的生物合成过程，分别合成子代病毒的核酸及蛋白质，在细胞内的一定部位装配成熟并释放至细胞外。这种以病毒核酸分子为模板进行繁殖的方式称为自我复制（self replication）。

一、病毒的复制周期

从病毒进入宿主细胞开始，经过基因组复制，到最后释放出子代病毒，称为一个复制周期（replication cycle）。病毒的复制周期可分为吸附、穿入、脱壳、生物合成、装配与释放等5个阶段（图13-4）。

（一）吸附（adsorption）

病毒要进入宿主细胞内复制增殖，必须先吸附于易感细胞表面。吸附可分为两个步骤：①非特异性吸附：通过随机碰撞和离子间的电荷吸引，使病毒与细胞相互接触。这一过程是可逆的，与 Na^+、Mg^{2+}、Ca^{2+} 等阳离子浓度有关，与温度无关；②特异性吸附：病毒表面特异性吸附蛋白或表位识别并结合到易感细胞的表面受体上，这也是决定病毒感染成功与否的关键环节，这一过程是不可逆的，是真正的吸附，且需要一定的温度条件。各种病毒的表位不尽相同，同时宿主细胞表面的受体数量与分布均有差异，因而特异性吸附决定了病毒的组织亲嗜性和感染宿主的范围。如流行性感冒病毒血凝素 HA 糖蛋白与细胞表面受体唾液酸结合，发生吸附；人类免疫缺陷病毒包膜糖蛋白 gp120 的受体与人辅助 T 淋巴细胞 Th 细胞表面 CD4 分子结合；EB 病毒则与 B 细胞 CD21 受体结合（表13-2）。

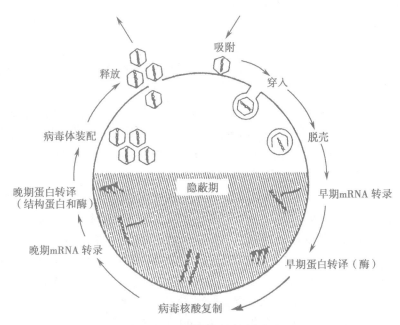

图 13-4　**病毒复制周期模式图**

表 13-2　**常见病毒的宿主细胞受体**

病毒	病毒吸附蛋白	宿主细胞的受体
脊髓灰质炎病毒	VP1~VP3	特异膜受体（免疫球蛋白超家族成员）
埃可病毒	VP1~VP3	连接素成员
鼻病毒	VP1~VP3	黏附因子Ⅰ（ICAM-1）
甲型流行性感冒病毒	HA	唾液酸
单纯疱疹病毒	gB、gC、gD	硫酸乙酰肝素聚糖及 FGF 受体
EB 病毒	gp350	CD21
人巨细胞病毒	CD13 样分子	MHC Ⅰ类抗原的 β2m
人类免疫缺陷病毒	gp120	CD4、CCR5、CXCR4
呼肠病毒	δ1 蛋白	β-肾上腺素受体
狂犬病病毒	糖蛋白 G	乙酰胆碱受体（横纹肌细胞）

（二）穿入（penetration）

病毒吸附于宿主细胞膜后，即开始穿入细胞，主要是通过吞饮、包膜融合、直接穿入等方式进入细胞。病毒穿入细胞的方式可因病毒的种类而异，主要有三种方式：①融合（fusion）：病毒包膜与细胞膜融合，病毒的核衣壳进入胞质，包膜病毒如正黏病毒、副黏病毒、疱疹病毒等都以融合的形式穿入细胞；②吞饮（endocytosis）：当病毒与易感细胞表面受体结合后，在细胞膜的特殊区域与病毒一起内陷使整个病毒被吞饮入胞内形成吞噬泡。无包膜的病毒多以吞饮形式进入易感动物细胞内；③直接穿入：某些无包膜病毒，如脊髓灰质炎病毒与受体接触后，衣壳蛋白的多肽构形发生变化并对蛋白水解酶敏感，病毒核酸可直接穿越细胞膜到细胞质，而大部分蛋白衣壳仍留在胞膜外，这种进入的方式较为少见。

（三）脱壳（uncoating）

病毒进入细胞后，须脱去包绕于核酸外面的衣壳结构蛋白，暴露其核酸才能发挥作用。不同病毒脱壳方式不同，多数病毒在细胞的溶酶体酶的作用下脱壳并释放出病毒的基因组，少数病毒的脱壳过程较复杂，例如痘病毒脱壳过程分为两步。先由溶酶体酶作用脱去外壳蛋白，再经病毒编码产生的脱壳酶脱去外壳内层衣壳,核酸方能完全释放出来。

（四）生物合成（biosynthesis）

病毒核酸从衣壳释放后就进入病毒的生物合成阶段。在此阶段,用血清学方法和电镜检查,并不能从细胞内检出病毒体,称隐蔽期(eclipse period)。不同病毒的隐蔽期长短不一,如脊髓灰质炎病毒只有3~4h,而腺病毒则需16~17h。隐蔽期实际是病毒在基因控制下进行子代病毒核酸复制和蛋白质合成的阶段。病毒生物合成的部位因病毒种类而异,大多数DNA病毒在细胞核内复制其核酸,在细胞质内合成其蛋白质,大多数RNA病毒的核酸及蛋白质均在胞质中合成,但也有例外,例如痘病毒(DNA病毒)的核酸复制与RNA病毒相似,反转录病毒(RNA病毒)的核酸复制可以在细胞核。

病毒的生物合成包括病毒核酸的复制和病毒蛋白质的合成两个方面,其中蛋白质的合成又可分成早期蛋白质合成与晚期蛋白质合成两个阶段。早期蛋白主要是指病毒生物合成中所需要的酶和抑制宿主细胞代谢的酶,以利于病毒的进一步复制并阻断宿主细胞的正常代谢。是非结构蛋白,亦称功能蛋白。晚期蛋白是指根据病毒基因组指令,复制子代病毒的核酸,转录、翻译合成病毒的结构蛋白。病毒核酸类型不同、基因组转录mRNA及合成蛋白方式也不相同。病毒的生物合成可依核酸类型归纳为7大类别,即双链DNA(dsDNA)病毒、单链DNA(ssDNA)病毒、单正链RNA(+ssRNA)病毒、单负链RNA(-ssRNA)病毒、双链RNA(dsRNA)病毒、逆转录病毒和嗜肝DNA病毒。

1. dsDNA病毒　人类DNA病毒基因组多为dsDNA。这类病毒首先利用宿主细胞核内的依赖DNA的RNA多聚酶,转录出早期mRNA,在胞质核糖体水平翻译出早期蛋白。早期蛋白主要是一些非结构蛋白即功能性蛋白,如复制子代病毒DNA所需的DNA多聚酶及脱氧胸腺嘧啶激酶等,然后以亲代DNA为模板,以半保留方式复制子代DNA分子,继而以子代DNA分子为模板转录大量晚期mRNA,在胞质核糖体上翻译出病毒的晚期蛋白即结构蛋白,如病毒衣壳蛋白和/或包膜结构蛋白等。

2. ssDNA病毒　微小DNA病毒属于此类。该类病毒生物合成时,先以亲代DNA为模板,在DNA聚合酶的作用下,产生互补链,并与亲代DNA链形成±dsDNA作为复制中间型(replicative intermediate,RI),然后解链,由新合成互补链为模板复制出子代ssDNA,转录mRNA和翻译合成病毒蛋白质。

3. +ssRNA病毒　包括黄病毒、部分出血热病毒及小核糖核酸病毒。虽然+ssRNA病毒不含RNA聚合酶,但其本身具有mRNA的功能,其RNA可直接附着于宿主细胞的核糖体上翻译早期蛋白即依赖RNA的RNA聚合酶。在该酶的作用下,转录出与亲代+ssRNA互补的-ssRNA。形成的双链RNA即复制中间型,其中+ssRNA起mRNA作用,翻译病毒晚期蛋白,-ssRNA起模板作用,转录与-ssRNA互补的子代病毒+ssRNA。

4. -ssRNA病毒　多数有包膜的病毒属于-ssRNA病毒,如流行性感冒病毒、狂犬病病毒等。因为-ssRNA病毒含有依赖RNA的RNA聚合酶,故病毒RNA在此酶的作用下,首先转录出互补+ssRNA,形成RNA复制中间型(±RNA),再以其中的部分+ssRNA为模板,转录出与其互补的子代-ssRNA,其余的+ssRNA作为mRNA,同时翻译出病毒结构蛋白和非结构蛋白。

5. dsRNA病毒　人类呼肠病毒科属于dsRNA病毒。在生物合成时,病毒的+ssRNA在病毒自身依赖RNA多聚酶作用下转录出mRNA,翻译出早期蛋白或晚期蛋白。核酸复制时,再以其原-ssRNA为模板复制出新+ssRNA,再由后者复制出新的-ssRNA,构成子代RNA。

6. 逆转录病毒　人类免疫缺陷病毒(HIV)和人类T淋巴细胞白血病病毒(HTLV)是逆转录病毒(retrovirus)。这类病毒的基因组为两条相同+ssRNA构成的二聚体,同时携带有逆转录酶。复制时以病毒+ssRNA为模板,合成互补的-ssDNA后,形成RNA:DNA杂交中间体。其中的RNA被细胞内的RNA酶H水解,在DNA聚合酶作用下,进入细胞核内的DNA链复制成双链DNA。该双链DNA整合至宿主细胞的DNA上成为前病毒(provirus),再由其转录出子代RNA和mRNA,并翻译出子代病毒的结构蛋白和非结构蛋白。

7. 嗜肝DNA病毒（DNA逆转录病毒）　乙型肝炎病毒(HBV)属于该类型病毒,基因组为不完全闭合 dsDNA,其复制有逆转录过程。在装配好的病毒衣壳中,以前病毒 DNA 转录的 RNA 为模板进行逆转录,形成 RNA:DNA 中间体,其中 RNA 水解后,以−ssDNA 为模板,合成部分互补+ssDNA,形成不完全双链的环状子代 DNA。

(五)装配(assembly)与释放(release)

子代病毒核酸与结构蛋白合成后,可在宿主细胞内一定部位装配成子代病毒的核衣壳。DNA 病毒大多在细胞核内装配,而 RNA 病毒多在胞质内装配。装配完后,以 3 种方式释放子代病毒体:

1. 裂解释放 无包膜的子代病毒导致宿主细胞裂解,一次性地全部释放出来。

2. 出芽释放 有包膜的子代病毒以出芽的方式释放,并可在释放中获得包膜。当子代病毒的核衣壳移向细胞膜以出芽的方式逐个释放时,突破包绕着的宿主细胞核膜或细胞膜从而获得子代病毒的包膜,故病毒包膜上的脂质来自宿主细胞,而包膜蛋白则由病毒基因编码。以这种方式释放病毒,宿主细胞通常不死亡,仍能分裂繁殖。

3. 其他方式 还有少数病毒如人巨细胞病毒,很少释放到细胞外,而是通过细胞间桥或细胞融合,在细胞之间传播。此外,某些肿瘤相关病毒的基因组与宿主细胞染色体整合,随细胞分裂而出现在子代细胞中。

二、病毒的异常增殖与干扰现象

(一)病毒的异常增殖

病毒在宿主细胞内复制时,并非所有的病毒成分都能组装成完整的病毒体,可因病毒自身或宿主细胞两方面的原因导致病毒的异常增殖。

1. 顿挫感染(abortive infection) 病毒进入宿主细胞后,如细胞不能为病毒增殖提供所需要的酶、能量及必要的成分,则病毒在其中不能合成自身的成分,或虽合成了部分或全部的病毒成分,但不能装配成完整的子代病毒颗粒,即为顿挫感染。不能为病毒增殖提供条件的细胞,被称为非容纳细胞。能为病毒提供条件,可产生完整病毒的细胞被称为容纳细胞。病毒在非容纳细胞内呈顿挫感染,而在另一些容纳细胞内则可以增殖,造成感染。例如,人腺病毒感染人胚肾细胞能正常增殖,若感染猴肾细胞则发生顿挫感染。

2. 缺陷病毒(defective virus) 因病毒基因组不完整或者某一基因位点改变,不能进行正常增殖,复制不出完整的有感染性的病毒颗粒,此病毒称为缺陷病毒。当与其他病毒共同感染细胞时,若其他病毒能为缺陷病毒提供所需要的条件,缺陷病毒则又能完成正常增殖而产生完整的子代病毒株,将这种有辅助作用的病毒称为辅助病毒(helper virus)。腺病毒伴随病毒就是一种缺陷病毒,用任何细胞培养都不能增殖,只有与腺病毒共同感染细胞时才能完成复制周期。腺病毒即为腺病毒伴随病毒的辅助病毒。丁型肝炎病毒也是缺陷病毒,必须依赖于乙型肝炎病毒才能复制。缺陷病毒虽然不能复制,但具有干扰同种成熟病毒体进入细胞的作用,称其为缺陷干扰颗粒(defective interfering particle,DIP)。DIP 具有正常病毒的衣壳和包膜,只是内含缺陷的基因组。DIP 不但能干扰非缺陷病毒的复制,还能影响细胞的生物合成。

(二)干扰现象(interference)

当两种病毒先后或同时感染同一细胞时,可能产生两种结果:一是两种病毒共同增殖而加重感染;二是一种病毒抑制另一种病毒的增殖复制,后者称为病毒的干扰现象。干扰现象不仅发生在异种病毒之间,也可发生在同种、同型及同株病毒之间,甚至灭活病毒也能干扰活的病毒。如流行性感冒病毒的自身干扰。发生干扰的原因是:①一种病毒诱导细胞产生干扰素,进而产生抗病毒蛋白抑制另一种病毒的增殖;②病毒吸附时与宿主细胞表面受体分子结合阻止了另一种病毒的吸附和穿入或改变了宿主细胞的代谢途径;③DIP 所引起的干扰,缺陷病毒虽然不能复制,但具有干扰同种成熟病毒体进入细胞的作用。病毒之间干扰现象能够阻止发病,也可以使感染中止,使宿主康复。但在预防病毒性疾病使用疫苗时,应注意避免由于互相干扰而影响疫苗的免疫效果。

第三节　理化因素对病毒的影响

病毒受到外界理化因素作用后,其结构被破坏而丧失感染性称为灭活(inactivation)。灭活病毒虽然丧失感染性,但仍能保留其他生物学特性,如抗原性、红细胞吸附、血凝及细胞融合等。不同病毒对理化因素的敏感性存在差异。

一、物理因素对病毒的影响

（一）温度

大多数病毒耐冷不耐热,在 0℃ 以下的温度,特别是在干冰温度(−70℃)和液态氮温度(−196℃)下,可长期保持其感染性。大多数病毒在室温下存活时间不长,加热 50～60℃ 30min,100℃ 数秒钟即可被灭活。高温对病毒的灭活作用,主要是使病毒的衣壳蛋白和包膜病毒的糖蛋白刺突发生变性,从而阻止病毒吸附于宿主细胞。高温也能破坏病毒复制所需的酶,但温度对病毒的灭活作用受周围环境因素的影响,有蛋白质或 Ca^{2+}、Mg^{2+} 存在时常可提高病毒对高温的抵抗力,如正黏病毒和副黏病毒在 1mol/L $MgSO_4$ 中较稳定而不易灭活,此作用称为阳离子稳定作用,常用于实验室保存某些标本。反复冻融也能使病毒灭活。

（二）射线

电离辐射(包括 α、β、γ 射线和 X 射线等)与紫外线均可使病毒灭活,但所需剂量大于灭菌。射线可破坏或改变病毒核酸的分子结构,使之丧失生物活性导致病毒灭活,但病毒体仍保留免疫原性。若长时间的紫外线照射也能使病毒蛋白变性而失去免疫性。此外,有些病毒(如脊髓灰质炎病毒)经紫外线灭活后若再用可见光照射,因激活病毒酶的原因,可使已灭活的病毒复活,故不宜用紫外线来制备灭活疫苗。

（三）干燥

病毒在常温、干燥下易被灭活,但若冷冻后再进行真空干燥,则可使病毒长期存活,故常用于保存病毒毒种或制备冻干活疫苗。

二、化学因素对病毒的影响

（一）脂溶剂

乙醚、三氯甲烷、去氧胆酸盐等脂溶剂可使包膜病毒的脂类溶解而灭活病毒。乙醚在脂溶剂中对病毒包膜的破坏力最大,所以乙醚灭活实验可鉴别有包膜和无包膜病毒。

（二）醛类

甲醛对病毒蛋白质和核酸都有破坏作用,使病毒失去感染性,是常用的灭活剂。甲醛与蛋白质中的氨基酸发生反应,但对蛋白质的构型作用不强,因此对免疫原性影响不大,故常用于灭活病毒疫苗的制备。

（三）氧化剂、卤素及其化合物

病毒对过氧化氢、漂白粉、高锰酸钾、碘和碘化物及其他卤素类化学物质都很敏感,为有效的病毒灭活剂。70%乙醇能使大多数病毒灭活,次氯酸盐、过氧乙酸等对肝炎病毒等有较好的消毒作用。

（四）酸碱度

大多数病毒在 pH 5～9 的范围内性质稳定,而在 pH 5.0 以下或 pH 9.0 以上迅速被灭活。病毒实验室常用酸性或碱性消毒剂处理病毒污染的器材和用具,如 1%～3%盐酸溶液浸泡器具。

（五）抗生素与中草药

一般抗生素对病毒无效,但可以抑制待检标本中的细菌,利于病毒的分离。近年来研究证明,某些中草药如大青叶、板蓝根、贯众、大黄等对某些病毒有一定的抑制作用,其机制有待进一步研究。

第四节　病毒的遗传与变异

变异是生物适应环境生存的重要方式,自然界的物种普遍存在变异,病毒和其他微生物一样,具有遗传性和变异性。1884 年,巴斯德(Louis Pasteur)研制的狂犬病疫苗,就是通过病毒变异株制备而成的,为预防医学开辟了广阔的前途。病毒的复制频率较高,遗传物质容易在复制过程中发生突变。病毒的变异还可逃避宿主的免疫杀伤,也会影响到病毒感染的诊断及治疗。

一、基因突变

病毒在增殖过程中,常发生由病毒基因组核酸链出现碱基置换、缺失或插入引起的基因突变,自发突变率为 $10^{-6} \sim 10^{-8}$。诱发因素包括物理因素(如紫外线或 γ 射线)或化学因素(如氟脲嘧啶、亚硝基胍或羟胺)。由基因突变产生的病毒表型性状发生改变的毒株为突变株(mutant)。常见的有意义的突变株有以下几种,其中最常见的是条件致死性突变株。

(一)条件致死性突变株(conditional-lethal mutant)

只能在某种条件下增殖,而在另一种条件下不能增殖的病毒株,如温度敏感性突变株(temperature-sensitive mutant,ts 株)。ts 株在 28~35℃(容许性温度)条件下可增殖,而在 37~40℃(非容许性温度)条件下不能增殖。ts 突变株多为减毒株,是生产疫苗的理想毒株,但 ts 株容易回复突变(回复率为 10^{-4}),因此制备疫苗时须经多次诱变后,方可获得稳定的突变株,亦称变异株(variant)。脊髓灰质炎病毒活疫苗就是这种变异株。

(二)宿主范围突变株(host-range mutant, hr)

由于病毒基因组改变影响了病毒对宿主细胞的感染范围,能感染野生型病毒所不能感染的细胞。也可利用此特性制备疫苗,如狂犬病疫苗。

(三)耐药突变株(drug-resistant mutant)

因编码病毒酶基因的改变而降低了靶酶对药物的亲和力而产生耐药,使病毒对药物不敏感而能继续增殖。

二、基因重组与重配

当两种或两种以上病毒感染同一细胞时,它们的基因组可发生多种形式的相互作用,但常发生于有近缘关系的病毒之间。如两种病毒的基因组发生互换,产生具有两个亲代特征的子代病毒,并能继续增殖,该过程称为基因重组(gene recombination),其子代病毒被称为重组体(recombinant)。基因重

Note:

组不仅可发生于两种活病毒之间,也可发生于活病毒与灭活病毒之间,甚至还可发生于两种灭活病毒之间。

不分节段基因组病毒间的重组是由于核酸内切酶和连接酶的作用,两种病毒核酸分子发生断裂和交叉连接,核酸分子内部序列重新排列所致,如脊髓灰质炎病毒。

分节段的 RNA 病毒是通过基因片段的交换使子代基因组发生改变,这种重组又称重配(reassortment),如流行性感冒病毒、轮状病毒等。

活病毒与灭活病毒间的基因重组,即一种活病毒与一种近缘的灭活病毒(常用紫外线灭活)感染同一细胞时,经基因重组而使灭活病毒复活,又称交叉复活(crossing reactivation)。

灭活病毒之间基因重组,即两个或两个以上同种灭活病毒(病毒基因组的不同部位受到损伤)感染同一细胞时,经过基因重组而出现感染性的子代病毒,又称多重复活(multiplicity reactivation)。

三、基因整合

病毒感染细胞的过程中,有时病毒基因组或某一片段可插入到宿主染色体 DNA 中,这种病毒基因组与细胞基因组的重组过程称为基因整合(gene integration)。多种 DNA 病毒、逆转录病毒等均有整合特性。整合既可引起病毒基因组的变异,也可引起宿主细胞基因组的改变而导致细胞发生恶性转化。

四、病毒基因产物的相互作用

当两种病毒感染同一细胞时,除可发生基因重组外,也可发生病毒基因产物的相互作用,包括互补、表型混合与核壳转移等,导致子代病毒发生表型变异。

(一)互补作用(complementation)

两种病毒同时感染同一细胞时,通过基因产物之间的相互作用,能产生一种或两种感染性子代病毒。互补作用可发生在两种缺陷病毒间,也可发生于感染性病毒与缺陷病毒或灭活病毒之间,其原因不是病毒基因的重组,而是一种病毒能提供另一缺陷病毒所需要的基因产物,如病毒的衣壳、包膜或酶类等。

(二)表型混合(phenotypic mixing)与核壳转移(transcapsidation)

两种具有某些共同特点的病毒感染同一细胞时,一种病毒所产生的衣壳或包膜包绕另一病毒基因组外面,并发生细胞嗜性或耐药性等生物学特征的改变,称表型混合。表型混合只是基因产物的交换,而不是遗传物质的交换,所以不稳定,经细胞培养传代后可恢复亲代的表型。无包膜病毒发生的表型混合称为核壳转移,如柯萨奇病毒和脊髓灰质炎病毒共同感染同一细胞时,可发生核壳转移,甚至有两个亲代病毒核酸编码的壳粒混合组成的衣壳。因此,当获得新表型病毒株时,通过传代来确定病毒新性状的稳定性而区分基因重组体和表型混合。

案　例

　　2020 年,世界各地出现新型冠状病毒感染疫情。我国北京、大连、青岛等多地发现新型冠状病毒疫情发源与海鲜冷链环节相关,且多例新型冠状病毒确诊病例和无症状感染者的流行病学调查表明来源于港口冷链货物搬运工。大连、厦门海关在部分进口冷冻南美白虾外包装样本中检出新型冠状病毒核酸,全国多地在冷链食品如三文鱼包装、切割进口三文鱼的案板上查出新型冠状病毒核酸。

　　问题:请结合病毒的传播途径及理化因素对病毒的影响,思考新型冠状病毒为何钟情于海鲜市场、冷链海鲜产品。

思 考 题

1. 病毒的基本特征有哪些？
2. 叙述病毒的结构、化学组成及其功能。
3. 病毒是如何增殖的？
4. 病毒的干扰现象是什么？有何意义？其具体机制如何？

（强　华）

第十四章

病毒的感染与免疫

14 章　数字内容

───── 学 习 目 标 ─────

1. 掌握病毒的传播方式;病毒感染的类型;病毒对宿主细胞的致病作用;病毒感染的免疫病理作用。

2. 熟悉干扰素的性质、种类及其抗病毒作用。

3. 了解病毒的免疫逃逸;病毒与肿瘤发生的关系。

第一节　病毒的致病作用

病毒侵入宿主易感细胞内复制增殖,与宿主防御功能相互作用,造成机体不同程度的病理过程称为病毒感染。病毒感染的本质是病毒与机体、病毒与宿主易感细胞之间相互作用的过程,病毒感染的结果取决于宿主状态、病毒种类以及其他影响免疫应答的因素。

一、病毒感染的传播方式

病毒在个体间的传播方式可分为水平传播和垂直传播两种。多数病毒以单一的途径侵入宿主机体,但某些病毒也可通过多途径感染机体,如人类免疫缺陷病毒(HIV)。

病毒在人群不同个体之间,或受染动物与人群个体之间的传播称为水平传播(horizontal transmission),为大多数病毒的传播方式。水平传播的病毒主要通过破损的皮肤、黏膜(眼、呼吸道、消化道或泌尿生殖道)侵入机体,也可直接进入血液循环(如输血、注射、机械损伤、昆虫叮咬等)感染机体。皮肤是抵御病毒的最好屏障,泪液、黏液、纤毛上皮、胃酸、胆汁等均具有抵抗病毒的作用。

存在于母体的病毒通过胎盘或产道直接将病毒由亲代传播给子代的方式称为垂直传播(vertical transmission)。此外,病毒也可经其他方式进行垂直传播,如乳汁传播、密切接触、微生物基因经生殖细胞遗传等。垂直传播是病毒感染的特点之一,多种病毒可经垂直传播引起子代病毒感染,其中以风疹病毒、乙肝病毒、人巨细胞病毒、人类免疫缺陷病毒为多见,可引起死胎、流产、早产或先天畸形,子代也可以无任何症状而成为病毒携带者,如乙肝病毒的感染。

常见人类病毒的感染途径与方式见表 14-1。

表 14-1　常见人类病毒的感染途径与方式

传播方式	主要感染途径	传播媒介	病毒种类
水平传播	呼吸道	空气(飞沫或尘埃)	流行性感冒病毒、鼻病毒、麻疹病毒、腺病毒、腮腺炎病毒、EB 病毒与肠道病毒等
	消化道	污染水或食品	脊髓灰质炎病毒等肠道病毒、轮状病毒、甲肝病毒、戊肝病毒
	血液、注射	注射、输血或血液制品、器官移植等	人类免疫缺陷病毒、乙肝病毒、丙肝病毒、人巨细胞病毒等
	眼或泌尿生殖道	接触、游泳池、性交	肠道病毒 70 型、腺病毒,乳头瘤病毒、人类免疫缺陷病毒,疱疹病毒 2 型
	破损皮肤、咬伤	昆虫叮咬、狂犬、鼠类咬伤	脑炎病毒、出血热病毒、狂犬病毒等
垂直传播	胎盘、产道、密切接触	宫内、分娩产道、哺乳、生殖细胞等	乙肝病毒、人巨细胞病毒、风疹病毒、人类免疫缺陷病毒等

病毒侵入机体后,在机体内的播散形式主要有三种:①沿腔道局部播散:病毒在呼吸道、肠道及泌尿生殖黏膜上皮细胞中增殖后,向相邻组织细胞扩散产生炎症,但病毒并不侵入血流,如流行性感冒病毒所致的呼吸道感染;②沿血液循环播散:病毒首先入侵局部及淋巴结增殖,然后通过淋巴液进入血流,形成病毒血症到达靶器官而发病,如脊髓灰质炎病毒、脑炎病毒所致的感染;③沿神经干移行:某些嗜神经性病毒如水痘-带状疱疹病毒感染机体,在原发感染灶出现水痘后,病毒即隐伏于脊髓后根神经节或脑神经的感觉神经中,再发时病毒沿感觉神经移行扩散产生带状疱疹。

Note:

二、病毒感染的致病机制

病毒的致病作用首先是侵入易感细胞并在细胞内增殖,损伤或改变细胞的功能进而影响全身。致病机制包括两个方面:病毒对宿主细胞的直接损伤作用和病毒感染所引起的免疫病理损伤。

（一）病毒对宿主细胞的致病作用

1. 杀细胞效应（cytocidal effect） 病毒进入宿主细胞内大量复制,成熟后破坏细胞,并一次大量释放子代病毒,导致细胞裂解。主要见于无包膜、杀伤性强的病毒,如脊髓灰质炎病毒、腺病毒等。其发生机制包括:①阻断细胞大分子合成,病毒编码的早期蛋白阻止细胞的核酸与蛋白质合成,引起细胞新陈代谢功能紊乱,造成细胞病变或死亡;②病毒增殖引起细胞溶酶体膜的通透性增高或结构被破坏,释放溶酶体酶导致细胞溶解;③病毒的毒性蛋白具有直接杀伤宿主细胞的作用,如腺病毒的刺突具有毒性作用;④病毒感染对宿主细胞器的损伤,包括细胞核、细胞膜、内质网、线粒体等。在体外实验中,通过细胞培养接种杀细胞性病毒,可用显微镜观察到细胞变圆、肿胀、坏死,从瓶壁脱落等现象,称为致细胞病变效应（cytopathic effect,CPE）。

2. 稳定状态感染（steady state infection） 某些病毒进入宿主细胞后能够复制,却不立刻引起细胞溶解、死亡,常见于有包膜的、以出芽方式释放的病毒,如流行性感冒病毒、疱疹病毒、某些披膜病毒等。病毒的增殖对细胞的大分子物质合成影响不大,细胞仍能继续生长与分裂,这些不具有杀细胞效应的病毒所引起的感染称稳定状态感染。病毒稳定状态感染可引起宿主细胞融合及细胞表面产生新抗原,稳定状态感染的细胞由于表达了病毒抗原,可成为体液免疫和细胞免疫攻击的靶细胞,最终仍导致感染细胞死亡。

（1）细胞融合:病毒通过病毒酶或感染细胞释放的溶酶体酶,促使感染细胞膜改变,导致感染细胞与邻近的细胞融合。细胞融合是病毒扩散的方式之一,感染的细胞借助于细胞的融合,使病毒向未受感染的细胞扩散,如麻疹病毒引起的肺炎,在肺部可形成融合的华新（Warthin）多核巨细胞,具有诊断价值。

（2）细胞表面出现病毒基因编码的抗原:病毒感染的细胞膜上常出现由病毒基因编码的新抗原。如流行性感冒病毒、副黏病毒在细胞内装配成熟后,以出芽方式释放时,在细胞表面形成血凝素,能吸附某些动物的红细胞,具有诊断价值。

3. 形成包涵体（inclusion body） 一些受病毒感染的细胞内,用普通光学显微镜可观察到与正常细胞结构着色不同的嗜酸性或嗜碱性的圆形或椭圆形斑块,称为包涵体（inclusion body）。有的包涵体位于胞质内如痘病毒,有的位于胞核中如疱疹病毒,或两者都有如麻疹病毒（图 14-1）,因病毒种类而异。如狂犬病病毒感染后在神经细胞的胞质内出现嗜酸性包涵体,称内氏小体（Negri's body）,可作为病毒感染的辅助诊断（图 14-2）。包涵体形成的可能原因是:①有些病毒的包涵体就是病毒颗粒或未装配的病毒成分聚集体;②有些是病毒增殖留下的痕迹;③细胞对病毒作用的反应物。

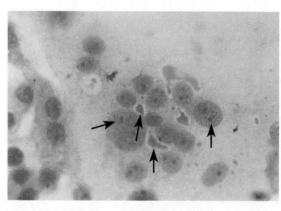

图 14-1　麻疹病毒包涵体

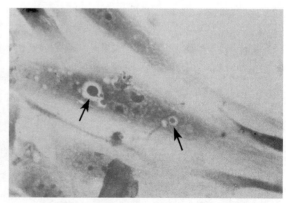

图 14-2　狂犬病毒包涵体（内氏小体）

4. 细胞凋亡（cell apoptosis）　细胞凋亡是一种由基因控制的程序性死亡，属正常的生物学现象。细胞凋亡可能促进细胞中的病毒释放，但它也限制了病毒"工厂"继续生产病毒体，降低了病毒数量。病毒感染细胞后诱导凋亡有两种情况：①有些病毒如 HIV、腺病毒等感染细胞后可由病毒自身直接或由病毒编码的蛋白质间接作为诱导因子引发细胞凋亡。②还有些病毒如 EB 病毒、人乳头瘤病毒 16 型等则通过对宿主细胞的凋亡进程进行调控，引发凋亡。

5. 基因整合与细胞转化　某些 DNA 病毒的基因组和逆转录病毒在感染过程中经逆转录产生的 DNA 插入到宿主细胞染色体中，称为整合。病毒基因组整合有两种方式：一种是全基因整合，如逆转录病毒复制过程中以双链 DNA 前病毒形式整合入细胞 DNA 中；另一种为失常式整合，即病毒基因组中部分基因 DNA 片段随机整合入细胞 DNA 中，多见于 DNA 病毒。整合作用可使细胞发生遗传性改变，引起细胞转化，增殖变快，丧失细胞间的接触抑制。虽然并非所有转化细胞都发生癌变，但基因整合或其他机制引起的细胞转化与肿瘤的形成有着密切的联系。如人类嗜 T 细胞病毒 Ⅰ 型（HTLV-1）与成人 T 细胞白血病，EB 病毒感染与鼻咽癌等。

（二）病毒感染的免疫病理作用

在病毒感染中，免疫导致的病理损伤很常见。病毒入侵机体后，宿主细胞内的病毒、宿主细胞表面表达的病毒抗原，还有原来隐蔽的自身抗原暴露和释放，都能诱导机体产生免疫应答，引起免疫病理反应造成机体损伤。

1. 抗体介导的免疫病理作用　病毒的包膜蛋白、衣壳蛋白均为良好的抗原，能刺激机体产生相应抗体，抗体与抗原结合可阻止病毒扩散导致病毒被清除。但是某些病毒如汉坦病毒、乙肝病毒、流行性感冒病毒等在感染细胞后细胞膜上出现由病毒基因组编码的新抗原，可与病毒特异性抗体结合，在补体参与下引起细胞破坏，属 Ⅱ 型超敏反应。有些病毒感染后，病毒抗原与相应抗体结合形成免疫复合物，这些免疫复合物可引起 Ⅲ 型超敏反应。如登革热病毒在体内与相应抗体在红细胞和血小板表面结合，激活补体，导致红细胞和血小板破坏，出现出血和休克综合征。HBV 抗原抗体复合物可沉积于肾小球基底膜，引起肾小球肾炎等。

2. T 细胞介导的免疫病理作用　由病毒抗原致敏的 T 淋巴细胞可通过直接杀伤或释放淋巴因子等方式破坏病毒感染的靶细胞，导致 Ⅳ 型超敏反应。CTL 对靶细胞膜病毒抗原识别后引起的杀伤，能终止细胞内病毒复制，对感染的恢复起关键作用，但细胞免疫也能损伤宿主细胞，造成功能紊乱，即免疫病理作用。

3. 致炎细胞因子的病理作用　IFN-γ、TNF-α、IL-1 等细胞因子的大量产生导致代谢紊乱，引起休克、弥散性血管内凝血（DIC）、恶病质等严重病理过程，甚至危及生命。

知 识 拓 展

炎 症 风 暴

部分新型冠状病毒肺炎患者，早期病情较轻，后期突然加重，最终死于多器官功能衰竭，而加重的原因主要是炎症风暴，又叫做细胞因子风暴。当免疫系统因感染、药物、自身免疫性疾病等因素过度激活时，会分泌大量促炎因子导致正反馈循环突破某个阈值而无限放大，最终形成细胞因子风暴，不分敌我、过度反应，对自身细胞造成伤害。新型冠状病毒进入肺部后，免疫细胞前往肺组织杀伤病毒，导致肺炎，一旦形成炎症风暴，就还会杀死大量肺的正常细胞，破坏肺的换气功能，在肺部 CT 上表现为大片白色，即"白肺"。除了导致肺的损害，炎症风暴还会引起肾脏、肝脏、心肌等多器官系统的损害。炎症风暴在 SARS、MERS 和流感中都是导致患者（特别是年轻患者）死亡的重要原因。

Note:

4. 抑制或破坏免疫系统功能 一些病毒如麻疹病毒、EB 病毒及 HIV 等能引起宿主免疫功能抑制,甚至导致免疫缺陷。其作用机制是:病毒可抑制宿主的免疫应答,包括导致高亲和力 T 细胞清除,诱导部分耐受;破坏抗原递呈细胞;抑制效应细胞的功能等。例如,HIV 可侵犯人体辅助性 T 细胞(CD4$^+$Th),对辅助性 T 细胞有明显的亲和性及杀伤性,导致 CD4$^+$T 细胞数量明显减少,细胞免疫功能低下,从而发生 AIDS。

（三）病毒的免疫逃逸

病毒性疾病的发生除了与病毒的直接作用、免疫病理作用有关外,也认为与病毒的免疫逃逸(viral immune escape)相关。病毒可能通过逃避免疫防御、防止免疫激活或阻止免疫应答发生等方式来逃脱免疫应答。有些病毒通过编码抑制免疫应答的蛋白质实现免疫逃逸,有些病毒形成合胞体让病毒在细胞间传播逃避抗体作用。常见病毒的免疫逃逸机制见表 14-2。

表 14-2 **病毒免疫逃逸机制**

免疫逃逸机制	病毒举例及作用方式
细胞内寄生	病毒为严格细胞内寄生,通过逃避抗体、补体及药物作用而实现免疫逃逸
抗原变异	HIV、甲型流行性感冒病毒高频率的抗原变异使得免疫应答滞后
抗原结构复杂	鼻病毒、柯萨奇病毒、埃可病毒等型别多,抗原多态性致使免疫应答不力
损伤免疫细胞	HIV、EB 病毒、麻疹病毒等可在 T 细胞或 B 细胞寄生并导致宿主细胞死亡
降低抗原表达	腺病毒、巨细胞病毒可抑制 MHC- I 转录、表达

三、病毒感染的类型

病毒经不同途径侵入机体后,由于病毒的种类、毒力强弱和机体免疫力等的不同,可表现出不同的临床感染类型。根据有无临床症状,病毒感染分为显性感染和隐性感染;根据病毒在机体内感染的过程、滞留的时间长短,分为急性感染和持续性感染。持续性感染通常包括潜伏感染、慢性感染和慢发病毒感染三种类型。

（一）隐性病毒感染

隐性病毒感染(inapparent viral infection)是指病毒侵入机体后,不出现临床症状的感染,也称为亚临床感染(subclinical viral infection)。可能是入侵机体的病毒数量少、毒力弱及机体防御能力强,病毒在体内不能大量增殖,对组织细胞造成的损伤轻微;也可能与病毒种类和性质有关,如脊髓灰质炎病毒和流行性乙型脑炎病毒的感染大多为隐性感染,病毒虽然侵入机体但不能到达靶细胞,不表现明显的临床症状。

隐性病毒感染过程结束后,一般可使机体获得对该病毒的特异性主动免疫,病毒被清除,从而终止感染。部分隐性感染者一直不产生免疫力,这种隐性感染者也称为病毒携带者(viral carrier)。病毒携带者本身无症状,但病毒可在体内增殖并向外界播散,成为重要的传染源,在流行病学上具有十分重要的意义。

（二）显性病毒感染

显性病毒感染(apparent viral infection) 是指病毒通过不同途径侵入机体,在感染的靶细胞内大量复制增殖,或因免疫病理反应引起细胞结构破坏和组织损伤,机体出现临床症状和体征,也称为临床感染(clinical infection)。显性病毒感染的症状可以表现在局部,如腮腺炎、单纯疱疹等,也可以是全身性的,如流行性乙型脑炎、麻疹等。按症状出现早晚、持续时间长短及病毒在体内存在的状况等,病毒感染又可分为急性感染和持续性感染。

1. 急性病毒感染（acute viral infection） 急性病毒感染也称病原消灭型感染,临床上大多数病毒感染如麻疹、脊髓灰质炎、甲型肝炎等属于此类。病毒感染机体后,在一种或多种组织内增殖,经

Note:

数日乃至数周的潜伏期后急性发病。在潜伏期内病毒增殖到一定水平,导致靶细胞损伤和死亡而造成组织器官损伤和功能障碍,出现临床症状。但从潜伏期起,宿主即开始启动非特异性和特异性免疫机制清除体内病毒。宿主一般能在出现症状后的一段时间内,把病毒彻底清除而进入恢复期。此类病毒感染的特点为潜伏期短,发病急,病程数日至数周,病后常获得特异性免疫力,恢复后机体内往往不再有病毒。因此,特异性抗体可作为受过感染的证据。

2. 持续性病毒感染(persistent viral infection) 持续性病毒感染是病毒感染中的一种重要类型。在这类感染中,病毒可在感染的机体内持续存在数月至数年,甚至数十年,可持续性或间断性出现症状,也可不出现症状而长期携带病毒,成为重要的传染源。持续性病毒感染发生机制主要由机体和病毒两方面构成:①机体免疫力低下,不能完全清除病毒,病毒在体内可长期存留;②病毒存在于受保护的部位或病毒发生变异,因此可逃避宿主的免疫作用;③某些病毒的抗原性太弱,不足以引起机体免疫反应将其清除;④有些病毒在感染过程中产生缺损性干扰颗粒,干扰病毒增殖,改变了病毒感染进程,形成持续性感染;⑤病毒基因整合在宿主细胞的基因组中,长期与宿主细胞共存;⑥病毒直接侵犯免疫细胞导致机体不能形成有效的免疫应答。

持续性病毒感染有下述3种类型:

(1)**慢性感染**(chronic infection):某些病毒在显性或隐性感染后,病毒未能完全清除,持续存在于血液或器官内。在慢性感染的全过程中病毒均可被分离或检测,并且病毒不断排出体外。患者可表现轻微或无临床症状,但常反复发作,迁延不愈,如乙型肝炎、丙型肝炎等。

(2)**潜伏感染**(latent infection):某些病毒经过显性或隐性感染后,病毒在细胞内并未复制产生传染性病毒颗粒,即处于不表达状态。此时,病毒、受染细胞及机体的生理与免疫功能处于一种相对平衡之中。但在某些条件下,病毒被激活开始复制,使感染复发。急性发作期可以检测出病毒,而在潜伏期查不到病毒。疱疹病毒属的所有病毒均可引起潜伏感染。凡能使机体免疫力下降的因素均可激活这些潜伏的病毒,使感染复发。AIDS患者、晚期肿瘤患者、放射及免疫抑制剂治疗者以及外界气候变化、生理周期变化等均可能激活潜伏病毒。如:HSV-1感染机体后,潜伏于三叉神经节,此时机体既无临床症状也无病毒排出,当机体免疫力低下、受劳累、环境、内分泌等因素影响时,潜伏的病毒被激活,沿感觉神经到达皮肤和黏膜,引起口唇单纯疱疹;带状疱疹是因儿童时期感染了水痘-带状疱疹病毒,病愈后病毒潜伏于脊髓后根神经节或颅神经的感觉神经节,可在数十年后的同一部位复发,引起带状疱疹,病愈后病毒又回到潜伏部位。

(3)**慢发病毒感染**(slow virus infection):又称迟发病毒感染,指患者显性或隐性感染后,有很长的潜伏期,达数月、数年至数十年,一旦出现临床症状,病情呈亚急性、进行性发展,直至死亡。慢发病毒感染较为少见,但后果严重。如麻疹缺陷病毒引起的亚急性硬化性全脑炎(subacute sclerosing panencephalitis,SSPE),该病在儿童期急性感染麻疹病毒后,至青春期才发病,表现为慢性进行性的中枢神经系统疾病。此外还有HIV引起的AIDS,以及狂犬病、传染性海绵状脑病等。

四、病毒与肿瘤

一些病毒与人类肿瘤的发生密切相关。病毒与肿瘤的关系可分为两种:一种是已经确定肿瘤由病毒感染所致;另一种是尚未确定,但二者密切相关。属于前者的包括人乳头瘤病毒引起的人疣(乳头瘤),为良性肿瘤,以及人类嗜T细胞病毒所致的人T细胞白血病,为恶性肿瘤;属于后者的包括HBV、HCV与原发性肝癌的关系,EB病毒与鼻咽癌和淋巴瘤的关系,人乳头瘤病毒、HSV-2与宫颈癌的关系,以及人疱疹病毒8型(卡波西肉瘤相关病毒)与卡波西肉瘤的关系等。从动物致癌的实验中发现,病毒感染致癌机制可能是病毒的遗传物质嵌入到人体正常细胞的DNA中,即整合,致使正常细胞发生畸变而导致肿瘤发生。

五、病毒与畸胎

在妊娠期发生病毒感染可引起母婴损害。一些通过垂直传播的病毒感染机体后,可导致细胞染色体的易位、断裂，与胎儿的畸形发生有关。例如，风疹病毒、巨细胞病毒在胎儿器官形成期（妊娠 12 周前）发生感染，可破坏细胞，抑制细胞的正常分裂和增殖，导致胎儿发育异常和畸形。HSV、VZV 在器官形成期以后感染，可破坏组织器官构造，常导致脑炎、肺炎、肝脾大及畸形。2015 年，在巴西发生的大规模塞卡病毒（Zika virus）感染疫情中，发现了很多小头畸形的新生儿病例，WHO 认为新生儿小头畸形可能与塞卡病毒感染有关。相关研究也显示，女性在怀孕初期感染塞卡病毒，病毒通过垂直传播可能造成胎儿死亡和婴儿小头症。

第二节　抗病毒免疫

病毒感染的结局，一方面取决于病毒株毒力的强弱，另一方面取决于机体的免疫力。抗病毒免疫由固有免疫（非特异性免疫）和适应性免疫（特异性免疫）两方面组成。对初次病毒感染的机体，在适应性免疫力产生之前，主要依靠固有免疫阻止病毒迅速复制及扩散，但不能将病毒从体内清除。适应性免疫在抗病毒感染免疫过程中发挥主要作用，由抗体介导的体液免疫应答和 T 细胞介导的细胞免疫应答完成抗病毒作用，最终清除病毒。机体抗病毒免疫机制中，固有免疫及适应性免疫这两方面的作用是不可分割并协同发挥的（表 14-3）。

表 14-3　抗病毒免疫机制

免疫因素	免疫机制
巨噬细胞	可滤过血液中病毒颗粒，使被调理的病毒颗粒灭活，将病毒抗原递呈给 T 细胞
IFN	诱导细胞产生抗病蛋白，抑制病毒复制，在病毒感染早期起作用
NK 细胞	释放 TNF-α、TNF-β 和 IFN-γ，非特异性杀伤病毒感染的靶细胞，在感染早期发挥作用
抗体	中和抗体能阻止病毒吸附，有调理作用，主要对细胞外游离的病毒起作用
T 细胞	其中 Th1 细胞反应比 Th2 更重要。CTL 能同靶细胞表面的病毒抗原反应，杀伤靶细胞，清除细胞内病毒

一、固有免疫

人体的固有免疫是针对病毒感染的第一道防线。固有免疫主要由屏障结构、固有免疫细胞和固有免疫分子构成，包括各类干扰素、细胞因子、补体系统、巨噬细胞和 NK 细胞等。病毒感染发生后，上述因素均针对病毒的侵入迅速发生反应，并且激活适应性免疫防御系统。干扰素、巨噬细胞和 NK 细胞起主要作用。

（一）干扰素

干扰素（interferon，IFN）是由病毒或其他干扰素诱生剂诱导人或动物细胞产生的一类具有抗病毒、抗肿瘤和免疫调节等多种生物学功能的糖蛋白。自然界中多种动植物细胞均能产生干扰素，巨噬细胞、淋巴细胞及体细胞也能产生干扰素。病毒、细菌内毒素及人工合成的双链 RNA 等诱生剂可诱导干扰素的产生，干扰素具有广谱抗病毒作用，但只能抑制病毒而无杀灭病毒的作用。干扰素抗病毒作用有相对的种属特异性，一般在同种细胞中活性最高，对异种细胞无活性。

1. 种类与性质　干扰素分子量小，对热比较稳定，4℃可保存较长时间，-20℃可长期保存活性，56℃被灭活，可被蛋白酶破坏。根据干扰素的产生细胞和抗原性的不同，将人类细胞产生的干扰素分为 IFN-α、IFN-β 和 IFN-γ 三种（表 14-4）。每种又根据其氨基酸序列不同分若干亚型。IFN-α、IFN-β 属于 I 型干扰素，抗病毒作用强于免疫调节作用；IFN-γ 属于 II 型干扰素，又称免疫干扰素，是重要的细胞因子，其免疫调节作用比抗病毒作用强。IFN-γ 亦称为巨噬细胞活化因子，被定义为 Th1 反应的组分之一。

表 14-4 干扰素的种类及性质

IFN 型别	诱生剂	来源	理化性状	抗病毒	抗肿瘤	免疫调节
IFN-α	病毒/人工 RNA	白细胞	较稳定	较强	较弱	较弱
IFN-β	病毒/人工 RNA	成纤维细胞	较稳定	较强	较弱	较弱
IFN-γ	PHA/各种抗原	致敏 T 细胞	不稳定	较弱	较强	较强

2. 干扰素的诱生 人体基因组中存在干扰素的编码基因。正常情况下,干扰素的结构基因处于抑制状态,故不会产生干扰素。当病毒或干扰素诱生剂作用于细胞表面后,激发一系列的生化反应,通过信号传递激活干扰素的结构基因,转录出干扰素 mRNA 并在细胞核糖体上翻译出干扰素前体,再通过必要修饰后,成熟并分泌到细胞外。目前三种干扰素均有基因工程的产品,称为重组干扰素,具有与天然干扰素相同的抗原性,已用于临床治疗病毒性疾病。

3. 抗病毒活性 干扰素的抗病毒作用不是直接灭活病毒,而是首先与敏感细胞上的干扰素受体结合,再经信号转导等一系列生化反应,通过调控宿主细胞的基因,使之合成多种抗病毒蛋白(antiviral protein,AVP)而实现对病毒的抑制作用。抗病毒蛋白主要有 2′-5′腺嘌呤核苷合成酶(2′-5′A 合成酶)和蛋白激酶(protein kinase R,PKR)等。前者降解病毒 mRNA,后者抑制病毒多肽链的合成,通过阻断转录和翻译,抑制病毒蛋白的合成,使病毒复制终止。

2′-5′A 合成酶途径和蛋白激酶 PKR 途径的激活都需要病毒中间产物双链 RNA(dsRNA)的存在(图 14-3)。除上述两种主要的抗病毒蛋白外,干扰素尚可诱导细胞产生其他种类的抗病毒蛋白,不同的干扰素诱导的抗病毒蛋白介导不同的抗病毒机制。

干扰素抗病毒活性特点:

(1)广谱性:干扰素对所有病毒均有一定的抑制作用,这是因为抗病毒蛋白是一种酶类,作用无特异性。

(2)间接性:产生的干扰素不能进入宿主细胞直接灭活病毒,而是通过诱导其他细胞合成多种抗病毒蛋白发挥抑制病毒作用。

(3)种属特异性:即一种动物所产生的干扰素只能作用于同种动物细胞,诱导产生抗病毒蛋白,发挥抗病毒作用。但在生物进化有近缘关系的动物之间,干扰素的保护作用有交叉现象,如猴干扰素对猴和人的细胞都有保护作用。此外,干扰素诱导产生的抗病毒蛋白只作用于病毒,对宿主细胞的蛋白合成无影响。

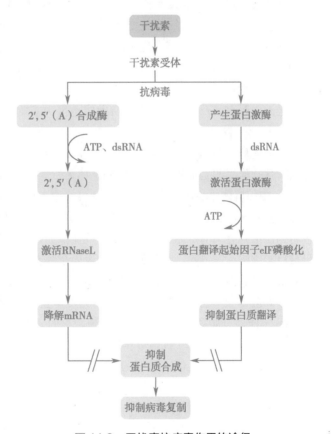

图 14-3 **干扰素抗病毒作用的途径**

(4)作用迅速:在感染后几小时内干扰素就能起作用,抗病毒状态可持续 2~3d。干扰素合成后很快释放到细胞外,扩散至邻近细胞发挥抗病毒作用。因此干扰素既能中断受感染细胞的病毒感染,又能限制病毒扩散。在感染的起始阶段即适应性免疫发生作用之前,干扰素发挥了重要作用。

4. 免疫调节及抗肿瘤活性 干扰素还具有免疫调节作用,其中 IFN-γ 尤为重要。包括激活巨噬细胞,活化 NK 细胞,促进细胞 MHC 抗原的表达,增强淋巴细胞对靶细胞的杀伤等。此外,IFN 还能直接抑制肿瘤细胞的生长,用于某些癌症的治疗。干扰素治疗有流行性感冒病毒样副作用,如寒战、发热和疲劳等。

（二）单核吞噬细胞和 NK 细胞

单核吞噬细胞,尤其是固定或游走的巨噬细胞可吞噬和杀灭感染病毒的细胞及胞内病毒;能分泌一些具有抗病毒作用的可溶性介质,如一氧化氮合成酶、精氨酸酶等,对阻止病毒感染及促进病毒感染的恢复具有重要作用。如果巨噬细胞功能受损,病毒易侵入血流引起病毒血症。一般认为,中性粒细胞在抗病毒中的作用不大。NK 细胞是一种不受 MHC 限制也不依赖抗体的具有杀伤作用的免疫细胞。当病毒感染后,吞噬细胞等非特异性免疫细胞受刺激而产生多种细胞因子作用于 NK 细胞,诱导其产生穿孔素、肿瘤坏死因子(TNF-α、TNF-β)等细胞毒性介质,导致靶细胞溶解破坏。

（三）先天不感受性和生理屏障

人和动物对病毒感染所表现出的先天不感染性比其他微生物明显,如除人和黑猩猩以外,其他动物对 HBV 不易感。这种先天不感受性与宿主的遗传性关系密切。宿主细胞缺少相应的受体、代谢类型的非容许性及正常体温等多种因素均可阻碍病毒的感染性。生理屏障包括完整的皮肤、黏膜、血脑屏障和血胎屏障等。

二、适应性免疫

病毒感染过程中,病毒的各种结构蛋白及少数 DNA 多聚酶均具有良好的抗原性,能诱导机体产生特异性免疫应答,包括细胞免疫和体液免疫。前者主要作用于胞内病毒,后者则对胞外病毒起作用。细胞免疫中的杀伤性 T 细胞(CTL),通过杀伤病毒感染的靶细胞来清除病毒,是促进机体从初次感染中恢复的主要因素。活化 T 细胞还能释放多种细胞因子,如 IL-2、IFN-γ 和 TNF-α 等共同参与抗病毒。体液免疫因素主要是存在于黏膜表面及血流中的各种中和抗体(sIgA、IgM、IgG),它们能清除位于腔道黏膜表面及血流中病毒并有效防止再次感染。

（一）体液免疫

机体受病毒感染或接种疫苗后,体内即产生特异性抗体,包括各种中和抗体和非中和抗体,对机体具有保护作用的是中和抗体,非中和抗体无抗病毒作用,可用于血清学诊断。

1. 中和抗体（neutralizing antibody） 中和抗体指针对病毒某些表面抗原的抗体,是一类能与病毒结合并使之丧失感染能力的抗体,一般是由暴露在病毒最外层(如病毒的衣壳或包膜)、与病毒吸附宿主细胞有关的抗原所诱生。中和抗体不能直接灭活病毒,中和抗体与病毒形成的免疫复合物,可被巨噬细胞吞噬清除。有包膜病毒的表面抗原与中和抗体结合后,激活补体,可导致病毒的溶解。中和抗体只能清除细胞外病毒,其作用主要是预防感染的发生及蔓延。

中和抗体主要包括三类特性不同的免疫球蛋白。IgM 是病毒感染或疫苗接种后最早出现的抗体,IgM 不能通过胎盘,如新生儿血中出现特异的病毒 IgM 抗体可诊断为宫内感染。由于 IgM 抗体出现早、消失快,故检查 IgM 抗体可作早期诊断。IgG 是重要的病毒中和抗体,体液中含量最高,IgG 也是唯一能通过胎盘的抗体,能使出生 6 个月内的新生儿获得先天被动特异免疫。sIgA 主要存在于黏膜固有层分泌液中,在局部黏膜免疫中发挥重要作用,新近发现 sIgA 可进入细胞内,结合细胞内感染的病毒,发挥细胞内中和作用。

2. 血凝抑制抗体（haemagglutination inhibition antibodies） 表面含有血凝素的病毒可刺激机体产生抑制血凝现象的抗体。检测该类抗体有助于血清学诊断。

3. 补体结合抗体（complement fixation antibodies） 此类抗体由病毒内部抗原或病毒表面非中和抗原所诱发,这类抗原与病毒入侵易感细胞不相关,但可通过调理作用增强巨噬细胞的吞噬作用,可协助诊断某些病毒性疾病。

（二）细胞免疫

机体抗胞内病毒感染主要依赖细胞免疫。构成病毒特异性细胞免疫反应的主要效应因素是

Note:

CD8$^+$毒性 T 细胞和 CD4$^+$Th1 细胞。

1. **CTL 的作用**　CTL 能特异性杀伤病毒感染的靶细胞,但受 MHC-Ⅰ类分子的限制。它能通过其抗原受体识别病毒感染的靶细胞,通过分泌穿孔素和细胞毒素,使靶细胞出现很多小孔而使细胞裂解,并可降解靶细胞的细胞核使之凋亡。细胞被破坏后释放的病毒体和蛋白可在抗体作用下由巨噬细胞吞噬清除。在多数病毒感染中,因 CTL 可以杀伤靶细胞,达到清除或释放在细胞内复制的病毒体,从而在抗体的配合下清除病毒,因此被认为是终止病毒感染的主要机制。

2. **CD4$^+$Th1 细胞的作用**　T 细胞根据所分泌的细胞因子不同,分为不同亚型。Th1 细胞主要分泌 IL-2、IFN-γ,与迟发型超敏反应性 T 细胞(T_{DHT})和 CTL 细胞的增殖、分化与成熟有关,因此可促进抗病毒细胞免疫应答。Th2 细胞主要分泌 IL-4、IL-5、IL-6、IL-10 等,与 B 细胞的增殖、成熟和产生抗体有关,故可促进抗体介导的体液免疫,使之发挥抗病毒作用。

在抗病毒免疫中,IFN、NK 细胞、中和抗体和致敏的 T 细胞共同发挥作用。一般认为,能引起全身感染、病毒性状稳定并有显著病毒血症者,病愈后可获得持久甚至终身免疫,如脊髓灰质炎、水痘、天花、腮腺炎、麻疹和流行性乙型脑炎病毒等。局部或黏膜表面的感染,病毒仅在细胞间扩散而不进入血流,或抗原性易发生变异的病毒,感染后只能获得短暂的免疫力,可反复多次感染,如流行性感冒病毒和鼻病毒等。

案　例

　　患者女,65 岁,家住四川省成都市。患者自诉:最近一周内出现乏力、低热的症状,腰部针刺样疼痛,出现疱疹,疱疹初起时皮肤呈不规则或椭圆形红斑,后在红斑上出现粟粒至黄豆大小的丘疹,簇状分布而不融合,继之迅速变为水疱。水疱内液体清亮,水疱周围有红晕,各簇水疱群之间皮肤正常。患者年幼时得过水痘。

　　1. 病毒的感染类型有哪些?

　　2. 请分析该患者的病毒感染类型。

思　考　题

1. 叙述病毒感染的致病机制。
2. 病毒感染的类型包括哪些?
3. 举例说明病毒感染的途径及方式。
4. 叙述干扰素的概念、种类、生物学作用与作用特点。

（强　华）

URSING

第十五章

病毒感染的检查方法与防治原则

15章 数字内容

———— 学 习 目 标 ————

1. 掌握病毒感染标本的采集与送检原则;病毒感染的人工主动和被动免疫特异性预防。

2. 熟悉病毒的分离与鉴定方法;病毒感染的常用血清学诊断方法。

3. 了解病毒在培养细胞中增殖的鉴定指征;抗病毒药物的类型和作用机制。

病毒属于非细胞型微生物,专性活细胞内寄生的特点使其检查方法和防治原则有别于细菌等其他微生物,及时准确的病原学诊断不仅可为临床治疗提供指导,也可为传染性疾病的流行病学调查及医院内感染的监控提供可靠的依据。

第一节　病毒感染的检查方法

病毒感染的检查方法包括病毒颗粒或病毒抗原的检出、病毒的分离培养与鉴定及血清学诊断三个方面。病毒的分离与鉴定可采用动物接种、鸡胚培养及组织培养。其中,组织培养是指在一定条件下用离体的活组织块或活细胞培养病毒的方法,以细胞培养最为常用。近年来,随着分子病毒学与免疫学技术的发展,新型快速诊断方法不断应用于临床,极大提高了病毒性疾病的诊断水平。

一、标本的采集与处理

正确采集、处理标本是提高病毒检出率的关键。病毒标本的采集与送检原则与细菌标本基本相似,但还要特别注意以下几点:

1. **采集时间**　用于分离病毒或检测病毒抗原及核酸的标本,一般在发病早期或急性期采集,以提高阳性检出率。

2. **采集部位**　根据感染部位及病程采集合适标本。如呼吸道感染一般采集鼻咽拭子、呼吸道抽取物、支气管灌洗液或痰液;肠道感染多采集粪便或直肠拭子;皮肤感染可采取病灶组织;脑内感染可采集脑脊液标本;病毒血症期可采集血液。

3. **标本处理**　对污染标本如粪便、痰液、咽拭子等,在分离培养前应使用合适的抗菌药物处理,以抑制细菌或真菌的生长繁殖。

4. **标本保存与送检**　病毒在常温下很容易失活,故标本采集后应低温保存并迅速送检。如不能立即送检,应将标本置于-70℃保存;如需较长时间运送,应将标本放入装有冰块或维持低温材料(如低温凝胶袋、固态二氧化碳等)的保温容器内冷藏。病变组织可置含有抗生素的50%甘油缓冲盐水中低温保存。

5. **采集双份血清**　用于血清学诊断的标本,应在发病初期和病程2~3周内各取1份血清,以利于动态观察双份血清抗体效价的变化。

二、病毒的分离培养与鉴定

目前病毒的分离培养与鉴定仍是病毒病原学诊断的金标准,但方法复杂、费时费力、要求严格,一般不适用于临床诊断,只适用于实验室研究或流行病学调查。分离培养时,应根据不同的病毒选择适宜的敏感细胞、鸡胚或合适的动物,并根据培养特征进行进一步鉴定。

（一）动物接种及鉴定

动物接种是最原始的病毒分离方法,目前很少应用,只用于某些尚无敏感细胞培养的病毒。狂犬病病毒或乙型脑炎病毒的分离鉴定仍在沿用。接种时,根据病毒性疾病的类型、侵袭部位的不同,选择不同种类的健康的易感动物,接种到适宜部位,通过观察动物的发病情况、解剖观察脏器病变、采集血液进行血清学检测等来鉴定病毒种类。常用的接种途径有皮内接种、皮下接种、肌肉接种、腹腔接种、静脉接种和脑内接种。常用动物有小鼠、大鼠、豚鼠、家兔等。根据病毒感染宿主范围、潜伏期不同及出现的症状差异,可对分离的病毒作初步判断。例如,脊髓灰质炎病毒的宿主范围仅局限于灵长类动物;乙型脑炎病毒在小鼠脑内接种的潜伏期一般是4d,如果小鼠2d内死亡可排除乙型脑炎病毒。

（二）鸡胚培养及鉴定

鸡胚(embryonated eggs)适合多种病毒生长,具有组织分化程度低、价格低廉、来源广泛、操作简便、对接种的病毒不易产生抗体,不易发生污染,易于消毒管理等优点,是常用的病毒培养方法之一。

常选用孵化 9~14d 的鸡胚,根据病毒种类和目的不同选择不同部位接种(图 15-1)。常用的接种部位有:①绒毛尿囊膜接种(chorioallantoic membrane inoculation):适用于天花、牛痘、单纯疱疹病毒的培养。②尿囊腔接种(allantoic cavity inoculation):一般用于流行性感冒病毒、腮腺炎病毒的增殖和传代。③羊膜腔接种(amniotic cavity inoculation):常用于流行性感冒病毒的初次分离。④卵黄囊接种(yolk sac inoculation):用于某些嗜神经病毒的培养。病毒接种鸡胚一定时间后,可依据病毒种类不同选择合适方法检查鸡胚中病毒增殖情况。例如,疱疹病毒在鸡胚绒毛尿囊膜可

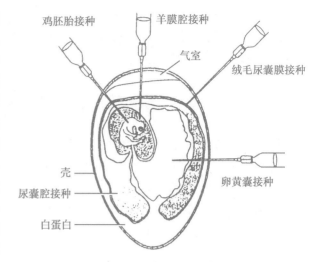

图 15-1　鸡胚接种示意图

形成特殊病灶;流行性感冒病毒接种尿囊腔后可收获尿囊液作血凝试验,即可确定是否有流行性感冒病毒存在。鸡胚是目前流行性感冒病毒株的分离、鉴定最常用的培养方法,其他病毒的分离基本已被细胞培养所取代。

（三）细胞培养及鉴定

1. **常用细胞**　细胞培养是病毒分离鉴定中最常用的方法。根据细胞来源、染色体特征及传代次数,可将细胞分为三类:①原代细胞(primary cells):来源于动物、鸡胚或引产人胚等的组织细胞,如猴肾或人胚肾细胞等,敏感性高但来源困难;②二倍体细胞(diploid cells):在体外分裂 50~100 代后仍保持二倍体数目的单层细胞,但多次连续传代后会出现细胞的老化和衰亡;③传代细胞系(continuous cell line):是由肿瘤细胞或二倍体细胞突变而来并能在体外持续传代的细胞株,如海拉细胞、绿猴肾细胞、Hep-2 细胞等,对病毒敏感性稳定,便于实验室保存,应用广泛,但不能用肿瘤来源的传代细胞生产疫苗。根据细胞在体外培养中的生长方式又可将其分为单层细胞(monolayer cell)和悬浮细胞(suspended cell)。

2. **病毒在细胞内增殖的指征**

（1）细胞代谢改变:病毒感染细胞后可抑制细胞代谢,使培养液 pH 值保持稳定甚至上升,这种培养环境的生化改变可作为病毒增殖的间接检测指标。

（2）细胞病变效应(cytopathy effect,CPE):部分病毒在敏感细胞内增殖时引起细胞发生的特殊病变特征。常见的病变有:细胞变圆、肿胀、细胞内颗粒增多、聚集或融合,有的可形成包涵体,最后出现细胞溶解、脱落或死亡。不同病毒引起的 CPE 特征不同,可据此对感染病毒进行初步鉴定。如脊髓灰质炎病毒可使细胞迅速变圆溶解;巨细胞病毒、呼吸道合胞病毒等可引起细胞融合。有包膜的病毒以出芽方式释放子代病毒,一般不出现 CPE 或病变轻微不易察觉。

（3）红细胞吸附(hemadsorption):包膜上带有血凝素的病毒感染细胞后,宿主细胞膜表达病毒血凝素,能吸附加入的脊椎动物(如鸡、豚鼠等)红细胞的现象,常用于正黏病毒和副黏病毒检测的间接指标。若预先加入相应抗体,则能中和细胞膜上血凝素,阻断与红细胞结合,称为红细胞吸附抑制试验。

（4）干扰现象(interference):某些病毒感染细胞后不出现 CPE,但能抑制后接种病毒的增殖,进而阻抑后者所特有的 CPE,借此检测病毒的存在。如风疹病毒感染绿猴肾细胞时 CPE 不明显,但能干扰其后感染的埃可病毒的增殖,使其培养细胞不出现埃可病毒特有的 CPE。

3. **病毒数量与感染性测定**　对于已增殖的病毒,必须进行感染性和数量的测定,常用方法如下:

（1）50%组织细胞感染量(50% tissue culture infectious dose,$TCID_{50}$)测定:将病毒液系列稀释后

接种于单层细胞,经培养后观察 CPE,以感染 50% 细胞的最高稀释度为判定终点,判断病毒的感染性和毒力。

（2）红细胞凝集试验（red cell agglutination test）:亦称血凝试验。将含有血凝素的病毒接种鸡胚或细胞后,收集鸡胚羊膜腔液、尿囊液或细胞培养液,加入动物红细胞后出现红细胞凝集的现象。如将病毒悬液做不同稀释度,以血凝反应的最高稀释度作为血凝效价,可半定量检测病毒颗粒含量。

（3）空斑形成试验（plaque formation test）:将适量稀释的病毒悬液接种于敏感单层细胞中,经一定时间培养后,由于病毒增殖使感染细胞溶解脱落,形成肉眼可见的空斑。一个空斑是由一个病毒增殖所致,计数空斑数可推算样品中活病毒数量,通常以每毫升病毒液的空斑形成单位（plaque formation unit,PFU）表示,即 PFU/ml。

三、病毒感染的快速诊断与常用检查方法

（一）形态学检查

1. 电镜和免疫电镜检查　含有高浓度病毒颗粒的样本可直接用电镜观察,低浓度样本可先用免疫电镜技术使病毒颗粒富集后再观察,可提高阳性检出率和特异性。电子显微镜可直接观察病毒的形态学特征、测量病毒体大小。

2. 光学显微镜检查　用光学显微镜直接检查病变组织或脱落细胞中的包涵体,有助于病毒感染疾病的诊断,如在病犬的大脑海马回发现胞质嗜酸性包涵体（内氏小体）,即可确诊为狂犬病。本法快速、简便、价廉,但敏感性不高。

（二）病毒成分检测

1. 病毒抗原检测　一般采用免疫学技术直接检测标本中的病毒抗原进行早期诊断。常用的技术有酶联免疫吸附试验（enzyme linked immunosorbent assay,ELISA）、免疫荧光测定（immunofluorescence assay,IFA）和放射免疫测定（radioimmunoassay,RIA）等。这些技术操作简便、特异性强、敏感性高,已广泛应用于许多病毒性疾病的早期快速诊断。此外,还可以用已知抗体对病毒进行种、型和亚型的鉴定。

2. 病毒核酸检测　目前大多数病毒基因已进行了全基因测序,使病毒的核酸检测成为病毒感染快速诊断的重要方法,在诊断中应用越来越广泛。常用的技术有聚合酶链反应（polymerase chain reaction,PCR）、核酸杂交（nucleic acid hybridization）、基因芯片（gene chip）等。

（三）病毒的血清学诊断

病毒感染后能诱发机体产生特异性抗体,抗体水平可随病程进展而逐渐升高,故用已知的病毒抗原检测患者血清中的抗体水平及其效价的变化,是病毒性感染性疾病的诊断方法。目前,诊断用的病毒抗原多数为基因工程表达的重组抗原,其次为分离培养后的纯化抗原。检测抗体的类型对确定感染阶段有指导意义,例如 IgM 出现早、消失快,对早期诊断及先天性感染的检测有特殊意义。过量的特异性 IgM 表示新近感染,新生儿血清中发现抗病毒 IgM 提示宫内感染。用特异性抗原检测感染者体内相应的 IgG 抗体,也是病毒感染诊断的重要指标,但 IgG 抗体用于诊断时必须采集早期与恢复期的双份血清,并且抗体效价≥4 倍的升高才有诊断价值。IgG 含量检测在某一地区人群中还具有流行病学意义。常用方法有中和试验、补体结合试验、血凝抑制试验、凝胶扩散试验、ELISA、Western blot 印迹法,其中以 ELISA 应用最为广泛。

第二节　病毒感染的防治原则

一、病毒感染的特异性预防

病毒感染的特异性预防包括人工主动免疫和人工被动免疫,是应用特异性免疫的原理,以病毒抗原刺激机体获得主动免疫,或给予抗病毒特异性免疫产物（免疫球蛋白、细胞因子等）,使机体获得抗病毒的特异性免疫,从而达到预防和治疗疾病的目的。

（一）人工主动免疫

是将抗原性物质接种于人体,刺激机体免疫系统产生相应抗体或致敏淋巴细胞,从而对感染病原体产生特异性免疫应答的预防措施。常用生物制品有:

1. **灭活疫苗**　灭活疫苗亦称死疫苗,经人工大量培养后,用理化方法灭活而制成。常用的有肾综合征出血热疫苗、狂犬病疫苗、甲型肝炎疫苗等。

2. **减毒活疫苗**　通过毒力变异将强毒株变成减毒株或无毒株制备而成的疫苗。如脊髓灰质炎疫苗、流感疫苗、麻疹疫苗、腮腺炎疫苗等。

3. **亚单位疫苗**　是去除病毒体中与激发保护性免疫无关的成分,不含核酸,但保留有效免疫原成分制成的疫苗。如流行性感冒病毒血凝素 18 个氨基酸肽、狂犬病病毒刺突糖蛋白、乙型肝炎病毒表面抗原等。

4. **基因工程疫苗**　采用 DNA 重组技术制备的只含有保护性抗原成分的纯化疫苗,不含活的病原体和病毒核酸,安全有效。目前广泛使用的有重组乙肝疫苗(rHBsAg)、HPV 多价重组疫苗。

5. **重组载体疫苗**　重组载体疫苗是指将编码病毒抗原的基因转入载体(减毒的病毒或细菌)中制备而成的疫苗。痘苗病毒是常用载体,已被用于甲型肝炎病毒、乙型肝炎病毒、单纯疱疹病毒、人乳头瘤病毒等重组载体疫苗的研制。

6. **核酸疫苗**　核酸疫苗是将病毒基因组中能编码引起保护性免疫应答的基因片段(DNA 或 RNA)克隆到质粒表达载体上,再将重组体转染宿主细胞,直接免疫机体,通过宿主细胞转录系统合成病毒抗原,使体内持续表达该抗原,从而诱导机体产生特异性免疫的疫苗。目前研制的疫苗包括 HIV、流行性感冒病毒、轮状病毒、人乳头瘤病毒、疟疾等。

（二）人工被动免疫

人工被动免疫是将含特异性抗体的血清或细胞因子等制剂注入人体,使机体立即获得特异性免疫力的方法,被动免疫力维持时间短,主要用于紧急预防和治疗。常用的生物制品有:

1. **免疫球蛋白**　在人群中,大多数人均受过不同种类的病毒的感染,因而含有较高效价的病毒抗体。从正常人血清中提取的丙种球蛋白、胎盘球蛋白,可用于某些病毒性疾病的短期或紧急预防,如麻疹、甲型肝炎、脊髓灰质炎等。另外,还有专门针对某一特定疾病的高效价特异性免疫球蛋白,如抗狂犬病的免疫球蛋白、抗乙型肝炎病毒表面抗原的血清免疫球蛋白(HBIG)。

2. **细胞免疫制剂**　目前临床用于某些病毒性疾病治疗的细胞因子主要有干扰素(IFN)、白细胞介素(IL-2、IL-6、IL-12)、肿瘤坏死因子(TNF)、集落刺激因子(CSF)等。

二、病毒感染的治疗

病毒严格的活细胞内寄生的特性决定了抗病毒药物需要进入宿主细胞内才能发挥作用,抗病毒药物必须进入细胞选择性地抑制病毒的增殖,又对宿主细胞无损伤。抗病毒药物的作用机制是阻断病毒增殖周期中的任一环节以控制病毒的感染,如阻止病毒的吸附和穿入,抑制病毒的脱壳,干扰病毒的核酸和蛋白质合成,抑制病毒的装配和释放等。抗病毒药物主要包括化学制剂、天然药物和基因制剂。

（一）抗病毒化学制剂

1. **抑制病毒穿入与脱壳药物**　金刚烷胺(amantadine)在体内外对甲型流行性感冒病毒均有抑制作用,其作用是抑制病毒的吸附、干扰流行性感冒病毒包膜与宿主细胞膜的融合,阻止病毒进入细胞内。

2. **抑制病毒生物合成药物**

（1）核苷类药物:是最早应用于临床的抗病毒药物,其作用机制是用合成的异常嘧啶替代子代病毒 DNA 的胸腺嘧啶,阻抑子代病毒结构基因的合成与表达,从而抑制病毒的复制。目前常用的有碘苷(idoxuridine,IDU)、阿昔洛韦(acyclovir,ACV)、阿糖腺苷(vidarabine,adenine arabinoside,Ara-A)、拉夫米定(lamivudine)、利巴韦林(ribavirin)等。

（2）非核苷类反转录酶抑制剂:该类药物能抑制病毒 DNA 聚合酶和 RNA 反转录酶的活性。如奈韦拉平(nevirapine)能结合于反转录酶催化区附近位点,抑制酶活性,可用于治疗 HIV 感染,但已出

Note:

现耐药病毒株。

（3）蛋白酶抑制剂：有些病毒含有自身复制酶、逆转录酶或后剪接加工修饰酶，此类药物如沙奎那韦（saquinavir）、茚地那韦（indinavir）、利托那韦（ritonavir）能与上述病毒蛋白酶结合而抑制其活性，阻止病毒的复制。将病毒的酶蛋白作为靶分子，可减少药物的副作用。

（二）免疫治疗

免疫治疗病毒感染可应用特异性抗体、非特异性免疫调节剂和治疗性疫苗等。特异性免疫球蛋白不仅用于预防，也可用于治疗某些病毒性疾病。早期使用中和抗体，可阻断病毒在体内血液中的扩散，控制病情的发展。我国已用乙脑病毒包膜抗原的单克隆抗体治疗乙脑患者，疗效较好。IFN、IFN诱生剂以及 IL-2、TNF 等细胞因子也都具有抑制病毒的作用，其中 IFN 的临床作用较肯定。

1. 干扰素　干扰素具有广谱抗病毒作用，通过诱导细胞产生抗病毒蛋白发挥作用。主要用于HBV、HCV、呼吸道合胞病毒和乳头瘤病毒等感染的治疗。

2. 干扰素诱生剂　用于机体后可诱生干扰素。干扰素诱生剂的主要种类有：①多聚肌苷酸和多聚胞啶酸（poly I∶C）：是目前最受重视的 IFN 诱生剂。②甘草甜素：是甘草酸与半胱氨酸、甘氨酸组成的合剂，具有诱生 IFN 和促进 NK 细胞活性的作用，可大剂量静脉滴注治疗肝炎。③芸芝多糖：是从杂色芸芝担子菌菌丝中提取的葡聚糖，具有诱生 IFN、抗病毒、促进免疫功能和抗肿瘤等作用。

（三）基因治疗

1. 反义核苷酸（antisense oligonucleotide，asON）　根据病毒的基因组，设计的能特异性地与其互补的寡核苷酸序列片段，称为反义核苷酸。人工构建的反义核苷酸片段及反义表达质粒导入细胞后可抑制相应病毒的增殖。一般设计的反义核苷酸都是针对病毒基因组中的关键序列。福米韦生等第一代反义核苷酸有非特异性毒性，第二代寡核苷酸药物正在研制中。

2. 小干扰 RNA（short interfering RNA，siRNA）　长度小于 26 个核苷酸的双链 RNA，能使有相同序列的病毒基因沉默和同源 mRNA 的降解。siRNA 不仅能在注射部位的细胞内发生基因沉默作用，还可转移到其他部位的组织及细胞，并可传代，具有放大效应。

3. 核酶（ribozyme）　核酶能通过碱基配对识别特异的靶 RNA 序列，与之互补结合并将其裂解，抑制靶基因的表达。但因核酶的本质是 RNA，容易被组织中的 RNA 酶降解，实际应用有一定的困难。

（四）其他

1. 中草药　中医中药是世界医学的宝藏，在祖国医学中对有关病毒感染性疾病的治疗早有记载。中草药如黄芪、板蓝根、大青叶、甘草及天然花粉蛋白、大蒜提取物等均有抑制病毒的作用，但作用机制尚不明确，可能与调节机体的免疫功能有关。

知 识 拓 展

中医药在抗疫中的作用

根据报道，从西汉到清末，中国至少发生过 321 次大型瘟疫。但是，中国历史上从来没有出现过西班牙大流感、欧洲黑死病、全球鼠疫那样一次瘟疫就造成数千万人死亡的悲剧。近如抗击严重急性呼吸综合征（SARS），阻击甲型 H1N1 流感，远如三千年来中华民族历史上的每次瘟疫，中医都不曾缺席。2020 年发生的新型冠状病毒肺炎疫情，我国中医界发挥中医药治未病、辨证施治、多靶点干预的独特优势，在没有特效药和疫苗的情况下，深入发掘古代经典名方，结合临床实践，筛选了以"三药三方"为代表的一批有效方药，将"中国方案"应用于抗击疫情中，探索形成了以中医药为特色、中西医结合救治患者的系统方案，成为中医药传承创新的一次生动实践。

2. 新抗生素　近年的药物研究进展表明,一些来自真菌、放线菌等微生物的抗生素具有抗病毒感染作用。如新霉素 B 可作用于病毒复制中的调控因子,阻断 RNA 与蛋白质的结合,干扰病毒 RNA 复制;放线菌产物 chloropeptins Ⅰ 和 Ⅱ 能有效抑制 HIV gp120 与 T 细胞 CD4 分子结合,阻止 HIV 病毒吸附和穿入细胞。

案　例

　　患者,女,32 岁,中国籍,韩国旅游史。患者自诉咽部不适,干咳,喘促,胸闷、口干口苦,周身乏力,患者体温最高 38.5℃,精神萎靡,怀疑新型冠状病毒病毒感染,就诊于发热门诊。

问题:

1. 请问该患者应如何采集标本?
2. 该患者需要做哪些检查?

思 考 题

1. 病毒感染临床标本的采集和运送原则有哪些?
2. 可以用哪些方法进行病毒的分离培养? 病毒在培养细胞中增殖的指征有哪些?
3. 预防病毒性感染的疫苗有哪几种类型?

(强　华)

URSING

第十六章

呼吸道病毒

16章 数字内容

学习目标

1. 掌握流行性感冒病毒的形态结构、分型、变异及致病性、免疫性;麻疹病毒的致病性、免疫性和防治原则;腮腺炎病毒的致病性、免疫性和防治原则;新型冠状病毒的传染源、传播途径、致病性及防治原则。
2. 熟悉腺病毒、风疹病毒的致病性。
3. 了解其他病毒的致病性。

呼吸道感染病毒是指一大类通过呼吸道传播,引起呼吸道感染或呼吸道以外器官病变的病毒。临床上急性呼吸道感染 90% 以上与病毒相关。常见的呼吸道病毒及所致主要疾病见表 16-1。

表 16-1　常见的呼吸道病毒及所致的主要疾病

病毒科	病毒的种类	引起的主要疾病
正黏病毒科	流行性感冒病毒	流行性感冒
副黏病毒科	麻疹病毒	麻疹
	腮腺炎病毒	流行性腮腺炎
	副流行性感冒病毒	普通感冒、支气管炎等
	呼吸道合胞病毒	婴儿支气管炎、支气管肺炎
	人偏肺病毒	婴幼儿呼吸道感染
	尼派病毒	脑炎
冠状病毒科	冠状病毒	普通感冒、上呼吸道感染
	SARS 冠状病毒	严重急性呼吸道综合征(SARS)
	中东呼吸综合征冠状病毒	中东呼吸综合征(MERS)
	新型冠状病毒	新型冠状病毒肺炎(COVID-19)
披膜病毒科	风疹病毒	风疹、先天性风疹综合征
腺病毒科	腺病毒	小儿肺炎、流行性角膜炎
小 RNA 病毒科	鼻病毒	普通感冒、急性上呼吸道感染
呼肠病毒科	呼肠病毒	轻度上呼吸道感染

第一节　流行性感冒病毒

正黏病毒是指对人或某些动物红细胞表面的黏蛋白有亲和性、有包膜和具有分节段 RNA 基因组的一类病毒,只有流行性感冒病毒(influenza virus)一个种,包括人流行性感冒病毒和动物流行性感冒病毒。人流行性感冒病毒分为甲(A)、乙(B)、丙(C)三型,是人流行性感冒(简称流感)的病原体。甲型流行性感冒病毒除引起人类感染外,还可引起禽、猪、马等多种动物感染,其抗原性易发生变异,曾多次引起世界大流行;乙型流行性感冒病毒一般呈局部流行或小流行;丙型流行性感冒病毒仅引起散发流行,主要侵犯婴幼儿。

一、生物学性状

(一)形态与结构

流行性感冒病毒为负单链 RNA 病毒,病毒颗粒呈球形或丝状,球形直径 80~120nm(图 16-1)。病毒由包膜和核心两部分组成(图 16-2)。

1. 包膜　流行性感冒病毒包膜有两层结构,内层为基质蛋白 M1(matrix protein 1,M1),具有保护核心和维持病毒外形的作用,为型特异性抗原,且抗原性稳定。外层是来自宿主细胞膜的脂质双层结构,甲型和乙型流行性感冒病毒包膜上镶嵌有 3 种膜蛋白:血凝素(hemagglutinin,HA)、神经氨酸酶(neuraminidase,NA)和基质蛋白 M2,其中 HA 和 NA 组成了流行性感冒病毒表面的刺突,M2 镶嵌于包膜中,是一种膜通道蛋白。

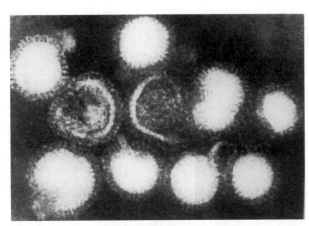

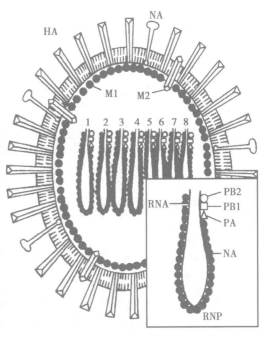

图 16-1　甲型流行性感冒病毒（×21 400）　　　图 16-2　甲型流行性感冒病毒结构示意图

HA 具有三种主要功能：①与易感细胞表面的唾液酸受体结合,介导病毒包膜与细胞膜融合,释放病毒核衣壳进入细胞质；②能与人、鸡、豚鼠等多种动物红细胞表面受体结合出现血凝现象,故称"血凝素",可通过血凝试验检测其有无；③刺激机体产生中和抗体,中和相同亚型流行性感冒病毒,具有保护作用,该抗体可抑制血凝现象,称血凝抑制抗体。

NA 具有两种主要功能：①具有神经氨酸酶活性,水解宿主细胞表面糖蛋白末端的 N-乙酰神经氨酸,利于成熟病毒释放,促进流行性感冒病毒扩散；②能刺激机体产生抗体,降低病毒扩散,但不能中和流行性感冒病毒。

2. **核心**　病毒的核心为病毒的核衣壳,含病毒核酸、核蛋白（nucleoprotein, NP）和 RNA 多聚酶（PB2、PB1、PA）。病毒核酸为单负链 RNA,甲型、乙型流行性感冒病毒分 8 个节段（RNA1～RNA8）,丙型流行性感冒病毒只有 7 个节段。

（二）分型与变异

根据流行性感冒病毒 NP 和 M1 抗原性的不同可将流行性感冒病毒分为甲、乙、丙三型。甲型流行性感冒病毒抗原性易变异,根据 HA 和 NA 抗原性不同,分为若干亚型,迄今已发现 HA 包括 H_1～H_{16} 亚型,NA 包括 N_1～N_9 亚型,所有这些亚型均可引起禽类感染,其中 H_5N_1、H_7N_7 等是高致病性禽流感毒株。自 1997 年以来先后发现的 H_5N_1、H_7N_2、H_7N_7、H_9N_2、H_7N_9 等禽流行性感冒病毒均可以感染人。乙型、丙型流行性感冒病毒抗原性稳定,尚未发现亚型。

流行性感冒病毒容易发生抗原性变异和温度敏感性变异,抗原性变异易导致形成新亚型病毒株,温度敏感性变异有利于流感疫苗制备。流行性感冒病毒抗原性变异包括抗原性转换（antigenic shift）和抗原性漂移（antigenic drift）。

1. **抗原转换**　是指抗原变异幅度大,属于质变,HA 或 NA 氨基酸变异率为 20%～50%,常形成新的亚型（如 H_1N_1 转变为 H_2N_2,或 H_2N_2 转变为 H_3N_2）,这种变异是由基因点突变积累或基因重配引起的。如果是由点突变积累引起的,需 30 年左右形成新的亚型；基因重配是由于两种或两种以上甲型流行性感冒病毒感染同一细胞形成基因重配,需 10 年左右形成新的亚型。由于人群对新形成的亚型病毒缺少免疫力,所以会引起流行性感冒的全球大流行。

2. **抗原漂移**　是指抗原变异幅度小,属于量变。这种变异是由病毒基因点突变和人群免疫力的

Note:

选择性作用引起,易引起小规模流行,不会引起流行性感冒大规模流行。

（三）培养特性

初次分离用鸡胚羊膜腔接种阳性率较高,传代适应后可移种于鸡胚尿囊腔。细胞培养一般可用原代猴肾细胞(PMK)或狗肾传代细胞(MDCK)。病毒在鸡胚和细胞中均不引起明显的病变,需用红细胞凝集试验或红细胞吸附试验以及免疫学方法检测培养系统中是否有病毒存在。易感动物为小鼠、雪貂等。

（四）抵抗力

对理化因素抵抗力较弱,不耐热,56℃ 30min 灭活,室温下很快丧失传染性,0~4℃能存活数周,-70℃以下可长期保存,对干燥、紫外线、乙醚、乳酸等敏感。

二、致病性与免疫性

流行性感冒病毒的传染源主要是急性期患者,其次是隐性感染者,部分动物(特别是猪)也可能是传染源。病毒经飞沫或气溶胶传播,传染性很强。四季均可发病,但以冬季为多。人群普遍易感,约50%感染者没有任何症状。病毒核衣壳进入细胞内增殖,引起呼吸道纤毛上皮细胞变性、坏死和脱落。病毒仅在局部增殖,一般不入血。流行性感冒病毒潜伏期1~4d,患者起病急,表现为畏寒、发热、头痛、全身肌肉酸痛等全身症状,伴有鼻塞、流涕等呼吸道症状。发热可高达38~40℃,持续1~5d,小儿温度比成人高。也可出现呕吐、腹痛、腹泻等症状。由于流行性感冒病毒及坏死组织的毒素样物质进入血流,所以全身症状重,呼吸道症状轻。流行性感冒属于自限性疾病,如无并发症,5~7d可康复。年老体弱、免疫力低下、婴幼儿等流行性感冒患者可出现并发症,其一是由金黄色葡萄球菌、肺炎链球菌和流感嗜血杆菌等引起的继发细菌感染性肺炎,其二是原因不明的急性脑病。

流行性感冒已发生多次世界大流行,其中最严重的一次是1918~1919年。当时全世界人口约20亿,其中50%的人被感染,死亡人数高达2000万,已超过第一次世界大战死亡人数。1997年,香港地区出现禽类流行性感冒病毒(H_5N_1)传给人类,目前禽流行性感冒病毒对人的感染有全球化的趋势,感染后死亡率很高。2009年3月,墨西哥爆发流行性感冒疫情,导致全球流行性感冒流行。我国已将甲型 H_1N_1 流行性感冒纳入《中华人民共和国传染病防治法》规定的乙类传染病。

知 识 拓 展

流行性感冒病毒的流行及其变异特征

人流行性感冒病毒的新亚型病毒主要来源于禽类,其中以水禽和家禽为主,如1918年的流行的 H_1N_1 流行性感冒病毒株的八个节段均来自禽类。2009年流行的H1N1流感病毒株有五个片段来源于猪,两个片段来源于禽类,一个片段来源于人;2013年我国流行的 H_7N_9 禽流感病毒,其基因组来自于东亚地区野鸟和中国上海、浙江、江苏鸡群的基因重排。仅从流感病毒的唾液酸受体分析,禽流感病毒是不会直接感染人类的;但1997年香港发生了首次禽流感病毒(H_5N_1)直接感染人的情况,此后类似的报道逐渐增多,涉及的流感病毒亚型包括 H_5N_1、H_7N_7、H_9N_2 和 H_7N_9。虽然其致病机制目前尚不完全,但由此打破了禽流感病毒不直接传染人的传统观念,向人类提出了更严峻的挑战。2013年春,我国部分地区出现了 H_7N_9 禽流感病毒的流行,而且具有较高的病死率,再次敲响了禽流感病毒直接感染人的警钟。

流行性感冒病毒可诱导机体产生特异性细胞免疫和体液免疫。特异性的 CD4$^+$、CD8$^+$T 细胞可产生广泛的亚型间交叉免疫,在病毒的清除和疾病的恢复上具有重要意义。特异性抗体包括抗 HA 和抗 NA 抗体,抗 HA 为中和抗体,在抗感染中发挥重要作用,可持续存在数月至数年。抗 NA 抗体为非中和性抗体,但可抑制病毒从细胞内释放。sIgA 抗体具有阻断病毒感染的保护作用,但只能短暂存留几个月。

三、微生物学检查法

在流行性感冒爆发流行时,根据典型症状即可作出临床诊断。微生物学检查主要用于鉴别诊断和分型,特别是监测新变异株的出现、预测流行趋势和提出疫苗预防建议。

1. **病毒的分离培养与鉴定**　取急性期患者咽漱液或鼻咽拭子后鸡胚接种培养鉴定。

2. **血清学诊断**　血凝抑制试验在流行性感冒病毒血清学诊断中最为常用,如恢复期比急性期抗体效价升高 4 倍或以上,即有诊断意义。

3. **快速诊断**　采集呼吸道分泌物及脱落细胞标本检测病毒抗原和病毒核酸,可在感染 24 ~ 72h 内作出辅助性诊断。

四、防治原则与护理要点

（一）防治原则

隔离与治疗流行性感冒患者是减少发病和传播的有效措施。流行期间应尽量避免人群聚集,公共场所可用乳酸蒸汽进行空气消毒,通常每 $100m^3$ 空间用 2 ~ 4ml 乳酸加 10 倍水混匀,加热熏蒸,灭活空气中的流行性感冒病毒。

免疫接种是预防流行性感冒最有效的方法,但所用的疫苗必须与当前流行株的型别基本相同。目前使用的疫苗有全病毒灭活疫苗、裂解疫苗和亚单位疫苗三种,我国以灭活疫苗使用为主。WHO 推荐使用的是三联疫苗,疫苗成分包括当前正在流行的 H_1N_1、H_3N_2 两种甲型流行性感冒病毒毒株及一种乙型流行性感冒病毒毒株。灭活疫苗采用皮下注射,保护率可达 60% ~ 80%。缺点是局部 sIgA 产生少,需多次接种,一般在流感高峰前 1 ~ 2 个月接种。

流行性感冒的治疗以对症治疗和预防继发细菌感染为主。金刚烷胺可抑制甲型流行性感冒病毒穿入与脱壳过程。奥司他韦可抑制甲型流行性感冒病毒的 NA 活性。干扰素、中草药等有一定疗效。

（二）护理要点

急性期应卧床休息,取舒适体位,协助患者做好生活护理。患者宜安置在单人房间,执行呼吸道隔离 1 周或至主要症状消失。发热期应多饮水,给予易消化、营养丰富的富含维生素的流质或半流质饮食。伴呕吐或腹泻严重者,可通过静脉供给营养。对高热者可行物理降温,必要时用解热镇痛药物;患者出现咳嗽、胸闷气短、发绀等肺炎症状时,应取半坐卧位,吸氧、必要时吸痰,严重时可予以呼吸机辅助呼吸。

第二节　麻疹病毒和腮腺炎病毒

一、麻疹病毒

麻疹病毒是麻疹的病原体。麻疹曾是儿童最为常见的急性呼吸道传染病,20 世纪 60 年代国内外普及接种麻疹疫苗以后,麻疹的发病率已显著下降。WHO 已将消灭麻疹列入继消灭脊髓灰质炎后的下一个主要目标。

（一）生物学性状

麻疹病毒(measles virus)的生物学性状与正黏病毒相似,为单负链 RNA 病毒,核衣壳螺旋对称,有包膜,但其基因组结构和包膜糖蛋白的功能与正黏病毒不同:①基因组不分节段;②包膜糖蛋白刺突一种为 F 蛋白(fusion protein,F),主要介导病毒包膜与宿主细胞膜的融合,另一种刺突称 H 蛋白,只有 HA 活性,无 NA 活性。麻疹病毒只有一个血清型。对理化因素抵抗力较低,对一般的消毒剂敏感,日光和紫外线能将其灭活。

（二）致病性与免疫性

人是麻疹病毒唯一的自然宿主,传染源为急性期患者,特别是出疹前2~4d至出疹后2~5d,传染性最强。无症状带毒者和隐性感染者少见。主要经飞沫传播,也可经玩具、用具或密切接触传播。麻疹的传染性极强,易感者接触患者后90%发病。冬春季发病率最高。

麻疹病毒的受体是CD46分子,广泛分布于除红细胞以外的大多数组织细胞,病毒侵入易感者鼻咽部或眼结合膜后先在局部细胞内增殖,然后进入血流,出现第一次病毒血症。病毒随血流侵入全身淋巴组织和单核吞噬细胞系统,增殖后再次入血,形成第二次病毒血症。由于此时病毒在眼结膜、口腔和上呼吸道黏膜及小血管内皮细胞内增殖,患者出现发热、畏光、鼻炎、眼结膜炎和咳嗽等前驱期症状,并在口腔两颊内侧黏膜出现中心灰白色、周围红色的口腔黏膜斑(科氏斑),持续2~3d后消失,是临床早期诊断麻疹的重要依据,此阶段传染性最强。随后1~2d,由于病毒扩散到全身皮肤黏膜而相继出现皮疹。皮疹为红色斑丘疹,开始于耳后发际,逐渐扩散至额、面和颈部,继而自上而下蔓延至胸、背、腹及四肢,最后到达手心和脚底。

出疹阶段是病情最重时期。皮疹出齐后进入恢复期,一般24h后体温开始下降,一周左右呼吸道症状消退,皮疹变暗,有色素沉着。麻疹一般可自愈或治愈,但患者抵抗力低下或处理不当可出现严重并发症,死亡率可达25%以上。最严重的并发症是脑炎,病死率为5%~30%;最常见的并发症为肺炎,占麻疹死亡率的60%。并发症出现明显的信号是在恢复期体温不能降至正常或体温再度升高。

亚急性硬化性全脑炎(subacute sclerosing panencephalitis,SSPE)是麻疹晚期的中枢神经系统并发症,发生率为十万分之一至百万分之一,大多在麻疹病后2~7年发病。患者大脑功能呈慢性进行性衰退,主要表现为反应迟钝、精神异常、运动障碍、最终昏迷,多于发病后1~3年内死亡。

麻疹愈后可获得持久而牢固的免疫力。细胞免疫在麻疹的恢复中起主要作用,所以细胞免疫缺陷的感染者,可出现进行性麻疹脑炎,易导致死亡。此外,麻疹病毒感染可引起暂时性免疫抑制,如结核菌素试验可出现阴转。

（三）微生物学检查法

临床诊断一般无需进行实验室检查。如需做实验室检查包括:采集前驱期呼吸道标本和血液标本接种易感细胞培养鉴定;血清学检查主要有HI试验、中和试验等,亦可检测特异性IgM抗体;快速诊断技术包括检查病毒抗原、病毒核酸等。

（四）防治原则

预防麻疹的主要措施有隔离患者、对儿童进行疫苗接种。我国麻疹疫苗1965年开始应用,现已从单价疫苗发展为麻疹、风疹、腮腺炎三联疫苗(MMR)。接种疫苗后抗体阳转率达90%以上,免疫力可维持10~15年。对接触麻疹的易感者,可用丙种球蛋白进行人工被动免疫,防止发病或减轻症状。治疗上可选用维生素A和利巴韦林等药物,也可选用部分中草药或中成药进行治疗。

（五）护理要点

室内应保持空气新鲜,避免对流风;室温维持在18~22℃,不可过高,湿度55%~60%,光线宜柔和,注意避免光线直接照射眼睛。绝对卧床休息至皮疹消退、体温正常。发热期应多饮水,给予易消化、营养丰富的流质或半流质饮食,少食多餐。恢复期应添加高蛋白、高维生素的饮食。出疹期发热不超过39℃不予处理,不宜用药物或物理方法强行降温,禁用冰枕、冷敷及乙醇擦浴,以免影响透疹。如体温过高可用小量的退热剂或温湿敷,以免发生惊厥。如出疹不畅,可用中药或鲜芫荽煎水服用并抹身,帮助透疹需防烫伤。保持床单整洁干燥和皮肤清洁,勤剪指甲,防止出疹瘙痒时抓伤皮肤继发感染。眼部炎性分泌物多而形成眼痂者,可用生理盐水清洗双眼,再滴入抗生素眼液或眼膏,可加服维生素A预防眼干燥症。同时保持口腔清洁卫生。

二、腮腺炎病毒

腮腺炎病毒(mumps virus)是流行性腮腺炎的病原体,呈全球性分布。流行性腮腺炎多发于学龄

Note:

前儿童,也可见于其他年龄组。

腮腺炎病毒只有一个血清型,人是腮腺炎病毒唯一宿主。传染源是患者和携带者。病毒主要通过飞沫经呼吸道传播,亦可通过接触患者的唾液而传播。学龄儿童最为易感,好发于冬春季。潜伏期1~3周。在发病前一周和病后一周为排病毒高峰期。病毒在呼吸道黏膜上皮细胞和周围淋巴结内增殖后,进入血流,形成短暂的病毒血症,再通过血液侵入腮腺及其他器官,如睾丸、卵巢、胰腺、肾脏和中枢神经系统等。约1/3感染者没有明显的临床症状。典型的流行性腮腺炎表现为一侧或双侧腮腺肿大,疼痛明显,颌下腺和舌下腺亦可累及。患者有中度发热、肌痛和乏力等症状。病程1~2周。青春期感染者,男性易合并睾丸炎,导致睾丸萎缩和不育;女性易合并卵巢炎。怀孕3个月以内的孕妇感染可导致胎儿畸形。无菌性脑膜炎患者的10%~15%是由腮腺炎病毒引起的,腮腺炎病毒性脑炎亦常见。

流行性腮腺炎病后可获得牢固的免疫力,婴儿可从母体被动获得特异性免疫,故6个月以内的婴儿流行性腮腺炎发病率很低。

典型病例无需实验室检查即可作出临床诊断。对可疑患者取唾液、尿液、脑脊液等做病毒培养与鉴定,血清学诊断检测特异性IgM抗体,也可RT-PCR检测腮腺炎病毒核酸。预防应及时隔离腮腺炎患者,切断传播途径。疫苗接种是有效的预防措施,可用腮腺炎病毒、麻疹病毒和风疹病毒组成的三联疫苗(MMR)预防。目前尚无治疗流行性腮腺炎的特效药物,中药有一定的疗效。

第三节 冠状病毒

冠状病毒(coronavirus)属于冠状病毒科冠状病毒属,广泛分布于自然界,包膜上有向四周伸出的突起,使病毒形如日冕状或冠状而得名。冠状病毒感染动物和人,目前从人分离的冠状病毒主要有普通冠状病毒229E、OC43、NL63A、HKU1及SARS冠状病毒(SARS-CoV)、中东呼吸综合征冠状病毒(MERS-CoV)和新型冠状病毒(SARS-CoV-2)七个型。2002年底到2003年上半年在我国及世界其他国家和地区流行的严重急性呼吸综合征(SARS,传染性非典型肺炎)的病原体为SARS-CoV。2019年开始,SARS-CoV-2引发了新型冠状病毒肺炎(COVID-19)的世界大流行。SARS-CoV-2目前主要的变异株有5种,分别为阿尔法(Alpha)、贝塔(Beta)、伽玛(Gamma)、德尔塔(Delta)和奥密克戎(Omicron)。

一、生物学性状

冠状病毒呈球形或椭圆形,直径80~160nm,为单正链线状RNA病毒,27~32Kb,裸露的RNA有感染性。核衣壳为螺旋对称,有包膜。包膜上有间隔较宽的刺突,刺突末端呈棍棒状,整个病毒颗粒外型如同冠状(图16-3)。主要的编码蛋白包括核蛋白(N)、包含基质蛋白的膜蛋白(M)、包膜蛋白(E)和包膜表面的刺突糖蛋白(S),以及RNA聚合酶。冠状病毒可在人胚肾、肠、肺的原代细胞中生长,培养初期CPE不明显,连续传代后CPE逐渐增强。与冠状病毒属中的其他已知的成员不同,SARS冠状病毒和新型冠状病毒均可以引起绿猴肾细胞的CPE,而且二者的细胞受体均是血管紧张素酶2(angiotensin-converting enzyme 2,ACE2)。冠状病毒对理化因素抵抗力不强,对热、酸及乙醚等脂溶剂均敏感,37℃数小时即可丧失感染性,对紫外线敏感,pH 3.0时很快被灭活。而SARS冠状病毒和新型冠状病毒对热的耐受力强于普通冠状病毒,56℃30min方可灭活,且氯己定不能灭活这两种病毒。

二、致病性与免疫性

常见的人冠状病毒可致上呼吸道感染,常引起成人或较大儿童的普通感冒和咽喉炎。在引起感冒的病原体中仅次于鼻病毒。冬季为流行高峰,飞沫传播,病毒仅侵犯上呼吸道,引起轻型感染,但可

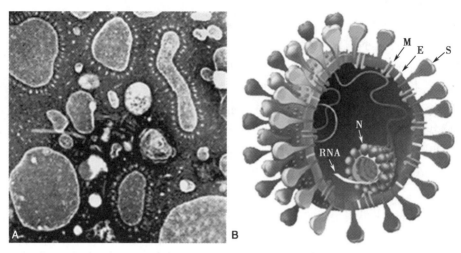

图 16-3　冠状病毒形态与结构
A. 病毒形态(负染, ×80 000, 透射电镜) ; B. 病毒结构。

使原有呼吸道感染急性加重, 甚至引起肺炎。此外, 冠状病毒还与人类腹泻和胃肠炎有关。还有报道冠状病毒可能与多发性硬化症有关。冠状病毒感染多为自限性疾病, 病程一般为 6~7d。病后免疫力不强, 虽有血清抗体存在, 但保护作用不强。仍可发生冠状病毒再感染。

SARS 的传染源是 SARS 患者, 传播途径主要通过呼吸道及密切接触传播。SARS 的流行发生在冬春季。人体感染 SARS 冠状病毒后, 潜伏期一般为 4~5d。首发症状为发热, 体温一般高于 38℃。发病早期的表现主要是头痛、乏力和关节痛等, 随后出现干咳、胸闷、气短等症状。严重患者的肺部病变进展很快, 出现急性呼吸窘迫和进行性呼吸衰竭、DIC、休克等, 出现呼吸窘迫症状的患者具有极强的传染性, 而且致死率较高。

COVID-19 的主要传染源是新型冠状病毒感染者。新型冠状病毒主要通过呼吸道传播, 也可通过接触传播而感染。在相对封闭的环境中, 可存在气溶胶传播, 也可能通过粪便等途径传播。

新型冠状病毒感染的潜伏期为 1~14d, 多为 3~7d, 少数的最长的潜伏期可为 21~24d。以发热、干咳、乏力为主要表现。部分患者可以鼻塞、流涕、咽痛、嗅觉味觉减退或丧失、结膜炎、肌痛和腹泻等为主要表现。重症患者多在发病一周后出现呼吸困难和(或) 低氧血症, 严重者可快速进展为急性呼吸窘迫综合征、脓毒症休克、难以纠正的代谢性酸中毒和出凝血功能障碍及多器官功能衰竭等。极少数患者还可有中枢神经系统受累及肢端缺血性坏死等表现。值得注意的是重型、危重型患者病程中可为中低热, 甚至无明显发热。

轻型患者可表现为低热、轻微乏力、嗅觉及味觉障碍等, 无肺炎表现。在感染新型冠状病毒后也可无明显临床症状。曾接种过疫苗者及感染 Omicron 株者以无症状及轻症为主。有临床症状者主要表现为中低度发热、咽干、咽痛、鼻塞、流涕等上呼吸道感染症状。

多数患者预后良好, 少数患者病情危重, 多见于老年人、有慢性基础疾病者、晚期妊娠和围产期女性、肥胖人群。儿童病例症状相对较轻, 部分儿童及新生儿病例症状可不典型, 表现为呕吐、腹泻等消化道症状或仅表现为反应差、呼吸急促。极少数儿童可有多系统炎症综合征(MIS-C), 一旦发生, 病情可在短期内急剧恶化。

机体感染冠状病毒后, 可产生特异性抗体, 也可出现特异性细胞免疫应答, 具有保护作用; 但也可能导致免疫病理损伤, 引起细胞凋亡和严重的炎症反应。部分新型冠状病毒携带者由于自身产生抗体以无症状体征出现, 而成为隐形传染源。

三、微生物学检查法

结合临床症状及实验室检查可以辅助诊断。微生物学检查主要有通过细胞或器官培养来对鼻分泌物、咽漱液等标本进行病毒的分离培养与鉴定、用双份血清做中和试验、ELISA 等进行血清学诊断。基因测序对患者标本病毒基因进行测序,可对病原体进行准确鉴定,并可以分析不同病毒株基因组序列的同源性,在病毒溯源、遗传学进化分析及对病毒变异的研究有着重要意义,但基因测序的成本相对较高,耗时较长,无法用于暴发流行期间大量疑似患者的快速诊断。快速诊断可用免疫荧光技术和酶免疫技术检测病毒的抗原,用 RT-PCR 法检测病毒核酸。由于 SARS 冠状病毒与新型冠状病毒的毒力和传染性很强,因此其相关样品处理、病毒培养和动物实验需要在生物安全三级(BSL-3)实验室进行。

四、防治原则及护理要点

（一）防治措施

目前除了新型冠状病毒有疫苗外,针对其他冠状病毒的感染无特异性预防与特效的治疗药物。SARS 的预防原则主要是早期发现和严格隔离患者和疑似病例,并避免与患者和疑似病例直接接触,对其分泌物和排泄物进行消毒;医护工作者及相关研究人员需要穿戴口罩、眼罩、手套和隔离服等,从而切断传播途径,以避免 SARS 冠状病毒感染。针对 SARS 的灭活疫苗还处在研究中。对 SARS 患者的治疗主要采用支持疗法,包括早期吸氧、适量激素等,同时给予抗病毒药物和抗生素,以防止病情发展及并发症的发生。新型冠状病毒与 SARS 相近,毒性比 SARS 轻,无症状者、轻症者、重症者都有传播性,特别是无症状者,难以防控。

新型冠状病毒肺炎的预防原则与 SARS 类似,早期发现和严格隔离患者、无症状感染者和疑似病例,医护工作者及相关研究人员需要穿戴口罩、眼罩、手套和穿隔离服等。针对新型冠状病毒肺炎的灭活疫苗、重组亚单位疫苗和腺病毒载体疫苗我国已研制成功,并开始大规模接种。接种新型冠状病毒疫苗可以减少新型冠状病毒感染和发病,是降低重症和死亡发生率的有效手段。

新型冠状病毒肺炎患者,应根据病情确定隔离管理和治疗场所,重型、危重型病例应尽早收入ICU 治疗。除一般治疗、支持治疗外,在抗病毒治疗方面,口服抗新冠病毒药物奈玛特韦片/利托那韦片(paxlovid)和 Molnupiravir 已上市,注射用的有单克隆抗体安巴韦单抗/罗米司韦单抗、COVID-19 人免疫球蛋白及康复者恢复期血浆等;免疫治疗包括糖皮质激素、白细胞介素 6 抑制剂托珠单抗;抗凝治疗使用低分子肝素或普通肝素。对于重型、危重型病例,在上述治疗的基础上,应积极防治并发症,治疗基础疾病,预防继发感染,及时进行器官功能支持。

中医治疗对新型冠状病毒肺炎尤其对早期和轻度患者具有明显疗效。常用的方剂和中成药有清肺排毒汤(颗粒)、寒湿疫方、宣肺败毒方(颗粒)、化湿败毒方(颗粒)及金花清感颗粒、连花清瘟胶囊(颗粒)等。

（二）新型冠状病毒肺炎的护理要点

根据患者病情,明确护理重点并做好基础护理。重症患者密切观察患者生命体征和意识状态,重点监测血氧饱和度。危重症患者 24 小时持续心电监测,每小时测量患者的心率、呼吸频率、血压、血氧饱和度(SpO$_2$),每 4 小时测量并记录体温。合理、正确使用静脉通路,并保持各类管路通畅,妥善固定。卧床患者定时变更体位,预防压力性损伤。

按护理规范做好无创机械通气、有创机械通气、人工气道、俯卧位通气、镇静镇痛、ECMO 治疗的护理。特别注意患者口腔护理和液体出入量管理,有创机械通气患者防止误吸。清醒患者及时评估心理状况,做好心理护理,帮助患者保持乐观心态。

第四节　其他呼吸道病毒

一、腺病毒

腺病毒(adenovirus)属于腺病毒科哺乳动物腺病毒属,能侵犯呼吸道、胃肠道和泌尿道等多种组织器官,亦可引起潜伏感染,在啮齿动物细胞中引起细胞转化。

腺病毒为双链 DNA 病毒,无包膜。核衣壳呈二十面体对称,直径 70~90nm,12 个顶角的壳粒为五邻体(penton),其他的壳粒为六邻体(hexon)。五邻体上各有一条末端为球形的纤维突起。病毒通过纤突的球体部分与细胞表面的特异性受体结合,介导病毒吸附到易感细胞表面。此外,纤突还具有血凝活性。

腺病毒分为 7 组,42 个血清型。多数可以引起人类呼吸道、泌尿道及眼部感染。飞沫传播是呼吸系统感染的主要传播途径,主要引起婴幼儿急性上呼吸道感染和下呼吸道感染(咽炎、扁桃体炎、支气管炎、肺炎等)等。婴幼儿的胃肠道感染主要通过粪-口途径传播,主要发生在婴幼儿,已被 WHO 确定为儿童病毒性腹泻的第二位病因。眼部感染可通过眼科器械、洗眼液、医务人员的手和污染的毛巾等感染,消毒不充分的游泳池可引起腺病毒感染的爆发流行,主要有滤泡性结膜炎、流行性角膜结膜炎、急性出血性结膜炎等。腺病毒感染多发生在小儿和免疫力下降的人群。病后,机体产生的相应抗体对同型病毒具有保护作用。

根据流行情况和临床表现可初步诊断。用间接免疫荧光技术,ELISA 及特异性 IgM 测定可进行快速诊断,但不能进行腺病毒分型。取急性期咽拭子病毒分离及双份血清可以用于回顾诊断。此外,还可检测病毒抗原和病毒核酸。目前尚无理想的疫苗和有效的药物。

二、风疹病毒

风疹病毒(rubella virus)是风疹(又名德国麻疹)的病原体。为单正股 RNA 病毒,核衣壳为二十面体对称,有包膜。风疹病毒只有一个血清型。人是唯一的自然宿主。风疹病毒主要引起风疹和先天性风疹综合征。

病毒经呼吸道传播,在呼吸道局部淋巴结增殖后,经病毒血症播散至全身,引起风疹。儿童风疹最为常见,通常经 2 周左右的潜伏期后出现发热,麻疹样出疹,耳后和枕下淋巴结肿大等症状,预后良好。成人风疹症状较重,除出疹外,还有关节炎、血小板较少、出疹后脑炎等。风疹病毒感染最严重的危害是通过垂直传播引起胎儿先天性感染,易感孕妇在孕期 20 周内感染风疹病毒对胎儿危害最大,病毒影响胎儿细胞正常生长、有丝分裂和染色体结构等,引起流产或死胎,还可导致先天性风疹综合征,如先天性心脏病、先天性耳聋、白内障等畸形,也可出现黄疸型肝炎、肺炎、脑膜炎等。

风疹病毒自然感染后可获得持久免疫力,约95%以上的正常人血清中具有保护性抗体,孕妇血清中抗体对胎儿具有保护性作用。

孕妇风疹病毒感染的早期诊断非常重要,可以减少畸形儿的出生。常用的诊断方法有:①检测孕妇血清中风疹病毒特异性 IgM;②检测胎儿羊水或绒毛膜中病毒抗原或核酸;③取羊水、绒毛膜进行病毒分离培养与鉴定。

接种风疹减毒活疫苗是预防风疹的有效措施,目前常与麻疹、腮腺炎组合成三联疫苗(MMR)使用。一般于出生后 12~15 个月和 4~6 岁分别接种一次,95%以上的接种者可获得高水平的保护性抗体,免疫力可维持 7~10 年以上甚至终生免疫。目前尚无特异性治疗方法。

三、鼻病毒

鼻病毒(rhinovirus)为小 RNA 病毒科成员之一,球形,直径 28~30nm,为单正股 RNA 病毒,核衣壳呈二十面体对称,无包膜。目前发现有 114 个血清型。

鼻病毒是普通感冒最重要的病原体,上呼吸道病毒感染中鼻病毒占 50%以上,也可引起婴幼儿和慢性呼吸道疾病患者的支气管炎和支气管肺炎。手是最主要的传播媒介,其次为飞沫传播。病毒经鼻、口、眼进入机体,主要在鼻咽腔增殖。鼻病毒感染引起的疾病多为自限性疾病,通常一周左右自愈。由于病毒型别多及存在抗原漂移现象,鼻病毒的免疫非常短暂,再感染极为常见。干扰素有一定的治疗效果。

案 例

　　患者,男,9岁。出现不自主抽搐1个月。发作时双手握拳呈屈曲状,右下肢伸直,左下肢呈不规则运动。1岁半时有麻疹病史。查体:体温37℃,神志清,双上肢及右下肢肌张力增高,四肢呈扭转状,右上肢有舞蹈样动作。血麻疹抗体IgG1∶12 800阳性。

　　问题:该患儿初步诊断是什么病?

思 考 题

1. 简述流行性感冒病毒引起世界大流行的原因。
2. 试述抗原性漂移和抗原性转换的区别。
3. 试述 SARS-CoV 的传播途径及防治原则。
4. 试述新型冠状病毒的传播途径及防治原则。

(钟民涛)

第十七章

肠道病毒

17章 数字内容

学习目标

1. 掌握脊髓灰质炎病毒的型别、致病性、免疫性及防治原则;轮状病毒的型别、致病性及防治原则。

2. 熟悉人类肠道病毒的种类及共同特性。

3. 了解柯萨奇病毒、埃可病毒、新肠道病毒的致病性;肠道腺病毒、杯状病毒、星状病毒的致病性。

消化道病毒不是病毒分类学上的名称,而是指主要通过消化道感染与传播的病毒。种类繁多,习惯上分为急性胃肠炎病毒(acute gastroenteritis virus)和人类肠道病毒(enterovirus)两部分。急性胃肠炎病毒分属于不同病毒科,但所致疾病的临床表现相似,均以腹泻和呕吐为主,包括轮状病毒、杯状病毒、星状病毒和肠道腺病毒等。人类肠道病毒在分类学上属于小 RNA 病毒科肠道病毒属,经消化道传播,但所致疾病多在肠道外。

一、人类肠道病毒的种类

人类肠道病毒主要包括以下四种。

1. **脊髓灰质炎病毒(poliovirus)**　包括三个血清型(Ⅰ,Ⅱ,Ⅲ)。

2. **柯萨奇病毒(coxsackievirus)**　分为 A、B 两组,A 组包括 23 个血清型(1~22,24);B 组包括 6 个血清型(1~6)。

3. **人肠道致细胞病变孤儿病毒(enteric cytopathogenic human orphan virus,ECHO)**　简称埃可病毒(echovirus),包括 31 个血清型(1~9,11~27,29~33)。

4. **新型肠道病毒(new enteroviruses)**　包括 4 个血清型(68,69,70,71)。

二、人类肠道病毒的共同特征

1. **形态结构**　病毒颗粒呈球形,直径 24~30nm,衣壳二十面体立体对称,无包膜。基因组为单正链 RNA(+ssRNA),长约 7.4kb。

2. **增殖特性**　在易感细胞中增殖,引起典型细胞病变(柯萨奇病毒 A 组某些型别除外)。

3. **抵抗力**　对理化因素抵抗力较强,耐酸、乙醚,对热、干燥敏感,对氧化剂敏感。

4. **致病性**　主要经粪-口途径传播,以隐性感染为主。虽在肠道中增殖,却引起多种肠道外感染性疾病,如脊髓灰质炎、无菌性脑炎、心肌炎等。

第一节　脊髓灰质炎病毒

脊髓灰质炎病毒(poliovirus)是脊髓灰质炎(poliomyelitis)的病原体,主要侵犯脊髓前角运动神经细胞,引起肢体急性迟缓性麻痹(acute flaccid paralysis,AFP),以儿童多见,俗称小儿麻痹症(infantile paralysis)。脊髓灰质炎病毒包括三个血清型,各型间无交叉免疫力,约 85% 的脊髓灰质炎患者由Ⅰ型引起。

一、生物学性状

脊髓灰质炎病毒具有典型肠道病毒形态,基因组为单正链 RNA,长约 7.4kb。衣壳含有 4 种蛋白(VP1~VP4),其中 VP1~VP3 分布于衣壳表面,带有可诱生中和抗体的抗原表位,VP4 位于衣壳内部。

病毒体对理化因素抵抗力较强。在污水和粪便中可存活数月,在胃肠道中能耐受胃酸、蛋白酶和胆汁的作用。对热和干燥较敏感,紫外线和 55℃ 湿热条件下可迅速灭活病毒。有机物对病毒有保护作用,对有机物中病毒灭活时需提高消毒剂浓度。

二、致病性与免疫性

(一)致病性

人类是脊髓灰质炎病毒唯一的自然宿主。传染源是患者或无症状携带者,主要通过粪-口途径传播。夏秋季是主要流行季节,潜伏期一般为 7~14d。人群普遍易感,但以 1~5 岁儿童为主,隐性感染率达 90% 以上。

Note:

病毒从上呼吸道、口咽和肠道黏膜侵入人体,先在咽、扁桃体、颈深淋巴结及肠道集合淋巴结中初步增殖,然后释放入血,形成第一次病毒血症。病毒随血液扩散至带有相应受体的靶组织,在淋巴结、肝、脾的网状内皮细胞中再次增殖并释放入血,引起第二次病毒血症。在少数感染者,病毒可侵入中枢神经系统,感染脊髓前角运动神经元、脑干和脑膜组织等。脊髓灰质炎病毒识别的受体为免疫球蛋白超家族的细胞黏附分子(ICAM)-CD155,人体内只有很少组织表达,如脊髓前角细胞、背根神经节细胞、运动神经元、骨骼肌细胞和淋巴细胞等,因而限制了它的感染范围。脊髓灰质炎病毒在宿主细胞增殖引起杀细胞效应,患者由于运动神经细胞受损而导致肌肉麻痹。

脊髓灰质炎病毒侵入人体后,机体免疫力强弱明显影响感染的结局。90%以上感染者为隐性感染,多无症状或症状轻微,如咽红、低热、肠道症状等。约5%感染者可发生顿挫感染,只出现发热、头痛、咽痛、恶心呕吐、腹痛腹泻等症状,并迅速恢复,不发生神经系统病变。约1%~2%的感染者可因病毒侵入中枢神经系统和脑膜,引起非麻痹型脊髓灰质炎和无菌性脑膜炎,出现颈背强直、肌肉痉挛等症状。只有约0.1%的患者产生最严重的结局,出现麻痹型脊髓灰质炎,以下肢麻痹多见。极少数患者可累及延髓和脑桥,导致呼吸、心脏衰竭而死亡。脊髓灰质炎流行期间,扁桃体摘除、拔牙等手术或接种其他各种疫苗等均可增加麻痹病例的发生。

(二)免疫性

显性感染和隐性感染者血清中均可产生中和抗体,感染后可获得长期而牢固的型特异性免疫,以体液免疫为主。黏膜局部的sIgA可阻断病毒在咽喉部、肠道内的吸附。

三、微生物学检查法

1. 病毒分离与鉴定 取患者发病早期的咽洗液、粪便标本,经处理后接种原代猴肾细胞或人源性传代细胞,培养后观察细胞病变效应。阳性者,用标准的脊髓灰质炎病毒抗血清和分型血清对病毒进行鉴定和分型。

2. 血清学诊断 取发病早期和恢复期双份血清检测患者血清抗体效价,若有4倍或4倍以上增高则有诊断价值。亦可检测血清中特异性IgM抗体。

3. 快速诊断 用PCR、核酸杂交等分子生物学技术检测核酸,用ELISA、免疫荧光等方法检测标本中特异性抗原。核苷酸序列分析和酶切位点分析等技术可用于区分疫苗株与野毒株。

四、防治原则

疫苗接种是预防脊髓灰质炎最有效的措施。常用疫苗有三价的灭活脊髓灰质炎疫苗(inactivated polio vaccine,IPV,Salk vaccine)和口服脊髓灰质炎减毒活疫苗(live oral polio vaccine,OPV,Sabin vaccine)。口服OPV免疫类似自然感染,既可使血清中IgG、IgM升高,预防麻痹型脊髓灰质炎的发生,又可刺激肠道局部产生大量sIgA,阻止野毒株在肠道的增殖和人群中的流行。此外,口服OPV后在咽部有短暂停留,从粪便中排出时间长达几周,可使接触者形成间接免疫。但OPV热稳定性差,保存、运输、使用要求较高,特别是有毒力回复的可能。疫苗相关性麻痹性脊髓灰质炎(vaccine-associated paralytic poliomyelitis,VAPP)病例在世界范围内每年都有发生。因此,新的免疫程序建议最初两次使用IPV,然后再口服OPV进行全程免疫,以降低VAPP发生的危险。

由于IPV不能产生肠道免疫、接种剂量大、免疫接种面必须广泛等缺点,使其在世界范围内很快被OPV所代替。但随着技术改进,80年代后期最初的灭活疫苗已改进为抗原性较好的增效IPV。三剂疫苗接种后,抗三个型别抗体的产生率为99%~100%,也能诱导低水平的黏膜免疫。

目前,我国的免疫程序是从2月龄开始连服三次OPV,每次间隔一个月,4岁时加强一次,可保持持久免疫力。

Note:

中国脊髓灰质炎疫苗之父顾方舟

顾方舟(1926—2019)是我国著名医学家、病毒学家。1955 年,江苏南通暴发大规模的脊髓灰质炎疫情,随后疫情迅速蔓延。顾方舟临危受命,开始了脊髓灰质炎疫苗的研究工作。1960 年,首批 500 万人份疫苗在全国 11 个城市推广。投放疫苗的城市流行高峰纷纷削减。为了便于在全国推广免疫,顾方舟和研究团队成功改进剂型,将需要冷藏的液体疫苗制成固体糖丸,一名儿童只需服用一枚糖丸就可以达到免疫效果。这是中国消灭脊髓灰质炎之路的独特创举。1964 年,糖丸疫苗在全国推广。脊髓灰质炎的年平均发病率从 1949 年的十万分之 4.06,下降到 1993 年的十万分之 0.046,降低了大约 100 倍。自 1994 年发现最后一例患者后,至今未发现由本土野病毒引起的脊髓灰质炎病例。2000 年,经世界卫生组织西太区消灭"脊灰"证实委员会证实,我国成为无脊髓灰质炎国家。这位被网友称为"糖丸爷爷"的中国脊髓灰质炎疫苗之父,为实现我国全面消灭脊髓灰质炎并长期维持无脊灰状态而奉献一生,护佑了几代中国儿童的健康成长。

五、护理要点

临床护理中,对可疑患者采取预防性护理,嘱其卧床休息,保证补充足够的液体和电解质,防止瘫痪发生。前驱期及瘫痪前期患者应绝对卧床休息,避免强光刺激、保持通风。瘫痪期患者应保持瘫痪肢体处于功能位,防止肌肉萎缩、畸形发生,注意变换体位,以防褥疮、肺炎等并发症。密切观察神经损害进展情况,观察有无吞咽或呼吸障碍,保持呼吸道通畅。指导患者咳痰、排痰,必要时采用气管插管、人工呼吸等。

第二节 柯萨奇病毒、埃可病毒、新型肠道病毒

一、柯萨奇病毒和埃可病毒

1. **生物学性状** 柯萨奇病毒(coxsackievirus)和埃可病毒(echovirus)的生物学特性以及感染与免疫性与脊髓灰质炎病毒相似。柯萨奇病毒根据对乳鼠致病性的不同分为 A、B 两组。A 组使乳鼠产生广泛性骨骼肌炎,并可引起迟缓性麻痹,多数不能在培养细胞中生长;B 组引起乳鼠肌肉痉挛性麻痹,能在多种培养细胞中生长。

2. **致病性与免疫性** 柯萨奇病毒和埃可病毒型别很多,相应病毒受体在体内分布广泛(中枢神经系统、心、肺、黏膜、皮肤等),病毒扩散入血后,除引起局部症状外还可产生一系列综合征,临床表现复杂,相关内容见表 17-1。

表 17-1 柯萨奇病毒和埃可病毒感染的主要临床表现和常见病毒型别

临床表现	柯萨奇病毒	埃可病毒
麻痹症	A7,9;B2~5	2,4,6,9,11(可能 1,7,13,14,16,18,31)
无菌性脑膜炎	A2,4,7,9,10;B1~6	1~11,13~23,25,27,28,30,31
无菌性脑炎	B1~5	2,6,9,19(可能 3,4,7,11,14,19,20)
疱疹性咽峡炎	A2~6,8,10	
手足口病	A5,10,16	
流行性胸痛	A9;B1~5	1,6,9

续表

临床表现	柯萨奇病毒	埃可病毒
心肌炎、心包炎	A4,16;B1~5	1,6,9,19
皮疹	A4,5,6,9,16;B5	2,4,6,9,11,16,18(可能1,3,5,7,12,14,19,20)
肺炎	A9,16;B4,5	
普通感冒	A21,24;B4,5	4,9,11,20,25(可能1~3,6~8,16,19,22)
腹泻	A18,20,21,22,24	18,20
肝炎	A4,9;B5	4,9

柯萨奇病毒和埃可病毒感染后,可刺激机体产生型特异性的保护性抗体,具有同型保护作用。

3. **微生物学检查法**　由于此两类病毒型别众多,临床表现多样化,确诊必须依赖于微生物学检查。柯萨奇病毒可采用乳鼠接种和细胞培养的方法,埃可病毒敏感的细胞是恒河猴细胞。分离到病毒后,再用中和试验进行鉴定和分型。也可采用检测病毒抗原和核酸等方法进行快速诊断。

4. **防治原则**　柯萨奇病毒和埃可病毒目前尚无有效疫苗用于预防,也无特效的治疗药物。

二、新型肠道病毒

新型肠道病毒(new enteroviruses)是指1969年以后陆续分离出的肠道病毒,包括68、69、70和71型。除69型外,均与人类疾病有关。新型肠道病毒形态结构、基因组及理化特性与其他肠道病毒相似。

1. **肠道病毒68型**　从呼吸道感染患儿的标本中分离获得,主要引起儿童肺炎和毛细支气管炎。

2. **肠道病毒70型**(enteroviruses type 70,EV70)　人类急性出血性结膜炎(俗称"红眼病")的主要病原体。与其他肠道病毒不同,不能感染肠道细胞,可以直接感染眼结膜,最适增殖温度33℃。主要通过接触传播,传染性强,患者以成人多见。以点状或片状的突发性结膜下出血为特征,预后良好,一般无后遗症。治疗以对症处理为主,干扰素滴眼液有较好的治疗效果。

3. **肠道病毒71型**(enteroviruses type 71,EV71)　是一种引起人类中枢神经系统感染的重要病原体,可引起疱疹性咽峡炎、无菌性脑膜炎、脑干脑炎及类脊髓灰质炎等多种疾病,严重感染者可致死。另外,EV71还可引起手足口病(hand-foot-mouth disease,HFMD)的暴发流行,是我国近年来手足口病的主要病原之一,并呈持续流行态势,已成为我国严重的公共卫生问题之一,被列为丙类传染病。

手足口病是一种急性传染病,主要由柯萨奇病毒A16和EV71引起,而EV71曾引起多次大流行,其重症率和病死率均高于柯萨奇病毒A16所致感染。HFMD传染源为患者和隐性感染者,通过消化道、呼吸道和密切接触等途径传播。感染多见于儿童,突然发病,主要表现为手、足、臀部皮肤出现皮疹,伴有口腔黏膜溃疡等。EV71感染后,可诱生机体产生特异性中和抗体。

目前我国已有EV71疫苗,可用于预防EV71感染所致的手足口病。但针对手足口病无特效抗病毒药物和特异性治疗手段,一般采用常规的抗病毒和对症处理方法。

手足口病的护理要点。手足口病患者应严格消化道、呼吸道和接触隔离,嘱其卧床休息,室内保持空气新鲜、温度适宜。饮食以高热量、高维生素的清淡、易消化无刺激的流质或半流质食物为主,避免食用牛奶、豆浆等不易消化且加重胃肠胀气的食物。严重吐泻者暂时停止饮食。对出现口腔、皮肤黏膜损害患者采取对应的护理措施,预防继发感染。

第三节　急性胃肠炎病毒

一、轮状病毒

轮状病毒(rotavirus,RV)因病毒颗粒在电镜下酷似"车轮"而得名,归类于呼肠病毒科(reoviridae),是人类、哺乳动物和鸟类腹泻的重要病原体。其中 A 组 RV 是世界范围内婴幼儿重症腹泻最重要的病原体,是婴幼儿死亡的主要原因之一。1983 年,我国学者发现了成人腹泻轮状病毒(adult diarrhea rotavirus,ADRV)。

（一）生物学性状

轮状病毒呈球形,直径 60~80nm,二十面体立体对称,双层衣壳,无包膜。电镜下观察,病毒外形酷似"车轮"状(图 17-1)。病毒核酸为双链 RNA,约 18.5kb,由 11 个基因片段组成,编码 6 种结构蛋白(VP1~VP4、VP6、VP7)和 5 种非结构蛋白(NSP1~NSP5)。其中,VP4 和 VP7 为外衣壳蛋白,决定病毒的血清型,是轮状病毒重要的中和抗原;VP6 为内衣壳蛋白,具有组和亚组特异性。根据 VP6 的抗原性差异,轮状病毒分为 A~G 7 个组。

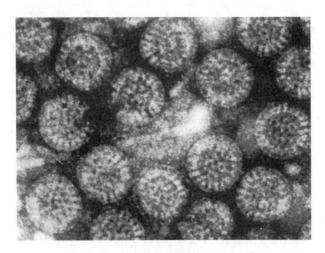

图 17-1　人类轮状病毒（×150 000）

轮状病毒对理化因素的抵抗力较强,耐酸碱、耐乙醚和反复冻融,在粪便中可存活数天到数周,但 55℃ 30min 可被灭活。经胰酶作用后,VP4 裂解成 VP5 和 VP8,感染性增强。

（二）致病性与免疫性

轮状病毒主要经粪-口途径传播,患者和无症状带毒者是主要传染源。A~C 组能引起人和动物腹泻,D~G 组只引起动物腹泻。

A 组轮状病毒感染最常见,是 6 个月~2 岁婴幼儿严重胃肠炎的主要病原体,占病毒性胃肠炎的 80% 以上,是婴幼儿死亡的主要因素之一,年长儿童和成人常呈无症状感染。感染多发于深秋和初冬季节,在我国常被称为"秋季腹泻"。

轮状病毒经胃肠道进入机体后,在小肠黏膜绒毛细胞内增殖,造成微绒毛萎缩、变短、脱落和细胞溶解死亡,使肠道吸收功能受损;刺激腺窝细胞增生、使分泌功能加强,导致水和电解质分泌增加,重吸收减少,出现严重腹泻。非结构蛋白 4(NSP4)有肠毒素样作用,通过影响钙离子通道而影响水的吸收。潜伏期一般为 24~48h,表现为突然发病,发热、呕吐、水样腹泻,一般为自限性,可完全恢复。严重者可出现脱水和酸中毒,营养不良会使疾病更加严重。

B 组轮状病毒引起成人腹泻,曾在我国出现过暴发流行。主要感染者以 15~45 岁青壮年为主,多为自限性感染,病死率低。C 组病毒对人致病性与 A 组相似,但发病率很低,多呈散发流行。

轮状病毒感染后机体可产生型特异性抗体(IgM、IgG 和 sIgA),其中肠道 sIgA 最为重要。不同型别间只有部分交叉保护作用,由于婴幼儿产生 sIgA 能力弱,所以重复感染率高。

（三）微生物学检查法

1. 检测病毒颗粒和病毒抗原　取粪便标本经处理后,直接用电镜或免疫电镜观察病毒颗粒,诊断率达 90%~95%。病毒抗原常用 ELISA 或乳胶凝集试验检测,具有较高敏感性和特异性,还可对病毒进行分型。

2. 检测病毒核酸　从标本中提取病毒 RNA,采用聚丙烯酰胺凝胶电泳法,根据轮状病毒 11 个基因片段特殊分布图进行结果判断,在临床诊断和流行病学调查中有重要意义。

3. 病毒分离培养　可用原代猴肾细胞和传代绿猴肾细胞 MA-104 分离病毒,胰酶预处理病毒可加强其对细胞的感染性。但操作复杂,较少用于临床诊断。

（四）防治原则

主要是控制传染源,切断传播途径,严密消毒可能污染的物品。及时补充水和电解质、维持血容量是主要支持疗法。口服减毒活疫苗目前已进入临床试验阶段,该疫苗可刺激机体产生特异性抗体,取得有效的保护效果。

（五）护理要点

应为患者营造舒适、安静的病房环境,合理控制室内温度与湿度,保证通风透气,确保患者有充足的睡眠与休息。同时,保持对患者体温、脉搏、血压等症状及体征的密切观察,必要时要进行电解质化验。在饮食方面,多进食高热量、易消化的流质或者半流质食物,不可进食高蛋白质或脂肪类食物;坚持少量多餐的饮食原则,定时定量进餐,饭前便后洗手等,大便成形后即可恢复正常饮食。

因患者大多是婴幼儿,故母乳喂养者在哺乳前须进食少量热水,并适当减少哺乳时间与次数。人工喂养者,则要为患儿饮用流质食物,之后可根据具体情况加量。对于呕吐患儿,应禁食适当时间之后再给予饮食。不能进食时,给予营养支持,确保满足患儿的营养需求,提高机体抵抗力。大便后应擦拭肛周皮肤,及时清洁皮肤。必要时涂保护药膏,以减少红臀或浸湿性皮炎的发生。

二、杯状病毒

引起人类急性胃肠炎的杯状病毒(calicivirus)主要包括诺如病毒(norovirus)和沙波病毒(sapovirus)。病毒颗粒呈球形,衣壳二十面体立体对称,无包膜,核酸为单正链 RNA。

1. 诺如病毒　原型为诺瓦克病毒(Norwalk virus),基因和抗原性呈高度多样性,目前分为 5 个基因组。该病毒至今尚不能人工培养,也无动物模型。病毒对热、乙醚和酸稳定,60℃加热 30min 仍有感染性。

诺如病毒是全球引起急性病毒性胃肠炎暴发流行的主要病原之一,我国也有暴发流行的报道。高发季节为秋冬季,人群普遍易感,患者、带毒者为传染源。感染引起小肠绒毛轻度萎缩和黏膜上皮细胞的破坏。潜伏期 24~48h,突然发病,恶心、呕吐、腹痛和轻度腹泻,呈自限性,无死亡发生。感染后可诱生抗体,但保护作用不明确。

2. 沙波病毒　以往被称为"典型杯状病毒",因在日本札幌腹泻患儿的研究中得到证实,也被称为札幌病毒。主要引起 5 岁以下小儿腹泻,但发病率低,临床症状类似轻型的轮状病毒感染。

目前尚无有效疫苗,提高个人卫生和食品安全是预防杯状病毒感染的主要措施。

三、星状病毒

人星状病毒(astrovirus)于 1975 年从腹泻婴儿粪便中分离得到,病毒颗粒呈球形,无包膜,电镜下表面结构呈星形,故而得名。核酸为单正链 RNA,可在某些培养细胞(如大肠癌细胞)中生长并产生 CPE。

人星状病毒感染呈世界性分布,5 岁以下婴幼儿易感。病毒进入人体后,在十二指肠黏膜细胞中大量增殖,造成细胞死亡后释放病毒入肠腔。临床表现类似于轮状病毒,但症状较轻。感染后可产生有保护作用的抗体,免疫力较牢固。目前尚无有效疫苗和治疗药物。

四、肠道腺病毒

肠道腺病毒(enteric adenovirus,EAd)是指主要引起急性胃肠炎的腺病毒,其中 40、41、42 三型是引起婴儿病毒性腹泻的第二位病原体。因腹泻住院治疗的患者中,由肠道腺病毒引起的约占 15%。主要侵犯 5 岁以下人群,引起腹泻,很少有发热症状,以夏季发病多见。

肠道腺病毒归属于人类腺病毒 F 组,其形态结构、基因组成、复制特点与其他腺病毒基本一致。核酸为双链 DNA,衣壳二十面体立体对称,无包膜。在通常用于分离腺病毒的细胞中不能增殖,可在腺病毒 5 型 DNA 转染的人胚肾细胞中增殖,故该细胞常用于人类肠道腺病毒的分离。我国学者应用A549 细胞分离 40 型亦获得成功。目前尚无有效疫苗和治疗药物。

案　例

某患儿,女,3 岁。三天前出现低热、腹痛,随后两天口腔黏膜、牙龈、咽部以及手和脚后跟边缘出现疼痛性小水疱,臀部亦有皮疹出现,水疱内无白细胞和致病菌。

问题:

1. 该患儿最可能的临床诊断是什么?可能的病原体有哪些?
2. 简述该类病毒的共同特征。

思 考 题

1. 简述肠道病毒的共同特点。
2. 如何预防脊髓灰质炎?
3. 简述人类肠道病毒的种类与所致疾病。
4. 简述急性胃肠炎病毒的种类与所致疾病。

(钟民涛)

Note:

URSING

第十八章

虫媒病毒和出血热病毒

18章 数字内容

学 习 目 标

1. 流行性乙型脑炎病毒传播特点、致病性及免疫性、预防措施。登革病毒的传播特点、致病性及免疫性、预防措施。汉坦病毒的生物学性状和流行环节;登革病毒的传播特点、致病性及免疫性、预防措施。

2. 熟悉虫媒病毒的含义、分类及共同特点;克里米亚-刚果出血热病毒的生物学特性、流行特征和致病性;埃博拉病毒的生物学特性、流行特征和致病性。

3. 流行性乙型脑炎病毒和登革病毒的基因组、抗原组成、分型、微生物学检查;森林脑炎病毒、发热伴血小板减少综合征病毒、西尼罗病毒及寨卡病毒的致病性;汉坦病毒的防治原则。

第一节 虫媒病毒

虫媒病毒(arbovirus)是指通过吸血的节肢动物叮咬易感的脊椎动物而传播疾病的病毒。节肢动物叮咬带有病毒血症的脊椎动物后受感染并终生带毒。病毒能在节肢动物体内增殖,并可经卵传代,因此节肢动物既是病毒的传播媒介,又是储存宿主。目前已证实的传播媒介达 580 多种,主要为蚊和蜱,此外蠓、白蛉、蚋、蟆、虱、螨、臭虫和虻等亦可作为传播媒介。鸟类、家畜、蝙蝠和灵长类动物是最重要的脊椎动物宿主,带毒的节肢动物通过叮咬自然界的脊椎动物而使病毒在动物与动物之间传播,并维持病毒在自然界的循环,带毒的节肢动物叮咬人类可引起人类的感染。因此,大多数虫媒病毒病既是自然疫源性疾病,也是人兽共患病。由于节肢动物的分布、消长和活动与自然环境和季节密切相关,所以虫媒病毒病具有明显的地方性和季节性。

虫媒病毒是根据其传播方式归纳在一起的一大类病毒,属于一个生态学的名称,在病毒分类学中虫媒病毒隶属于不同病毒科的不同病毒属,引起不同的虫媒病毒病。虫媒病毒在全球分布广泛,种类繁多,目前国际上已发现的虫媒病毒包括 6 个病毒科的至少有 557 种病毒,其中 130 多种对人畜致病。虫媒病毒感染后的临床表现呈多样性,可表现为脑炎或脑脊髓膜炎、发热、皮疹、关节痛、出血热和休克等,严重者可引起死亡。目前全球流行的虫媒病毒病主要有黄热病、登革热、流行性乙型脑炎、圣路易脑炎、西方马脑炎、东方马脑炎、森林脑炎、西尼罗热、寨卡病毒病和白蛉热等。目前我国流行的主要有流行性乙型脑炎、森林脑炎、登革热、基孔肯雅热和克里米亚-刚果出血热以及我国新发现的发热伴血小板减少综合征等。

一、流行性乙型脑炎病毒

流行性乙型脑炎病毒(epidemic type B encephalitis virus)属黄病毒科、黄病毒属,是流行性乙型脑炎(简称乙脑)的病原体,简称乙脑病毒。1935 年日本学者首先从一名脑炎死亡患者的脑组织中分离获得,因此国际上称为日本脑炎病毒(Japanese encephalitis virus,JEV)。乙脑病毒经蚊虫叮咬传播,通常在蚊-猪-蚊等动物间循环,多在夏秋季节流行,主要侵犯中枢神经系统,严重者病死率可达 10% ~ 40%,幸存者中 5% ~ 20% 常留下各种神经系统并发症。我国除西藏、青海和新疆等西部地域外,所有地区均有乙脑的流行史。

(一)生物学性状

1. 形态与结构 病毒颗粒呈球形,直径 45~50nm,有包膜,包膜上有包膜糖蛋白 E 组成的刺突;核衣壳呈 20 面立体对称,病毒核酸为单正链 RNA(+ssRNA),与衣壳蛋白 C 共同构成核衣壳。病毒核酸本身具有感染性。

2. 基因结构与编码蛋白 乙脑病毒基因全长为 11kb,由 5' 端和 3' 端非编码区(non-coding region,NCR)和中间的开放性读码框(open reading frame,ORF)组成。其中 5' 端还有一个 I 型帽状结构,但 3' 端无 poly(A)尾。病毒核酸本身具有感染性,在复制过程中,ORF 首先翻译出一个由 3 432 个氨基酸组成的多蛋白前体,然后经细胞或病毒蛋白酶切割加工形成 3 种结构蛋白和至少 7 中非结构蛋白。3 种结构蛋白分别是衣壳蛋白 C、膜蛋白 M 和包膜蛋白 E。M 蛋白位于病毒包膜内层,由 prM 蛋白被细胞的弗林蛋白酶裂解而成;C 蛋白与 RNA 共同构成核衣壳,在病毒的复制、转录调控、装配及释放过程中起重要作用;E 蛋白是镶嵌在病毒包膜上的糖蛋白,主要参与病毒吸附;同时具有血凝活性,在 pH 6.0~6.5 范围内可凝集雏鸡、鸽和鹅红细胞,并能刺激机体产生中和抗体和血凝抑制抗体。

病毒的非结构蛋白主要为病毒的酶或调节蛋白,包括 NS1、NS2a、NS2b、NS3、NS4a、NS4b 和 NS5,参与病毒的复制、蛋白加工及病毒颗粒的装配与释放等过程。NS1 具有较强的抗原性,存在于感染细胞表面,也可以分泌到细胞外,可诱导机体产生细胞免疫和体液免疫,诱导机体产生的中和抗体具有一定的保护作用,但并非中和抗体。NS3 具有蛋白酶活性,参与前体蛋白切割,同时还具有解旋酶和RNA 三磷酸酶活性。NS5 为病毒 RNA 依赖的 RNA 聚合酶,还具有甲基转移酶活性(图 18-1)。

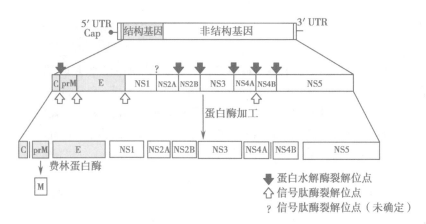

图 18-1　乙型脑炎病毒基因结构及其编码蛋白模式图

3. **培养特性**　乙脑病毒能在白纹伊蚊 C6/36(白纹伊蚊)细胞、绿猴肾细胞及 BHK21(地鼠肾)细胞等多种传代细胞和原代细胞中增殖并引起明显的细胞病变。最易感动物为乳鼠,病毒经脑内接种后,经 3~5d 潜伏期,出现典型神经系统症状,如兴奋性增高、肢体痉挛等,最后因麻痹而死亡,受感染的脑组织中含有大量病毒。

4. **抗原性与变异**　乙脑病毒抗原性稳定,只有 1 个血清型,不同分离株间也无明显差异。根据E 基因全序列的同源性,将乙脑病毒分为 Ⅰ、Ⅱ、Ⅲ、Ⅳ和 Ⅴ 五个基因型,各基因型之间有加强的交叉免疫保护作用。我国流行的主要为 Ⅰ 和 Ⅲ 基因型。

5. **抵抗力**　乙脑病毒抵抗力弱,56℃ 30min、100℃ 2min 即可灭活,对乙醚、氯仿、蛋白酶等均敏感。

（二）流行病学特征

1. **传染源和宿主动物**　乙脑病毒的主要传染源是携带病毒的猪、牛、羊、马、驴、鸭、鹅、鸡等家畜、家禽和各种鸟类。动物感染后,无明显的症状及体征,但出现病毒血症,成为传染源。猪是最重要的传染源和中间宿主,特别是新生的幼猪,由于缺乏免疫力,具有高的感染率和高滴度的病毒血症。通常猪的感染高峰期比人群的发病高峰期早 3 周左右,因此可通过检查猪的感染率预测当年的流行趋势。人感染病毒后仅发生短暂的病毒血症,且血中病毒滴度不高,因此患者不是主要的传染源。此外,蝙蝠经带毒蚊子叮咬后可出现长达 6d 的病毒血症,并可带毒越冬,因此认为蝙蝠也可能是乙脑病毒的传染源和长期宿主。

2. **传播媒介和传播途径**　乙脑病毒的主要传播媒介是三带喙库蚊,此外致乏库蚊、二带喙库蚊、雪背库蚊等亦可带毒。除蚊子外,在蠛蠓、尖蠓及库蠓中也分离到乙脑病毒,因此这些昆虫也可能是乙脑病毒的传播媒介。蚊子吸血后,病毒先在其肠上皮细胞中增殖,然后进入血液并移行至唾液腺,通过叮咬猪、牛、羊、马等家畜或禽类等易感动物而传播。受感染的蚊子可带毒越冬并可经卵传代,因此蚊子既是传播媒介又是重要的储存宿主。病毒通过蚊子在蚊-猪-蚊等动物中不断循环,其间带毒蚊子若叮咬人类,则可引起人类感染。

3. **流行特征**　乙脑主要在亚洲的热带和亚热带国家和地区流行。我国是乙脑的主要流行区,除青海、新疆和西藏外均有乙脑流行。乙脑的流行与蚊虫的密度有关,在热带地区,蚊虫一年四季均可繁殖,故全年均可发生流行或散发流行。在亚热带和温带地区则有明显的季节性,流行季节与蚊子密度的高峰期一致,以夏、秋季流行为主,80%~90%病例集中在 7、8、9 三个月内。

4. **易感人群**　人群对乙脑病毒普遍易感,但感染后多表现为隐性感染及顿挫感染,显性感染与隐性感染的比例约为 1:300。由于成人多因隐性感染获得了免疫力,因此以 10 岁以下的儿童发病者居多,尤以 2~9 岁年龄组发病率较高。近年来由于在儿童中普遍接种疫苗,故成年人和老年人的发病率相对增高。

（三）致病性与免疫性

1. **致病性**　病毒经带毒蚊子叮咬进入人体后,先在皮肤毛细血管内皮细胞和局部淋巴结等处增殖,经毛细血管和淋巴管进入血流,引起第一次病毒血症,此时无症状或症状极其轻微。随后,病毒随血流播散到肝、脾等单核巨噬细胞中继续大量增殖后,再次入血,引起第二次病毒血症,临床上表现为发热、头痛、寒战、全身不适等流行性感冒样症状。绝大多数感染者病情不再继续发展,成为顿挫感染（abortive infection）。但少数免疫力不强的患者,病毒可突破血脑屏障侵犯中枢神经系统,在脑组织神经细胞内增殖,引起神经细胞变性、坏死、脑实质和脑膜炎症,出现中枢神经系统症状,表现为高热、头痛、意识障碍、抽搐和脑膜刺激征等,严重者可进一步发展为昏迷、中枢性呼吸衰竭或脑疝,病死率可高达 10%~30%,5%~20% 的幸存者留下后遗症,表现为痴呆、失语、瘫痪及精神障碍等。

2. **免疫性**　乙脑病毒抗原性稳定,病后免疫力稳定而持久,隐性感染也可获得牢固的免疫力。机体对乙脑病毒的免疫包括特异性体液免疫、细胞免疫及血脑屏障承担的非特异性免疫。其中体液免疫起主要作用,感染后机体可产生具有中和作用的特异性 IgM、IgG 抗体和血凝抑制抗体。此外,亦可产生补体结合抗体,但这类抗体无免疫保护作用。

（四）微生物学检查法

1. **标本采集**　采集发病早期患者血液、脑脊液或尸检脑组织用于分离病毒。

2. **病毒分离培养**　采集发病初期患者的血清或脑脊液等标本接种于 C6/36、绿猴肾细胞及 BHK21 等易感细胞,以 C6/36 最常用,每日观察细胞病变。可用鹅红细胞吸附试验、病毒中和实验、免疫荧光试验等进行鉴定。病毒分离培养还可以采用乳鼠脑内接种法,但敏感性低于细胞分离培养法。

3. **病毒抗原检测**　采用免疫荧光技术或 ELISA 法检测发病初期患者血液或脑脊液中乙脑病毒抗原,阳性结果有早期诊断意义。

4. **血清学检测**　常用 ELISA、免疫荧光法、血凝抑制试验、补体结合试验等方法检测特异性抗体。人感染乙脑病毒 5~7d 后即出现 IgM 抗体,随后产生 IgG 抗体,感染后 2 周 IgM 抗体达高峰。早期快速诊断可采用 IgM 抗体捕获的 ELISA 检测患者血清或脑脊液中的特异性 IgM 抗体,阳性率可达 90%以上;乙脑病毒特异性 IgG 抗体检测通常需检测急性期和恢复期双份血清,当恢复期血清抗体效价比急性期升高 4 倍或 4 倍以上,才有诊断价值。

5. **病毒核酸检测**　应用逆转录聚合酶链反应（RT-PCR）或 RT-qPCR 检测乙脑病毒特异性核酸片段,特异性和敏感性均较高,近年来已用于早期快速诊断。

（五）防治原则及护理要点

1. **防治措施**　预防乙型脑炎的关键措施是疫苗接种、防蚊灭蚊和动物宿主的管理。

乙脑疫苗有灭活疫苗和减毒活疫苗两大类。国际上广泛使用的乙脑疫苗主要是鼠脑纯化灭活疫苗。1988 年我国研制成功了地鼠肾细胞来源的乙脑减毒活疫苗 SA14-14-2,可诱导体液免疫和细胞免疫应答,具有良好的安全性和免疫保护效果,目前已成为我国预防乙脑的主要疫苗。猪是乙脑病毒的主要传染源和中间宿主,因此通过做好猪的管理工作或对猪群进行免疫预防可以降低人群的发病率。

目前尚无有效的治疗方法,一般采用中西医结合的方法,综合对症处理。

2. **护理要点**　按照感染性疾病患者执行一般护理常规。按虫媒传染病隔离,保持安静,减少刺激,避免诱发惊厥和抽搐。卧床休息,有脑水肿者取头高足低位。给予营养丰富、清淡的流质饮食。

Note:

严密观察生命体征及意识变化。

二、登革病毒

登革病毒(dengue virus,DENV)是登革热(dengue fever,DF)、登革出血热/登革休克综合征(dengue hemorrhagic fever/dengue shock syndrome,DHF/DSS)的病原体。埃及伊蚊(Aedes aegypti)和白纹伊蚊(Aedes albopictus)是登革病毒的主要传播媒介,人类和灵长类动物是登革病毒的自然宿主。登革热广泛流行于全球热带、亚热带的100多个国家和地区,其中以东南亚和西太平洋地区的流行最为严重。自1978年以来,我国南方也不断发生登革热的流行或暴发流行。近年来,由于全球气候变暖和国际人口大量流动等原因,登革热的流行范围有不断扩大的趋势。目前,登革热已成为世界上分布最广、发病最多的虫媒病毒病。

(一) 生物学性状

登革病毒呈球形,直径为37~50nm,核心为单正链RNA,核衣壳为20面体立体对称,有包膜,包膜表面镶嵌有多个蘑菇状突起,具有血凝活性。病毒基因组全长约11kb,5'端和3'端为非编码区,中间为开放性编码框(ORF),编码3种结构蛋白和至少7种非结构蛋白。结构蛋白分别是分子量为18.5kD的衣壳蛋白(C蛋白)、8.5kD的膜蛋白(M蛋白)和51kD的包膜蛋白(E蛋白)。7种非结构蛋白分别为NS1、NS2a、NS2b、NS3、NS4a、NS4b、NS5与病毒的复制、蛋白加工及病毒颗粒的装配和释放有关。根据病毒包膜糖蛋白E蛋白抗原性的不同,将登革病毒分为四个血清型(DENV1-DENV2),各型间有交叉抗原。在pH 6.0~6.2条件下可凝集鹅红细胞。

病毒可在多种昆虫和哺乳动物细胞中增殖。其中白纹伊蚊细胞(C6/36)对登革病毒最敏感,主要用于病毒的分离、培养;此外BHK21、绿猴肾细胞、原代犬肾细胞(PDK)等也对登革病毒敏感。病毒在易感细胞内增殖,可引起明显的细胞病变效应,如细胞变圆或细胞融合等。乳鼠是登革病毒最敏感、最常用的实验动物。猕猴、大猩猩和长臂猿等灵长类动物对登革病毒易感,并可诱导特异性免疫反应,可作为疫苗研究的动物模型。

登革病毒抵抗力弱。对热敏感,50℃ 30min可被灭活,乙醚、氯仿、胆汁和去氧胆酸盐等可破坏病毒包膜从而灭活病毒。超声波、紫外线、0.05%甲醛溶液、乳酸、高锰酸钾等也可灭活登革病毒。病毒感染性在pH 7~9时最为稳定,存放于4℃的患者血清其传染性可保持数周。

(二) 流行病学特征

人和灵长类动物是登革病毒的主要储存宿主,白纹伊蚊和埃及伊蚊是主要传播媒介。在热带和亚热带丛林地区,猴类和猩猩等灵长类动物对登革病毒易感,是丛林登革热的主要传染源。动物感染后不出现明显的症状及体征,但有病毒血症,蚊子通过叮咬带毒动物而形成病毒在自然界中的原始循环,人类若进入疫源地,可被带毒蚊子叮咬而感染。在城市和乡村地区,患者和隐性感染者是主要传染源,感染者在发病前24h到发病后5d内出现病毒血症,血液中含有大量的病毒,在此期间通过蚊虫叮咬而传播,形成人-蚊-人循环。

登革热的流行季节与蚊虫的消长一致,广泛分布于热带和亚热带有蚊虫媒介存在的地方,在东南亚、南亚、西太平洋、大洋洲、加勒比海、拉丁美洲等地常发生流行或暴发流行。东南亚是世界上最重要的病毒疫源地。我国南方的许多地区也不断发生登革热的流行或暴发流行。近年来,我国登革热的流行日趋严重,流行范围不断扩大;流行期间,短期内可使大量人群发病。

(三) 致病性与免疫性

登革病毒通过蚊子叮咬进入人体后,先在树突细胞中增殖,随后移行至毛细血管内皮细胞和单核细胞系统中继续增殖,然后经血流播散,引起疾病。登革病毒感染多引起无症状的隐性感染,少数患者可表现为DF和DHF/DSS。前者也称为典型登革热,为自限性疾病,病情较轻,以高热、头痛、皮疹、全身肌肉和关节疼痛等为典型临床特征。其发热一般持续3~7d后骤退至正常,部分患者在热退后

1~5d 体温又再次升高,表现为双峰热或马鞍热。少数患者疼痛剧烈,因此登革热也被称为"断骨热"。DHF/DSS 是登革热的严重临床类型,多发生于在此感染异型登革病毒的患者或母亲为登革病毒抗体阳性的婴儿,病情较重,初期有典型登革热的症状体征,随后病情迅速发展,出现严重出血现象,表现为皮肤大片紫癜及瘀斑、鼻出血、消化道及泌尿生殖道出血等,血小板减少,血液浓缩,进一步可发展为出血性休克,循环衰竭,病死率高。

DSS/DHF 的主要病理改变是全身血管通透性增高,血浆渗漏而导致广泛的出血和休克,其发病机制至今尚未完全清楚。目前普遍认为与抗体依赖增强(antibody dependent enhancement,ADE)作用于免疫病理作用有关。ADE 作用与病毒的再次感染有关,某型登革病毒感染后产生的 IgG 抗体能与所有型别的病毒起交叉反应,但不能起中和作用。当再次感染同型或异型登革病毒时,这些抗体或亚中和浓度的抗体,能与病毒颗粒相结合形成病毒-抗体复合物,通过与单核巨噬细胞感染表面的 Fc 受体(FcR)结合进入细胞增殖,引起细胞感染。这些感染的单核巨噬细胞可以携带病毒播散,引起全身性感染。

病毒-抗体复合物可通过激活补体引起靶细胞损伤或刺激单核-巨噬细胞释放大量的促炎细胞因子,引起弥漫性血管内凝血(DIC)、出血、休克等一系列病理过程。免疫病理作用在登革病毒致病过程中也起到重要作用。CD4+ 细胞在病毒感染中辅助 B 细胞产生抗体,可能与宿主细胞的交叉免疫反应有关,并辅助 T 细胞产生 IFN-γ,促进单核细胞 IgG FcR 的表达,增强病毒感染。CD8+ 细胞毒性 T 淋巴细胞(CTL)具有血清型交叉反应性,能溶解被所有 4 型病毒抗原刺激或感染的细胞,参与病毒再次感染期间的免疫病理损伤。病毒感染可以激活各类 T 细胞并释放细胞因子 IL-2、IFN-γ、组胺、过敏素 C3a 和 C5a 等,从而加重感染、休克、循环衰竭和出血等表现。

知 识 拓 展

ADE 效应

ADE(antibody-dependent enhancement)效应是指人或动物通过既往感染、免疫接种或被动传输(如重组抗体和恢复期血浆治疗)等方式对病原体产生抗体之后,当机体再次感染病原体时,不仅无法清除病毒,反而引起病毒毒力增强,疾病症状加重的现象。目前研究发现,除登革病毒外,流行性感冒病毒、HIV、埃博拉病毒等感染在体外实验中均可能存在 ADE 效应;20 世纪 60 年代,FULGINITI 等研究发现,与未接种幼童相比,接种了呼吸道合胞病毒(RSV)灭活疫苗的幼童更易发生严重的 RSV 相关支气管炎和肺炎,这一现象被称作疫苗相关增强型呼吸道疾病(VAERD),提示 ADE 效应关系到病毒疫苗和抗体疗法安全性。目前产生 ADE 效应的机制至今仍未完全阐明,一般中和抗体能够阻止病毒进入细胞,将病毒清除在细胞之外。因此,ADE 效应的产生依赖于非中和抗体介导的免疫反应。

登革病毒感染的免疫主要以体液免疫为主。登革病毒感染后产生的同型病毒特异性抗体可以保持终生,但仅对同型病毒的感染有保护性;但同时获得的对其他血清型的免疫能力(异型免疫)仅持续 6~9 个月。如再次感染其他 3 型病毒,有可能引起 DHF/DSS。病毒再次感染后激活的 T 淋巴细胞,可以对同型或其他型病毒发生反应,所释放的细胞因子可能参与 DHF/DSS 的发生。

(四)微生物学检查法

微生物学检查法包括病毒的分离培养与鉴定、血清学检查和病毒核酸检测。采集患者发病初期血清接种白纹伊蚊 C6/36 株细胞分离病毒,亦可经白纹伊蚊或埃及伊蚊胸腔接种或乳鼠脑内接种进行病毒分离。血清学检查与流行性乙型脑炎相似,可检测登革病毒血凝抑制抗体,亦可用抗体捕获 ELISA 法及斑点免疫测定法检测登革热患者血清中特异性 IgM 抗体,作为登革热的早期快速诊断。

特异性 IgG 抗体检测通常需检测急性期和恢复期双份血清,当恢复期血清抗体效价比急性期升高 4 倍或 4 倍以上,才有诊断价值。病毒核酸的检测常采用 RT-PCR 或 RT-qPCR 法,有助于病毒的快速诊断及病毒的分型。

（五）防治原则

控制传播媒介,防蚊、灭蚊是预防登革病毒感染的重要措施。曾使用杀虫剂消毒成蚊孳生地进行蚊虫控制。但由于杀虫剂的抗性等原因,主要通过清除蚊虫孳生场所、开展宣传教育,增强居民自行清理蚊虫孳生场所的意识,改善环境卫生条件等方式控制蚊虫的数量。

目前尚无特效药物用于治疗登革病毒感染。近年来,登革疫苗的研究取得了重要进展。其中重组的四价减毒活疫苗(CYD-TDV)已在墨西哥、泰国、巴西、萨尔瓦多和哥斯达黎加等国家获批使用,该疫苗含有登革病毒 4 种血清型的抗原成分,但其安全性、有效性和免疫持久性仍存在争议,需进一步确认。

三、森林脑炎病毒

森林脑炎病毒(forest encephalitis virus)又称蜱传脑炎病毒,引起森林脑炎,是自然疫源性疾病,蜱为重要的传播媒介,主要发生在春夏季节(5~7 月),感染者以林区人员、野外工作者为主,主要流行于俄罗斯、东欧、北欧及我国东北和西北林区,我国西南地区也可能存在自然疫源地。

森林脑炎病毒属于黄病毒科、黄病毒属成员,其形态、结构、培养特性和抵抗力与乙型脑炎病毒相似。森林脑炎病毒分为欧洲亚型、远东亚型和西伯利亚亚型三个亚型,不同来源的毒株,毒力差异较大,但其抗原性较一致。

森林脑炎是一种中枢神经系统的急性传染病,森林中蝙蝠、野鼠、松鼠、野兔、刺猬等野生动物以及牛、马、羊等家畜均可作为传染源,蜱是传播媒介。病毒不仅能在蜱体内增殖,还能经卵传代,并能在蜱体内越冬,因此蜱又是储存宿主。在自然疫源地,带毒的蜱叮咬兽类和野鸟使病毒在动物间增殖和循环,易感人群进入自然疫源地被叮咬而受感染。病毒亦可通过胃肠道传播,感染病毒的山羊可通过乳汁排出病毒,饮用未经消毒羊奶可引起感染。此外,实验室工作者以及与带毒动物密切接触者还可通过吸入气溶胶而感染。人感染病毒后,大多数成为隐性感染,少数感染者经 7~14d 的潜伏期后突然发病,出现高热、头痛、呕吐,颈项强直、肢体弛缓性瘫痪等症状。重症患者可出现发音困难、吞咽困难、呼吸及循环衰竭等延髓麻痹症状,死亡率可高达 30%。感染后不论是否发病均可获得持久的免疫力。

森林脑炎病毒的微生物学检查与流行性乙型脑炎病毒的微生物学检查方法相似,包括病毒的分离培养和血清学实验。实验室工作人员分离病毒时应注意特别防护。

目前对森林脑炎没有特效的治疗方法,感染早期使用大剂量丙种球蛋白或免疫血清有一定疗效。特异性预防方法是对有关人员接种灭活疫苗。

四、西尼罗病毒

西尼罗病毒(West Nile virus,WNV)属于黄病毒科黄病毒属,由库蚊(Culex mosquito)传播,感染人后可引起发热、病毒性脑炎和脊髓灰质炎样综合征等症状和疾病。1937 年在非洲乌干达西尼罗地区,研究人员从一名发热女性血清中分离得到一种新病毒,按发现地将其命名为西尼罗病毒。之后半个世纪西尼罗病毒在非洲、中东、亚洲和澳大利亚散发流行,临床表现大都为温和发热症状。1994 年西尼罗病毒在欧洲阿尔及利亚发生大规模流行,并首次造成严重的神经系统症状。目前西尼罗病毒在欧洲和美洲多个国家流行,北半球流行季节为 8~9 月。我国有从蚊体内分离到病毒的报道,流行情况有待进一步监测。

（一）生物学性状

西尼罗病毒形态及结构与其他黄病毒相似。按照全基因组序列可以分为 4 个系。100 多种鸟类以及马、人等哺乳动物均对西尼罗病毒易感。恒河猴和狒狒感染后出现病毒血症但无神经系统损伤表现,颅内注射则可出现脑炎症状。小鼠对西尼罗病毒易感,可以表现出与人类似的神经系统受损症状。

（二）致病性和免疫性

1. **致病性**　西尼罗病毒主要通过蚊虫叮咬传播,库蚊是主要传播媒介,有些地区蜱也可以传播。在自然界,西尼罗病毒在鸟-蚊-鸟之间传播,因此感染的鸟类是主要传染源。人和马等脊椎动物被带毒蚊虫叮咬后会发病,不过病毒血症持续时间短、滴度低,属于终末宿主。个别情况下,西尼罗病毒也可以通过输血、器官移植和哺乳等途径在人与人之间传播。

人感染西尼罗病毒后80%无明显症状,20%有临床症状者中多数表现为自限性发热,称为西尼罗热,只有1%表现出较严重的临床症状甚至死亡。西尼罗热的潜伏期2~14d,其临床表现为发热,同时伴有肌肉痛、关节痛、头痛、乏力、消化道症状、斑丘疹或淋巴结肿大,病程平均5~6d。重症患者会发展为神经系统病变,引起脑膜炎或者脑炎,临床表现包括发热、头痛、抽搐、意识障碍和脑膜刺激征,统称为西尼罗病毒性脑炎。西尼罗病毒性脑炎的病死率为3%~15%,以老年人为多。患者恢复后可能有认知障碍、运动功能障碍甚至残疾等后遗症。年龄越大后遗症发生率越高。少数重症患者会出现急性迟缓性麻痹,临床表现为不对称的上肢肌无力、下肢无力甚至瘫痪,称为脊髓灰质炎样综合征。

西尼罗病毒可通过血脑屏障感染脑干、大脑皮质、海马、丘脑和小脑等多个部位的神经元细胞。病毒既可通过复制直接造成神经元损伤,也可激活小胶质细胞,吸引淋巴细胞和巨噬细胞浸润,通过免疫机制间接造成神经元损伤。病毒感染还可导致脑膜部位炎症细胞浸润,引起脑膜炎症状,破坏血管壁,引起局部脑出血。病毒也可通过轴突运输从外周扩散到脊髓,感染前角运动神经元,引起脊髓灰质炎样的急性迟缓性麻痹。

2. **免疫性**　感染后可以产生一定的免疫力。

（三）微生物检查法

诊断需结合临床表现和实验室检测结果。病毒分离需在生物安全3级实验室进行。病原核酸检测可以利用巢式RT-PCR提高灵敏度。血清学检查要注意西尼罗病毒抗体同流行性乙型脑炎病毒、圣路易斯脑炎病毒及莫雷山谷脑炎病毒存在较严重的交叉反应。

五、寨卡病毒

寨卡病毒(Zika virus)属黄病毒科、黄病毒属。该病毒于1947年在乌干达寨卡丛林的恒河猴中发现,1952年在乌干达和坦桑尼亚人群中发现。寨卡病毒主要流行于赤道周围的非洲、美洲、亚洲和太平洋地区。目前已发生三次暴发流行,2007年在西太平洋密克罗尼亚群岛的雅铺岛第一次暴发流行,2013~2014年大洋洲的波利尼西亚暴发流行,感染了约32 000人,2015年5月巴西发生寨卡病毒暴发流行,有超过20国家和地区有疫情报道。

寨卡病毒的自然储存宿主还不清楚,目前认为主要在野生灵长类动物和蚊子(埃及伊蚊)中循环。主要通过蚊子叮咬传播,埃及伊蚊和白纹伊蚊是主要传播媒介,流行方式与登革病毒相似,此外寨卡病毒也可经胎盘传播,引起宫内感染,亦可经围产期、性接触和输血传播。人对寨卡普遍易感,绝大多数感染者为隐性感染,仅少数出现临床症状。寨卡病毒感染者典型的症状包括:急性起病的低热、斑丘疹、关节疼痛(主要累及手、足小关节)、结膜炎,可能出现肌痛、头痛、眼眶痛及无力等。目前发现,寨卡病毒可突破血胎、血眼、血睾和血脑4道屏障,且具有嗜神经性,可能与先天性小头畸形和自身免疫系统神经系统疾病等有关。

目前,对寨卡病毒尚无有效的预防和治疗方法,防止蚊虫叮咬、保护孕妇和胎儿是目前预防寨卡病毒病主要手段。

第二节　出血热病毒

出血热病毒是一类由节肢动物或啮齿类动物传播,引起出血热(hemorrhagic fever)的一大类病毒的统称。这类疾病在临床上以"3H"症状,即高热(hyperpyrexia)、出血(hemorrhage)、低血压(hypotension)为主要的共同特征,并有较高的病亡率。

引起出血热的病毒种类较多,它们分属于5个病毒科的7个病毒属,并经由不同的媒介和途径传播,引起不同的出血热(表18-1)。我国目前已发现的出血热病毒主要有汉坦病毒、登革病毒和克里米亚-刚果出血热病毒。

表18-1　人类出血热病毒及其所致疾病

病毒类属	病毒	主要媒介	所致疾病	主要分布
布尼亚病毒科	汉坦病毒	啮齿动物	肾综合征出血热、汉坦病毒肺综合征	亚洲、欧洲、美洲、非洲、美洲、欧洲、亚洲
	克里米亚-刚果出血热病毒	蜱	克里米亚-刚果出血热	中国新疆、欧洲
黄病毒科	登革病毒	蚊	登革出血热	东南亚、南美
	黄热病病毒	蚊	黄热病	非洲、南美
披膜病毒科	基孔肯雅病毒	蚊	基孔肯雅热	亚洲、非洲
沙粒病毒科	Lassa 病毒	啮齿动物	Lassa 热	非洲
丝状病毒科	埃博拉病毒	未确定	埃博拉出血热	非洲、美洲

一、汉坦病毒

汉坦病毒(Hantavirus)归属于布尼亚病毒科(Bunyaviridae)汉坦病毒属(Hantavirus)。根据其抗原性及基因结构特征的不同,目前已知的汉坦病毒属中至少包括20多个不同型别。其中,汉坦病毒、多布拉伐病毒、汉城病毒和普马拉病毒为肾综合征出血热(hemorrhagic fever with renal syndrome, HFRS)的病原体,辛诺柏病毒为汉坦病毒肺综合征(hantavirus pulmonary syndrome, HPS)的病原体(表18-2)。汉坦病毒最早在1978年从韩国汉坦河附近流行性出血热疫区捕获的黑线姬鼠肺组织中分离出,因而命名为汉坦病毒,为HFRS的病毒原始毒株。

表18-2　汉坦病毒属主要型别及所致疾病

病毒型别	原始宿主	人类疾病	地理分布
汉坦病毒(Hantaan virus)	黑线姬鼠	HFRS	亚洲东部、欧洲东部
多布拉伐病毒(Dobrava-Belgrade virus)	黄颈姬鼠	HFRS	欧洲东部(巴尔干半岛)
汉城病毒(Seoul virus)	褐家鼠	HFRS	亚洲东部、世界各地海港
普马拉病毒(Puumala virus)	棕背鼠	HFRS	欧洲北部、东部
辛诺柏病毒(Sin Nombre virus)	鹿鼠	HPS	美国西南部、西部
希望山病毒(Prospect Hill virus)	田鼠	不祥	美国

(一) 生物学性状

病毒具有多形性,多数呈圆形或卵圆形,有包膜,直径约120nm,核衣壳为螺旋对称。基因组为单负链 RNA,由大(L)、中(M)、小(S)三个片段组成,分别编码 RNA 多聚酶(L)、包膜糖蛋白 G1、G2 和核蛋白 N(图18-2)。G1 和 G2 中均可诱导产生中和抗体,G2 还具有血凝素活性,能凝集鹅红细胞。

Note:

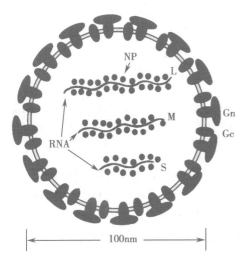

图 18-2　汉坦病毒结构模式图
L、M、S 为基因片段，NP 为核衣壳蛋白。

病毒可在绿猴肾细胞、人胚肺二倍体细胞等中增殖，一般不引起明显的细胞病变。汉坦病毒对大多数啮齿动物（黑线姬鼠、小白鼠、大白鼠、长爪沙鼠等）均呈自限性的隐性感染，仅有小白鼠、乳鼠和几种免疫缺陷动物（如裸鼠、接受免疫抑制剂的金黄地鼠和猕猴等）在接种感染后可呈不同的发病症状甚至死亡。

汉坦病毒对脂溶剂敏感，对酸、热的抵抗力弱。60℃ 1h 可被灭活，对紫外线、脂溶剂和 pH 3.0 均敏感。

（二）流行病学特征

肾综合征出血热的发生和流行具有明显的地区性和季节性，这与宿主动物的分布与活动密切相关。在我国，汉坦病毒的主要宿主动物和传染源是黑线姬鼠和褐家鼠，主要存在着姬鼠型（汉坦型）疫区、家鼠型（汉城型）疫区和混合型疫区。姬鼠型疫区的 HFRS 流行高峰在 11~12 月间（6~7 月间还有一小高峰），家鼠型疫区的流行高峰在 3~5 月间，而混合型疫区在冬、春季均可出现流行高峰。HFRS 的传播途径尚未完全确定，目前认为可能的途径有 3 类 5 种，即动物源性传播（包括通过呼吸道、消化道和伤口途径）、垂直（胎盘）传播和虫媒（螨媒）传播。其中动物源性传播是主要的传播途径，即携带病毒的动物通过唾液、尿、粪等排出病毒污染环境，人或动物通过呼吸道、消化道摄入或直接接触感染动物受到传染。虽然能够从 HFRS 患者的血、尿中分离到病毒，但尚未见在人-人之间水平传播 HFRS 的报道。人类对汉坦病毒普遍易感，但多呈隐性感染，仅少数人发病。

（三）致病性与免疫性

肾综合征出血热的潜伏期一般为 2 周左右，起病急，发展快。典型的临床表现为高热、出血和肾功能损害。发病初期患者眼结膜、咽部、软腭等处充血，软腭、腋下、前胸等处有出血点，常伴有"三痛"（头痛、眼眶痛、腰痛）和"三红"（面、颈、上胸部潮红）。几天后病情加重，可表现为多脏器出血及肾功能衰竭。典型的临床经过可分为发热期、低血压期、少尿期、多尿期和恢复期。目前认为，HFRS 的致病机制与病毒的直接损伤作用和免疫病理损伤有关。

肾综合征出血热患者在发热 1~2d 即可检测出 IgM 抗体，第 7~10d 达高峰；第 2~3d 可检测出 IgG 抗体，第 14~20d 达高峰，可持续多年甚至终生；但隐性感染产生的免疫力则不持久。近年来研究表明，在不同的抗体成分中，对机体起免疫保护作用的主要是由病毒包膜糖蛋白刺激产生的中和抗体，细胞免疫在对机体的免疫保护中也起重要作用。HFRS 病后可获稳定而持久的免疫力，二次发病者极为罕见。

（四）微生物学检查法

汉坦病毒的微生物学检查主要包括病毒的分离培养；血清学检查主要检测特异性 IgM 抗体，发病后 1~2d 即可检出，阳性率高达 95% 以上，具有早期诊断价值；病毒核酸检测用 RT-PCR 技术检测标本中的病毒核酸片段，可对汉坦病毒进行型别鉴定。

（五）防治原则

一般预防主要采取灭鼠、防鼠、灭虫、消毒和个人防护措施。目前国内使用的 HFRS 疫苗主要是细胞培养灭活双价疫苗（汉坦型和汉城型），接种人体后可刺激产生特异性抗体，对预防 HFRS 有较好效果。

对于 HFRS 早期患者，一般均采用卧床休息，以及以"液体疗法"（输液调节水与电解质平衡）为主的综合对症治疗措施，利巴韦林具有一定疗效。

（六）护理要点

肾综合征出血热患者急性期绝对卧床休息，避免随意搬动，至恢复期逐渐增加活动量；少尿期给予高热量、高维生素、低盐、低蛋白饮食，以免加重氮质血症和水钠潴留；多尿期给予含钾丰富食物；恢复期给予高热量、高蛋白、高维生素饮食。严密观察生命体征,发热期 2~4h 测量血压 1 次,低血压休克期 30min 测量 1 次或进行持续监测。严密观察尿液颜色、性质,准确记录出入液体量。

二、埃博拉病毒

埃博拉病毒(Ebola virus)可引起高致死性的出血热,其主要临床特征为高热、全身疼痛、广泛性出血、多器官功能障碍和休克。该病主要流行于非洲,自 1976 年以来已在非洲暴发数次大流行,病死率为 50%~90%,是人类迄今为止所发现的致死率最高的病毒之一。

（一）生物学性状

埃博拉病毒属于丝状病毒科(filoviridae),其基因组为单股负链 RNA,长约 12.7kb,编码 7 种蛋白。病毒颗粒为多形性的细长丝状,直径为 80nm,长度差异很大,一般约 800nm,最长可达 1 400nm。核衣壳螺旋对称,有包膜,包膜上仅含一种糖蛋白。根据抗原性不同,将埃博拉病毒分为五个型别,分别为扎伊尔型、苏丹型、本迪布焦型、塔伊森林型及莱斯顿型,其中扎伊尔型、苏丹型、本迪布焦型致病性较强,均引起过暴发流行。

埃博拉病毒在包浆内增殖,以出芽方式释放。病毒可在多种培养细胞中生长,最常用的是绿猴肾细胞、MA-104、SW-13 及人脐静脉内皮细胞等。

埃博拉病毒的抵抗力不强,对紫外线、脂溶剂、β-丙内酯、酚类及次氯酸敏感;60℃ 30h 可将该病毒灭活,但在室温(20℃)下病毒可稳定地保持其感染性。

（二）致病性与免疫性

埃博拉病毒的自然储存宿主目前还不十分清楚,终末宿主是人类及非人灵长类动物。病毒通过皮肤黏膜侵入宿主,主要在肝内增殖,亦可在血管内皮细胞、单核/巨噬细胞及肾上腺皮质细胞等增殖,导致血管内皮细胞损伤、组织细胞溶解、器官坏死和严重的病毒血症。单核/巨噬细胞释放 TNF-α 等炎症介质及血管内皮细胞损伤是导致毛细血管通透性增加、皮疹、广泛性出血和低血容量性休克的主要原因。

埃博拉出血热的潜伏期为 2~21d。临床特征是突发起病,开始表现为高热、头痛、肌痛等,随后病情迅速进展,出现恶心、呕吐、腹痛、腹泻等,可发生出血现象,表现为黏膜出血、呕血、黑便等。患者明显消瘦、虚脱和感觉迟钝。发病后 7~16d 常因休克、多器官功能障碍而死亡。

患者发病 7~10d 后出现特异性 IgM、IgG 抗体,但即使在疾病的恢复期也难检出中和抗体,输入患者恢复期血清也无明显的保护作用,说明疾病的恢复与体液免疫可能关系不大,而可能与细胞免疫有关。

（三）微生物学检查法和防治原则

实验室检查中,必须仔细收集和处理标本,并在高等级生物安全实验室中进行。可用组织和血液标本做动物接种或细胞培养以分离病毒;并可用病毒感染的绿猴肾细胞或其提取物作抗原,以免疫荧光法和 ELISA 检测血清抗体;还可用 RT-PCR 法检测病毒 RNA。

目前对埃博拉出血热尚无安全有效的疫苗,也无有效的治疗药物。预防主要采取综合性措施,包括发现可疑患者应立即隔离,严格消毒患者接触过的物品及其分泌物、排泄物和血液等,尸体应立即火化。与患者密切接触者应受到监视,出现发热时立即入院隔离。

案　例

患者,男,35 岁,农民,有鼠类接触史。因发热、全身疼痛、牙龈出血、尿少 1 周入院。体格检查:体温 39℃,胸前及胸部有散在的出血点及条状瘀斑,结膜充血,口唇周围黏膜有渗血。实验室检查:血常规:Hb 122.2g/L, RBC 301×10^{12}/L, WBC 8.9×10^{9}/L, NEU 62%, LYM 25%, BUN 35.26mmol/L,抗 HFRS 病毒抗体 IgM 及 IgG 抗体阳性。

1. 引起该病的病原体是什么,传播媒介和传播途径有哪些?
2. 汉坦病毒可引起哪些疾病?

思　考　题

1. 简述流行性乙型脑炎病毒的致病性、免疫性和防治原则。
2. 试述登革病毒的传播途径及其致病机制。
3. 试述汉坦病毒的生物学性状。
4. 汉坦病毒的致病有何特点？

（揣　侠）

肝 炎 病 毒

19章 数字内容

肝炎病毒是一类主要侵犯肝脏并引起病毒性肝炎的病毒,目前公认的人类肝炎病毒有 5 种类型,即甲型肝炎病毒(HAV)、乙型肝炎病毒(HBV)、丙型肝炎病毒(HCV)、丁型肝炎病毒(HDV)和戊型肝炎病毒(HEV),这些病毒分属于不同的病毒科和病毒属,它们的基因结构、传播途径和致病特点也不尽相同。甲型肝炎病毒和戊型肝炎病毒经消化道传播,引起急性肝炎,不发展成慢性肝炎或慢性病毒携带者;乙型肝炎病毒、丙型肝炎病毒主要经血液和体液等胃肠道外途径传播,除引起急性肝炎外,主要呈慢性感染,并与肝硬化及原发性肝细胞癌的发生相关;丁型肝炎病毒是一种缺陷病毒,必须在乙型肝炎病毒等嗜肝 DNA 病毒共生时才能复制,其传播途径和致病特点与乙型肝炎病毒相似。

除甲、乙、丙、丁、戊型肝炎外,目前仍然有 10%~20% 的肝炎病因不明,统称为非甲～戊型肝炎。曾经在输血后肝炎患者的血液中发现一些新病毒,如 GB 病毒-C/庚型肝炎病毒、TT 病毒、SEN 病毒等,因致病性尚不明确,是否为新型肝炎病毒需进一步证实。此外,如巨细胞病毒、EB 病毒、黄热病病毒、风疹病毒、单纯疱疹病毒、肠道病毒等也可引起肝脏炎症,但不列入肝炎病毒范畴。各种常见的肝炎病毒汇总如下(表 19-1):

表 19-1 各型肝炎病毒的特征

病毒	HAV	HBV	HCV	HDV	HEV
分类	小 RNA 病毒科 嗜肝病毒属	嗜肝 DNA 病毒科 正嗜肝 DNA 病毒属	黄病毒科 丙型肝炎病毒属	未确定 丁型肝炎病毒属	戊型肝炎病毒科 戊型肝炎病毒属
大小	27nm	42nm	55~65nm	35nm	32~34nm
核酸类型	+ssRNA	dsDNA	ssRNA	-ssRNA	+ssRNA
传播途径	粪-口	血液/母婴/性	血液/母婴/性	同 HBV	粪-口
主要疾病	急性甲型肝炎	急、慢性乙型肝炎、重症肝炎、肝硬化	急、慢性丙型肝炎、重症肝炎、肝硬化	急、慢性丁型肝炎、重症肝炎、肝硬化	急性戊型肝炎
是否慢性	否	是	是	是	否
致癌性	无	有	有	有	无
免疫性	否	同型免疫力持久	可再感染	可再感染	可再感染

第一节 甲型肝炎病毒

甲型肝炎病毒(hepatitis A virus,HAV)是甲型肝炎的病原体,由 Feinstone 于 1973 年应用免疫电镜技术首先在急性肝炎患者粪便中发现其病毒颗粒,因其理化性状与肠道病毒相似,国际病毒学命名委员会将其归类于小 RNA 病毒科肠道病毒属 72 型。后来的研究发现,HAV 的基因组序列、生物学性状和致病性等与肠道病毒明显不同,故 1993 年将其单类为小 RNA 病毒科嗜肝病毒属。甲型肝炎病毒经消化道传播,常因患者粪便污染食物或水源引起流行。主要感染青少年,一般为急性自限性疾病,预后良好,不发展为慢性肝炎和慢性病毒携带者。

一、生物学性状

1. **形态与结构** HAV 病毒颗粒呈球形,直径为 27~32nm,核衣壳呈 20 面体立体对称,无包膜(图 19-1),电镜下可见 HAV 实心和空心两种颗粒,前者为完整成熟的病毒颗粒,后者为不含核酸的空心颗粒,无感染性。病毒的基因组为单正链 RNA(+ssRNA),长约 7 500 个核苷酸。编码区只含有一个可读框(ORF),分为 P1、P2、P3 三个功能区,P1 区编码 VP1、VP2、VP3、VP4 四种多肽,其中 VP1、VP2 和 VP3 为病毒衣壳蛋白的主要成分,具有抗原性,可诱导机体产生抗体。VP4 含量极少,功能尚不清楚。P2 和 P3 区编码病毒 RNA 聚合酶、蛋白酶等非结构蛋白,在病毒 RNA 复制和蛋白加工中起

Note:

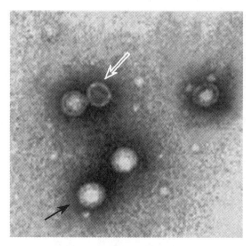

图 19-1　甲型肝炎病毒颗粒

注:实心箭头所示为成熟的病毒颗粒,空心箭头所示为不含核酸的病毒颗粒

作用。

HAV 抗原性稳定,只有一个血清型。

2. **细胞培养与动物模型**　HAV 可在原代狨猴肝细胞、传代恒河猴胚肾细胞(FRhk4、FRhk4)、人胚肺二倍体细胞株(MRC-5 或 KMB17)中增殖、非洲绿猴肾细胞(Vero),以及人肝癌细胞(PLC/PRF/S)等细胞中增殖,但 HAV 在培养细胞内增殖非常缓慢,常需数周甚至数月,一般不引起细胞病变,应用免疫荧光或放射免疫法可检出细胞培养过程中产生的HAV。HAV 的主要宿主为人类及灵长类动物,我国学者毛江森等最早建立了短尾猴 HAV 感染动物模型,黑猩猩、狨猴、猕猴、恒河猴、红面猴等灵长类动物均对 HAV 易感,经口或静脉注射后可出现急性肝炎的表现,粪便内可检出 HAV,恢复期血清中可检测出 HAV 相应抗体。动物模型主要用于 HAV 发病机制、疫苗免疫效果评价和药物筛选等方面的研究。

3. **抵抗力**　HAV 对理化因素有较强的抵抗力,可耐受乙醚和氯仿等有机溶剂,对温度的抵抗力较强,在 pH3 的酸性环境中稳定,可耐受 60℃ 4h,在海水、淡水、泥沙和毛蚶等水生贝类中可存活数天至数月,但 100℃ 5min 可使之灭活,对紫外线、甲醛和含氯消毒剂敏感。

二、致病性与免疫性

1. **传染源**　甲型肝炎的传染源为急性期患者和隐性感染者,潜伏期为 15~50d,平均 30d。病毒可在潜伏期末,转氨酶升高前 5~6d 开始存在于患者血液及粪便中,并可持续 3~4 周。随着特异性抗体的出现,血清及粪便中的病毒才逐渐消失。HAV 主要侵犯儿童和青少年,感染后多表现为隐性感染,但粪便中有病毒排出,是重要的传染源。

2. **传播途径**　HAV 主要通过粪-口途径传播,传染性极强。病毒通过污染的水源、食物、海产品、食具等造成散发流行或暴发流行。生食或食入未经充分加热的贝类食物也可感染 HAV。如 1988 年我国上海甲型肝炎暴发流行,就是由于食入在污水中生长的毛蚶所致,患者多达 30 余万人,死亡 47人,危害严重。因 HAV 感染后病毒血症持续时间短,血中病毒滴度低,故经输血或注射传播者罕见。

3. **致病性与免疫性**　HAV 经口感染,侵入后先在口咽部或唾液腺中增殖,而后在肠黏膜和局部淋巴结中大量增殖,并进入血流,形成短暂的病毒血症,最终侵犯靶器官肝脏,并在肝细胞内增殖。增殖的病毒通过胆汁排入肠道并随粪便排出。病毒一般不直接造成肝细胞的损害,其致病机制主要与免疫病理反应有关,肝细胞的免疫损伤主要由细胞免疫介导,干扰素在免疫损伤机制中也起重要作用。临床表现为中度发热、乏力、食欲减退、恶心、厌油、肝区痛、腹胀、肝肿大及血清转氨酶升高等。有黄疸型和无黄疸型两类,但大流行时黄疸型比例较高。小儿起病较急,除上述症状外,可有畏寒发热、恶心、呕吐及黄疸表现。甲型肝炎一般为自限性疾病,预后较好,一些特殊人群如静脉药瘾者、男同性恋患者、HIV 感染者以及慢性肝病患者等感染 HAV 后可表现为重症肝炎。

HAV 感染可诱导机体产生持久的免疫力,感染早期出现抗-HAV IgM 型抗体,发病后一周达高峰,维持 2 个月左右逐渐下降;急性期末和恢复期出现抗-HAV IgG 型抗体,可维持多年,对 HAV 再感染具有免疫保护作用。成人多因隐性感染获得免疫力,我国成人血清 HAV 抗体阳性率达 70%~90%。

三、微生物学检查法

1. **病毒学检查**　一般不进行病毒分离培养。在潜伏期和急性期可用电镜或免疫电镜观察患者粪便中的病毒颗粒,或用 ELISA 和 RIA 检测 HAV 抗原,也可通过 RT-PCR 技术等检测标本中病毒核酸。

2. 血清学检查 抗体的检测有助于甲型肝炎的诊断,常用的检测方法为 ELISA。检测血清中的抗-HAV IgM 可作为早期诊断和近期感染的指标,这是目前甲型肝炎病原学诊断最常用的方法。抗-HAV IgG 常用于流行病学调查,用于甲型肝炎的诊断需检测双份血清,恢复期抗-HAV IgG 滴度比急性期高 4 倍或以上才有诊断意义。

四、防治原则及护理要点

1. 防治原则 甲型肝炎为自限性疾病,尚无有效的抗病毒药物,临床上以对症治疗和支持治疗为主。

HAV 主要通过粪便污染食品和水源经口传播,预防措施应做好卫生宣传教育工作,加强食物、水源和粪便管理是预防甲型肝炎的主要环节。患者的排泄物、食具、接触的物品及床单衣物等要进行严格的消毒处理。目前已有减毒疫苗和灭活疫苗用于甲型肝炎的特异性预防。我国已成功研制甲型肝炎减毒活疫苗和灭活疫苗,均具有良好的免疫原性和安全性,前者主要在我国已使用,后者在国内外广泛使用。我国已将儿童接种甲型肝炎疫苗纳入国家免疫规划。

2. 护理要点 一般护理措施包括:①做好消化道隔离和相关物品消毒;②叮嘱患者注意卧床休息,减少机体能量消耗,以利炎症病变的恢复;③注意皮肤、口腔黏膜的清洁护理,对于因黄疸导致的皮肤瘙痒,及时指导患者进行皮肤自我护理。

合理的营养、适宜的饮食是促进肝功能恢复的重要措施。要注重患者的饮食护理,疾病早期应指导患者进食高热量、高维生素、低脂易消化、清淡可口的饮食,鼓励多吃水果;随着病情的好转,应防止营养过剩;严禁烟酒。

对于出现肝性脑病、出血、肝肾综合征等并发症的患者,应密切观察生命体征、意识状态、肝臭、少尿、出血倾向等情况,及时发现和消除诱因,遵医嘱执行用药,做好对症护理。注意观察各个器官、腔道感染征象,做好病室环境消毒,预防继发感染和交叉感染。做好心理护理健康教育,帮助患者树立信心及掌握甲型肝炎的相关知识和自我护理方法。

第二节　乙型肝炎病毒

乙型肝炎病毒(hepatitis B virus,HBV)是乙型肝炎的病原体,属于嗜肝 DNA 病毒科(hepadnaviridae)正嗜肝 DNA 病毒属(Orthohepadna virus)。1963 年,Blumberg 在澳大利亚土著人血清中发现一种与肝炎相关的抗原成分,称为澳大利亚抗原(简称"澳抗"),1968 年确定这种抗原与经血传播的乙型肝炎密切相关,称为乙肝病毒表面抗原;1970 年,Dane 和同事在电镜下发现具有传染性的病毒颗粒,即 Dane 颗粒,进而将 HBV 确定为乙型肝炎的病原体。HBV 感染是全球性公共卫生问题,全球约 20 亿人曾感染过 HBV,其中 2.57 亿人为慢性感染者,我国曾经是乙型肝炎的高流行区,自 1992 年实施新生儿乙肝疫苗接种后,HBV 新发感染得到有效控制,人群 HBV 携带率约为 7.18%。HBV 感染后临床表现呈多样性、急性肝炎、慢性肝炎或无症状携带者,其中部分慢性肝炎可演变为肝硬化或肝癌。

一、生物学性状

（一）形态与结构

电镜下观察,乙型肝炎患者血清中的 HBV 颗粒有大球形颗粒、小球形颗粒和管形颗粒三种形态(图 19-2)。

1. 大球形颗粒 又称 Dane 颗粒,是具有感染性的完整的乙型肝炎病毒颗粒。直径约 42nm,具有

Note:

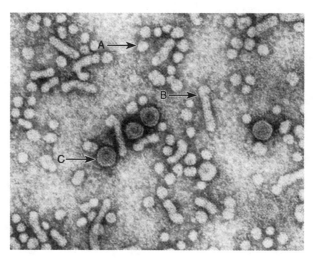

图 19-2　HBV 感染者电镜照片（×400 000）
A. 小球形颗粒；B. 管形颗粒；C. 大球形颗粒。

双层衣壳。外衣壳相当于一般病毒的包膜，由脂质双层与蛋白质构成，包括 S 蛋白、M 蛋白和 L 蛋白。S 蛋白为 HBV 表面抗原（HBsAg），M 蛋白含 HBsAg 及前 S1 抗原（pre S1 Ag），L 蛋白含 HBsAg、pre S1Ag 和前 S2 抗原（pre S2 Ag）。内衣壳相当于一般病毒的核衣壳，为 20 面体对称结构，直径约 27nm，内含病毒的双链 DNA 和 DNA 多聚酶。核心表面的衣壳蛋白为 HBV 核心抗原（HBcAg）（图 19-3）。

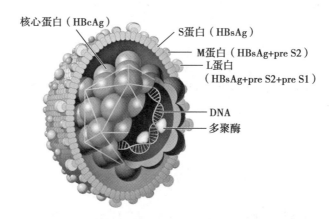

图 19-3　HBV 的形态与结构示意图

2. **小球形颗粒**　大量存在于血液中，直径 22nm，为中空颗粒，主要成分为 HBsAg，是 HBV 在肝细胞内复制时产生过剩的 HBsAg 装配而成，不含 DNA 和 DNA 多聚酶，因此无感染性。

3. **管形颗粒**　是一串聚合的小球形颗粒，直径 22nm，长度 100~500nm，也存在于血液中。

（二）基因结构

HBV 的基因结构特殊，为不完全双链环状 DNA 结构，由长链和短链组成（图 19-4）。长链为负链（L-），具有固定长度，约 3 200 个核苷酸；短链为正链（S+），长度可变，长度约为负链的 50%~99%。两条链的 5'末端固定，两者间有约 250 个互补的碱基，称为黏性末端，使 DNA 分子保持环状结构。在黏性末端两侧各有 11 个直接重复序列（direct repeat，DR）：5'-TTCACCTCTGC-3'，是病毒 DNA 成环与复制的关键序列。

HBV 负链 DNA 上有 4 个开放读码框（ORF），分别称为 S、C、P 和 X 区，各 ORF 基因相互重叠。S 区由 S 基因、前 S1 和前 S2 基因组成，均有各自的起始密码子，但共用一个终止密码子。S 基因编码 S 蛋白，即 HBsAg；S 基因和前 S2 基因编码 M 蛋白，即 HBsAg+preS2 Ag；S 基因、前 S2 基因和前 S1 基因编码 L 蛋白，即 HBsAg+pre S2Ag+pre S1Ag。C 区包含前 C 基因及 C 基因，前 C 基因与 C 基因共同

Note：

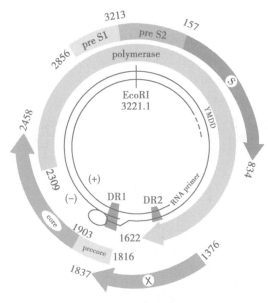

图 19-4 **HBV 基因结构模式图**

编码前 C 蛋白,即 HBeAg 的前体,经切割加工后形成可溶性的 HBeAg 分泌入血。C 基因编码 HBcAg,构成病毒的衣壳蛋白。P 区编码 DNA 聚合酶,该酶还具有逆转录酶活性和 RNA 酶 H 活性。X 区编码 HBxAg,可反式激活细胞内的某些癌基因及病毒基因,与肝癌的发生与发展有关(图 19-4)。

（三）HBV 的抗原组成

1. **HBsAg** 由 S 基因编码,分子量 25kD,其化学成分是糖蛋白。在患者血清中,HBsAg 存在于小球形颗粒(最多见的形式)、管形颗粒及 Dane 颗粒的外衣壳上。

HBsAg 分子中有一段抗原性很强的序列,称抗原表位 a(a 抗原),此外还有两组互相排斥的抗原表位 d/y 和 w/r。这些表位按不同的组合方式构成 HBsAg 的四种主要血清型(adr、adw、ayr 及 ayw)。HBsAg 亚型的分布有明显的地区差异,并与种族有关。我国汉族以 adr 多见,而新疆、西藏、内蒙古等地区的少数民族多为 ayw,欧美地区主要以 adw 为主。因各血清型有共同的 a 抗原表位,且 a 抗原表位的免疫原性最强,故制备疫苗时各型间有一定的交叉保护作用。

HBsAg 大量存在于感染者的血液中,是 HBV 感染的主要指标。HBsAg 具有免疫原性,可刺激机体产生抗-HBs,抗-HBs 是有保护作用的中和性抗体,含抗-HBs 的血清无传染性而有保护作用。因此 HBsAg 是制备疫苗的主要成分。抗-HBs 被认为是乙型肝炎恢复的标志。pre S1 和 pre S2 由前 S 基因编码,可使 HBV 吸附于肝细胞表面,常在感染早期出现,1 个月左右消失,若持续存在表示乙型肝炎已转为慢性。pre S1 和 pre S2 的抗原性强,可刺激机体产生有中和作用的抗体,若乙型肝炎患者血清中出现此类抗体提示病情好转。

2. **HBcAg** 由 C 基因编码,分子量 22kD,为 HBV 的内衣壳成分。由于 HBV 表面包有外衣壳,故在外周血中很难检出 HBcAg。HBcAg 可在受感染的肝细胞表面表达,是 CTL 细胞识别和清除病毒感染肝细胞的靶抗原之一。HBcAg 抗原性强,可刺激机体产生相应抗体(抗-HBc),为非保护性抗体。抗-HBc IgM 出现则提示 HBV 正在肝内增殖,是 HBV 感染的标志,抗 HBc IgM 阴性可排除急性肝炎。抗-HBc IgG 在血清中维持时间较长。

3. **HBeAg** e 抗原由 pre C 基因编码,为可溶性蛋白,游离存在于血循环中。其在血液中的消长与病毒体及 DNA 聚合酶一致,在急性和慢性活动性肝炎患者血清中多数可检出 HBeAg,故 HBeAg 是 HBV 复制及具有强传染性的指标之一。HBeAg 也可刺激机体产生抗体(抗-HBe)。抗-HBe 常在 HBsAg 滴度降低、HBeAg 消失时出现,对机体有一定保护作用,被认为是预后良好的征象。

近年发现有 HBV 的 pre C 区突变株,不产生 HBeAg,不被抗-HBe 及相应的致敏淋巴细胞识别清除,可在抗-HBe 阳性的情况下仍大量复制,其血清仍具有传染性。因此抗-HBe 阳性的患者,应同时检测血清中病毒 DNA 及 DNA 多聚酶以判断其预后。

此外,HBxAg 由 HBV 的 X 基因编码。HBxAg 是一种多功能蛋白质,可反式激活细胞内的原癌基因、HBV 基因及多种信号通路,与肝癌的发生与发展具有密切关系。

（四）HBV 的复制

HBV 的复制方式如下:①病毒侵入机体到达肝脏后,利用包膜蛋白 pre S1 和 pre S2 与肝细胞受体特异性结合,完成吸附并侵入肝细胞,脱衣壳后释放出 DNA;②DNA 入核后,半环状的正链 DNA 以负链为模板,在病毒 DNA 聚合酶的作用下延长,形成完整的双链闭合环状 DNA;③在细胞 RNA 聚合作用下以负链 DNA 为模板,转录形成 0.8kb(编码 HBxAg)、2.1kb(编码 pre S2 和 HBsAg)、2.4kb(编码 pre S1、pre S2 和 HBsAg)和 3.5kb 的四种 mRNA,后者作为病毒的前基因组 RNA,还编码 P 蛋白、HBcAg、HBeAg 前体蛋白;④病毒的前基因组、蛋白引物及 DNA 聚合酶共同进入组装好的病毒核衣壳当中;⑤在反转录酶作用下,以前基因组 RNA 为模板,反转录出全长的 HBV DNA 负链;同时,在 RNA 酶作用下 RNA 链被降解而消失;以负链 DNA 为模板,由 DNA 聚合酶再合成互补的正链 DNA;⑥此正负双链 DNA 被包装于衣壳中,再获得包膜及 HBsAg,装配成完整的病毒颗粒,释放到肝细胞外(图 19-5)。

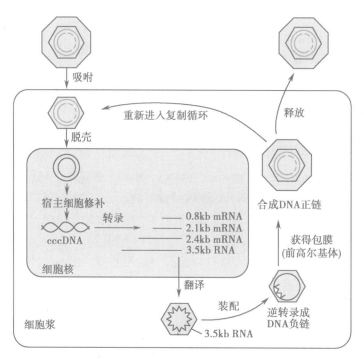

图 19-5　HBV 复制周期示意图

知 识 拓 展

HBV 功能性受体-NTCP

　　HBV 及 HDV 必须通过结合肝细胞表面受体分子,才能实现对宿主细胞的感染。2012 年,李文辉博士研究团队发表文章证实钠离子牛磺胆酸共转运多肽(NTCP)是 HBV 和 HDV 的功能性受体。李文辉团队一直在进行 HBV 受体研究,他们从树鼩入手,首先绘制了一幅高质量的树鼩肝细胞基因表达图谱,深入分析后发现,肝脏胆汁酸转运体(NTCP,牛磺胆酸钠共转运多肽)会与 HBV 包膜蛋白的关键受体结合域发生特异性相互作用。随后,他们在相关细胞中进行了一系列的实验,证明 NTCP 的确是 HBV 感染所需的细胞受体,并鉴定出 NTCP 上关键的病毒结合区域。HBV 功能性受体的发现有助于深入理解 HBV 致病机制,并为感染及相关疾病提供有用的治疗靶点。李文辉博士凭借其在推动乙肝科研和治疗方面做出的杰出贡献,荣获全球乙肝研究和治疗领域最高奖-巴鲁克布隆伯格奖。

　　(五) 细胞培养与动物模型

　　HBV 的体外培养迄今尚未成功,目前采用的是将 HBV 的 DNA 转染细胞培养系统,即将病毒 DNA 导入肝癌细胞株后,HBV 的基因组与细胞 DNA 整合,这些细胞可长期稳定表达各种抗原(如 HBsAg、HBeAg、HBcAg 等)成分,有些可产生 Dane 颗粒。这些细胞主要用于筛选抗 HBV 药物。也可在人肝

Note:

来源的肝细胞株表达外源的 NTCP 建立 HBV 感染复制细胞模型,但病毒感染复制能力仍有待提高。用 S 基因转染细胞系(如 CHO 细胞),可分泌 HBsAg 而不含其他病毒蛋白,已用于疫苗制备。

黑猩猩是对 HBV 最敏感的动物,常用来进行 HBV 的致病机制研究及疫苗效果评价。此外,嗜肝 DNA 病毒科的其他成员如鸭乙型肝病毒、土拨鼠肝炎病毒和地松鼠肝炎病毒感染的动物模型与人类乙肝病毒感染相似,因此可被用于筛选抗病毒药物及免疫耐受机制的研究。

（六）抵抗力

HBV 对外界环境抵抗力较强,对低温、干燥、紫外线和一般消毒剂均有耐受性。HBV 不被 70% 乙醇灭活。高压蒸汽灭菌(121.3℃ 20min)或 100℃ 10min 可将其灭活。环氧乙烷、0.5% 过氧乙酸、5% 次氯酸钠及 2% 戊二醛等可使之失去传染性,但仍可保留其抗原性。

二、致病性与免疫性

（一）传染源

主要传染源是患者和无症状 HBV 携带者。乙型肝炎的潜伏期为 30~160d,在潜伏期、急性期或慢性活动期,患者的血液和体液均具有传染性。无症状携带者数量巨大,血液中长期有 HBV 存在,是更危险的传染源。

（二）传播途径

HBV 主要经血或注射途径传播,即非胃肠道感染。此外,垂直传播和性传播也是 HBV 的重要传播途径。凡含有 HBV 的血液或体液(唾液、乳汁、羊水、精液和阴道分泌物等)直接入血或通过破损的皮肤、黏膜进入体内均可造成感染。

1. **血液或血制品传播** 因感染者血液中存在大量 HBV,而人群又对之极易感,故极少量污染血液进入人体即可致感染。输血或血制品、输液、注射、器官移植、手术、牙科及妇科操作、纤维内镜等均可传播。此外,针刺(纹身)、共用剃刀或牙刷及皮肤黏膜的微小损伤均可造成感染。

外科、检验科、口腔科、血液透析室、内镜室、传染科、肿瘤科和血库等科室人员易受感染,应注意预防。

2. **垂直传播** 母亲若为 HBV 携带者,孕期可经血流导致胎儿宫内感染。也可经围产期、哺乳或密切接触传播,其中围产期传播是垂直传播的主要方式,分娩经产道时,母体的病毒可通过婴儿微小伤口而使婴儿感染。HBsAg 和/或 HBeAg 阳性的母亲,如不接种乙肝疫苗,其婴儿感染的概率大。

3. **性传播及密切接触传播** HBV 感染者的唾液、乳汁、精液、阴道分泌物及月经血等体液中均含有病毒,因此可通过性接触或日常密切接触传播。在我国性传播不是主要的传播方式,但西方国家已将乙型肝炎列入性传播疾病。

（三）致病与免疫机制

HBV 的致病机制尚未完全明了,一般认为病毒对肝细胞的直接损害并不明显,其抗原成分诱发机体的免疫病理损害导致了肝细胞的破坏,免疫病理反应及病毒与宿主间的相互作用是肝细胞损伤的主要原因。其机制可能有以下三个方面:

1. **抗体介导的免疫病理损害** 肝细胞感染 HBV 后,细胞膜上可出现 HBV 特异性抗原和暴露出肝特异性脂蛋白抗原(liver specific protein,LSP),诱导机体产生抗体。这些抗体和肝细胞上相应的抗原结合,继而可通过激活补体、巨噬细胞及 NK 细胞等诱发 ADCC 作用,损伤肝细胞。

2. **细胞介导的免疫病理损害** 特异性 CTL 介导的细胞免疫效应在清除病毒的同时,又可导致肝细胞的损伤,过度的细胞免疫反应可引起大面积的肝细胞破坏,导致重症肝炎;若特异性细胞免疫功能低下,则不能有效清除病毒,病毒在体内持续存在而转为慢性肝炎。

3. **免疫复合物引起的病理损害** 在部分乙型肝炎患者体内可检出 HBsAg-抗-HBs 复合物,此复合物可沉积于肾小球基底膜、关节滑液囊等处,激活补体,诱发Ⅲ型超敏反应,导致肾小球肾炎、关节炎、皮疹及血管炎等肝外组织器官的损害。此外,大量免疫复合物沉积于肝内,可使肝内小血管栓塞,大量肝细胞坏死而致重症肝炎。

Note:

HBV 感染临床表现复杂多样,从无症状携带者到急性、慢性、重症肝炎等,主要取决于病毒和机体的免疫状态两个方面。乙型肝炎临床表现分为四种类型:急性、慢性、重症型和瘀胆型。急性者与甲型肝炎相似,但肝外表现(如皮疹、关节痛等)比甲型肝炎常见。慢性者症状反复出现,迁延不愈半年以上甚至数年,才逐渐好转痊愈,为迁延性肝炎;若症状逐渐加重伴肝功能异常,并逐渐出现肝硬化及肝外表现,为慢性活动性肝炎,预后较差。部分可为重症肝炎,发生率低(0.2%~0.4%),死亡率高(50%以上),病情急重,并可伴肾功能不全、肝性脑病和出血倾向等肝外表现。瘀胆型肝炎主要表现为长期(2~4 个月)肝内梗阻性黄疸。此外,部分患者最后可发展成原发性肝细胞癌。

对 HBV 的免疫由体液免疫和细胞免疫组成。抗体可参与破坏病毒感染的肝细胞及中和病毒,CTL 在清除病毒感染的肝细胞中发挥重要作用。

三、微生物学检查法

(一)免疫学检查

利用血清学方法检测肝炎病毒的抗原、抗体,不仅能协助诊断和鉴别诊断,还可判断病程、疗效、预后及用于流行病学调查。

1. HBV 抗原、抗体的检测　HBV 抗原、抗体的检测主要包括 HBsAg、抗-HBs、HBeAg、抗-HBe 及抗-HBc,俗称"两对半"。抗 pre S1 或 pre S2 抗体的检测目前尚不常用。检查方法以 ELISA 和 RIA 最为敏感、常用。

2. HBV 抗原抗体检测的临床意义　HBsAg 阳性可见于急性肝炎、慢性肝炎或无症状携带者。急性肝炎患者血中出现抗-HBs,是肝炎恢复的标志,表示患者已获得特异性免疫,HBsAg 将随后消失,预后良好;若为乙肝疫苗接种者则是产生了免疫力的标志。若 HBsAg 持续 6 个月以上,则考虑已转为慢性肝炎。无症状携带者是 HBsAg 长期阳性而无症状者,肝功能正常,但此类感染者肝穿刺活检常发现已有病变,部分携带者可发病,少部分可发展成肝硬化或肝癌。HBsAg 阳性者具有传染性,应禁止献血,若同时有 HBeAg、抗-HBc 或 HBV DNA 阳性者,传染性更强。

HBeAg 阳性是体内 HBV 复制的指标。若 HBeAg 转阴,抗-HBe 出现,表示病毒停止复制,机体已获得一定免疫力,患者将恢复痊愈,但出现 pre C 区突变者例外。抗-HBc IgM 是病毒在体内复制的指标,常出现于急性肝炎的早期,且滴度很高。而慢性肝炎时抗-HBc IgM 可持续阳性,但滴度低。抗-HBc IgG 出现较晚,且可持续多年,是继往感染的指标。

HBV 抗原、抗体的检测结果与临床关系复杂,须结合临床症状和肝功能情况综合分析、判断(表19-2)。

表 19-2　HBV 抗原抗体检测结果的临床意义

HBsAg	HBeAg	抗-HBs	抗-HBe	抗-HBc IgM	抗-HBc IgG	结果分析
+	+	−	−	+	+	急性或慢性乙型肝炎,或无症状携带者
+	+	−	−	+	−	急性乙型肝炎(传染性强,俗称"大三阳")
+	−	−	+	−	+	急性感染趋向恢复(俗称"小三阳")
+	+	−	−	−	−	急性或慢性肝炎或无症状携带者
−	−	+	+	−	+/−	乙型肝炎恢复期
+	−	−	−	−	−	HBV 感染者或无症状携带者
−	−	−	−	−	+	既往感染
−	−	+	−	−	−	接种过疫苗或既往感染

（二）病毒核酸检查

采用核酸杂交、常规 PCR 技术或荧光定量 PCR 技术,特异性强、敏感性高,可直接检测极微量的 HBV DNA。血清 HBV DNA 阳性是病毒存在和复制的最可靠指标,已经广泛应用于临床诊断和药效评价。

四、防治原则

乙型肝炎治疗尚无特效疗法,主要依靠严格管理传染源、切断传播途径和保护易感人群进行预防控制。

（一）一般预防措施

严格管理传染源,切断传播途径:①加强血液及血液制品的管理、严格筛选献血员,禁止静脉吸毒及防止意外受伤,预防血液途径传播 HBV;②加强婚前检查及性教育,防止性传播乙型肝炎;③防止医院内传播:及时发现和管理传染源;各种医疗器械的应严格灭菌以防止医源性感染;在牙科、内镜、妇产科接生等医疗操作及手术过程中,避免意外受伤以防止医务人员感染。

（二）特异性预防

通过特异性预防保护易感人群,包括人工被动免疫和主动免疫。

1. **人工被动免疫** 注射高效价人血清免疫球蛋白(HBIg),可用于被 HBV 感染者血液污染伤口者,母亲为 HBsAg 阳性的新生儿以及误用 HBsAg 阳性的血液或血制品者紧急预防。

2. **人工主动免疫** 接种乙肝疫苗是预防乙型肝炎最有效的方法。乙型肝炎疫苗的接种对象主要是新生儿,其次为婴幼儿,15 岁以下未免疫人群和高危人群,如医务人员、经常接触血液的人员、托幼机构工作人员、器官移植患者、经常接受输血或血液制品者、免疫功能低下者、易发生外伤者、HBsAg 阳性者的家庭成员、男性同性恋或者有多个性伴侣和静脉内注射毒品者等。

乙型肝炎疫苗全程需要接种三针,新生儿于出生时、出生后 1 个月、6 个月各注射 1 次。其他使用对象参考此方法。乙肝疫苗的成分为纯化的 HBsAg,具有良好的免疫原性。第一代乙型肝炎疫苗为血源疫苗,是从无症状携带者血清中提纯的 HBsAg,因来源及安全性问题,现已停止使用。第二代疫苗为基因工程疫苗,是将编码的基因转入酵母菌或其他细胞中高效表达,将纯化的 HBsAg 制备成疫苗。新型疫苗(如 HBsAg 多肽疫苗或 HBV 核酸疫苗)正在研制中。

乙型肝炎尚无特效疗法,慢性肝炎患者可用免疫调节剂、护肝药物及抗病毒药联合治疗。常用的抗病毒药物有 IFN-α、拉米夫定(LAM)、阿德福韦酯(ADV)、恩替卡韦(ETV)等,以及清热解毒、活血化瘀的中草药都对 HBV 感染有一定的疗效,但均不能完全清除 HBV,实现临床治愈。

第三节 丙型肝炎病毒

丙型肝炎病毒(hepatitis C virus,HCV)是丙型肝炎的病原体,过去称为肠道外传播的非甲非乙型肝炎病毒,1989 年,东京国际病毒性肝炎研讨会上将其正式命名为丙型肝炎病毒。1991 年,国际病毒命名委员会将其归类于黄病毒科(flaviviridae)丙型肝炎病毒属(hepacivirus)。HCV 感染呈全球性分布,感染率约为 3%,主要经血及血制品传播,HCV 感染的重要特征是易于慢性化,急性后期易发展为慢性肝炎,部分患者可进一步发展成肝硬化或肝癌。

一、生物学性状

HCV 为球形颗粒,直径约 50nm,有包膜。基因组为单正链 RNA,长约 9.5kb,只有一个长开放阅读框架(ORF),由 5'端非编码区、结构蛋白编码区(包括 C、E 区)、非结构蛋白编码区(包括 NS1~NS5 区)和 3'端非编码区共 9 个基因区组成。分别编码结构蛋白(包括核心蛋白 C 和包膜蛋白 E1、E2)及非结构蛋白。其中 E 区基因具有高度变异性,致使其编码的包膜蛋白 E1 和 E2 的抗原性发生快速变异。这种变异使体内原有的抗体不能识别,病毒不易被清除并在体内长期存在,这是感染易于慢性化的重要原因(图 19-6)。

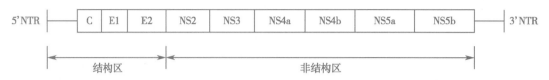

| 5'NTR | | C | E1 | E2 | NS2 | NS3 | NS4a | NS4b | NS5a | NS5b | | 3'NTR |

结构区 非结构区

图 19-6 HCV 基因结构示意图

根据世界各地分离的 HCV NS5 区基因序列的同源性,将 HCV 分为 6 个基因型,11 个亚型。HCV基因型及亚型的分布存在人种及地理差异,我国以 HCV1 和 HCV2 分离株多见。

HCV 体外培养困难,目前仅 2a 型 HCV JFH1 毒株在体外细胞培养中获得成功。HCV 可感染黑猩猩并在其体内连续传代,引起慢性肝炎。

HCV 对理化因素抵抗力不强,对氯仿、乙醚等有机溶剂较敏感,紫外线照射、100℃ 5min、20%次氯酸钠等处理等可使之灭活。

二、致病性与免疫性

传染源主要为患者和病毒携带者,传播途径与 HBV 类似,主要通过输血或血制品传播,也可通过注射、血液透析、肾移植、牙科及妇科操作、针刺、共用剃刀、牙刷等途径传播,也可经性传播和母婴垂直传播。医务人员接触患者血液以及医疗操作意外受伤等也可感染 HCV。丙型肝炎常发生于输血后 5~12 周,多无黄疸。50%~85%的急性患者可发展成慢性肝炎,慢性者 10%~30%可发展成肝硬化,部分可诱发肝癌。

HCV 的致病机制尚未完全阐明。目前认为,其致病与病毒的直接致病作用、免疫病理损伤及细胞凋亡有关。HCV 的复制可直接损伤肝细胞,特异性 CTL 可直接杀伤感染的肝细胞,造成肝细胞受损;此外 Fas 介导的细胞凋亡在 HCV 致病中也起一定作用。

HCV 感染后不能诱导有效的免疫保护反应,体内虽可出现 IgM 和 IgG 抗体,由于同一个体内HCV 感染后病毒不断变异,几乎无保护力。细胞免疫也无足够的保护作用。

三、微生物学检查法

(一)病毒核酸检测

因 HCV 在血液中含量少,需用极敏感的检测方法,常采用套式 RT-PCR 法扩增患者血清中极微量的 HCV RNA。目前常用的荧光定量 PCR 技术可用于 HCV RNA 的定性与定量检测。HCV RNA 的检测是判断 HCV 感染及传染性的可靠指标。

(二)抗体检测

常用 ELISA 和 RIA 检测患者血清中抗 HCV IgM 或 IgG,是简便、快速、特异的检测手段,用于丙型肝炎的诊断、献血员的筛查和流行病学调查。若抗 HCV IgM 阳性表示患者处于急性期,若 HCV IgG阳性并伴有 HCV RNA 阳性,为丙型肝炎患者。

四、防治原则

丙型肝炎的防治与乙型肝炎相似,但目前尚无有效的疫苗。主要以管理传染源、切断传播途径为主要预防措施,如加强血源及血液制品管理、禁毒、避免不正当性行为、防止医源性传播等。丙型肝炎的治疗取得了明显进步,长效干扰素联合利巴韦林治疗可诱导患者产生持久病毒学应答,实现临床治愈。此外,蛋白酶抑制剂、聚合酶抑制剂等直接抗病毒药物也可使大多数丙型肝炎患者治愈。

Note:

第四节 丁型肝炎病毒

丁型肝炎病毒(hepatitis D virus,HDV)是一种缺陷病毒,必须在 HBV 或其他嗜肝 DNA 病毒的辅助下才能复制。1977 年,意大利学者 Rizzetto 等首先在乙型肝炎患者的肝细胞内发现,当时称为 δ 抗原,1983 年被正式命名为丁型肝炎病毒。

一、生物学性状

HDV 为 35~37nm 有包膜、核衣壳呈二十面体对称的球形颗粒,核心为一单负链环状 RNA,长度仅 1.7kb,是已知动物病毒中最小的基因组。可与其他嗜肝 DNA 病毒共同增殖,编码抗原 HDAg,主要存在于肝细胞内,在血清中出现早,但仅维持 2 周左右,可诱导机体产生特异性抗体。HDV 的包膜蛋白并非 HDV 的基因产物,而是由 HBV 编码产生的 HBsAg。可保护 HDV RNA 免受水解酶水解,在 HDV 感染中发挥重要作用。单独的 HDAg 被 HBsAg 包装后可形成不含 HDV RNA 的"空壳颗粒"(图 19-7)。

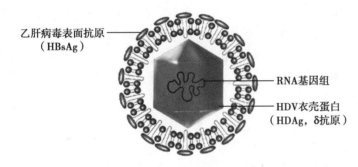

乙肝病毒表面抗原
(HBsAg)

RNA基因组

HDV衣壳蛋白
(HDAg,δ抗原)

图 19-7 HDV 的形态与结构示意图

HDV 培养可用土拨鼠肝细胞或猴肾传代细胞。动物模型有黑猩猩、土拨鼠、北京鸭和美洲旱獭。由于 HDV 的包膜与 HBV 的包膜成分相同,故灭活 HBV 的方法也可灭活 HDV。

二、致病性与免疫性

HDV 的传染源为急性、慢性丁型肝炎患者和 HDV 携带者,传播途径与 HBV 相同,主要为血源性传播,感染后可表现为急性肝炎、慢性肝炎或无症状携带者。其感染方式分联合感染和重叠感染。联合感染(coinfection)是指从未感染过 HBV 的正常人同时发生 HBV 和 HDV 感染。重叠感染(superinfection)是指已感染 HBV 的乙型肝炎或者无症状的 HBsAg 携带者再发生 HDV 感染。联合感染或重叠感染常导致患者病情加重与恶化,甚至发展成重型肝炎。

目前认为,HDV 的致病机制可能与病毒对肝细胞的直接损伤和机体的免疫病理反应有关。HDV 可刺激机体产生特异性抗体 IgM 和 IgG,但不能清除病毒。如特异性 IgM 和 IgG 持续高效价,可作为慢性丁型肝炎的指标。

三、微生物学检查法

微生物学检查法包括血清学(抗原、抗体)检测和病毒核酸的检查。血清学方法以 ELISA 和 RIA 最常用,若血清中 HDAg 阳性,表示体内有 HDV 存在,常出现于感染早期,慢性患者常检测不出。抗-HDV IgM 出现较早,急性期和慢性期均可阳性,有诊断意义。抗-HDV IgG 在急性期出现较晚,且效价较低,慢性期多阳性。病毒核酸的检查常用斑点杂交、原位杂交及 RT-PCR 技术检测血清或肝组织中 HDV RNA,若 HDV RNA 阳性,表示体内有 HDV 复制,血清有传染性。

Note:

四、防治原则

预防乙型肝炎的措施也适用于丁型肝炎,严格筛选献血员和血制品可防止 HDV 医源感染。通过接种 HBV 疫苗可达到预防丁型肝炎的目的。目前对 HDV 感染尚无特效疗法,抑制 HBV 的药物也能控制 HDV 的复制。

第五节 戊型肝炎病毒

戊型肝炎病毒(hepatitis E virus,HEV)是戊型肝炎的病原体,过去曾称曾被称为经消化道传播的非甲非乙型肝炎病毒。1955 年首次在印度暴发流行,1986 年我国新疆南部曾流行戊型肝炎,约 12 万人发病,死亡 700 余人,是迄今世界上最大的一次流行。其临床和流行病学特点与 HAV 相似。

一、生物学性状

HEV 呈球形,平均直径 32~34nm,无包膜,表面有锯齿状刻缺和突起,形似杯状。HEV 有两种颗粒存在:实心颗粒和空心颗粒。实心颗粒为完整的 HEV 颗粒,内部致密;空心颗粒内部含电荷透亮区,为有缺陷的、含不完整 HEV 基因组的病毒颗粒。HEV 核酸为单正链 RNA,全长约 7.5kb。目前认为 HEV 至少存在 8 个基因型。我国流行的基因型是 Ⅰ 型和 Ⅳ 型。HEV 尚不能在细胞中大量增殖。易感动物有猕猴、食蟹猴、黑猩猩和乳猪等。HEV 对高盐、氯化铯、三氯甲烷等敏感,在 4℃ 以上易被破坏,但在液氮中保存稳定。

二、致病性

HEV 的传染源为戊型肝炎患者,猪、牛、羊等动物也可携带病毒,成为传染源。主要经粪-口途径传播,常因患者的粪便污染水源和食物所致,青壮年多见。病毒经胃肠道进入血液,在肝细胞内复制,可随胆汁经粪便排出,潜伏期末和急性期初传染性最强。有明显季节性,常在雨季或洪水后流行。戊型肝炎潜伏期为 10~60d,平均 40d,可表现为亚临床型或临床型,与甲型肝炎相似。本病呈自限性,多于患病后的 4~6 周内恢复,不发展为慢性肝炎或病毒携带者。少部分可表现为重症肝炎,病死率高。尤其孕妇感染后,可引起流产和死胎,病死率高达 10%~20%。HEV 可通过对肝细胞的直接损伤和免疫病理作用引起肝细胞的炎症和坏死。病后有一定的免疫力,机体可产生保护性的中和抗体,但免疫力持续时间较短。

三、微生物学检查法

戊型肝炎很难与甲型肝炎相区别,病原学诊断是鉴别这两种肝炎的可靠方法。目前临床上常用 ELISA 检测 HEV 的抗体(抗 HEV IgM 或 IgG)。抗 HEV IgM 出现早、消失快,可作为早期现症患者的诊断依据。抗 HEV IgG 在血液中可存在数年。也可用电镜或免疫电镜检测患者粪便中的病毒颗粒,或用 RT-PCR 法检测 HEV RNA 进行诊断。

四、防治原则

一般性预防原则与甲型肝炎相同,以切断传播途径为主要预防措施,包括保护水源,做好粪便管理,加强食品卫生管理,注意个人及环境卫生等,并及时发现和隔离患者。我国采用基因工程技术,已成功研制戊肝疫苗,大规模临床试验证实戊肝疫苗可有效预防戊肝。目前尚无有效的抗 HEV 治疗的药物。

案 例

　　患者,女,22 岁,大学在校生,因皮肤发黄 1 周,厌食、恶心,腹胀伴乏力 3d 入院。体格检查:全身皮肤中度黄染,巩膜重度黄染,全身淋巴结无肿大,心肺无异常,腹平坦,肝区、脾区轻叩痛,双下肢无水肿。实验室检查:ALT 845.2U/L,AST 756.3U/L;乙肝五项:HBsAg(+),HBeAg(+),抗-HBc IgM(+),抗-HBs(-),抗-HBe(-),HBV-DNA(+)。

　　问题:

　　1. 病毒性肝炎的种类有哪些?

　　2. 乙肝五项检测的意义?

思 考 题

1. 试述甲型肝炎的传染源及传播途径。
2. 试述乙型肝炎病毒的形态结构。
3. 试述 HBV 抗原抗体系统检测的临床意义及用途。
4. 引起肝炎的主要病毒有哪些? 经血液传播的肝炎病毒有哪些?

(揣 侠)

Note:

N URSING

第二十章

疱疹病毒

20 章 数字内容

─── 学 习 目 标 ───

1. 掌握单纯疱疹病毒的血清型与致病性;水痘-带状疱疹病毒的致病性;巨细胞病毒的生物学特点与先天性感染;EB 病毒的致病性。

2. 熟悉疱疹病毒的共同特点;单纯疱疹病毒、水痘-带状疱疹病毒的防治原则;巨细胞病毒的微生物学检查;EB 病毒与宿主细胞的关系。

3. 了解 EB 病毒的抗原、微生物学检查和防治原则;感染人类的其他疱疹病毒种类及所致疾病。

疱疹病毒（herpes virus）是一类中等大小、结构相似、有包膜的 DNA 病毒,属于疱疹病毒科（*Herpesviridae*）,广泛分布于哺乳动物、鸟类、鱼类等动物中。现已发现至少 114 个种,根据病毒基因组的结构和生物学特点分为 α、β、γ 三个亚科。其中,与人类感染有关的疱疹病毒称为人类疱疹病毒（human herpes virus,HHV）,目前有 8 型（表 20-1）。

表 20-1　人类疱疹病毒种类及所致疾病

亚科	正式命名	常用名	潜伏部位	所致疾病
α	人疱疹病毒 1 型（HHV-1）	单纯疱疹病毒 I 型（HSV-1）	三叉神经节、颈上神经节	龈口炎、唇疱疹、角膜结膜炎、脑炎、脑膜炎
	人疱疹病毒 2 型（HHV-2）	单纯疱疹病毒 II 型（HSV-2）	骶神经节	生殖器疱疹
	人疱疹病毒 3 型（HHV-3）	水痘-带状疱疹病毒（VZV）	脊髓后根神经节、脑神经感觉神经节	水痘、带状疱疹
β	人疱疹病毒 5 型（HHV-5）	人巨细胞病毒（HCMV）	唾液腺、肾、单核细胞、淋巴细胞	巨细胞包涵体病、单核细胞增多症、先天性感染
	人疱疹病毒 6 型（HHV-6）	人疱疹病毒 6 型（HHV-6）	淋巴样组织、唾液腺	婴儿急疹
	人疱疹病毒 7 型（HHV-7）	人疱疹病毒 7 型（HHV-7）	淋巴样组织、唾液腺	未确定
γ	人疱疹病毒 4 型（HHV-4）	EB 病毒（EBV）	淋巴样组织、B 淋巴细胞	传染性单核细胞增多症、鼻咽癌、伯基特淋巴瘤
	人疱疹病毒 8 型（HHV-8）	人疱疹病毒 8 型（HHV-8）	淋巴细胞	卡波西肉瘤

人类疱疹病毒的共同特性:

1. **形态结构**　球形,直径 150~200nm,核衣壳呈二十面体立体对称,有包膜,包膜表面含有病毒编码的糖蛋白刺突（图 20-1）。

2. **基因组**　病毒基因组为线形双链 DNA（dsDNA）,125~245kb,具有独特序列。

3. **复制增殖**　病毒基因组除编码多种病毒结构蛋白外,还编码多种功能蛋白。病毒在细胞核内复制和装配,通过核膜出芽,由胞吐或细胞溶解方式释放病毒。病毒可通过细胞间桥直接扩散,感染细胞与邻近未感染细胞发生融合,形成多核巨细胞。

4. **感染类型**　病毒感染细胞后,可表现为多种感染类型,包括显性感染、潜伏感染、整合感染和先天性感染,引起的人类疾病十分复杂。多数疱疹病毒表现为潜伏感染,当机体抵抗力下降时可反复再激活。

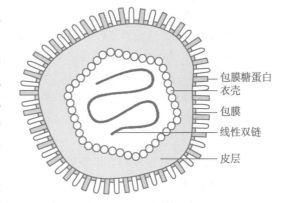

　　　　　　　　　　　　　　包膜糖蛋白
　　　　　　　　　　　　　　衣壳
　　　　　　　　　　　　　　包膜
　　　　　　　　　　　　　　线性双链
　　　　　　　　　　　　　　皮层

图 20-1　疱疹病毒结构模式图

第一节　单纯疱疹病毒

单纯疱疹病毒（herpes simplex virus,HSV）是疱疹病毒的典型代表,属于 α 疱疹病毒亚科,有 HSV-1 和 HSV-2 两个血清型。单纯疱疹病毒感染的宿主范围广、复制周期短、常破坏感染的细胞,易在神经细胞中建立潜伏感染。由于在感染急性期发生水疱性皮疹即所谓单纯疱疹(herpes simplex)而得名。

一、生物学性状

HSV 有 HSV-1 和 HSV-2 两种血清型,两型基因组 DNA 约 50% 序列同源,是两型血清学抗原交叉反应及其他生物学性状相似的分子基础。HSV 基因组约为 150kb,编码至少 70 多种蛋白。病毒包膜糖蛋白至少有 11 种,其中 gD 是中和抗体的强烈诱生剂;gC 是补体结合位点;gG 是型特异性蛋白,分 gG-1 和 gG-2,据此可将两型病毒加以区别。

HSV 能在多种细胞中增殖,增殖周期短。常用原代人胚细胞和人二倍体细胞分离病毒。病毒感染细胞后,CPE 发展迅速,表现为细胞肿胀、变圆和产生嗜酸性核内包涵体。有的病毒株可导致细胞融合,出现多核巨细胞。

二、致病性与免疫性

(一)致病性

HSV 感染较为普遍,在世界范围内流行。隐性感染占 80%~90%,少数为显性感染,其中复发感染者较多。传染源是患者及健康病毒携带者。病毒侵入人体先在局部增殖,进而引起感觉神经末梢感染。感染后大多无明显症状,最常见的表现是黏膜或皮肤局部出现疱疹(herpes),偶尔也可发生严重甚至致死性的全身性感染。HSV-1 感染部位主要位于腰以上,往往局限于口咽、眼、唇的皮肤和黏膜,病毒经直接接触和空气飞沫传播;HSV-2 一般以生殖器感染为主,主要经性接触传播,亦可引起新生儿感染。

1. **原发感染** 一般情况下,HSV 原发感染较轻,大多数为隐性感染(inapparent infection)。主要临床表现为皮肤与黏膜的局部疱疹。6 个月至 2 岁的婴幼儿容易发生 HSV-1 原发感染,感染常局限在口咽部,表现为龈口炎,以发热、口腔内水疱性损伤为主。多数儿童为无症状的原发感染。此外,还可引起疱疹性角膜结膜炎、皮肤疱疹性湿疹、疱疹性甲沟炎或疱疹性脑炎。HSV-2 的原发感染主要引起生殖器疱疹,病变多为水疱、脓疱和浅表溃疡,男女均可发生。

2. **潜伏感染** HSV 原发感染后,机体产生的特异性免疫能将大部分病毒清除,但少数病毒可由感觉神经纤维逆轴索传递到感觉神经节,长期存留于神经细胞内。HSV-1 潜伏于三叉神经节和颈上神经节,HSV-2 潜伏于骶神经节。潜伏的病毒不复制,对作用于病毒 DNA 合成的药物不敏感。

3. **复发感染** 当人体受到各种非特异性刺激,如发热、寒战、日晒、月经来潮、情绪紧张或在某些细菌、病毒感染或用肾上腺皮质激素等影响下,潜伏的病毒基因被激活,病毒又重新沿着神经纤维轴突移行至神经末梢支配的上皮细胞内增殖,引起复发性局部疱疹。复发往往在原发感染灶同一部位或附近,可表现为反复发作。由于机体存在免疫记忆功能,复发疱疹一般病程较短,组织损伤较轻,感染多为局限化。复发期病毒排出,具有传染性。免疫功能低下患者(器官移植、艾滋病等)易发生严重复发性疱疹。

4. **先天性感染** 妊娠期妇女因原发感染或潜伏感染的病毒被激活,HSV 可通过胎盘感染胎儿,影响胚胎细胞的有丝分裂,从而引起胎儿畸形、智力低下、流产等。分娩时胎儿通过有疱疹病毒感染的产道也可受到 HSV 感染而发生新生儿疱疹。新生儿疱疹多发生在头皮等暴露部位,严重时累及内脏,如肺炎、脑炎、肝衰竭等,病死率高达 80%,存活者往往伴有永久性神经损伤。

5. **与宫颈癌的关系** HSV-2 感染与宫颈癌的发生有密切关系。一般认为,HSV-2 在宫颈癌发病过程中主要起协同作用,HSV-2 感染可显著增加 HPV-16/18 引起宫颈癌的概率。

(二)免疫性

HSV 原发感染后,血中出现中和抗体,并可持续多年。这些抗体可中和游离病毒,阻止病毒在体内扩散,但不能清除潜伏于神经节中的病毒和阻止复发。一些细胞免疫缺陷或长期使用免疫抑制剂的人,可发生严重的 HSV 感染。在抗 HSV 感染免疫中,细胞免疫较体液免疫发挥更为重要的作用。

Note:

三、微生物学检查法

（一）病毒分离与鉴定

采集新鲜水疱液、唾液、脑脊液或病损组织等标本，常规处理后接种于兔肾、人胚肾等易感细胞进行培养。一般2~3d出现细胞肿胀、变圆、融合等病变效应，可初步判定。鉴定和分型通常采用免疫组化染色法，也可运用核酸杂交或限制性内切酶图谱分析等方法进行鉴定和分型。

（二）快速诊断

可采用显微镜直接检查病变细胞，免疫技术检查细胞内病毒抗原，或用核酸杂交技术、PCR技术检测病毒核酸。尤其是脑脊液标本的HSV PCR检测被认为是诊断疱疹性脑炎的标准方法。

（三）血清学诊断

常用免疫酶联吸附试验（ELISA）、间接免疫荧光法（IFA）等检测HSV特异性抗体。特异性IgM抗体阳性提示近期感染，特异性IgG抗体检测可用于流行病学调查。

四、防治原则

目前尚无特异性预防方法，亚单位疫苗、重组活疫苗、DNA疫苗等新型疫苗正在研制。避免与患者密切接触，注意安全性生活，以减少感染机会；孕妇生殖器疱疹感染者，剖宫产是预防新生儿疱疹感染的有效方法之一。

抗病毒药物阿昔洛韦、更昔洛韦等已用于生殖器疱疹、疱疹性脑炎及复发性疱疹和疱疹性角膜炎的治疗，疗效较好，但不能清除潜伏状态病毒和防止复发。IFN对疱疹性角膜炎也有效。

第二节 水痘-带状疱疹病毒

水痘-带状疱疹病毒（varicella-zoster virus，VZV）是水痘和带状疱疹的病原体。在儿童期初次感染引起水痘，病愈后病毒潜伏于体内神经节，复发感染引起带状疱疹，故称为水痘-带状疱疹病毒。

一、生物学性状

水痘-带状疱疹病毒的基本特性与单纯疱疹病毒相似，但其具有自身独特的DNA序列和包膜糖蛋白，只有一个血清型。能在胚胎组织细胞中增殖，受染细胞出现嗜酸性核内包涵体和形成多核巨细胞，但CPE出现缓慢。

二、致病性和免疫性

（一）致病性

人是水痘-带状疱疹病毒的唯一自然宿主，皮肤上皮细胞是病毒的主要靶细胞。传染源主要是患者，儿童易感，发病率高达90%。主要传播途径是呼吸道，通过飞沫或直接接触传播。带状疱疹患者也是儿童水痘的传染源。

1. **原发感染** 主要表现为水痘。水痘是高度传染性的儿童疾病，多见于2~6岁儿童。VZV经上呼吸道侵入人体后，经两次病毒血症播散到全身各器官，特别是皮肤、黏膜组织，全身皮肤出现丘疹、水疱，并可发展为脓疱疹。皮疹向心性分布，以躯干较多，常伴有发热等症状。数天后结痂，无继发感染者痂脱落不留痕迹。

儿童水痘一般病情较轻，多为自限性。但在细胞免疫缺陷、白血病或长期使用免疫抑制剂的儿童可表现为重症，甚至危及生命。成人水痘一般病情较重，常并发肺炎，病死率较高。孕妇患水痘的表现亦较严重，并可引起胎儿畸形、流产或死产。

2. **复发感染** 多表现为带状疱疹。原发感染后，病毒未被彻底清除，能长期潜伏于脊髓后根神

Note：

经节或脑神经的感觉神经节中。成年以后,机体免疫力下降或在冷、热、药物及器官移植等因素刺激下,潜伏的病毒被激活,沿神经轴突到达所支配的胸腹部或面部皮肤细胞内增殖,发生疱疹,排列呈带状,故称带状疱疹。因疱疹沿感觉神经支配的皮肤分布,疼痛剧烈。带状疱疹多见于胸、腹或头颈部,呈单侧分布,少数可侵犯三叉神经眼侧枝,波及角膜引起角膜溃疡甚至失明。

(二)免疫性

感染水痘-带状疱疹病毒后,机体可产生持久性细胞免疫和体液免疫。特异性抗体能限制病毒经血流播散,但不能阻止带状疱疹的发生。细胞免疫不仅限制病情的发展,在感染的恢复中亦发挥重要作用。

三、微生物学检查法

水痘和带状疱疹临床症状典型,一般不依赖于实验室诊断。必须做微生物学检查时可刮取病损皮肤基底部细胞涂片,检查嗜酸性核内包涵体和多核巨细胞,或用单克隆抗体免疫荧光染色法检测VZV抗原,有助于快速诊断。原位杂交或 PCR 可用于组织或体液中核酸的检测。

四、防治原则及护理要点

(一)防治措施

水痘-带状疱疹病毒减毒活疫苗已用于特异性预防,1 岁以上儿童为主要接种人群。对免疫抑制人群,注射含特异性病毒抗体的人免疫球蛋白,可预防感染或减轻临床症状,但无治疗和预防复发的作用。

正常儿童一般不需采用抗病毒治疗,抗病毒药物主要用于治疗免疫抑制患儿的水痘、成人水痘和带状疱疹。阿昔洛韦是首选治疗药物,阿糖腺苷亦有明显疗效。大剂量的干扰素,能限制水痘和带状疱疹的发展并缓解局部症状。

(二)护理要点

对水痘患儿应采取呼吸道隔离,室内温度适宜、空气新鲜。如有发热,应卧床休息。饮食以清淡、易消化、富含营养的流质或半流质为主,如粥、绿豆汤等。同时,密切观察病情,对出现皮损或发热的患者采取相应的护理措施。

第三节 人巨细胞病毒

人巨细胞病毒(human cytomegalovirus,HCMV)属于 β 疱疹病毒亚科,因感染的细胞肿大,并有巨大的核内包涵体而得名。感染宿主范围较窄,人类是其唯一宿主,是引起新生儿先天畸形的最常见病原体。

一、生物学性状

人巨细胞病毒形态结构与 HSV 相似,病毒直径 180~250nm。在体内,可感染不同来源的上皮细胞、白细胞、精子细胞等;在体外,仅在人成纤维细胞中增殖,在上皮细胞和淋巴细胞中呈低水平增殖。病毒增殖缓慢,复制周期较长,初次分离需 2~6 周出现细胞病变,主要表现为细胞肿胀、核变大,形成巨大细胞。患者标本中可见核内和细胞质嗜酸性包涵体,宛如"猫头鹰眼"样(图 20-2)。

二、致病性与免疫性

(一)致病性

人巨细胞病毒在人群中的感染极为普遍,多呈隐性感染,少数人有临床症状。初次感染多在 2 岁以下,多数人可长期带毒。病毒潜伏于唾液腺、乳腺、肾、白细胞及其他腺体,长期或间歇随尿、唾液、

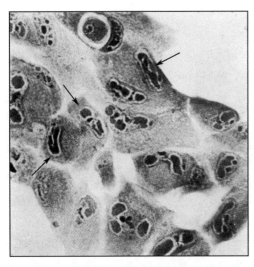

图 20-2　人巨细胞病毒感染人胚成纤维细胞
（×400）

泪液、乳汁、精液、宫颈及阴道分泌物等排出体外，成为重要传染源。传播途径多样，可经密切接触、生殖道、胎盘、输血、器官移植等传播，引起多种类型感染。

1. 先天性感染　孕妇若在孕期 3 个月内感染 HCMV，病毒可通过胎盘侵袭胎儿，引起胎儿原发感染，出现死胎或先天性疾病。轻者出生数月才出现症状，重者出生后即可出现全身性巨细胞包涵体病（cytomegalic inclusion disease，CID），表现为黄疸、肝脾肿大、血小板减少性紫癜、溶血性贫血和不同程度的神经系统损害。少数呈先天性畸形，包括小头畸形、智力低下、耳聋、脉络膜视网膜炎等，重者可导致流产或死胎。也有部分亚临床感染患儿在出生后数月至数年才出现智力低下和先天性耳聋等。

2. 围生期感染　人巨细胞病毒隐性感染的孕妇，在妊娠后期，病毒可被激活而从泌尿道和宫颈排出，分娩时婴儿经产道受到感染。母乳中也可排毒，新生儿通过乳汁而感染。围生期感染多无临床症状或症状轻微，少数可表现为间质性肺炎和肝脾轻度肿大，通常全身症状轻，无神经损伤。

3. 儿童和成人原发感染　大多数出生后感染 HCMV 的儿童和成人不表现临床症状，感染后多数可长期带毒，表现为潜伏感染，少数感染者出现轻微症状，并发症少见。性接触会导致 HCMV 传播。

4. 免疫功能低下人群感染　器官移植、艾滋病、白血病、淋巴瘤等患者，由于免疫功能低下或长期使用免疫抑制剂，体内潜伏的 HCMV 被激活引起严重疾病，如肺炎、视网膜炎、食管炎、结肠炎和脑膜脑炎等。HCMV 是艾滋病患者最常见的机会致病微生物之一，可加速 HIV 感染进程。

（二）免疫性

人巨细胞病毒感染后可诱发机体产生特异性体液免疫和细胞免疫。特异性中和抗体有一定保护作用，但保护力不强；母体抗体可减轻新生儿感染症状，但不能降低宫内或围生期 HCMV 感染率，不能预防感染。细胞免疫在限制 HCMV 播散和潜伏病毒激活中起主要作用。

三、微生物学检查法

（一）显微镜检查

咽漱液、尿液等标本离心后取沉渣涂片，吉姆萨染色镜检，观察巨大细胞及细胞核内的典型包涵体，用于 HCMV 感染的快速诊断，但检测阳性率不高。

（二）病毒分离

标本经常规处理后接种于人胚成纤维细胞，培养 4~6 周后观察细胞病变。细胞病变特点是细胞肿胀变圆、形成巨大细胞。也可短期培养 2~4d 后，采用免疫荧光或免疫酶联技术检测病毒抗原。

（三）病毒核酸和抗原检测

应用核酸杂交法或 PCR 法检测病毒 DNA，有快速、敏感、准确的特点，阳性检出率较高。用 ELISA、IFA 等技术可直接检测外周血白细胞、活检组织、支气管肺泡灌洗液等标本中的 HCMV 抗原。

（四）血清学诊断

检测人巨细胞病毒特异性 IgM 抗体，可辅助诊断近期感染。新生儿血清中检测出 HCMV-IgM，表明胎儿宫内感染。特异性 IgG 抗体检测可了解人群感染率，急性期和恢复期双份血清检测可用于临床诊断。

Note:

四、防治原则

目前尚无安全有效的人巨细胞病毒疫苗。丙氧鸟苷(GCV)是目前临床认为有效的抗人巨细胞病毒药物。其机制是抑制 DNA 合成,主要用于治疗 HCMV 间质性肺炎、视网膜炎等。膦甲酸(foscarnet)是一种非核苷焦磷酸类似物,能抑制 HCMV 的 DNA 聚合酶活性,临床应用表明能有效地减轻 AIDS 患者和移植受者 HCMV 感染的临床症状。

知识拓展

TORCH

　　TORCH 指常见经垂直感染致胎儿畸形的特殊病原体,它是一组病原生物的英文名称缩写,其中 T(toxoplasma)是弓形虫,R(rubella virus)是风疹病毒,C(cytomegalovirus)是巨细胞病毒,H(herpes simplex virus)是单纯疱疹Ⅰ/Ⅱ型,O(others)是其他某些病原体。TORCH 感染是严重危害新生儿健康的重要因素之一,可导致多器官损害及一系列严重后遗症。为减少病残儿的出生率及提高出生人口素质,临床工作者应进一步加强对孕妇的宣传教育,积极做好 TORCH 感染的血清学筛查以便及早发现不良妊娠并及时处理。对新生儿也应常规开展 TORCH 检测,了解新生儿 TORCH 感染情况,以便早干预、早治疗。

第四节　EB 病毒

　　EB 病毒(Epstein-Barr virus,EBV)是 1964 年 Epstein 和 Barr 最先从非洲儿童恶性淋巴瘤(Burkitt lymphoma)体外培养的淋巴瘤细胞系中发现的一种新的疱疹病毒,属于 γ 疱疹病毒亚科,具有嗜 B 淋巴细胞特性。在 EBV 原发感染中,约有半数患者表现为传染性单核细胞增多症,并且和伯基特淋巴瘤以及鼻咽癌等恶性肿瘤的发生有关,是一种重要的人类肿瘤病毒。

一、生物学性状

　　EB 病毒是一种嗜 B 淋巴细胞的人类疱疹病毒。形态结构与其他疱疹病毒相似,直径为 180nm,核衣壳呈二十面体对称,通过核膜出芽获得包膜,包膜表面有糖蛋白刺突。EBV 基因组为线性 dsDNA,172kbp,至少编码 100 多种病毒蛋白。EBV 感染可表现为溶细胞性感染和潜伏性感染。EBV 进入 B 淋巴细胞后,可直接进入潜伏状态,其特征为:病毒持续存在、有限的病毒蛋白表达具有被激活进入复制周期的潜能。在人体内,EBV 可感染口咽部腮腺和宫颈上皮细胞。病毒在不同感染状态,表达的抗原不同,具有临床诊断价值。

　　1. 增殖感染期表达的抗原

　　(1) EBV 早期抗原(early antigen,EA):是病毒的非结构蛋白,具有 DNA 多聚酶活性。EA 表达是 EBV 增殖活跃,感染细胞进入增殖性感染的标志。

　　(2) EBV 晚期抗原:是病毒的结构蛋白,包括 EBV 衣壳抗原(viral capsid antigen,VCA)和膜抗原(membrane antigen,MA),在病毒增殖时大量表达。其中,MA 是 EBV 的中和性抗原,能诱导机体产生中和抗体。

　　2. 潜伏感染期表达的抗原

　　(1) EBV 核抗原(EB nuclear antigen,EBNA):存在于所有 EBV 感染和转化的 B 淋巴细胞核内,由 EBV 基因决定,与病毒增殖无关,为 DNA 结合蛋白,有 6 种。

　　(2) 潜伏膜蛋白(latent membrane protein,LMP):存在于 B 淋巴细胞膜表面,是潜伏感染 B 淋巴细胞出现的膜抗原,有 3 种。

二、致病性与免疫性

(一)致病性

EB 病毒在人群中感染普遍,传染源为患者和隐性感染者,主要通过唾液传播,也可经性接触传播,偶可经输血传播。感染形式有增殖性感染和非增殖性感染,非增殖性感染包括潜伏感染和恶性转化。EBV 侵入人体后,先在口咽或腮腺上皮细胞中增殖,病毒释放后感染局部淋巴组织的 B 淋巴细胞,B 淋巴细胞入血播散至全身。在正常个体,大多数感染的细胞被清除,只有少量病毒潜伏感染的 B 淋巴细胞持续存在。

(二)所致疾病

1. 传染性单核细胞增多症(infectious mononucleosis) 是一种急性的全身淋巴细胞增生性疾病,多发生于青春期初次感染大量 EBV 的患者。潜伏期约 40d,典型临床表现为发热、咽炎、颈部淋巴结炎,外周血淋巴细胞增多,并出现大量异型淋巴细胞,可伴肝炎、心包炎等并发症。本病为自限性疾病,预后较好,病死率很低。严重免疫缺陷的儿童、艾滋病患者、器官移植接受者病死率较高,多死于重要器官的损伤。

2. 非洲儿童恶性淋巴瘤(Burkitt lymphoma) 是一种低分化的单克隆 B 淋巴细胞瘤。多见于 6 岁左右的儿童,主要临床特征为颌部、眼眶和卵巢部位出现肿块,并可累及肝、肾、消化道淋巴组织及中枢神经系统。流行病学调查显示,在伯基特淋巴瘤发生前,所有患者血清均可检测到 EBV 抗体,80% 患者抗体效价高于正常人。在肿瘤组织中可检测到 EBV 基因组。故认为 EBV 感染与非洲儿童恶性淋巴瘤密切相关。

3. EBV 与鼻咽癌 研究表明,鼻咽癌患者血清中 EBV 抗体效价高于正常人,在所有鼻咽癌组织中均可检测到病毒核酸和抗原,并且鼻咽癌经治疗好转后,抗体效价亦随之降低,故认为 EBV 感染与鼻咽癌发生相关。但考虑到鼻咽癌的发生有较明显的地区性和高发人群,目前认为 EBV 不是致鼻咽癌的唯一因子。

4. 淋巴组织增生性疾病 在免疫缺损患者中,易发生 EBV 诱发的淋巴组织增生性疾病。艾滋病患者常会发生 EBV 相关淋巴瘤、舌毛状白斑症(oral hairy leukoplakia)。约 50% 的霍奇金淋巴瘤患者 EBV DNA 检测阳性。

(三)免疫性

EB 病毒原发感染后,机体产生特异性中和抗体和细胞免疫,可防止外源性再感染,但不能完全清除潜伏在细胞内的病毒,细胞免疫在限制原发感染和慢性感染中发挥重要作用。有些患者口咽部上皮细胞可持续稳定分泌少量病毒,在体内潜伏的病毒与宿主保持相对平衡状态,这种持续感染状态可维持终生。

三、微生物学检查法

EB 病毒的分离培养较困难,一般用血清学方法作辅助诊断。

(一)核酸和抗原检测

用核酸杂交法或 PCR 方法检测标本中 EBV DNA。应用免疫荧光技术在病变组织中检测 EBV 抗原是诊断 EBV 感染的重要方法。

(二)分离鉴定

常用新鲜分离的人脐带血淋巴细胞进行病毒培养,阳性者通过检测转化后细胞中的病毒核抗原进行鉴定。

(三)血清学检测

异嗜性抗体可用于辅助诊断传染性单核细胞增多症。该抗体效价在发病 3~4 周内达高峰,恢复

Note:

期下降,不久即消失。检测 EBV 相关抗原(如 VCA、MA、EBNA)的相应抗体,可辅助诊断 EBV 感染。血清中 VCA IgM 抗体的阳性率约为85%,抗 EA/D-IgA 抗体效价≥1:20 或者持续升高者,应考虑鼻咽癌的可能性。

四、防治原则

95%的传染性单核细胞增多症患者可恢复,仅少数可发生脾破裂,故在急性期应避免剧烈运动。预防 EB 病毒感染的疫苗正在研制中。近年来研制的纯化多肽疫苗,有望借助抗体或细胞免疫阻断 EBV 的原发感染。对 EBV 感染没有疗效肯定的药物,可采用对症治疗。

第五节　新型人疱疹病毒

一、人疱疹病毒6型

人疱疹病毒6型(human herpes virus 6,HHV-6)是1986年 Salahuddin SZ 等首次从淋巴增生和 AIDS 患者外周血单个核细胞中分离到的一株新病毒。基因组为160~170kb,基因组结构与 HCMV 相似。HHV-6 可在 CD4$^+$T 细胞中增殖,其他细胞如 B 淋巴细胞、神经胶质细胞、成纤维细胞和巨核细胞也支持 HHV-6 复制。人细胞的 CD46 是病毒的受体。

根据其抗原性的不同分为 HHV-6A 和 HHV-6B;两亚型虽然有96%以上的同源序列,但在生物学性状、抗原性、致病性等方面存在差异。HHV-6B 亚型毒株的感染谱比 A 亚型广泛,在幼儿急疹和骨髓移植患者中主要为 B 亚型感染,健康儿童中99%的原发感染为 B 亚型,而在中枢神经系统感染、AIDS 及淋巴增生性疾病患者中,A 亚型检出率较高。

人疱疹病毒6型在人群中的感染十分普遍,1岁以上儿童和成人抗体阳性率为60%~90%。HHV-6 主要经唾液传播,也可通过输血、器官移植等途径传播。垂直传播也时有发生。

人疱疹病毒6型原发感染后,多数婴儿表现为隐性感染,少数婴幼儿感染可引起丘疹或玫瑰疹,伴发热,称为婴儿玫瑰疹(roseola infantum)。一般潜伏期为4~7d,突然出现高热及上呼吸道症状,持续4d 左右,热退后在颈部和躯干出现淡红色斑丘疹,维持24~48h。一般预后良好,偶见脑炎、肺炎、肝炎和惊厥等。

在免疫功能低下(器官移植或妊娠妇女)患者中,HHV-6 可被激活,引起急性感染。HHV-6 是器官移植者感染最重要的病原之一。

人疱疹病毒6型感染的实验室诊断,可采集患儿唾液或外周血单核细胞进行病毒分离,但时间较长,需10~30d。采用间接免疫荧光法检测 IgM 有助于近期感染的诊断,也可用 PCR 技术检测标本中的 HHV-6 核酸。目前尚无有效的特异性疫苗。

二、人疱疹病毒7型

人疱疹病毒7型(human herpes virus 7,HHV-7)是由 Frenkel 等于1990年分离到的嗜 CD4$^+$ T 细胞的新型疱疹病毒。HHV-7 的形态结构与 HHV-6 相似,但其基因组与 HHV-6 只有50%~60%的同源性。

人群 HHV-7 感染普遍存在,成人 HHV-7 抗体阳性率高达90%以上,2~4岁儿童的抗体阳性率达到50%。HHV-7 主要经唾液传播,有学者认为 HHV-7 感染可能与幼儿急疹、玫瑰糠疹、神经损害和组织器官移植并发症有关,但尚需进一步研究确认。

HHV-7 的分离培养与 HHV-6 相似,可用 PCR 等分子生物学方法鉴定病毒。目前尚无有效的预防和治疗措施。

三、人疱疹病毒 8 型

人疱疹病毒 8 型(human herpes virus 8,HHV-8)也称为 Kaposi 肉瘤相关疱疹病毒(Kaposi's sarcoma-associated herpesvirus,KSHV),1994 年由 Yuan Chang 及 Patrick Moore 等从 AIDS 患者卡波西肉瘤(Kaposi sarcoma,KS)组织中发现。HHV-8 基因组约 165kbp,呈线性,在细胞中以附加体形式存在。HHV-8 基因组除编码病毒结构蛋白和代谢相关蛋白质外,尚能编码参与信号转导、细胞周期和凋亡的人同源性细胞因子和趋化因子,与病毒的致癌机制有关。

人疱疹病毒 8 型的传播途径目前尚不清楚,性接触可能是主要传播途径,也可通过唾液、器官移植及输血传播。HHV-8 可在 B 淋巴细胞内潜伏感染,当宿主出现免疫抑制状态时进入皮肤真皮层血管或淋巴管内皮细胞,形成病变。

目前认为,HHV-8 与 KS 的发生密切相关。KS 是一种混合细胞型的血管性肿瘤,常见于艾滋病患者,多发于皮肤,也有发生于消化道和内脏,常造成致死性后果。

人疱疹病毒 8 型感染的诊断可用 PCR 加核酸杂交的方法检测病毒 DNA,也可采用免疫荧光、ELISA、免疫印迹等方法检测血清抗原或抗体。

目前尚无特异性预防和治疗人疱疹病毒 8 型感染的有效措施。抗疱疹病毒有效的药物如更昔洛韦(ganciclovir)和西多福韦(cidofovir)等可用于预防 KS 的发生,但一旦肿瘤形成,抗病毒药物则无效。

案　例

患者,女,65 岁。于三天前无明显诱因出现低热,周身乏力,在当地诊所按感冒治疗,疗效欠佳。两天后患者自觉右侧腰部和季肋区皮肤瘙痒、刺痛、灼热感,有时呈闪电样刺痛,继而局部皮肤出现大小不一的红斑,在红斑上出现簇集性粟粒大小的丘疹、水疱、丘疱疹。疱壁紧张,内容清亮透明,疱周绕以红晕,疱间不相融合,分布呈带状。既往有糖尿病病史。实验室检查:血尿常规无异常;X 线胸片未见异常。

1. 该患者最可能患何种疾病?
2. 引起该病的病原体? 发病机制是什么?
3. 该病的护理措施?

思　考　题

1. 人疱疹病毒的种类及其与疾病的关系。
2. HSV 的潜伏部位及其致病特点。
3. EB 病毒的感染特点及其与疾病的关系。

(姚淑娟)

逆转录病毒

21章 数字内容

学 习 目 标

- 1. 掌握 HIV 的形态与结构、致病性。
- 2. 熟悉 HIV 的复制周期、微生物学检查及防治原则;人类嗜 T 细胞病毒的致病性。
- 3. 了解逆转录病毒的主要生物学特性;人类嗜 T 细胞病毒的诊断与防治。

逆转录病毒科(*Retroviridae*)是一组含有逆转录酶(reverse transcriptase,RT)的 RNA 病毒,其特征是可将病毒基因组 RNA 转录为 DNA。逆转录病毒科对人类致病的主要有人类免疫缺陷病毒和人类嗜 T 淋巴细胞病毒。

逆转录病毒的主要生物学特性:①病毒呈球形,直径 80~120mm,有包膜;②病毒的基因组为两条相同的单正链 RNA 形成的二聚体,病毒核心含有逆转录酶和整合酶;③病毒复制有独特的逆转录过程,病毒基因组先逆转录成双链 DNA,然后整合到宿主细胞的染色体 DNA 中;④病毒基因组中具有 gag、pol 和 env 三个结构基因和多个调节基因;⑤易感宿主细胞的受体决定病毒的细胞、组织嗜性。成熟的病毒以出芽方式释放。

第一节　人类免疫缺陷病毒

人类免疫缺陷病毒(human immunodeficiency virus,HIV)为艾滋病的病原体,该病毒于 1983 年首次由 Françoise Barré-Sinoussi 和 Luc Montagnier 分离并鉴定为逆转录病毒。

获得性免疫缺陷综合征(acquired immunodeficiency syndrome,AIDS),简称艾滋病。1981 年 12 月 1 日,美国发现第一例艾滋病患者,因此世界艾滋病日被定为 12 月 1 日,旨在提高全民对本病世界传播的意识,世界艾滋病日的标志是红丝带。该病主要通过性接触传播,以 CD4$^+$T 细胞减少及功能下降为主的免疫系统进行性损伤直至崩溃、高度致死为主要特征。目前,HIV 感染已遍及全球,成为最重要的公共卫生问题之一。

知 识 拓 展

HIV 的发现

1981 年,美国学者 Michael Gottlieb 等报道 5 位不明原因发热、口腔白斑、肺炎的患者,均为男性同性恋,肺活检证实均患肺孢子菌肺炎(卡氏肺囊虫肺炎),血液检测发现 CD4$^+$细胞计数极低,这是 AIDS 的首例报道。1983 年,法国巴斯德研究院 Luc Montagnier、Francoise Barr-Sinoussi 等从一位淋巴腺病患者取得淋巴活检组织,并从培养的淋巴细胞分离到一株逆转录病毒,后证实是 AIDS 的病原,命名为人类免疫缺陷病毒(HIV)。2008 年 Montagnier 和 Barr-Sinoussi 因此获诺贝尔生理学或医学奖。

一、生物学性状

(一)形态与结构

人类免疫缺陷病毒的病毒体呈球形,直径 100~120nm,病毒的外层有包膜,包膜表面有糖蛋白刺突,每个刺突由 gp120 和 gp41 组成,gp120 突出于包膜表面,gp41 为跨膜蛋白,包膜下为基质蛋白(p17)组成的内膜。病毒的内层由 p24 组成的柱形核衣壳,核心包括核蛋白 p7、两条单正链 RNA、逆转录酶、整合酶和蛋白酶(图 21-1)。

(二)基因组的结构与功能

人类免疫缺陷病毒的基因组为 2 条相同的单正链 RNA,以二聚体形式存在。每条 RNA 链长约 9~10kb,含有 3 个结构基因(gag、pol 和 env)和 6 个调节基因(tat、rev、nef 等),在病毒基因组的两端各有一段相同的核苷酸序列,称为长末端重复序列(long terminal repeat,LTR),包含有启动子、增强子及与转录调控因子结合的序列,对病毒基因组转录的调控起关键作用(图 21-2)。gag(group specific antigen)基因编码 HIV-1 的结构蛋白;pol(polymerase)基因编码各种酶;env(envelope)基因编码表面糖蛋

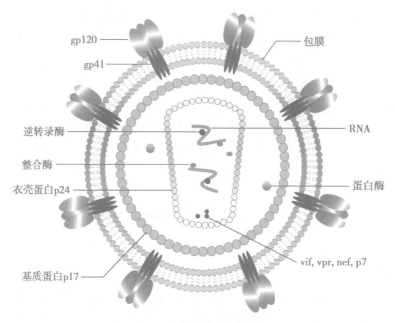

图 21-1　HIV 病毒颗粒结构图

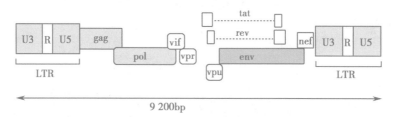

图 21-2　HIV 基因组结构图

白 gp120 和跨膜蛋白 gp41,三者形成固定的基因排列顺序即:gag-pol-env。HIV 至少含有 tat、rev、nef、vif、vpr、vpu/vpx 等 6 个调节基因,其编码的调节蛋白在 RNA 的转录及后加工、蛋白质翻译和病毒释放过程中起重要作用(表 21-1)。

表 21-1　HIV 的结构基因及其编码蛋白的功能

基因	编码蛋白	蛋白质的功能
gag	p24,p7	衣壳蛋白及核衣壳蛋白
	p17	内膜蛋白
pol	逆转录酶	逆转录酶活性及 DNA 聚合酶活性
	RNA 酶 H	水解 RNA∶DNA 中间体中的 RNA 链
	蛋白酶	切割前体蛋白
	整合酶	使病毒与宿主细胞的 DNA 整合
env	gp120	使病毒吸附于宿主细胞表面
	gp41	介导病毒包膜与宿主细胞膜融合

（三）病毒的复制

　　细胞表面的 CD4 分子是 HIV 的主要受体,CCR5 和 CXCR4 等为辅助受体。主要位于 CD4$^+$T 淋巴细胞、单核/巨噬细胞谱系的细胞,以及朗格汉斯细胞、树突状细胞和神经胶质细胞的质膜上。辅助受

Note:

体协助病毒包膜与细胞膜的融合,CCR5 缺失或 CCR5 基因突变者可以避免 HIV-1 感染或延缓病程。当 HIV 与靶细胞相遇时,病毒的包膜糖蛋白 gp120 与靶细胞 CD4 分子结合,在辅助受体的协同作用下,引起 gp41 分子构象的改变,病毒包膜与细胞膜发生融合,核衣壳进入细胞并脱去衣壳,释放基因组 RNA。

病毒在逆转录酶作用下,其 RNA 逆转录生成负链 DNA,再由负链 DNA 产生正链 DNA,从而组成双链 DNA,在整合酶的作用下,双链 DNA 与靶细胞染色体整合,形成前病毒。在一定条件下,前病毒 DNA 可被激活,转录出病毒子代 RNA 和 mRNA。mRNA 在核糖体上转译出病毒的结构蛋白和调节蛋白。病毒子代 RNA 与病毒蛋白质装配成核衣壳,并从宿主细胞膜获得包膜,最后以芽生方式释放到细胞外。

（四）类型与抗原变异

人类免疫缺陷病毒主要有两型:HIV-1 和 HIV-2,两型病毒核苷酸序列的差异在 40% 以上。全球大多的 AIDS 由 HIV-1 所致,HIV-2 只在西非呈地区性流行。

人类免疫缺陷病毒的显著特点之一是具有高度变异性。HIV 的逆转录酶无校正功能,错配性高,易导致 HIV 基因频繁变异。env 基因最易发生突变,导致其编码的 gp120 抗原变异,使病毒逃避宿主免疫系统的免疫清除,这给疫苗研制带来困难。根据 env 基因序列的同源性将 HIV-1 分为 M(main)、O(outlier)、N(new)3 个组;进而根据 env、gag 等基因序列可分为 13 个亚型。HIV-2 至少有 7 个亚型(A~G)。不同地区流行的亚型及重组亚型不同。

（五）培养特性

人类免疫缺陷病毒感染宿主范围和细胞范围比较狭窄,仅感染表面有 CD4 分子的细胞。HIV 的分离培养常用新鲜分离的正常人 T 细胞。H9、CEM 等 T 细胞株亦可使 HIV 增殖,感染后细胞出现不同程度的病变,培养液中可测到逆转录酶活性,培养细胞中可查到病毒的抗原。

恒河猴及黑猩猩可作为 HIV 感染的动物模型,但其感染过程及产生的症状与人类不同。

（六）抵抗力

人类免疫缺陷病毒对理化因素的抵抗力较弱。0.5% 次氯酸钠、2% 戊二醛、70% 乙醇、5% 甲醛或 0.3% H_2O_2 室温下处理 10~30min,均可灭活病毒。但病毒在 20~22℃ 液体环境下可存活 15d。在冷冻血制品中,68℃ 加热 72h 才能保证灭活病毒。

二、致病性与免疫性

（一）传染源与传播途径

传染源为 HIV 无症状携带者和 AIDS 患者。从 HIV 感染者的血液、精液、前列腺液、阴道分泌物、乳汁、唾液、脑脊液、骨髓、皮肤及中枢神经组织等标本中均可分离到病毒,血液和精液中病毒含量最高。主要传播方式有三种:

1. **性传播**　通过同性或异性间的性行为传播,是 HIV 的主要传播方式。因此,艾滋病是重要的性传播疾病(STD)之一。合并梅毒、淋病、单纯疱疹病毒等感染后,局部炎症有助于 HIV 穿过生殖器黏膜屏障,增加 HIV 性传播的风险。

2. **血液传播**　输入含 HIV 的血液或血制品、器官或骨髓移植、人工授精或使用 HIV 污染的注射器及针头,均可造成 HIV 感染。静脉药瘾者是高危人群。

3. **垂直传播**　包括经胎盘、产道或经哺乳等方式引起的传播。其中经胎盘感染胎儿最为常见。如不采取干预措施,HIV 垂直传播的概率为 15%~45%,HIV 感染的母亲接受抗逆转录病毒治疗可显著降低母婴间的传播。

此外,医护人员及检测/研究人员接触 HIV 感染者或 AIDS 患者的血液和体液机会多,工作时应注意职业生物安全防护。HIV 不经日常生活接触或昆虫叮咬传播。

（二）致病机制

人类免疫缺陷病毒感染的主要特点是 CD4$^+$ T 细胞受损引起的免疫缺陷，进而导致机会感染或肿瘤。CD4$^+$ 细胞表面大量表达 CD4 分子和辅助受体 CXCR4，是 HIV 攻击的主要靶细胞。HIV 损伤 CD4$^+$ T 细胞的机制主要有：

（1）HIV 直接或间接杀伤 CD4$^+$T 细胞：HIV 在 CD4$^+$T 细胞内增殖，导致细胞死亡；特异性 CTL 对病毒感染 CD4$^+$T 细胞的直接杀伤作用；HIV 抗体介导的 ADCC 作用对 CD4$^+$T 细胞的破坏；HIV 感染促进 CD4$^+$T 细胞凋亡。

（2）CD4$^+$T 细胞产生减少：HIV 可侵犯胸腺细胞和骨髓造血干细胞，使 CD4$^+$T 细胞产生减少。

（3）CD4$^+$T 细胞功能受损：HIV 感染可引起 Th1/Th2 失衡，Th2 呈极化优势，造成 CD4$^+$T 细胞功能障碍。此外，病毒的某些抗原成分与细胞膜上的抗原分子存在交叉免疫反应，从而诱导自身免疫，导致 T 淋巴细胞损伤或功能障碍。

单核-巨噬细胞能表达少量的 CD4 分子，其辅助受体为 CCR5。单核-巨噬细胞可抵抗 HIV 的裂解细胞作用，但病毒可在胞内长期潜伏并随其游走扩散。感染 HIV 的单核-巨噬细胞丧失吞噬功能，并成为 HIV 的重要存储库。

HIV 刺突 gp41 可诱导多克隆 B 细胞活化，导致 B 细胞功能紊乱和免疫应答能力下降。HIV 感染还可导致 NK 细胞功能受损、树突状细胞数量下降及能力降低。

（三）临床表现

人类免疫缺陷病毒侵袭的主要靶细胞是 CD4$^+$ 的 T 淋巴细胞和单核/巨噬细胞。HIV 进入机体后即开始大量增殖和释放，未经治疗的 HIV 感染者，感染可持续 10 年以上，历经急性感染期、无症状潜伏期、AIDS 相关综合征期和典型 AIDS 期等临床阶段：

1. 急性感染期　HIV 感染后入侵 CD4$^+$细胞（T 淋巴细胞、单核巨噬细胞、树突状细胞等），大量复制，出现病毒血症。通常在机体初次感染 HIV 后 2~4 周左右，部分感染者可出现发热、头痛、咽炎、淋巴结肿大、脾肿大、皮肤斑丘疹和黏膜溃疡等症状和体征。一般持续 1~2 周后自行消退，但淋巴结肿大和脾肿大等可持续数月。此时感染者血清中出现 HIV 抗原 p24，从外周血、脑脊液和骨髓细胞中均可分离出病毒，血循环中的 CD4$^+$T 细胞数显著减少。原发感染后 1 周到 3 个月机体产生抗病毒免疫，血浆病毒血症下降，CD4 细胞水平回升。然而，免疫反应不能完全清除病毒，感染的细胞持续存在于淋巴结中。

2. 无症状潜伏期　感染者没有任何临床症状或症状轻微，血中病毒量明显下降，但病毒可在淋巴结中继续进行低水平的增殖，并不断有少量病毒释放入血，患者的血液及体液均具有传染性。血清中可检出 HIV 抗体，但由于病毒滴度低，需用敏感的方法才能查出病毒。此期持续时间较长，十年或更长时间。

3. AIDS 相关综合征（AIDS-related complex，ARC）期　随着感染时间的延长，当 HIV 大量在体内复制并造成机体免疫系统进行性损伤时，各种症状开始出现，表现为持续一个月以上的淋巴结肿大、发热、疲乏、盗汗、体重下降及慢性腹泻等全身症状。部分患者表现为神经精神症状，如记忆力减退、精神淡漠、性格改变、头痛、癫痫及痴呆等。

4. 典型艾滋病期　此期患者血中 HIV 载量高，CD4$^+$ T 细胞明显下降（<200 细胞/μl），免疫严重缺损，合并各种机会性感染和恶性肿瘤。未经治疗者通常在临床症状出现后 2 年内死亡。

AIDS 中常见的机会性感染包括：①真菌感染：主要有白假丝酵母菌引起的白假丝酵母菌病、肺孢菌引起的肺孢菌肺炎、新生隐球菌引起的新生隐球菌病等；②细菌感染：主要有结核分枝杆菌引起的结核病及链球菌、肺炎球菌、流感嗜血杆菌、李斯特菌、沙门菌等引起的感染；③病毒感染：常见的有巨细胞病毒、单纯疱疹病毒、水痘-带状疱疹病毒等；④原虫感染：主要有刚地弓形虫引起的弓形虫脑病、隐孢子虫引起的腹泻及阿米巴原虫、贾地鞭毛虫引起的感染。90% 的艾滋病患者合并巨细胞病毒感染,肺孢菌肺炎也是艾滋病最常见的合并感染之一,结核病是最常见的细菌感染。

常见 AIDS 相关恶性肿瘤包括:①疱疹病毒 8 型(HHV-8)引起的卡波西肉瘤;②多克隆 B 细胞恶变产生的恶性淋巴瘤;③EB 病毒所致的伯基特淋巴瘤;④HPV 所致的生殖道恶性肿瘤等。许多 AIDS 患者还会出现神经系统疾患,如 AIDS 痴呆综合征等。

(四)机体对 HIV 感染的免疫应答

人类免疫缺陷病毒感染可诱导机体产生细胞免疫和体液免疫应答。CTL、NK 细胞和 ADCC 作用是机体清除 HIV 的主要机制。

HIV 感染后,机体可产生高滴度的抗 gp120 的中和抗体及抗 HIV 多种蛋白的抗体。这些抗体具有一定的保护作用,通过中和 ADCC 作用而降低急性感染期血清中的病毒量,但不能清除细胞内的病毒。NK 细胞是机体在 HIV 感染早期重要的抗病毒防线,可非特异地杀伤病毒感染细胞。CTL 对杀伤 HIV 感染的细胞和阻止病毒经细胞接触而扩散有重要作用,但 CTL 亦不能彻底清除体内潜伏感染的细胞。因此,尽管机体可产生对 HIV 的细胞和体液免疫应答,但不足以清除病毒,HIV 仍能在体内持续地复制,构成长期的慢性感染状态。

三、微生物学检查法

(一)标本采集

人类免疫缺陷病毒感染早期呈病毒血症时,可采集患者的血液、脑脊液和骨髓细胞,从中分离病毒,患者血液中能查到 HIV 抗原。在无症状的潜伏期内一般很少从外周血中检测到 HIV 抗原。当进入典型的 AIDS 期,可采集外周血,检测病毒抗原、核酸及抗体。

(二)检测抗体

检测抗体包括筛查试验和确证试验。常用 ELISA 方法进行 HIV 感染的初筛试验。抗体阳性者必须进行确证试验。确证试验最常用的是蛋白印迹实验(Western blot),该法可检出针对 HIV 不同结构蛋白的抗体,检出 p24、gp41 和 gp120(或 gp160)的任何两条带为阳性,可确定诊断。一般感染后 6~12 周可检出抗体,6 个月后几乎所有感染者均可检出抗体。检测抗体是目前最常用的诊断方法。

(三)检测病毒抗原

ELISA 法检测 HIV 的 p24 抗原可用于早期诊断。此抗原通常出现于病毒感染的急性期,临床潜伏期常为阴性,但典型艾滋病期又可重新被检出。第四代 p24 抗原检测试剂可缩短血清学检测的窗口期,这对于发现此期(通常有高度病毒血症)的个体很重要。

(四)检测病毒核酸

常用于监测 HIV 感染者病情的发展和评价抗 HIV 药物的治疗效果。核酸检测包括定性和定量实验。应用 PCR 法检测 HIV 的前病毒 DNA,可确定细胞中(如外周血白细胞)HIV 潜伏感染情况;也可用 RT-PCR 方法检测标本中病毒 RNA。HIV 阳性母亲的婴儿诊断用检测核酸的方法。定量检测血浆中 HIVRNA 的拷贝数以代表 HIV 的病毒载量。病毒载量与疾病进展速率和预后有高度相关性,它比 CD4$^+$T 细胞计数更能有效反映抗病毒治疗效果。病毒载量和 CD4$^+$T 细胞计数用于评估 HIV 感染的进程、确定抗病毒治疗方案以及监测抗病毒治疗效果。核酸检测能进一步缩短窗口期,并通常对疑似急性 HIV 感染者进行。

(五)病毒分离培养

临床不常用。用于病毒分离培养的标本可为患者的单个核细胞、骨髓细胞、血浆或脑脊液等,敏感的细胞株有人外周血淋巴细胞、脐血淋巴细胞或 T 淋巴细胞。检测 HIV 增殖的指标(如融合细胞、逆转录酶活性、p24 抗原等)。HIV 培养应在生物安全三级实验室条件下进行。

Note:

四、防治原则及护理要点

（一）预防措施

迄今尚缺乏理想的疫苗用于艾滋病的特异性预防。我国目前依据 2006 年《艾滋病防治条例》，主要采取综合防控措施：①广泛开展预防艾滋病的宣传教育，认识 AIDS 的传染方式及其危害性；②建立 HIV 感染监测网，及时掌握疫情；③禁止共用注射器、注射针、牙刷和剃须刀等；④提倡安全性生活，抵制和打击吸毒行为；⑤对供血者和器官捐献者进行 HIV 抗体检查，一切血制品均应通过严格检疫；⑥对孕产妇提供艾滋病防治咨询和检测，对感染 HIV 的孕产妇及其婴儿提供预防艾滋病垂直传播的咨询、产前指导、阻断、治疗、产后访视、婴儿随访和检测等服务，HIV 抗体阳性的妇女避免怀孕或避免母乳喂养婴儿。

对患者及无症状携带者需注意隔离，对其血液、排泄物、分泌物要严格执行消毒处理措施。加强公共用品及公用医疗器械的消毒，医护人员需注意自身防护并定期检查，护理操作严格执行无菌原则，避免医源性感染。

（二）抗病毒治疗

目前，临床上用于治疗艾滋病的药物有：①逆转录酶抑制剂：包括核苷类逆转录酶抑制剂（NRTI）和非核苷类逆转录酶抑制剂（NNRTI），能干扰 HIV 的 DNA 合成；②蛋白酶抑制剂：能抑制 HIV 的蛋白酶，使病毒的大分子多肽不能被切割裂解而影响病毒的成熟与装配；③整合酶抑制剂：能干扰病毒整合酶的功能，抑制病毒复制；④膜融合抑制剂：抑制病毒包膜与细胞膜融合。为防止产生耐药性，提高药物疗效，目前治疗 HIV 感染使用多种抗 HIV 药物的联合方案，称为高效抗逆转录病毒治疗（highly active antiretroviral therapy，HAART，俗称"鸡尾酒"疗法）。通常用核苷类和/或非核苷类逆转录酶抑制剂与蛋白酶抑制剂组合成二联或三联疗法，针对 HIV 复制周期的两个关键环节抑制病毒的增殖，可控制病情，延长 AIDS 患者寿命。同时由于抗病毒治疗可降低体液中病毒量，传染他人的风险也随之降低。然而，HAART 却不能将患者体内的 HIV 彻底清除，病毒在感染细胞中持续存在，一旦中断治疗或出现耐药导致治疗无效，病毒又会大量繁殖起来。合理治疗方案通常需要了解病毒的耐药模式、药物活性、副作用和药物间相互作用。

（三）护理要点

对艾滋病患者护理过程中，要保护易感人群，隔断传播途径。艾滋病患者情绪容易烦躁低落，应多与艾滋患者交流沟通，安抚患者情绪，取得患者信任。艾滋病患者患病以后，会出现一系列症状，需要针对患者具体情况，做好护理工作。高热护理，采取物理降温和静脉补液；腹泻护理，保持肛门清洁卫生；皮肤护理，防止皮肤感染；注意口腔护理和心理护理。

第二节 人类嗜 T 细胞病毒

人类嗜 T 细胞病毒（human T-cell lymphotropic virus，HTLV）是分别从 T 淋巴细胞白血病和毛细胞白血病患者的外周血淋巴细胞中分离出的一种人类逆转录病毒，属逆转录病毒科的 RNA 肿瘤病毒亚科，包括 HTLV-1 和 HTLV-2 两型，两者的基因组同源性约为 65%。

HTLV 颗粒呈球形，有包膜，包膜表面有糖蛋白刺突。病毒基因组含两条相同单正链 RNA，长度约 9.0kb，包膜糖蛋白能与细胞表面的 CD4 分子结合，与病毒的感染和侵入细胞有关。

HTLV-1 的传染源为患者和无症状感染者。主要通过输血、注射和性接触等方式传播，亦可通过胎盘、产道和哺乳等途径垂直传播。感染后多无临床症状，经过 5~30 年的潜伏期后，约 1/20 的感染者发展为成人 T 细胞白血病（adult T-cell leukemia，ATL）。主要表现为白细胞增高、全身淋巴结和肝、脾肿大和皮肤损伤等症状。CD4$^+$ T 细胞是 HTLV-1 的靶细胞，病毒可在其中增殖，并使细胞转化，变为白血病细胞。HTLV-2 能引起毛细胞白血病和慢性 CD4 细胞淋巴瘤。

　　HTLV 感染的实验室诊断主要依靠检测特异性抗体、病毒基因组和病毒抗原等,用 PCR 检测外周血单个核细胞中的前病毒 DNA 是最为敏感的方法。

　　目前对 HTLV 感染尚无特异的防治措施,要加强卫生知识的宣传、避免与患者的体液尤其是血液或精液等接触,对供血者可进行 HTLV 抗体检测,保证血源的安全性。药物治疗可采用逆转录酶抑制剂和 IFN-α 等进行综合治疗。

案　例

　　患者,男,37 岁。3 年前曾在血贩子处先后卖过 2 次血。近半年来感觉疲乏无力,咽痛,腹泻,全身不适等类似感冒样症状,未予任何治疗。近 3 周出现不明原因的低热、关节疼痛、伴严重腹泻,同时在颈部、腋下以及腹股沟出现肿大的淋巴结,皮肤表面出现大面积皮疹,口腔黏膜溃烂,体重明显下降。血常规检查:WBC $2.5×10^9$/L、中性粒细胞 $1.6×10^9$/L、淋巴细胞 $0.8×10^9$/L,CD4/CD8 小于 1。

　　问题:

　　1. 该患者最可能是什么疾病? 为明确诊断应进一步做哪些检查?

　　2. 该病原体的传播途径?

　　3. 该病的主要预防措施?

思　考　题

1. HIV 的传染源与传播途径有哪些?
2. HIV 的致病机制及临床表现。
3. HIV 实验室诊断的主要方法。
4. 人类嗜 T 细胞病毒与哪些疾病有关?

（姚淑娟）

第二十二章

其他病毒及朊粒

22章 数字内容

学习目标

1. 掌握狂犬病病毒的致病性及防治原则；朊粒所致疾病。

2. 熟悉狂犬病病毒的生物学特性；人乳头瘤病毒所致疾病；朊粒的生物学特性。

3. 了解狂犬病病毒的微生物学检查；朊粒的微生物学检查及防治原则。

第一节　狂犬病病毒

狂犬病病毒（rabies virus）是一种嗜神经病毒，属于弹状病毒科（Rhabdoviridae）狂犬病病毒属（*Lyssavirus*），主要侵犯中枢神经系统，可以引起犬、猫和多种野生动物的自然感染，并可通过动物咬伤和密切接触等在动物间或动物和人类间传播而引起狂犬病。狂犬病又称恐水症，是一种人畜共患病，在世界的大部分地区都有。一旦发病，死亡率几乎达100%，是我国目前死亡率最高的传染病。预防狂犬病的发生尤为重要。

一、生物学特性

狂犬病病毒形如子弹状，一端钝圆，另一端扁平。直径50~90nm，长100~430nm，有包膜，包膜表面有糖蛋白刺突。核衣壳呈螺旋对称，由单负链RNA、核蛋白、多聚酶蛋白和基质蛋白组成（图22-1）。

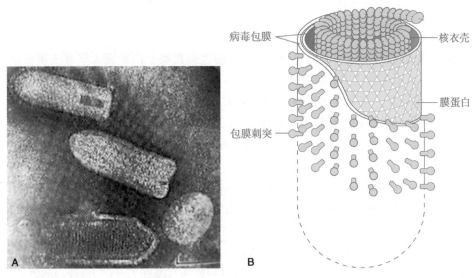

图22-1　**狂犬病病毒的形态与结构**

狂犬病病毒的动物感染范围较广，所有温血动物均对该病毒易感，在家畜中，犬、猫和牛最易感。小鼠和地鼠是实验室中常用的敏感动物。病毒在易感动物或人的中枢神经细胞（主要是大脑海马回的锥体细胞）中增殖时，可在胞质内形成一个或多个、圆形或椭圆形的嗜酸性包涵体，称内氏小体（Negri body）（图22-2），可作为辅助诊断狂犬病的指标。

狂犬病病毒只有一个血清型。但近年来发现，狂犬病病毒的包膜糖蛋白可以发生抗原性变异，出现抗原性不同的毒株。

从自然感染的动物体内分离到的病毒称为野毒株（wild strain）或街毒株（street strain）。将野毒株接种动物后，动物发病的潜伏期长，但自脑外部位接种后容易侵入脑组织引起发病。将野毒株在家兔脑内连续传代后，病毒对家兔致病的潜伏期随传代次数的增加而逐渐缩短；传代至50代左右时，潜伏期可由原来的4周左右缩短为4~6d。这种变异的狂犬病病毒被称为固定毒株（fixed strain），其重要特点是对犬或人的致病性明显减弱，对犬进行脑外途径接种时，不能侵入脑组织引起狂犬病。用固定毒株制成灭活疫苗，可预防狂犬病的发生。

狂犬病病毒对理化因素抵抗力不强，易被日光、紫外线、酸碱、脂溶剂、肥皂水、去垢剂等灭活。病毒悬液56℃ 30~60min或100℃ 2min即可丧失活性。但在脑组织内的病毒于室温或4℃条件下可保持传染性1~2周。冷冻干燥的病毒能保存数年。

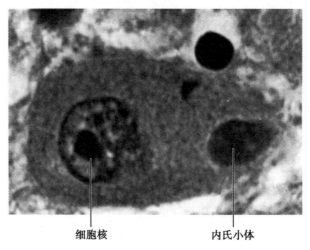

细胞核　　　　　内氏小体

图 22-2　狂犬病病毒的内氏小体

二、致病性与免疫性

狂犬病病毒能自然感染多种家畜和野生动物。病犬是发展中国家狂犬病的主要传染源,其次是猫、猪、牛、马等。由于发达国家的狂犬病已经受到有效控制,蝙蝠、狐狸、臭鼬和浣熊等野生动物逐渐成为重要传染源。患病动物的唾液中含有大量的病毒。人对狂犬病病毒普遍易感。唾液中的病毒通过咬伤、抓伤等各种伤口侵入人体,并且黏膜也是病毒的重要入侵门户,如患病动物的唾液污染眼结膜等,也可引起发病。狂犬病患者的唾液中虽含有少量病毒,但人传人的病例极为罕见。

人被狂犬咬伤后的发病率为 30%~60%。潜伏期通常为 3~8 周,短者 10d,长者可达数月或数年。咬伤部位距头部愈近伤口愈深或伤者年龄愈小,则潜伏期越短。此外,入侵病毒的数量、毒力以及宿主的免疫力等因素也与狂犬病的发生有关。在动物发病前 5d,其唾液中即含有病毒。病毒进入人体后,首先在伤口局部的横纹肌细胞中少量增殖,再进入末梢神经组织,亦可不经增殖,直接侵入末梢神经组织;随后病毒沿神经轴索上行至中枢神经系统,引起急性弥漫性脑脊髓炎;最后病毒从中枢神经下行,向周围神经扩散,到达唾液腺和其他组织。

典型的临床表现是早期对刺激兴奋性增高,表现为恐惧不安,对声、光、风刺激均高度敏感。恐水是其特有的症状,患者在吞咽、饮水、听到水声时均引起严重的喉头肌肉痉挛,故又称恐水病(hydro-phobia)。经 3~5d 后,患者转入麻痹期,最后因昏迷、呼吸及循环衰竭而死亡,若未及时救治,病死率近乎达 100%。

病毒包膜糖蛋白和核蛋白均含有中和抗原表位和 T 细胞表位,可诱导机体产生免疫应答。中和抗体对狂犬病病毒感染有免疫保护作用。

三、微生物学检查法

人被犬或其他动物咬伤后,检查动物是否患有狂犬病,对采取防治措施极为重要。一般不宜将动物立即杀死,应隔离观察 7~10d,若不发病,一般可认为该动物不是狂犬病或咬人时唾液中尚无狂犬病病毒。若在观察期间发病,即将其杀死,取脑海马回部位组织涂片,用免疫荧光抗体法检查病毒抗原,同时作组织切片检查内氏小体。或者将动物 10% 脑组织悬液接种于小鼠脑内,再检查发病小鼠脑组织中的内氏小体或病毒抗原,可以提高阳性检出率。

人狂犬病的实验室诊断方法包括检测病毒抗原或抗体、检测内氏小体或病毒的分离培养等。此外,也可用 RT-PCR 法检测标本中的狂犬病病毒 RNA。

四、防治原则及护理要点

（一）防治措施

捕杀野犬,加强家犬管理,注射犬用疫苗,是预防狂犬病的主要措施。开展人群预防接种是控制狂犬病发生的关键。

人被可疑患病动物咬伤后,应立即采取下列措施:

1. 伤口处理　立即用3%~5%肥皂水、0.1%新洁尔灭或清水反复冲洗伤口至少30min,再用75%乙醇及碘伏反复涂擦消毒,彻底清洗伤口可明显降低发病率。

2. 被动免疫　用高效价抗狂犬病病毒血清或狂犬病免疫球蛋白在伤口周围与底部行浸润注射及肌内注射,剂量为40U/kg。如与狂犬病疫苗联用效果更佳。治疗时应注意同时注射TAT(破伤风抗毒素),防止破伤风杆菌感染。

3. 疫苗接种　狂犬病的潜伏期一般较长,人被咬伤后如及早接种疫苗,可以预防发病。我国目前使用的是人二倍体细胞培养制备的狂犬病病毒灭活疫苗,于第0、3、7、14和28d各行肌内注射1ml,全程免疫后7~10d可产生中和抗体,保持免疫力1年。一些有接触病毒危险的人员(兽医、动物管理员和野外工作者等)亦需应用疫苗预防感染。可分别于0、7、21或28d接种狂犬疫苗3次,并定期检查血清抗体水平,及时进行加强免疫。对伤口严重者,可联合使用人源抗狂犬病免疫球蛋白(human anti-rabies immune globulin,RIG)或马源抗狂犬病免疫球蛋白(ERIG),且在完成疫苗的全程免疫后,加强免疫2~3次。进行被动免疫时需要预先进行皮肤敏感试验。

（二）护理要点

严格隔离患者,避免一切不必要的刺激。病室应保持适宜的温度,注意通风。避免噪声,对躁动不安、恐怖、幻视、幻听患者,加床栏保护或适当约束,防止外伤或坠床。及时清除口腔及呼吸道分泌物,以保持呼吸道通畅。呼吸肌持续痉挛者,给予氧气吸入及镇静剂。必要时行气管切开术或气管插管术或使用人工呼吸机辅助呼吸。注意对患者的心理护理。

第二节　人乳头瘤病毒

人乳头瘤病毒(human papillomavirus,HPV)属于乳头瘤病毒科(Papillomaviridae)乳头瘤病毒属(*Papillomavirus*),是一组无包膜的环状双链DNA病毒,有170多个型别。HPV主要侵犯人的皮肤和黏膜组织,引起增生性病变,如寻常疣(verruca vulgaris)、尖锐湿疣(condyloma acuminatum)和宫颈癌(cervical cancer)等。

一、生物学性状

人乳头瘤病毒呈球形,直径52~55nm,二十面体立体对称,无包膜。病毒核酸为双链环状DNA。根据病毒核苷酸序列的不同,现已发现HPV有170多个血清型。

二、致病性与免疫性

HPV具有宿主和组织特异性,人是HPV唯一的自然宿主,皮肤受日光、紫外线等照射造成的微小损伤,以及其他理化因素造成的皮肤、黏膜损伤均可为HPV感染创造条件。病毒主要通过直接接触感染者的病变部位或间接接触被病毒污染的物品等进行传播。生殖道感染与性行为,尤其与性行为活跃度密切相关,HPV阳性率与性伴侣数量呈正相关,故HPV是性传播疾病的病原体,所引起的生殖道感染属于性传播疾病(STD)。患有生殖道HPV感染的母亲在分娩过程中,可通过母婴垂直传播引起新生儿感染。病毒感染仅停留于局部皮肤和黏膜中,不形成病毒血症。

HPV 感染的基本特征是引起细胞增生。HPV 在细胞内复制能诱导表皮的基底细胞过度增生,使表皮变厚、角质化。某些型别的 HPV 感染细胞后,病毒的基因组可整合于宿主细胞基因组中,引起细胞转化,与生殖道癌前病变和恶性肿瘤的发生密切相关。

根据感染部位不同,HPV 分为嗜皮肤性和嗜黏膜性两大类。嗜皮肤性 HPV 主要引起各种类型的皮肤疣,如寻常疣、跖疣、扁平疣、屠夫疣和疣状表皮增生异常等。扁平疣、跖疣等多属于自限性或一过性损害,而且病毒只停留在局部皮肤和黏膜中,不产生病毒血症。嗜黏膜性 HPV 主要感染生殖道和呼吸道的黏膜,引起生殖道尖锐湿疣、喉乳头瘤及子宫颈癌等。

尖锐湿疣主要由 HPV6、HPV11 感染泌尿生殖道引起,也称生殖器疣,属于性传播疾病,近年发病率有增高趋势。女性感染部位主要是阴道、阴唇和宫颈;男性多见于外生殖器、肛周等部位。尖锐湿疣很少癌变,故 HPV6、HPV11 属于低危型 HPV。

宫颈癌等生殖道恶性肿瘤主要与多型别高危性 HPV 感染有关。病毒感染引起宫颈、外阴及阴茎等生殖道上皮肉瘤样变,长期发展可成为恶性肿瘤,最常见为子宫颈癌。子宫颈癌的发生主要与 HPV16、HPV18、HPV31 和 HPV33 等高危型 HPV 感染有关。

HPV 感染后,机体可以产生特异性抗体,但该抗体没有保护作用。在退化的疣组织周围有大量的单核细胞、CD4 和 CD8 T 细胞浸润,说明 HPV 感染可激发机体的细胞免疫反应。

三、微生物学检查法

微生物学检查是用免疫学方法检测病变组织中的 HPV 抗原,用核酸杂交法和 PCR 法检测 HPV 的 DNA。血清学诊断多采用基因工程表达的病毒抗原检测患者血清中特异性抗体。

四、防治原则

皮肤黏膜感染主要通过接触传播,所以避免接触感染部位是预防其感染的重要方法。其中生殖道 HPV 感染引起的尖锐湿疣主要通过性接触传播,因此,加强性安全宣传教育和杜绝不洁性行为,对预防尖锐湿疣和宫颈癌的发生十分重要。

由 L1 蛋白制备的 HPV 病毒样颗粒疫苗(human papillomavirus virus-like particle vaccine,HPV VLP vaccine),包括 HPV 二价(16、18 型)疫苗、HPV 四价(6、11、16、18 型)疫苗和 HPV 九价(6、11、16、18、31、33、45、52、58 型)疫苗,可预防宫颈癌及生殖器疣等。局部药物治疗或冷冻、电灼、激光、手术等疗法可去除皮肤黏膜的寻常疣和尖锐湿疣。

知 识 拓 展

人乳头瘤病毒疫苗

1978 年,德国科学家 Harald zur Hausen 发现人乳头瘤病毒与宫颈癌的发生有关,此后,科学家们研究了人乳头状瘤病毒诱发宫颈癌的机制,在此基础上研发出第一个癌症疫苗,即宫颈癌疫苗,为很多人提供了免疫保护,也为人类攻克其他癌症提供借鉴。Harald zur Hausen 因此获得 2008 年度诺贝尔生理学或医学奖。

HPV 疫苗可分为预防性和治疗性疫苗两大类。HPV 预防性疫苗的目的是刺激机体产生特异性中和抗体,保护健康接种人群降低肿瘤的发生率,预防性疫苗的最佳靶抗原是衣壳蛋白 L1 和 L2。HPV 治疗性疫苗的目的是激发细胞介导的免疫反应,以帮助宿主清除细胞内已经感染的病毒,控制肿瘤的进展。

Note:

第三节 朊 粒

朊粒(prion)又称传染性蛋白粒子或朊病毒,是一种由正常宿主细胞基因编码的构象异常的蛋白质,不含核酸,具有自我复制能力,目前认为是人和动物的传染性海绵状脑病(transmissible spongiform encephalopathy,TSE)的病原体。

1982年美国学者Prusiner SB首次证实羊瘙痒病致病因子的本质是一种传染性蛋白颗粒(protein-aceous infectious particle),并将其命名为"prion"。

一、生物学性状

朊粒是一种不含脂类的异常折叠的疏水性糖蛋白,称朊蛋白(prion protein,PrP)。由于这种蛋白质大量存在于TSE感染的人和动物组织中,与致病和传染有关,也称为羊瘙痒病朊蛋白(scrapie iso-form of PrP,PrP^{sc})。PrP^{sc}分子量为27~30kD,对蛋白酶有抗性,不溶于去污剂。人类和多种哺乳类动物的染色体中都存在编码PrP的基因,其编码的PrP前体蛋白分子量为33~35kD,对蛋白酶敏感,可溶于非变性去污剂,没有致病性,称为细胞朊蛋白(cellular isoform of PrP,PrP^c)。

PrP^{c}与PrP^{sc}的一级结构完全相同,但空间结构存在着明显的差异。对重组PrP^{c}分子高级结构的分析结果显示,PrP^{c}中有3个α-螺旋结构和2个β-片层结构,PrP^{sc}中有2个α-螺旋结构和4个β-片层结构(图22-3)。

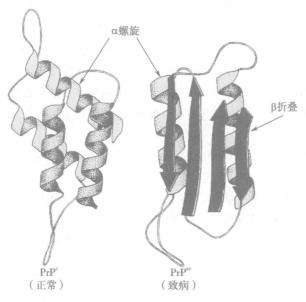

α螺旋

β折叠

PrP^c
(正常)

PrP^{sc}
(致病)

图22-3 PrP^{c}与PrP^{sc}的三维结构模式图

人类的PrP基因位于第20号染色体的短臂上,PrP基因编码产生的PrP^{c}可转变成PrP^{sc}。PrP^{sc}是由于PrP^{c}发生蛋白质错误折叠,部分α-螺旋变构为β-折叠,α-螺旋减少而β折叠增加,三维构象发生变化而产生的。这种结构上从α-螺旋到β-折叠的转变可能是导致朊粒致病的基础条件。PrP与目前已知的任何蛋白质都不具有同源性,可能是一个独立的蛋白家族。

促使PrP^{c}转变成PrP^{sc}的原因可能是:①外源性朊粒侵入,与体内PrP^{c}结合催化其转变为PrP^{sc},常见于传染性朊粒病。②体内PrP基因突变使PrP^{c}结构失去稳定性,自发转变为PrP^{sc},见于遗传性朊粒病。③自发性的PrP^{c}异常折叠形成PrP^{sc},这种情况少见,可见于散发性朊粒病。

朊粒对理化因素有强大的抵抗力。能抵抗蛋白酶K的消化作用;对核酸酶、紫外线等降解核酸的处理不敏感；对甲醛(18%)、戊二醛、β-丙内酯(1%)、甲醇、乙醇、丙醇、过锰酸钾、碘、过氧乙烯、非离子型或弱离子型去污剂等化学消毒剂不敏感；标准的高压蒸汽灭菌法和 γ 射线均不能使之灭活；对乙醚、丙酮和环氧乙烷等中度敏感。目前灭活 prion 的方法是：室温 20℃、用 1mol/L NaOH 溶液处理 1h 后，再高压蒸汽灭菌 134℃ 2h。

二、致病性与免疫性

朊粒病是一种人和动物的致死性中枢神经系统慢性退行性疾病，潜伏期长，可达数年至数十年之久，一旦发病即呈慢性进行性发展，最终死亡。其病理特点是中枢神经细胞空泡化，弥漫性神经细胞缺失，胶质细胞增生，淀粉样斑块形成，脑组织海绵状改变等，故又称为传染性海绵状脑病。临床表现为痴呆、共济失调、震颤等中枢神经系统症状。朊粒的致病机制尚未明了，目前认为致病因子可以通过破损的皮肤、黏膜或消化道进入机体，在附近淋巴结增殖后，再扩散到脾脏及其他淋巴器官，最后定位于中枢神经系统而致病。

主要的人类和动物朊粒病：

1. **羊瘙痒病（scrapie of sheep and goat）** 是最早被发现的动物传染性海绵状脑病，好发于绵羊和山羊。一般潜伏期 1～3 年，病羊以消瘦、步态不稳、脱毛、麻痹等为临床特征；因病羊瘙痒，常在围栏上摩擦身体而得此病名。此病若在羊群中流行病死率极高，在亚洲、欧洲和美洲均发现羊瘙痒病病例。

2. **牛海绵状脑病（bovine spongiform encephalopathy，BSE）** 是一种新发现的牛传染性海绵状脑病。1986 年英国首先报道，并蔓延到其他 12 个欧洲国家，美国、日本及加拿大等国也有个别报道。中国尚未发现有此病。该病潜伏期为 4～5 年，发病后期病牛出现明显的运动失调、震颤、恐惧、狂躁等症状，故俗称疯牛病(mad cow disease)。已证实，疯牛病的病原体源于羊瘙痒病病羊内脏、肉骨粉制作的饲料，PrP^{sc} 致病因子经由此途径进入牛的食物链而导致感染，并在牛群中流行。

3. **库鲁病（Kuru disease）** 是一种古老的人类传染性海绵状脑病。此病仅发生于大洋洲巴布亚新几内亚高原 Fore 部落里的土著人中。本病潜伏期长，可能数年甚至长达 30 年。临床表现早期以共济失调、颤抖等神经系统症状为主，故称 Kuru(当地土语 Kuru 为颤抖之意)；病情晚期患者多继发感染死亡。

4. **克雅病（Creutzfeld-Jakob disease，CJD）** 此病是人类最常见的传染性海绵状脑病。此病呈世界性分布，好发年龄多在 50～75 岁，发病率约为百万分之一。潜伏期 10～15 年，最长可达 40 年以上。临床表现为进行性发展的痴呆、肌痉挛、小脑共济失调、运动性失语，并迅速发展为半瘫、癫痫，甚至昏迷。患者最终死于感染或中枢神经系统功能衰竭。

5. **变异型克雅病（variant CJD，vCJD）** 本病是 1996 年 3 月由英国 CJD 监测中心首先报道的一种新现人类传染性海绵状脑病。vCJD 与典型 CJD 在易感年龄、临床症状与病程、脑电图、影像学以及病理学改变等方面均有明显的不同，故将该病称为变异型克雅病。

此外，人类的朊粒病还包括较罕见的格斯特曼综合征(GSS)和致死性家族失眠症(FFI)。

三、微生物学检查法

免疫组化技术是目前确诊传染性海绵样脑病的最可靠办法。取可疑患者的脑组织或非神经组织切片，经处理使其感染性消失并破坏 PrP^{c} 后，用单克隆抗体或多克隆抗体检测 PrP^{sc}。

另一种简单而敏感的诊断方法是用蛋白印迹(Western blotting)检测 PrP^{sc}。还可从患者外周血白细胞中提取 DNA，对朊粒基因进行分子遗传学分析，协助诊断家族性克雅病患者。

四、防治原则

目前朊粒病尚无疫苗可供预防，也缺乏有效的治疗方法，主要针对本病的可能传播途径采取预防

Note:

措施。对患者的血液、体液及手术器械等污染物应进行彻底消毒,彻底销毁含致病因子的动物尸体、组织块或注射器。严禁朊粒病患者和任何退行性神经系统疾病患者的组织和器官用于器官移植。医护人员在诊疗过程中应严格遵守安全规程,加强防范意识,注意自我保护。禁止用动物的骨肉粉作为饲料喂养牛羊等反刍类动物,以防止致病因子进入食物链。对从有 BSE 的国家进口的活牛或牛制品须进行严格的检验检疫,防止输入性感染。

案　例

　　患儿,男,9 岁。1 个月前右下肢被流浪狗咬伤,伤口面积不大且出血少,未做处理。1 周前出现发热、咬伤处麻木、刺痛入院。入院后出现烦躁不安、哭闹、痉挛、呼吸困难。次日出现呼吸困难加重、流涎,见光、遇风、听见水滴声均可诱发喉肌痉挛和抽搐,入院 5d 后死亡。

　　问题:

　　1. 该患者最可能是什么疾病?

　　2. 人一旦被犬等动物咬伤,应采取哪些措施?

思　考　题

1. 简述狂犬病的防治原则。
2. 试述内氏小体的定义。
3. 试述人乳头瘤病毒的致病特点。
4. 朊粒导致的人和动物疾病有哪些? 这些疾病有何共同特点?
5. 试述 PrP^{sc} 和 PrP^{c} 的主要区别。

(姚淑娟)

第三篇

真 菌 学

URSING

第二十三章

真菌学总论

23章 数字内容

学 习 目 标

1. 掌握真菌、病原性真菌的定义;真菌的致病性。

2. 熟悉真菌按形态和结构的分类;真菌的培养和抵抗力;真菌的免疫性。

3. 了解真菌细胞结构;真菌与细菌的区别;真菌的菌丝和孢子各种形态;真菌与人的利害关系;真菌的防治。

真菌(fungus)是一类独特的真核细胞型微生物,独立成界,即真菌界。细胞内有典型的细胞核和完整的细胞器,具有比细菌更高等的生物学性状,多营腐生或寄生方式生存,有性或无性生殖。真菌不分化根、茎、叶,胞质内缺乏植物的叶绿素,依靠细胞壁吸收有机物为生。绝大多数真菌为多细胞结构,少数真菌为单细胞结构。

真菌种类繁多,分布广泛,与人类的关系错综复杂。在目前已知的真菌物质中,绝大多数真菌对人类无害,甚至是有益的,只有少数真菌能引起人类致病。真菌对人类的益处不胜枚举,如酵母菌可用于食品加工,食用菌蘑菇、香菇、木耳、虫草等是人类的食品,腐生真菌参与生物再循环,可提炼青霉素、头孢等抗生素,可生产免疫抑制剂等。真菌对人类的害处主要表现为直接或间接引发的真菌病(mycosis)。目前被确认为致病菌的真菌约400余种,包括病原菌、机会致病菌、引起中毒性与超敏反应性疾病的真菌,以及与人类某些肿瘤发生有关的真菌。主要集中在①子囊菌门,如毛癣菌属(*Trichophyton spp.*)、曲霉属(*Aspergillus spp.*)等;②担子菌门,如蘑菇、灵芝等食用菌、隐球菌属(*Cryptococcus spp.*);③接合菌门,如毛霉属(*Mucor spp.*)、根霉属(*Rhizopus spp.*)等。

近年来,因艾滋病、糖尿病、肿瘤患者日益增多,抗肿瘤药物、抗真菌药物、免疫抑制剂等应用以及介入、插管、器官移植、化疗等诊疗技术的开展,导致的机体免疫力低下,真菌病的发病率呈明显上升。学习真菌的基本性状及常见的致病性真菌,对护理真菌病患者十分必要。

第一节　真菌的生物学性状

真菌属于真核细胞型微生物,与其他真核生物细胞结构相似,由细胞壁、细胞质膜、细胞质、细胞核构成(图23-1)。细胞壁厚且坚硬,其厚度与菌龄相关,不同类型真菌细胞壁化学成分不同。主要成分为己糖或氨基糖构成的多糖链,如几丁质、蛋白质、纤维素、类脂等。不含肽聚糖,故青霉素类抗生素对真菌无作用。细胞膜含固醇,包绕细胞质。细胞质中含各种细胞器,如泡囊、线粒体、内质网、核蛋白体等。高尔基体只在少数真菌中出现。此外,胞质内还含有真菌细胞特有的沃鲁宁体、膜边体等细胞器。沃鲁宁体(woronin body)源自过氧化体,圆形或卵圆形,核心致密,由一层膜组成,常出现于隔膜附近。其主要功能相当于塞子,在菌丝体受伤后将隔膜孔堵住,以免细胞质流出。膜边体(lomasome):又称须边体或者质膜外泡,是一种位于菌丝周围的质膜与细胞壁间,由单层膜包裹的细胞器。细胞核由双层核膜包裹,有特殊等核膜孔,多数只有一个核仁。

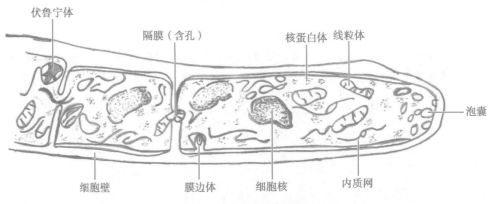

图 23-1　真菌细胞结构示意图

真菌的繁殖力强,繁殖与传播速度快。多以无性繁殖为主,少数为有性生殖。培养所需营养要求不高,通常采用沙保培养基,可形成酵母型、类酵母型和丝状菌落三种类型菌落。真菌对干燥、紫外线等抵抗力强,对热、甲醛等敏感。抗生素对真菌无作用,对激素类药物敏感。

Note:

一、形态与结构

真菌与细菌相比，大小、形态、结构及组成与细菌有较大差异（表23-1）。真菌比细菌结构复杂，比细菌大几倍至几十倍。根据其形态和结构，可分为单细胞真菌和多细胞真菌两种类型。单细胞真菌分为酵母型和类酵母型，多细胞真菌由菌丝和孢子构成。

表23-1　**真菌与细菌的区别**

	真菌	细菌
细胞	真核细胞	原核细胞
大小	比细菌大几倍至几十倍	小
细胞核	有核膜、核仁	只有核质，没有核膜、核仁
细胞壁	无肽聚糖	有肽聚糖
细胞膜	含固醇	不含固醇
细胞器	线粒体、内质网、核糖体等	只有核糖体
结构复杂程度	结构复杂	简单
对青霉素等抗生素的敏感性	不敏感	敏感
代谢	主要是需氧菌；无光合作用的异养	专性需氧菌和厌氧菌，兼性厌氧菌

（一）单细胞真菌

单细胞真菌呈圆形或卵圆形，常见的有酵母型和类酵母型真菌两大类，均以出芽方式繁殖。

1. **酵母型真菌**（yeast）　无菌丝，由母细胞以芽生方式繁殖，其菌落与细菌的菌落相似。如酵母菌、新生隐球菌等。

2. **类酵母型真菌**（yeast-like fungus）　母细胞以芽生方式繁殖，芽体离开母体时，产生藕节状不断延长且不脱离母细胞、不断裂的丝状体伸进培养基内，称假菌丝（pseudohypha）。其菌落与酵母菌相似，因假菌丝在培养基中联结形成假菌丝体，故称类酵母菌。如白假丝酵母菌等。

（二）多细胞真菌

多细胞真菌大多长出菌丝和孢子，交织成团，称丝状菌（filamentous fungus），又称霉菌（mold）。不同种类真菌的菌丝和孢子的形态各异（图23-2），是鉴别多细胞真菌的重要标志。

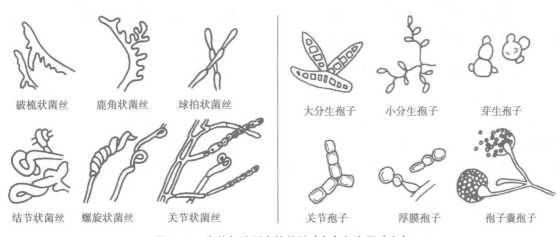

| 破梳状菌丝 | 鹿角状菌丝 | 球拍状菌丝 | 大分生孢子 | 小分生孢子 | 芽生孢子 |
| 结节状菌丝 | 螺旋状菌丝 | 关节状菌丝 | 关节孢子 | 厚膜孢子 | 孢子囊孢子 |

图23-2　**真菌各种形态的菌丝（左）和孢子（右）**

1. **菌丝**（hypha）　真菌成熟的孢子在基质上出芽产出芽管，逐渐延长产生分支或由一段菌丝细胞增长所形成的细丝，称为菌丝。许多菌丝交织在一起所形成的营养体，称为菌丝体（mycelium）。

菌丝因不同真菌的生物学特性不同而形态各异(图23-2),如形成结节状、螺旋体状、鹿角状、球拍状、破梳状、关节状等,据此可鉴别真菌。

有些菌丝细胞壁向内环状生长形成的横隔,称为隔膜(septum)。隔膜将菌丝分成如竹节状成串细胞,细胞质可通过隔膜中间孔在菌丝中流动。根据菌丝是否有隔膜可分为有隔菌丝(septate hypha)和无隔菌丝(aseptate hypha),多数致病性真菌为有隔菌丝,致病性接合菌多为无隔菌丝。无隔菌丝含多个细胞核。

根据菌丝形态和功能,可分为气生菌丝和营养菌丝。有的菌丝如植物根部伸入培养基或寄生物体中吸取营养,称为营养菌丝(vegetative mycelium);有的菌丝向空间生长,称为气生菌丝(aerial mycelium)。一些气生菌丝能产生形态各异的孢子,称为生殖菌丝(reproductive mycelium)。

2. 孢子(spore) 是由生殖菌丝产生的真菌繁殖结构,圆形或卵圆形。一条菌丝可形成多个孢子,在适宜环境时,每个孢子又可发芽形成菌丝。孢子对热抵抗力不强,湿热 60~70℃ 时迅速死亡。孢子也是真菌鉴定和分类的主要依据,按其繁殖方式分为有性孢子和无性孢子两类。

(1) 有性孢子:是由两个不同性细胞或性器官通过质配、核配、减数分裂后产生的孢子。质配(plasmogamy)是指两个性细胞或性器官的细胞质连同细胞核结合在一个细胞中。核配(karyogamy)是指经质配进入同一细胞内的两个细胞核进行配合,形成二倍体细胞核。减数分裂(miosis)是在核配后,二倍体细胞发生减数分裂,细胞核内染色体数目减半,回到单倍体。绝大多数非致病性真菌产生有性孢子。

(2) 无性孢子:是指不经过两性细胞的结合(即细胞核融合),直接由菌丝上的细胞分化或出芽所形成的孢子。致病性真菌多数产生无性孢子。按形态分为叶状孢子、分生孢子和孢子囊孢子。

1)叶状孢子:菌丝细胞直接形成的生殖孢子,包括芽生孢子、厚膜孢子和关节孢子。①芽生孢子(blastospore):有些菌丝出芽形成的圆形或卵圆形孢子。如白假丝酵母菌、圆酵母菌等。②厚膜孢子(chlamydospore):亦称厚壁孢子,由菌丝胞质浓缩,胞壁增厚,顶端或中间变圆形成。是真菌休眠细胞,在适宜条件下可再发芽繁殖。③关节孢子(arthrospore):由菌丝细胞分化出隔膜,隔断成长方形节段而成。在陈旧培养基中常见。

2)分生孢子:通常是从菌丝分支顶端或分生孢子梗顶端分化而成,是真菌中最常见的一种无性孢子。其大小、形态、颜色及生长方式各异,可作为真菌鉴定及分类的依据。根据形成孢子的大小和数量,可分为大分生孢子和小分生孢子。大分生孢子(macroconidium):多细胞性,孢子体积较大,形态多样,如梭形、棍棒状、镰刀状等。小分生孢子(microconidium):单细胞性,孢子体积较小,壁薄。形态亦多样,如梨形、球形、卵形等。

3)孢子囊孢子:是由囊内原生质体割裂方式形成的囊状结构,位于胞囊梗顶端。形态多样,多呈圆形或卵圆形。囊内形成大量孢子,待囊成熟后,孢子破囊壁而释出。

二、培养特性

营养要求不高,常用沙保弱(或英译为沙保罗)葡萄糖琼脂培养基(Sabouraud dextrose agar medium,SDA)、玉米琼脂培养基(Corn meal agar,CMA)、察氏培养基(Czapek-Dox agar,CDA)、马铃薯葡萄糖琼脂培养基(Potato dextrose agar,PDA)等。因不同真菌在不同培养基上形态各异,不同培养基用途不同。为了统一观察不同真菌形态标准,SDA 是最常用于鉴定使用的标准培养基。该培养基成分简单,主要含有蛋白胨、葡萄糖、氯化钠和琼脂。最适宜的 pH 为 4.0~6.0,最适宜的生长温度为 22~28℃,但某些深部感染的真菌其最适生长温度为37℃,需较高的湿度与氧浓度。浅部感染性真菌生长缓慢,培养 1~4 周长出典型的菌落,常加抗生素入培养基抑制细菌生长;深部感染性真菌的培养条件与一般病原性细菌相似,生长较快,培养 2~4d 可长出典型的菌落。

SDA 培养基上,真菌可形成酵母型、类酵母型和丝状三种类型的菌落:

1. **酵母型菌落(yeast type colony)** 单细胞真菌形成,与一般细菌菌落相似,光滑湿润,柔软致密,显微镜下观察可见单细胞性的芽生孢子,无菌丝,如新生隐球菌菌落。

2. **类酵母型菌落**(yeast-like type colony)　单细胞真菌出芽后,芽管延长形成假菌丝,由菌落向下生长,伸入培养基内,外观似酵母型菌落,如白假丝酵母菌菌落。

3. **丝状型菌落**(filamentous type colony)　多细胞真菌形成,由疏松的菌丝体构成,呈棉絮状、绒毛状或粉末状,菌落正反两面可呈现不同的颜色,这些特征可作为鉴定真菌的参考,如霉菌菌落。

三、变异性和抵抗力

真菌极容易发生变异,在培养基上经多次传代或培养过久,其形态、结构、菌落及各种生理性状均可发生改变。如有些真菌(如组织胞质菌、孢子丝菌、马尔尼菲青霉菌等)在不同的环境条件下出现两种形态互变,称为二相性真菌(亦称双向型真菌)。此类真菌在含血液培养基上或37℃形成酵母型菌落,而在一般培养基上或25℃形成丝状菌落。

知 识 拓 展

马尔尼菲青霉

马尔尼菲青霉(Penicillium marneffei)是青霉属中唯一呈双相型的机会性致病菌,即在25℃时为菌丝相,在37℃时为酵母型。在25℃培养时,生长较快,菌落由最初的淡黄色绒毛状变为棕红色,有皱褶,可产生玫瑰红色色素。镜下可见有隔菌丝,分生孢子梗光滑,帚状枝分散,双轮生,瓶梗顶端变窄,分生孢子球形,呈链状排列。37℃酵母型可见圆形或长方形的关节孢子。

马尔尼菲青霉菌引起的马尔尼菲青霉病是一种严重的深部感染真菌病,该病可罕见发生于健康者,更多见于免疫缺陷或免疫功能抑制者。该病好发于东南亚地区,我国广东、广西也有报道。随着HIV感染者日见增多,马尔尼菲青霉菌病报道也逐年增加。主要累及单核巨噬细胞系统,常广泛播散至肺、肝、皮肤、淋巴结等全身多种组织和器官,临床表现主要为发热、畏寒、咳嗽、咳痰、消瘦乏力、肝和脾及浅淋巴结肿大、皮疹、皮下结节或脓肿等,病死率高。

真菌对热的抵抗力不强,孢子不同于细菌芽孢,一般湿热60℃ 1h,菌丝及孢子均可被杀死。对2%石炭酸、2.5%碘酊或10%甲醛溶液较敏感,但对干燥、日光、紫外线及一般消毒剂有较强的抵抗力。对常用抗生素不敏感。灰黄霉素、制霉菌素、两性霉素B、克霉唑、酮康唑、伊曲康唑等对多种真菌有较强的抑制作用。

第二节　真菌的致病性、免疫性与防治原则

真菌中少数的致病菌和机会性致病菌感染人,引发致病性真菌感染、机会致病性真菌感染、超敏反应性疾病及毒素中毒性疾病。人体感染真菌后,固有免疫协同适应性免疫发挥抵抗真菌免疫应答。真菌感染较难根治,通常以去除诱因,避免接触为主。

一、真菌的致病性

对人体有致病作用的真菌已逾数百种。真菌的致病性比细菌、病毒弱,但它可通过多途径、多种机制使机体患真菌病。由致病性真菌和机会致病性真菌引起的疾病统称为真菌病(mycosis)。一种真菌可引发不同类型疾病,同一疾病也可由多种真菌引发。真菌感染多为继发感染,由机会致病性真菌引起。少数为致病菌引发的原发性感染。某些真菌产生毒素甚至可致癌。如白假丝酵母菌、烟曲

霉、黄曲霉的细胞壁糖蛋白有内毒素样活性,能引起组织化脓性反应和休克;白假丝酵母菌具有黏附人体细胞的能力与致病性有关;荚膜组织胞质菌、皮炎芽生菌、新生隐球菌等有抗吞噬作用等。此外,真菌还可能引发各类超敏反应性疾病。

真菌所致疾病主要有如下 4 种形式:

（一）致病性真菌感染

主要为浅部真菌的外源性感染。如皮肤癣菌有嗜角质性,能产生角蛋白酶水解角蛋白,在感染的局部如表皮、毛发和指(趾)甲等部位大量繁殖,引起局部炎症等病变。深部真菌具有抗吞噬作用,感染后被吞噬细胞吞噬而不被杀死,能在细胞内繁殖,引起慢性肉芽肿或组织溃疡、坏死。

（二）机会致病性真菌感染

主要为内源性真菌感染,如白假丝酵母菌、曲霉菌、毛霉菌、马尔尼菲青霉菌等。此类真菌致病力不强,对正常机体感染率低,常在机体免疫力低下或菌群失调时致病。好发于肿瘤、免疫缺陷、糖尿病、烧伤、长期使用广谱抗生素、糖皮质激素、放疗或化疗等患者。此外,手术、导管、插管等也为真菌感染提供了门户。

（三）超敏反应性疾病

某些真菌的孢子或菌丝被敏感体质人食入或吸入可引发不同类型的超敏反应。按接触部位可发生皮肤、呼吸道、消化道超敏反应。如:皮肤超敏反应有皮肤癣真菌引发的皮疹、荨麻疹、湿疹等;呼吸道超敏反应有支气管哮喘、过敏性皮炎等;消化道超敏反应由食入真菌性食物诱发。

（四）毒素中毒性疾病

某些真菌代谢产生毒素并污染粮食、食品或饲料,人或动物食入后可引起急性或慢性中毒,称为真菌中毒症(mycotoxicosis)。其表现因毒素不同而异,可引起肝、肾、神经系统的损害及造血功能障碍。与细菌性食物中毒不同,真菌中毒无急性胃肠炎症状,无传染性,但有明显的季节性和地区性。

此外,某些真菌的产物与肿瘤有关,如研究最多的黄曲霉毒素,毒性很强,小剂量即有致癌作用。在肝癌高发区,粮食和油料作物中的黄曲霉污染率很高,是肝癌病因中的重要因素之一。黄曲霉毒素能诱导 p53 抑癌基因突变,导致 p53 蛋白缺失,使肝细胞生长失控,引发肝癌。赭曲霉产生的黄褐毒素也是致癌的真菌毒素。

二、真菌的免疫性

真菌在自然界分布广泛,有较多机会接触人体,但人类真菌病的发病率不高,说明人体对真菌有一定的天然免疫力。但真菌感染一般不能形成稳定的适应性,免疫力不强。

（一）固有免疫

构成机体抗真菌固有免疫的因素主要包括:皮肤黏膜的屏障及分泌作用、正常菌群的拮抗作用、吞噬细胞的吞噬作用和体液中杀真菌物质的作用。皮肤黏膜一旦受损,真菌即可入侵。皮脂腺分泌的不饱和脂肪酸有杀真菌作用,由于儿童的分泌量比成人少,故儿童易患头癣。成人因掌跖部缺乏皮脂腺且局部汗多潮湿,故易患手足癣。人体的正常菌群对寄生部位(如口腔、肠道、阴道)的白假丝酵母菌等有拮抗作用,可防止其大量繁殖,若长期应用广谱抗生素,导致菌群失调,假丝酵母菌则大量繁殖,引起机会性感染。此外,吞噬细胞被激活后释放的 H_2O_2、次氯酸、防御素以及正常体液中存在的转铁蛋白、促癣吞噬肽等在抗真菌感染方面也起一定作用。

（二）适应性免疫

真菌入侵机体后,可激发机体适应性免疫应答。以细胞免疫为主,同时可诱发迟发型超敏反应。如患糖尿病二型、恶性肿瘤、艾滋病或长期应用免疫抑制剂导致细胞免疫功能低下者,均易发生真菌感染或播散性真菌感染。真菌感染也可刺激机体产生抗体,但抗体抗真菌的作用机制目前尚不清楚,即使有补体存在也不能将真菌完全杀灭。体液免疫对某些真菌感染有一定抵抗作用,如抗体可阻止某些深部真菌(如白假丝酵母菌)的再感染。

Note:

三、防治原则

真菌性疾病具有强传染力、传播速度快、易复发的特点,目前尚无特异性预防措施。皮肤癣菌感染的预防,主要是注意清洁卫生,以去除诱因,提高机体抵抗力。当皮肤破损、糜烂、潮湿时,更易引起感染,日常应注意:①避免与患者直接或间接接触,以切断传播途径;②注意皮肤卫生,保持皮肤清洁、干燥;③保持皮肤黏膜完整性,阻止皮肤癣菌感染。深部感染的真菌多为机会致病菌,应提高机体免疫力以防止感染。真菌性食物中毒应加强市场食品安全管理及卫生宣传,严禁销售和食用发霉的食品。

真菌性疾病的治疗根治困难。癣病以局部治疗为主,可用水杨酸、苯甲酸、十一烯酸、咪康唑、酮康唑和克霉唑软膏等外用药。若疗效不佳或深部真菌感染可用口服抗真菌药,如两性霉素 B 与氟胞嘧啶合用、制霉菌素、咪康唑等,以及抗真菌谱广、副作用较小的酮康唑、氟康唑、伊曲康唑等,尤其对曲霉疗效好,又具有毒副作用低的特点。

案　例

患者,女,30 岁。一周前出现阴阜瘙痒,阴道分泌物增多,分泌物无异味,无腹痛,无阴道出血等其他症状。自行使用妇炎洁清洗,症状无缓解,2 日后瘙痒症状加重,坐卧不安,性交疼痛。患者体温 36.9℃,血压 120/80mmhg,心电图正常,神志清,精神可,急性面容。查体合作,腹软,肋下肝脾未及。妇科检查:外阴发育正常,阴道通畅,外阴黏膜充血,子宫大小正常,双侧附件阴性。取阴道分泌物进行白带常规检查,白假丝酵母菌++。杂菌阴性,滴虫阴性。给予达克宁栓治疗,一周后症状消失。

问题:
1. 哪些情况会出现真菌性阴道炎?
2. 真菌性阴道炎有哪些特点?
3. 如何预防真菌性阴道炎?

思　考　题

1. 比较真菌与细菌的差别。
2. 试述真菌的培养与菌落特点。
3. 简述真菌病的定义及其类型。

（秦　茜）

URSING

第二十四章

主要致病性真菌

24章 数字内容

学 习 目 标

1. 掌握主要的致病性真菌及其引发疾病的防治。
2. 熟悉主要致病性真菌引发的疾病的临床表现。
3. 了解手足癣三种临床类型;头癣的临床类型。

致病性真菌根据其感染部位的不同可分为浅部感染真菌和深部感染真菌。

浅部感染真菌指引起皮肤角蛋白组织或皮下软组织感染的真菌,包括角层癣菌(表面感染真菌)、皮肤癣菌和皮下组织感染真菌三类。角层癣菌感染仅局限于皮肤角质层的最外层,如马拉色菌属、何德毛结节菌及白吉利毛孢子菌。其中马拉色菌属常见有秕糠马拉色菌、球形马拉色菌等,可引起如汗斑形态的花斑癣。皮肤癣真菌侵犯组织角蛋白,主要引起头癣、甲癣、股癣等疾病。皮下组织感染真菌主要包括孢子丝菌和着色真菌。孢子丝菌最常见的为申克孢子丝菌,着色真菌包括卡氏枝孢霉菌、链格孢霉菌、疣状瓶霉菌等。皮下组织感染真菌常经伤口侵入皮下,通常引起局部感染,形成结节、化脓性斑块、溃疡等。

深部感染真菌指通过接触、吸入或食入侵袭机体黏膜、内脏等,引起全身性感染的病原性真菌或机会致病性真菌,如念珠菌、隐球菌、毛霉、曲霉、肺孢子菌等。致病性真菌引起真菌病机制复杂,皮下组织感染真菌有时也会扩散至深部,亦可归入深部组织感染。此外,致病菌中以深部感染为主的地方性流行真菌,均为双相型真菌,即真菌在37℃或宿主体内培养时呈酵母型,在25℃培养时为丝状菌。如马尔尼菲青霉、荚膜组织胞浆菌、皮炎芽生菌、巴西副球孢子菌、厌酷球孢子菌等。此类真菌最常引起肺部感染,地方性流行。

本章主要介绍皮肤癣真菌、白假丝酵母菌和新生隐球菌。

第一节　皮肤癣真菌

皮肤癣菌(dermatophyte)是浅部感染真菌中最常见的一类,主要侵犯角化的表皮、指(趾)甲和毛发,引起癣病,其中最常见的是手足癣。皮肤癣菌分毛癣菌属(*Trichophyton spp.*)、表皮癣菌属(*Epidermophyton spp.*)和小孢子癣菌(*Microsporum spp.*)。

皮肤癣菌与表面感染的角层癣真菌不同在于皮肤癣菌的抗原成分可诱发机体的免疫应答,使宿主皮肤发生病理改变。毛癣菌属的石膏样毛癣菌(须毛癣菌)、红色毛癣菌和表皮癣菌属的絮状表皮癣菌是我国侵犯表皮和甲板常见的3种皮肤癣菌。

一、生物学性状

皮肤癣菌在沙保弱培养基上生长后可形成丝状菌落。此真菌不能在37℃及有血清的条件下生存,这可能是他们仅侵犯角质化组织的原因。根据菌落特征、菌丝及孢子形态,可对皮肤癣菌作出初步鉴定(图24-1)。

(一)毛癣菌属

本属20余种,其中13种对人类有致病性,可侵犯皮肤、毛发和指(趾)甲板。不同菌种在沙保弱培养基上菌落性状和色泽各异,形态可呈颗粒状、粉末状及绒毛状等,颜色为玫瑰色、白色、奶油色、黄色、红色、橙色及紫色等。镜下可见细长薄壁、棒状、两端钝圆的大、小分生孢子以及侧生、散在或呈葡萄状的小分生孢子。

(二)表皮癣菌属

本属只有一种,即絮状表皮癣菌(*E. floccosum*)对人体有致病作用。多发生于热带地区。可侵犯人的皮肤和甲板,但不侵犯毛发。临床上可致体癣、足癣、手癣、股癣及甲癣等。本菌在沙保弱培养基上室温或28℃生长较快,菌落最初呈蜡状,继而呈粉末状,由白色变成黄绿色。镜检可见菌丝侧壁及顶端形成棒状大分生孢子,壁薄,由3~5个细胞组成。无小分生孢子。菌丝较细、有分隔,偶见球拍状、结节状或螺旋状菌丝。

(三)小孢子菌属

本属有15个种,多半对人类有致病性,常见的有犬小孢子菌(*M. canis*)、石膏样小孢子菌(*M. gypseum*)、铁锈色小孢子菌(*M. ferrugineum*)等,主要侵犯皮肤和毛发,引起头癣、体癣的皮肤癣菌。我国以亲动物性的犬小孢子菌和亲人性的铁锈色小孢子菌多见。直接镜检可见孢子及菌丝。沙

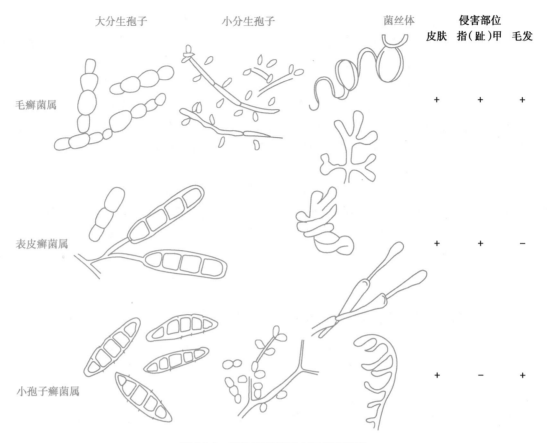

图 24-1 **皮肤癣真菌形态及侵害部位**

保弱培养基上菌落呈石膏样、粉末状或绒毛状，灰色、棕黄色或橘红色，表面粗糙。镜检可见梭形、壁厚的大分生孢子，菌丝侧枝末端有卵圆形的小分生孢子。菌丝有隔，呈梳状、结节状或球拍状。

二、致病性及临床表现

皮肤癣菌感染主要经接触患者或外伤引起，温暖潮湿的环境、出汗、暴晒、皮脂腺过多分泌、遗传倾向等因素都有利于感染的发生。某些亲土壤或亲动物的皮肤癣菌也可能通过污染的土壤或感染的动物传染给人类，如犬小孢子菌等。一种皮肤癣菌可在不同部位感染致病，相同部位的病变也可由不同的皮肤癣菌引起。

知 识 拓 展

犬小孢子菌

犬小孢子菌（*Microsporum canis*）在 1843 年发现，又名为羊毛状小孢子菌、齿小孢子菌、猴小孢子菌、肥胖小孢子菌。镜检可见多数大分生孢子，呈纺锤状，壁厚粗糙带刺，大小为（10~25）μm×（75~100）μm，有 6 个以上的隔，顶端像"帽子"样肥大。此外有棍棒状小分生孢子，菌丝有隔，常见球拍状菌丝，有时也可有破梳状菌丝和结节状菌丝。在 SDA 培养基上 25℃培养，菌落生长较快，初为白色至黄色绒毛样生长，2 周后菌丝较多，像羊毛状，故又称羊毛状小孢子菌。此时菌丝可充满整个斜面，中央趋向粉末化，表面呈黄白色，有少数同心圆，背面红棕色，中央部显著，边缘部较浅。

犬小孢子菌是较常见的致病性真菌，常是头癣、体癣、少数甲癣以及其他少见真菌病的病原菌。犬小孢子菌作为亲动物性真菌，在动物身上可以长期存在而不致病（尤其在猫、狗上），而犬小孢子菌一旦感染人便造成皮肤或毛发的损害，危及人类健康。

三种皮肤癣菌属均可引起皮肤癣病。

（一）手足癣

手癣（tinea manus）是指皮肤癣真菌侵犯指间，手掌平滑皮肤引起的感染。在中医中称"鹅掌风"。足癣（tinea pedis）是指皮肤癣真菌侵犯足部皮肤所引起的感染。足部皮肤尤以足跖部位角质层后，缺少皮脂腺，分泌的脂肪酸较少，真菌容易利用菌体释放的脂酶溶解皮肤表面的脂肪酸，深入角质层繁殖，引发足部真菌感染。手足癣多因环境潮湿、手足汗多，免疫力低下等因素诱发。发病率高，容易出现继发感染，出现局部疼痛或全身发热等症状。临床表现可分为水疱鳞屑型、角化过度型及溃疡糜烂型。

1. **水疱鳞屑型**　好发于指（趾）间、掌心、手指近端、足趾及足侧。皮损起初为针尖大小的水疱，疱液清，壁厚而发亮，不易破溃，水疱散在或群集，可融合成多房性大疱，瘙痒明显。水疱经搔抓破壁干燥或数日后干涸，呈现圆领状或鳞片状脱屑。此型病程长，易继发细菌感染而形成脓疱、蜂窝织炎及淋巴管炎等，引起局部红肿、糜烂或高热、寒战等全身症状。

2. **角化过度型**　好发于足跟和掌跖部。表现为手或足干燥、角质增厚、皮肤粗糙、脱屑等，冬季易发生皲裂、疼痛，出血。一般无瘙痒，不影响手或足活动。

3. **溃疡糜烂型**　好发于指（趾）缝，多发于手足部位汗多、肥胖人群。表现为皮肤浸渍发白，表面松软易剥脱，露出潮红糜烂面甚至裂隙。有不同程度的瘙痒，易继发细菌感染。

（二）体股癣

体癣（tinea corporis）是指致病性真菌寄生在人体平滑皮肤即除手、足、头皮、毛发、胡须、掌跖和甲及股臀部以外的皮肤，引起的浅表性真菌感染。股癣（tinea cruris）是指致病性真菌侵犯腹股沟、会阴、肛周和臀部的皮肤癣菌感染，属于体癣发生在股臀部一种特殊类型。

体癣和股癣初期为单个或多个红色针头大小的丘疹或水疱，瘙痒明显。并逐渐扩展成为中部皮损消退，炎症性红色环形或斑块，伴有脱屑和色素沉着。边界清楚隆起，水疱、丘疹密集。若长期搔抓，局部皮肤出现浸润肥厚，慢性湿疹化。

（三）甲癣

甲癣（onychomycosis）是指由皮肤癣菌感染甲板或甲下组织引起的疾病。以红色毛癣菌、须癣毛癣菌和絮状表皮癣菌感染最多见，常继发于手、足癣，也可单独发生，俗称"灰指甲"。成人好发，其特征为甲板浑浊无光泽、松脆、肥厚或变形，甲下过度角化，出现甲剥离，甲呈灰黄或灰白色。

（四）头癣

头癣（tinea capitis）是指毛癣菌与小孢子癣菌侵犯头发和头皮引起感染。通常因直接或间接接触患者或患病动物而感染，理发使用未经消毒的理发工具是重要传播途径。多发于6个月以上儿童，成人少见。

根据头癣感染的菌种和感染部位可分为黄癣、白癣、黑癣和脓癣。前三种癣常因滥用抗生素、激素类药物或延误治疗诱发。而脓癣是由于亲动物性的真菌（如犬小孢子菌）引起的宿主超强变态反应导致。

1. **黄癣**　由许兰毛癣菌所致，俗称"癞痢头"。多从儿童期发病，初起为毛囊口周围炎症，继而毛囊口出现脓疱、黄痂，并逐渐扩大，可散在或遍及全头。有特殊的臭味，常伴有痒感。去痂后可见痂底潮湿糜烂或溃疡，反复发作。患处头发常因萎缩性瘢痕而永久性脱落，给患者造成终身遗憾。

2. **白癣**　多由犬小孢子菌、铁锈色小孢子菌感染引起，学龄前儿童好发。青春期可自愈。病初为有灰白色鳞屑覆盖的红色小丘疹，以后逐渐扩大成卫星状，直径为1~3cm圆形或卵圆形的鳞屑斑，逐渐融合成片，边界清楚，不留瘢痕。白癣病具有高位（头皮上方2~4mm）断发，断发根部有灰白色套样菌鞘的特点。

3. **黑癣**　常有紫色毛癣菌、红色毛癣菌、断发毛癣菌、苏丹毛癣菌等感染引起，多起病于儿时，病程长，进程缓慢且临床表现不明显，可延至成人。患处多为黄豆至蚕豆大小的点状鳞屑斑，毛发脆而

Note：

易断,留下黑发根,故又称"黑点癣"。低位断发,不带菌鞘,可与白癣区别。

4. **脓癣** 头癣中特殊类型,常由犬小孢子菌、鸡禽类小孢子菌、马类毛癣菌、猪小孢子菌等亲动物性真菌引起。起病急,皮损初期为成群的炎性毛囊丘疹,渐融合成隆起的炎性肿块,质地软,表面有蜂窝状排脓小孔,可挤出脓液。皮损处毛发松动,易拔出。常伴有耳后、颈、枕部淋巴结肿大,轻度疼痛和压痛;继发细菌感染后可形成脓肿,亦可引起癣菌疹,愈后常引起永久性秃发和瘢痕。

三、微生物学检查法

初步诊断皮肤癣菌可取病变部位的皮屑、指(趾)甲屑或病发,置玻片上,滴加 10% KOH 并加盖玻片,微加温后镜检可见菌丝或孢子。沙保弱培养基培养,根据菌落、菌丝及孢子的特征,结合相应的生化反应、临床表现可确诊或进一步进行菌种鉴定。

四、防治原则

皮肤癣真菌感染后通常病程较长,易复发,治疗困难。消除诱因,保持皮肤清洁、干燥、完整无损,避免接触患者或病畜,减少养宠物是防护的关键,不同部位的感染采取对症防护。手足癣、甲癣等常因影响美观,患者易产生心理负担。预防应注意树立患者信心,消除焦躁情绪。加强消毒隔离措施,包括彻底剪除并烧毁受染毛发、个人用品专用且消毒处理、患者隔离治疗等。

治疗以局部用药为主,全身用药为辅。医护人员应指导患者正确使用有效的外用药,向患者解释治疗效果的关键在于是否能坚持用药,强调要按医嘱坚持正规治疗,确保充足疗程的抗真菌治疗,预防癣病复发或继发并发症。同时,要注意个人卫生,了解皮肤癣防治常识和措施。手、足癣患者病患处可涂抹达克宁霜、复方苯甲酸搽剂等,角化增厚型可用水杨酸软膏等;体股癣用水杨酸、咪康唑霜、复方间苯二酚搽剂等刺激性较小的外用药物局部治疗;甲癣可采用环吡酮甲涂剂、阿莫罗芬甲涂剂局部治疗;头癣治疗采用服药、擦药、洗头、剃头和煮沸患者衣物为主,症状轻者采用局部拔除头发治疗。皮肤癣真菌引发各处感染若皮损严重,局部用药久治不愈者可采用口服用药进行全身治疗,治疗中应注意观察患者对药物的不良反应。服药期间定期检查血常规、肝肾功变化,如出现明显异常,应及时报告医生。

第二节 白假丝酵母菌

白假丝酵母菌(*C. albicans*)又称白色念珠菌,为机会性致病真菌,属于假丝酵母菌属(*Candida*)。假丝酵母菌属共有81种酵母,多为人体正常菌群,少数对人有致病性。致病性假丝酵母菌主要有白假丝酵母菌(*C. albicans*)、热带假丝酵母菌(*C. tropicalis*)、近平滑假丝酵母菌(*C. Parapsilokis*)、克柔假丝酵母菌(*C. krusei*)等多种。此类真菌致病力不强,多发生在机体免疫力低下或菌群失调时,常引起内源性感染,其中白假丝酵母菌最为常见,致病力较强,可引起鹅口疮、阴道炎等黏膜念珠菌病,还可引起其他各脏器以及全身的病变。

一、生物学性状

菌体呈圆形或卵圆形,2μm×4μm 大小,革兰染色阳性,但着色不均匀。以出芽方式繁殖,形成芽生孢子。孢子伸长成芽管,不与母体细胞脱离,形成较长的假菌丝(图 24-2)。

白假丝酵母菌在普通琼脂、血琼脂和沙保弱培养基上均生长良好,需氧。室温或 37℃下培养 1~3d 即可长出典型的酵母型菌落,其表面光滑,呈灰白或奶油色,有酵母气味。随培养时间稍延长,菌落增大呈蜂窝状,有大量假菌丝向培养基中生长,无气生菌丝。置玉米粉培养基中培养后,假菌丝中间或顶部出现个体较大、壁厚呈圆形或梨形的厚膜孢子(图 24-3)。

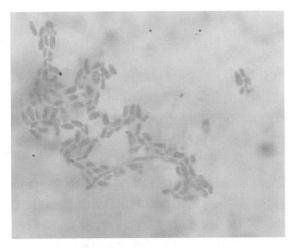

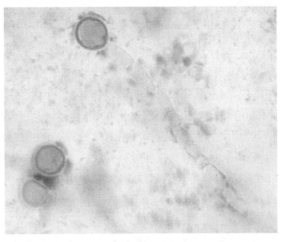

图 24-2　白假丝酵母菌米粒状出芽孢子（×1 000）

图 24-3　白假丝酵母菌厚膜孢子与假菌丝（亚甲蓝染色，×400）

二、致病性及临床表现

白假丝酵母菌通常寄生于人体的口腔、上呼吸道、肠道及阴道等部位，是最常见的机会感染性真菌。常因宿主自身免疫力低下、妊娠、免疫缺陷病、口腔义齿等侵犯皮肤黏膜、内脏甚至中枢神经系统而致病。

（一）皮肤黏膜感染

好发于皮肤皱褶、潮湿的部位，如腋窝、腹股沟、乳房下、会阴部及指（趾）间等处。表现为表皮糜烂、基底潮红，有少量渗出物，界限清晰，周围有散在的丘疹，应注意与湿疹区别。黏膜感染以鹅口疮最为常见，口腔、咽、舌部黏膜可见乳白色膜状物，剥离后糜烂面潮红或浅表溃疡，多见于婴幼儿及老弱者，可与口角炎并发。念珠菌性阴道炎也较常见，表现为外阴或阴道瘙痒难忍伴有烧灼感及白带增多。白带呈豆腐渣状、凝乳状等，阴道、宫颈充血、大小阴唇红肿，宫颈轻度糜烂，严重可出现性交或排尿疼痛，多见于糖尿病、慢性宫颈炎及妊娠妇女。

（二）内脏感染

以支气管-肺念珠菌病最为常见。多为继发感染，由口腔或支气管直接蔓延或经血液播散引起，起病缓慢，病程长。表现以低热为主，咳嗽较剧烈，痰呈白色黏稠胶陈样；其次为消化道和泌尿道感染，表现多样、无特异性；其他偶见败血症和心内膜炎等。

（三）中枢神经系统感染

临床症状类似细菌性脑膜炎，见于抵抗力极度低下者，可有脑膜炎、脑膜脑炎、脑脓肿等表现，但颅内压增高现象不明显。

（四）过敏性疾病

对本菌过敏者，可发生皮肤、呼吸道、消化道等过敏症，表现为类似皮肤癣疹或湿疹的皮疹、哮喘、胃肠炎等症状。

三、微生物学检查法

根据临床发病部位进行取材，皮肤黏膜感染、内脏感染、过敏性疾病等取脓、痰等标本涂片；中枢神经感染取脑脊液涂片，革兰染色镜检。阴道念珠菌炎症取阴道分泌物涂片；皮肤、指（趾）甲等取甲屑，用 10% KOH 溶液消化后镜检。镜下见到卵圆形的菌体、芽生孢子，并有假菌丝及厚膜孢子，即可确诊。若将标本接种于沙保弱培养基上培养，可根据菌落特征、菌体、芽生孢子及假菌丝进行菌种的鉴别诊断；如将菌种接种于高营养的玉米粉培养基中更容易检测出厚膜孢子。此外，血清学试验可用

Note：

于假丝酵母菌属真菌的鉴别与分型。

四、防治原则

目前对假丝酵母菌的高危人群尚未建立有效的预防措施。预防主要以增强机体免疫力,严禁滥用抗生素、激素和免疫抑制剂,从而降低机会性真菌感染的机会。护理人员应了解患者的感受和需求,耐心解释皮肤损伤的发生和转归,消除患者的顾虑,从而积极配合治疗。对患者污染的衣服、床单、被套及生活用品进行严格消毒处理。保持患者口腔、皮肤、外阴部清洁卫生(特别是皱褶部位),内裤曝晒,尽量避免过度搔抓皮肤。

治疗假丝酵母菌病须正规、合理用药并坚持完整疗程,患者应及时向医护工作者反馈药物有无不良反应。皮肤黏膜型以内服、外用联合治疗。鹅口疮可用苏打水每天3次漱口,用制霉菌素或两性霉素 B 涂抹,同时口服氟康唑等药物。阴道念珠菌感染常采用碱性溶液清洗阴道及外阴,联合使用咪康唑、克霉唑等阴道栓剂治疗阴道炎,或采用同类药物霜剂治疗外阴炎。内脏及中枢神经系统假丝酵母菌病由于临床症状不典型,且白假丝酵母菌分离培养常为阴性,故深部假丝酵母菌病的早期诊断比较困难。对于发热、体弱的免疫缺陷患者或对抗生素治疗反应不佳者,均使用唑类药物或低剂量的两性霉素 B 治疗,也可同时口服氟胞嘧啶。

第三节 新生隐球菌

新生隐球菌(*Cryptococcus neoformans*)是隐球菌属(*Cryptococcus*)中最主要的致病菌,广泛分布于自然界,尤其在鸽粪中大量存在,在人体体表、口腔及粪便中亦可检出。隐球菌病呈世界性分布,鸽自身对此菌有抵抗力,是重要的传染源。人常因吸入鸽粪污染的空气而感染。它可侵犯全身各器官,最易侵犯肺和中枢神经系统。当免疫力低下时,可引起肺和脑部的急性、亚急性或慢性感染,出现慢性肉芽肿样炎症、溃疡和坏死等病变。由隐球菌属中的某些种或变种引起的一种全身感染性疾病称为隐球菌病(cryptococcosis)。好发于机体免疫力低下、AIDS、恶性肿瘤、器官移植等成年人,呈急性或慢性临床表现。

一、生物学性状

新生隐球菌为酵母型真菌,菌体呈圆形,在组织中较大,5~20μm,培养后变小,2~5μm。外有肥厚的荚膜,折光性强,一般染料不易着色,难以发现,故称隐球菌。用墨汁负染色后镜检,可于黑色背景下见到圆形双层厚壁孢子外有一层透明的荚膜,边缘清楚,比菌体大1~3倍。菌体上常见有出芽,无假菌丝(图24-4)。

新生隐球菌在沙保弱培养基和血琼脂培养基上于25℃和37℃下均可生长,数天后生成酵母型菌落,初为乳白色细小菌落,增大后表面黏稠、光滑,转变为橘黄色,最终为棕褐色。在麦芽汁液体培养基中,25℃孵育3d后呈浑浊生长,可有少量沉淀或菌膜。

新生隐球菌按其荚膜多糖抗原分为 A、B、C、D 及 AB 型 5 个血清型,我国临床分离的菌株约70%为 A 型。

二、致病性及临床表现

荚膜多糖是新生隐球菌主要的致病物

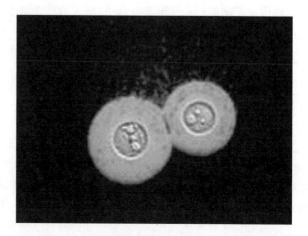

图 24-4　新生隐球菌墨汁负染(光镜×400)

质,荚膜可抑制机体免疫及增强免疫耐受性。荚膜多糖能通过补体参与,抑制与中性粒细胞的结合及抑制其吞噬作用,从而削弱免疫应答,诱导免疫耐受。荚膜多糖亦可助新生隐球菌逃避机体的免疫作用而致病。

新生隐球菌为环境腐生菌,广泛生存在土壤和鸽粪中,人群之间一般不直接传播,主要传染源为鸽粪。人通过新生隐球菌污染的空气经肺部感染,继而侵犯全身各组织器官,如皮肤、黏膜、淋巴结、骨、内脏及中枢神经系统,肺和脑部感染最为常见。免疫力正常者多无症状,严重的隐球菌病常发生于消耗性疾病及免疫功能低下者,如大剂量使用糖皮质激素及抗肿瘤化疗药物的患者、肿瘤患者、血液病或艾滋病等患者。临床表现因感染部位不同而各异。主要表现为:

1. **中枢神经系统隐球菌病**　最为常见,临床可分为脑膜炎型、脑膜脑炎型、肉芽肿型和囊肿型。脑膜炎型最常见,分为急性、亚急性和慢性。表现为头痛、恶性、呕吐及脑膜刺激征阳性。患者精神萎靡、烦躁不安,继而阵发性头痛进行性加重,喷射性呕吐,大汗淋漓,持续高热。晚期出现颈项强直,眼底静脉曲张,眼震颤,失明等。急性死亡率高,慢性反复多年。脑膜脑炎型和肉芽肿型多为病原侵犯脑实质,引起相应的病变和功能障碍。囊肿型为占位性病变。

2. **肺部隐球菌病**　轻度可无明显临床症状,原发性肺隐球菌病初起表现为轻咳、咳黏液性痰、胸痛、低热、乏力、消瘦等,严重者可出现呼吸困难、高热、呼吸音减弱、少量湿啰音等。轻者愈后良好,重者预后不佳。

3. **皮肤、黏膜型隐球菌病**　皮肤隐球菌可分为原发性和继发性,原发性罕见,继发性多经血行播散。表现为在面部、头颈、躯干、四肢出现痤疮样皮疹、脓疱、疣样增生、丘疹、蜂窝织炎、结节等单一或多发皮损。黏膜隐球菌好发于腭、扁桃体、齿龈等处,由血循环播散或皮肤扩散所致,表现为脓肿、结节、肉芽肿及溃疡。

4. **骨关节型隐球菌病**　全身骨骼皆可受累,以脊椎和颅骨最常见。X线可见溶骨性破坏。骨关节少见。发病时患处肿痛,可形成瘘管,排出蛋白样脓液。

三、微生物学检查法

1. **直接镜检**　将脑脊液离心沉淀物、痰、脓液、淋巴结穿刺液等标本做墨汁负染色,镜下若见到直径为 $4\sim12\mu m$ 的圆形菌体,其外有一层透明的肥厚荚膜即可确诊。

2. **分离培养**　将标本接种于沙保弱培养基,室温或 37℃ 培养 $2\sim5d$,即可形成典型的隐球菌菌落。镜检可见圆形或椭圆形菌体,无假菌丝形成。尿素酶试验阳性。现临床多用快速显色培养基鉴定。

3. **抗原检测**　采用荧光抗体染色、乳胶凝集试验、ELISA 和单克隆抗体等免疫学方法,检测患者血清中和脑脊液中新生隐球菌荚膜多糖特异性抗原,已成为临床诊断的常规方法。

4. **核酸检测**　分子生物学技术为诊断隐球菌感染提供了新的有效方法。常用痰、支气管吸出物、脑脊液等标本,用 DNA 探针法、PCR 等技术检测新生隐球菌的核酸。

5. **动物实验**　将新生隐球菌悬液 0.5ml 腹腔或 0.2ml 脑内接种小鼠,$5\sim30d$ 动物死亡,尸检可见各器官均发现菌体,以脑和肺多见。

四、防治原则

预防主要是控制传染源,被土壤和鸽粪污染的物品须按要求严格消毒处理。如减少鸽子数、避免吸入鸽粪、用碱处理鸽粪等。注意个人卫生,增强营养,避免和动物接触,预防艾滋病。

治疗隐球菌性脑膜炎可用抗真菌的药物两性霉素 B 或合用氟胞嘧啶,可取得满意效果。对于 AIDS 合并隐球菌性脑膜炎患者,当两性霉素 B 停药时,为防止疾病复发,应联合应用能通过血脑屏障的氟康唑,以巩固治疗。坚持正规治疗并注意药物反应。

Note:

案 例 1

患者,女,43岁。半年前在家打扫卫生时发现左手示指指甲颜色暗黄,似营养不良,继而检查其余手指和脚趾,发现右脚大脚趾亦出现一样的症状。用指甲钳将灰黄变色的指甲剪除时发现,指甲已与甲床脱离,指甲下方角皮增厚。指甲剪落后,手指和脚趾出现红肿,两日后消退。自行购买亮甲治疗,未见明显好转。取甲屑进行培养,镜下可见菌丝和孢子,以"甲癣病"给予治疗。

问题:

1. 引起甲癣的真菌有哪些?

2. 护理甲癣患者应注意什么?

案 例 2

患者,男,2个月。两天前突然开始吃奶不认真,有时在吃奶时紧皱眉头,妈妈检查宝宝的舌头发现有白屑,以为是奶癣,使劲去擦竟然擦不掉,宝宝还痛得大哭。查体发现患者体温正常,腹软,无其他不适。用压舌板轻拨白色膜块,发现底部潮红。用镊子取一小块进行培养,镜下发现厚膜孢子和假菌丝。门诊确诊为"鹅口疮"。以苏打水一天3次洗口为主进行治疗。

问题:

1. 引起"鹅口疮"的病原是什么?镜下检查有哪些特征?

2. 除了引发鹅口疮,该病原还可引起哪些部位感染?相应的临床表现有哪些?

思 考 题

1. 癣病患者如何进行日常护理?

2. 新生隐球菌感染中枢神经系统的临床表现有哪些?

3. 皮肤癣真菌通常引起哪些皮肤癣病?

(秦 茜)

第四篇

医院感染与实验室生物安全

第二十五章

医院感染

25章 数字内容

学习目标

- 1. 掌握医院感染的定义；医院感染与社区感染的区别；医院感染的流行病学（传染源、主要传播途径、危险因素）；医院感染的病原体特征。
- 2. 熟悉医院感染的分类；医院感染的诊断；医院感染的常见病原体。
- 3. 了解医院感染的监测；医院感染的控制。

第一节 医院感染的定义、分类及诊断

一、医院感染概念

（一）医院感染的定义

根据感染发生地点的不同,可分为医院感染与社区感染。

医院感染（nosocomial infection）又称医院获得性感染（hospital acquired infection）是指住院患者在医院内获得的感染,包括在住院间发生的感染和在医院内获得、出院后发生的感染；但不包括入院前已开始或入院时已处于潜伏期的感染。医院感染的对象是一切在医院内活动的人群,如住院和门诊患者、陪护人员、探视者及医院工作人员等,但主要是患者。

社区感染（community infection）是指在社区内获得的感染。住院前获得的感染,住院时正值潜伏期,住院后才发病者属社区感染而非医院感染。

（二）医院感染与社区感染的区别

医院感染与社区感染在病原学、流行病学、临床表现、诊疗等方面都有显著差别（表 25-1）。

表 25-1　医院感染与社区感染的区别

区别点	医院感染	社区感染
病原体	条件致病菌为主	典型致病菌
传染源	内源性感染为主	外源性感染
传播方式	特殊途径多见（如侵入性诊疗）	固有途径
感染对象	患者、免疫力低下人群	健康人群为主
传染性	较弱	强
隔离意义	保护性隔离（保护易感者）	传染源隔离
临床表现	复杂,不典型	单纯,典型
诊断	微生物学定性、定量、定位分析	临床流行病学分析,易于判定
治疗	较难	较易

二、医院感染的分类

医院感染根据其病原体来源的不同,可分为外源性感染和内源性感染。另外,还可根据感染对象的不同分为医务人员感染和住院患者医院感染；根据感染发生部位不同分为呼吸道感染、消化系统感染、泌尿系统感染等。

三、医院感染的诊断

按照我国颁布的《医院感染诊断标准（试行）》（卫医发〔2001〕2 号）,医院感染的诊断主要依据患者的临床表现、实验室检查资料和流行病学资料。

（一）下列情况属于医院感染

1. 无明确潜伏期的感染,规定入院 48h 后发生的感染为医院感染；有明确潜伏期的感染,自入院时起超过平均潜伏期后发生的感染为医院感染。

2. 本次感染直接与上次住院有关。

3. 在原有感染基础上出现其他部位新的感染（除外脓毒血症迁徙灶）,或在原感染已知病原体基础上又分离出新的病原体(排除污染和原来的混合感染)的感染。

4. 新生儿在分娩过程中和产后获得的感染。

5. 由于诊疗措施激活的潜在性感染,如疱疹病毒、结核杆菌等的感染。

6. 医务人员在医院工作期间获得的感染。

（二）下列情况不属于医院感染

1. 皮肤黏膜开放性伤口只有细菌定植而无炎症表现。

2. 由于创伤或非生物性因子刺激而产生的炎症表现。

3. 新生儿经胎盘获得(出生后48h内发病)的感染,如单纯疱疹、弓形体病、水痘等。

4. 患者原有的慢性感染在医院内急性发作。

第二节　医院感染的流行病学

一、感染源

医院环境中的任何物体都可能成为感染源,包括各类感染患者的排泄物或分泌物等、医务人员被污染的手、被污染的诊疗器械、医院环境中的病原体等。

（一）外源性医院感染

外源性医院感染(exogenous nosocomial infection)是指患者在医院环境中受到非自身存在的病原体侵入而发生的感染,病原体通常来自其他患者、医院环境、医务人员、探视者、陪护者等。

1. **交叉感染（cross infection）**　是指患者之间、患者与医护人员或其他人群等无症状携带者之间通过直接接触或间接接触而发生的感染。医院感染的外源性传染,以患者为主,尤其是住院较久的患者。医护人员与患者有密切接触,流通性强,也可成为某些病原体,特别是耐药菌株的携带者。感染方式:①通过患者之间的直接接触(患者手、唾液或其他体液);②空气(被患者分泌物污染的飞沫或灰尘);③护理患者过程中医护人员受到污染,成为暂时或长期的携带者,随后通过直接接触(手、服装、呼吸道分泌物等)传播给患者;④通过患者污染的物品或食物、探视者等间接接触传播。

2. **环境感染（environmental infection）**　是指在医院环境内,因吸入污染的空气、或接触受污染的医院内设施而获得的感染。医院是一个人口密集、人员流动量大的公共场所,更是一个病原体种类众多、微生物汇集与扩散的特殊场所。肠杆菌科细菌(如埃希菌属、克雷伯菌属)和非发酵革兰氏阴性杆菌(如假单胞菌属、不动杆菌属)在水池、水龙头、空调等潮湿的地方能长期存活与增殖;葡萄球菌属、分枝杆菌属、肠球菌属等常存在于灯架、物品储存柜顶部等干燥的环境中。医院内的水源、食物和医院环境可被病原体污染而成为传染源;诊疗过程中所使用的医疗器械因保存不当或消毒不严,被微生物尤其是细菌生物被膜污染,亦可造成感染。

（二）内源性医院感染

内源性医院感染(endogenous nosocomial infection)亦称自身感染(self-infection),是指患者在医院内因自身体内携带的微生物大量繁殖而导致的感染。内源性感染的病原体大多为体内正常菌群,它们因毒力很弱,一般不引起健康人感染。导致内源性医院感染的情况主要包括:①寄居部位的改变,如手术时微生物通过切口进入腹腔、血液等;②宿主的局部或全身免疫功能低下,如使用抗肿瘤药物、放射治疗等;③菌群失调或二重感染,如广谱抗菌药物使用不当,破坏宿主微生态的平衡,正常菌群受到抑制而一些耐药且具有毒力的菌株被选择而得以繁殖并引起感染;④潜在感染再活化,如应用大量肾上腺糖皮质激素时结核分枝杆菌、疱疹病毒的激活等。

二、传播途径

医院感染的传播途径主要包括接触传播、血液传播、呼吸道和消化道传播,生物媒介传播较少见。

1. **接触传播** 病原体在患者之间或患者-医务人员-患者之间通过直接接触或间接接触进行传播,如直接接触到患者病灶的脓性分泌物,或间接接触到受污染的器械等造成感染的发生。

2. **呼吸道传播** 空气中飘浮着携带病原微生物的气溶胶微粒和尘埃,被易感者吸入可能导致感染。多见于冠状病毒、流行性感冒病毒、结核分枝杆菌、曲霉等。

3. **血液传播** 如输入被 HBV、HIV 等病原体污染的血制品而受感染,或在外科手术过程中因利器造成创伤而使患者携带的病原体进入医务人员的血液造成感染。

4. **消化道传播** 甲型肝炎病毒、志贺菌、沙门氏菌等可通过饮水、食物等传播感染。

三、医院感染发生的危险因素

1. **易感人群** 医院是"易感人群"相对集中的场所,易感的原因多与他们的年龄或基础疾病有关。易感人群主要包括:①婴幼儿和老年人;②有严重基础疾病者,如恶性肿瘤、糖尿病、肝病、肾病、大面积烧伤、血液病、免疫功能缺陷的患者。

2. **侵入性和创伤性诊疗技术** 各种侵入性和创伤性诊疗技术的运用,极大地增加了患者的易感性,如各种外科手术、留置导尿管或血管导管、气管插管、各种内镜检查等破坏了完整的皮肤、黏膜屏障,病原微生物可直接进入体内造成感染。

3. **环境因素** 医院是微生物汇集和扩散的场所,传染病患者、病原微生物携带者大量汇集于医院;医院的某些环境还可提供微生物栖息和繁殖的场所,因此增加了微生物与人接触的机会,提高了易感者感染的概率。

4. **其他因素** 抗生素的应用不当甚至滥用、住院时间过长等因素都是医院感染的危险因素。

第三节 医院感染的病原体及其特征

一、医院感染的常见病原体

(一)呼吸道感染

在我国,医院感染导致的呼吸道感染最常见,尤其是下呼吸道感染。呼吸道感染常发生在一些严重影响患者免疫防御机制的慢性疾病,如癌症、白血病、慢性阻塞性肺疾病、手术后、老年人、低蛋白血症等患者中。细菌、真菌、病毒等病原体均可导致呼吸道感染,以革兰氏阴性杆菌和金黄色葡萄球菌为主,其中革兰氏阴性杆菌感染居多,主要是铜绿假单胞菌、不动杆菌属、肺炎克雷伯菌等。金黄色葡萄球菌引起的医院感染以耐甲氧西林金黄色葡萄球菌(MRSA)为主。真菌(如假丝酵母菌属、曲霉、卡氏肺孢子菌)、非结核分枝杆菌、疱疹病毒、沙眼衣原体等常见于细胞免疫缺陷患者的医院感染。

(二)泌尿道感染

泌尿道感染是常见的医院感染,在我国占第二位。泌尿道感染的主要入侵途径是逆行入侵,尿道口病原体或污染的导尿管、膀胱镜以及尿路冲洗液等均可成为传染源,绝大多数患者有尿路器械操作史或导尿史,感染发生率随导尿管留置时间延长而增加。女性、老年、尿路梗阻、膀胱输尿管反流、膀胱残余尿等均为诱发因素。泌尿道感染最常见的首先是膀胱炎,部分感染患者可发展为肾盂肾炎。泌尿道感染还是菌血症和/或败血症最常见的原因。泌尿道感染的病原体主要是大肠埃希菌、肠球菌、变形杆菌、铜绿假单胞菌、假丝酵母菌属等,其中大肠埃希菌最常见。部分长期留置导尿管的患者可发生两种以上病原体混合感染。

(三)外科伤口感染

外科伤口感染主要来自患者自身手术部位固有的正常菌群、医护人员携带的微生物、污染的手术器械或敷料、手术室环境等。手术时间过长、术中失血量大、术后留置各类引流管、长期卧床等均可增加手术伤口感染的发生率。婴儿和高龄患者、慢性病患者、肥胖患者、营养不良者和烧伤患者为发生外科伤口感染的易感人群。伤口感染部位可表现为红、肿、热、痛、化脓等。外科伤口感染的病原体主要是金黄色葡萄球菌、凝固酶阴性葡萄球菌、肠球菌等革兰氏阳性球菌，以及大肠埃希菌、肺炎克雷伯菌、铜绿假单胞菌等革兰氏阴性杆菌，还有部分手术伤口感染由脆弱类杆菌等厌氧性细菌、真菌引起。

（四）消化道感染

医院获得性消化道感染主要有假膜性肠炎和胃肠炎。假膜性肠炎常见病原体为艰难梭菌，多发生于应用广谱抗生素后，胃肠手术后、肠梗阻、尿毒症、糖尿病、再生障碍性贫血和老年患者尤易发生。胃肠炎是常见的流行性医院感染，主要病原体有沙门菌属、埃希菌属、假丝酵母菌属等；儿童胃肠炎以轮状病毒感染最为常见。

（五）血行感染

血行感染包括由于静脉输液、输血、血液透析等血管侵袭性操作引起的原发感染，以及来源于泌尿系统、外科伤口、呼吸道、皮肤黏膜等部位感染病原体入侵血流引起的继发感染。血行感染的病原体主要为革兰氏阳性球菌，其次为革兰氏阴性杆菌和真菌。医院血行感染的革兰氏阳性球菌主要为凝固酶阴性葡萄球菌、金黄色葡萄球菌和肠球菌属；革兰氏阴性杆菌主要为大肠埃希菌、肺炎克雷伯菌、铜绿假单胞菌等，常见多重耐药菌；真菌主要为白假丝酵母菌。

二、医院感染的病原体特征

1. **主要为机会致病菌**　引起医院感染的病原体多种多样，但主要是毒力较低的、甚至是无致病性的机会致病菌。在引起医院感染的微生物中，细菌约占90%以上，以革兰氏阴性菌为主。根据全国细菌耐药监测网公布的《全国细菌耐药监测报告》，2020年上半年我国医院感染临床分离菌株的前5位分别为大肠埃希菌、肺炎克雷伯菌、金黄色葡萄球菌、铜绿假单胞菌和鲍曼不动杆菌。

2. **常具有耐药性**　由于在医院环境内长期接触抗菌药物，医院环境内耐药菌的检出率远高于社区环境。从医院感染的患者分离到的病原体，大多具有耐药性。细菌之间耐药性的传递，使耐药性进一步扩散，也促使多重耐药菌株的出现，给临床抗感染治疗带来较大的困难。

3. **抵抗力较强**　引起医院感染的微生物存活力和适应性均较强，对理化因素有较强的抵抗力。有些微生物离开人体后，在自然环境中也能存活较长时间，甚至能生长繁殖。

4. **常发生种类的变迁**　医院感染的微生物种类常随着抗生素使用品种的改变而发生变迁。在20世纪50~60年代，世界范围内医院感染的主要病原菌为革兰氏阳性球菌。20世纪70~80年代以后逐渐转变为以革兰氏阴性杆菌为主。另外，真菌在医院感染中的比例也呈逐年增长，主要为白假丝酵母菌。

第四节　医院感染的监测与控制

一、医院感染的监测

医院感染监测是长期、系统、连续地收集、分析医院感染在一定人群中的发生、分布及其影响因素，并将监测结果报送和反馈给有关部门和科室，为医院感染的预防、控制和管理提供科学依据。患者、外环境和病原体是发生医院感染的中心环节，外环境中微生物的污染程度与医院感染密切相关，是监测的重点。

（一）医院感染监测方法

根据我国《医院感染监测规范》（WS/T 312-2009），医院感染的监测分为全院综合性监测和目标性监测。

1. **全院综合性监测**　监测对象为住院患者（监测手术部位感染发病率时可包括出院后一定时期内的患者）和医务人员。医院感染发病率的计算公式如下：

Note:

$$医院感染(例次)发病率=\frac{同期新发医院感染病例(例次)数}{观察期间危险人群人数}\times100\%$$

上述公式中,观察期间危险人群人数以同期出院人数替代。

2. **目标性监测** 包括手术部位的监测、成人及儿童重症监护病房的监测、新生儿病房监测、细菌耐药性监测等。细菌耐药性监测主要是临床上一些重要的耐药细菌的分离率,如耐甲氧西林金黄色葡萄球菌(MRSA)、耐万古霉素肠球菌(VRE)、泛耐药的鲍曼不动杆菌(PDR-AB)和泛耐药的铜绿假单胞菌(PDR-PA)、产超广谱β-内酰胺酶(ESBLs)的革兰氏阴性细菌等。

(二)标本采集

(1)空气:医院空气中微生物的含量反映医院空气的污染和洁净程度。采集医院空气标本可应用自然沉降法和空气采样器。在同一室内,应选择四角和中央五个采样点。沉降法可将血平板放置离地面1.5米处10min。对空气采样器而言,血平板经48h培养后,可根据通气量得出空气中细菌浓度。

(2)物体表面:将内径为5cm×5cm的灭菌规格板放在被检物体表面,用浸有生理盐水的棉拭子在规格板空格的被检物体表面处涂抹10次(往返为一次),移动规格板,按同样方法连续采样10处。将棉拭放入盛有10ml无菌生理盐水或增菌培养液中,将采样管敲打80次,接种培养,检测每平方厘米的菌落总数或其他致病菌与机会致病菌。

(3)医护人员的手:用无菌棉拭子于含10ml无菌生理盐水的试管中浸湿,于试管壁挤干后,在被检者右手手指掌面一定面积内往返涂抹2次,并随之转动棉拭子。采样后将棉拭放入采样试管中,按常规方法处理,计算菌落总数。

(4)灭菌器械物品:将拟检灭菌物品用无菌镊取样;敷料用无菌剪剪下一小块;注射器芯、筒壁内等硬器材用棉拭子采样。采样标本按常规标本处理。凡灭菌后的器械物品不得检出任何活的微生物。

(5)使用过程中的化学消毒剂:用无菌吸管吸取消毒液1ml,加入装有9ml含有相应中和剂的采样管内,以中和消毒药液的残液作用。用每毫升50滴的无菌吸管吸取上述混合液体滴于普通平板上,每滴之间间隔一定距离,共滴10滴。每个样品用2个平板。一个经32~37℃培养3d,另一个放室温培养7d,计算菌落数。

(三)卫生标准

根据《医院消毒卫生标准》(GB 15982-2012)各类环境空气、物体表面细菌菌落总数应符合表25-2要求,医务人员手消毒后细菌菌落总数应符合表25-3要求。

表25-2 各类环境空气、物体表面细菌菌落总数卫生标准

环境类别	范围	空气平均菌落数[a] (CFU/皿)	物体表面平均菌落数 (CFU/cm²)
Ⅰ类环境	洁净手术部 其他洁净场所	符合GB50333要求[b] ≤4.0(30min)[c]	≤5.0
Ⅱ类环境	非洁净手术室;产房;导管室;血液病病区;烧伤病区等保护性隔离病区;重症监护病区;新生儿室等	≤4.0(15min)	≤5.0
Ⅲ类环境	母婴同室;消毒供应室检查包装灭菌区和无放物品存放区;血液透析室;其他普通住院病区等	≤4.0(5min)	≤10.0
Ⅳ类环境	普通门(急)诊及其检查、治疗室;感染性疾病科门诊和病区	≤4.0(5min)	≤10.0

[a]CFU/皿为平板暴露法,CFU/cm²为空气采样器法。
[b]医院洁净手术部建筑技术规范(GB 50333-2013)。
[c]平板暴露法检测时的平板暴露时间。

表25-3　医务人员手细菌菌落总数卫生标准

项目		菌落总数
医务人员手表面	卫生手消毒后	≤10CFU/cm²
	外科手消毒后	≤5CFU/cm²

二、医院感染的控制

病原微生物、易感人群及环境是导致医院感染发生的主要因素。因此,消毒灭菌、隔离净化以及对媒介因素与易感人群等采取相应措施是控制医院感染的有效措施。我国制定和颁布了一系列法规,主要包括消毒灭菌、合理使用抗生素、医院重点部门管理的要求,以及一次性使用医用器具和消毒药械、污水及污物处理等的管理措施。

（一）消毒灭菌

1. 手的消毒　人体手上的细菌可分为暂住菌和常驻菌两大类。暂住菌或称过路菌原来不存在,经接触而附着在皮肤上,与宿主皮肤结合不紧密,易用机械方法清洁或化学方法清除;常驻菌为皮肤上定植的正常菌群,常寄居在皮肤毛囊和皮脂腺开口处,藏身于皮肤缝隙深处,大部分无致病性。医护人员手上的污染菌主要是暂住菌,如不认真进行清洁和消毒,则可通过医疗、护理等工作直接或间接传播病原体,造成交叉感染。

（1）洗手指征:①接触患者前后,特别是接触皮肤黏膜有破损的患者及侵入性操作前后;②进行无菌操作前、进入和离开隔离病房、重症护理室、婴儿室、新生儿病房、烧伤病房、传染病病房等重点部门;③在同一患者身上,当从污染操作转为清洁操作时;④接触血液、体液和被污染的物品后;⑤戴口罩、穿、脱隔离衣前后、脱去手套后。

（2）洗手的种类和方法:临床工作中手的清洁、消毒包括:普通洗手、卫生手消毒和外科手消毒。

普通洗手是将手涂满肥皂,并对其所有表面进行强而有力的短时揉搓,然后用流水进行冲洗,这一过程可将手上的60%~90%的微生物除去。如果结合刷洗,微生物的清除率可达90%~98%。实验证明,用肥皂和清水冲洗30s后,可使手上的金黄色葡萄球菌、大肠埃希菌减少99%。

卫生手消毒是使用消毒剂清除或杀灭手上的暂住菌群。一般应在普通洗手的基础上再用消毒液。

外科手消毒是指用机械刷洗及消毒液清除或杀灭手上暂住菌群并减少手上长驻菌群,以防止手术过程中手套破裂而引起的感染。

洗手常用的消毒剂包括75%乙醇、0.1%~0.5%氯己定、0.2%过氧乙酸、0.05%~0.1%次氯酸钠、含有有效碘0.1%的碘伏配制液及其他配制并辅以皮肤保护剂的各种新型混合制剂。

2. 室内空气消毒

（1）物理消毒法:①紫外线照射是最常用的方法。但必须在无人状态下才能进行,且紫外线消毒死角不彻底,产生的臭氧不仅气味难闻,且超过一定浓度后,可导致胸闷、憋气、头痛、肺水肿甚至窒息等严重毒副作用;②滤过除菌是将空气气流通过孔径小于0.2μm的高效过滤装置以除去细菌和带菌尘埃;③静电吸附空气净化法是利用静电吸附空气中带电的尘埃和微生物。空气净化器常将上述方法协同使用。

（2）化学消毒法:包括使用化学消毒剂喷雾和熏蒸。①过氧乙酸:喷雾可用0.5%水溶液,剂量为30ml/m³,喷后密闭30min;熏蒸按0.75~1g/m³计算,熏蒸2h。过氧乙酸对金属和贵重仪器有损害作用;②过氧化氢:用3%溶液熏蒸4h。过氧化氢具有广谱、高效、速效、无毒等特点,但对金属、机织物有腐蚀性;③二氧化氯溶液:二氧化氯在水中溶解饱和后,即可以气态向空中自然逸散,当空气中有效浓度达到4mg/m³,即可杀死99.99%的细菌、病毒和真菌,是当前新型的安全无毒、广谱高效的空气消毒净化剂;④中草药:如用艾叶(1g/m³)点燃烟熏可有效抑制金黄色葡萄球菌、溶血性链球菌、白喉棒状杆菌、肺炎链球菌等。

消毒后的室内空气有效维持时间与室内人员、数量和存在时间、流通状况有密切关系。如手术室消毒后未使用,6h 内无菌落生长;但有手术的手术室未消毒后 6h,空气细菌菌落数已达 263cfu/m³,12h 已达 395cfu/m³,严重超过无菌手术室规定的标准。因此,连台手术间隙的空气消毒对减少交叉感染,保证后续手术的质量和安全非常重要。在有人状态下的空气连续消毒对医院很多科室,如手术室、重症护理室、产房、婴儿室等都有必要。

3. 器械物品的消毒灭菌

(1)高度危险器械物品:指使用时需进入无菌组织的物品,如针头、注射器、手术器械、注射液体、敷料、静脉导管和尿道插管等。所有这些物品都应该灭菌,最好应用高压蒸汽灭菌法灭菌。

(2)中度危险器械物品:指使用时不进入无菌组织,但需接触破损黏膜的器械,如呼吸机、麻醉机、胃镜、支气管镜、阴道窥器、体温计和口腔器械等。这些器械采用消毒即可,包括热力消毒、环氧乙烷灭菌、过氧乙酸和戊二醛浸泡,但浸泡的物品用前必须彻底清洗,以免超敏反应等不良反应。如果器械性能允许,最好用高压蒸汽灭菌或钴 60 电离辐射消毒。中度危险医疗器材的菌落总数应≤20CFU/件(CFU/g 或 CFU/100cm²),不得检出致病性微生物。

(3)低度危险器械物品:指只接触未损伤的皮肤,不进入无菌组织和不接触黏膜的物品,如治疗盘、治疗车、食品器皿、便盆等。对这些物品一般用后清洗、消毒处理即可。低度危险医疗器材的菌落总数应≤200CFU/件(CFU/g 或 CFU/100cm²),不得检出致病性微生物。

(4)快周转的医疗器械:对医疗工作中需要快速周转的关键和半关键性器材,如纤维内镜、牙钻、牙科手术器械等的灭菌消毒既要时间短,又不能损伤器材,难度较大。目前常用瞬时灭菌、微波灭菌、高效消毒剂快速处理、中效或低效消毒剂与低热(60℃)协同等方法。

4. 环境消毒

(1)环境、物体表面应保持清洁,当受到肉眼可见污染时应及时清洁、消毒。

(2)对治疗车、床栏、床头柜、门把手、灯开关、水龙头等频繁接触的物体表面应每天清洁、消毒。

(3)被患者血液、呕吐物、排泄物或病原微生物污染时,应根据具体情况选择消毒方法。对于少量(<10ml)的溅污,可先清洁再消毒;对于大量(>10ml)血液或体液的溅污,应先用吸湿材料去除可见的污染,然后再清洁和消毒。

(4)人员流动频繁、拥挤的诊疗场所应每天在工作结束后进行清洁、消毒。感染性疾病科室、重症监护病区、保护性隔离病区(如血液病病区、烧伤病区)、耐药菌及多重耐药菌污染的诊疗场所应做好随时消毒和终末消毒。

知 识 拓 展

外科消毒法的应用

外科消毒法的创始人是英国外科医生 Joseph Lister(1827—1912)。在 Pasteur 发现发酵是由于微生物引起之后,Lister 得到启发,猜想手术后发生的败血症等疾病也是微生物造成的。于是借鉴 Pasteur 的消毒方法,1865 年 8 月 12 日他首次把苯酚(Phenol,又名石碳酸)应用在复杂的骨折手术中,得到了满意的效果。之后 Lister 把这一方法逐渐改进,不仅用苯酚清洗伤口而且还用苯酚消毒手术台、手术室。这些措施大大减少了因手术感染、化脓的死亡率。1886 年德国医生 Ernst Von Bergmann(1836—1907)采用高压消毒器进行外科消毒,人类真正进入了无菌外科手术时代。

(二)隔离预防

隔离预防是防止病原微生物由患者或携带者传给其他人群的一种保护措施。医院感染的隔离预

Note:

防应以切断感染的传播途径作为制定措施的依据,同时考虑病原微生物和宿主因素的特点。

（1）传染源隔离:是预防致病性微生物在人群中传播而采取的措施。隔离传染源,应隔离有传染病的患者,妥善处理好患者的排泄物、分泌物、污染物品和器械。

（2）保护性隔离:为保护高度易感者不受医院感染而采取的措施。一些特别易感者需要保护性隔离和无菌病室,以避免遭受来自其他患者或医护人员的感染。

（三）合理使用抗菌药物

抗菌药物是医院内应用最广泛的一类药物,使用不当甚至滥用是造成医院感染的重要原因。合理使用抗菌药物是降低医院感染率的有效手段,需要做到以下几点:①尽早确定感染性疾病的病原诊断;根据药敏结果、药物的抗菌谱、药动学过程和不良反应选用合适的抗菌药;②根据患者的年龄、性别、免疫状况、肝肾功能等调整给药剂量和时间,不宜长期使用广谱抗生素;③尽量避免在皮肤、黏膜伤口局部使用抗生素;④预防性用药要有明确指征;⑤合理地联合用药。

案　例

患者,女,62岁,因突发剧烈头痛伴呕吐、肢体抽搐入院。入院诊断:蛛网膜下腔出血。入院检查:38℃,浅昏迷,心肺无异常,腹部平软。留置导尿管。入院第4d患者体温升高,39℃,血常规WBC 20×10^9/L,N 90%,血培养阴性。尿培养报告大肠埃希菌,尿菌量计数 10^6/ml。

问题:

1. 该病例是否属于医院感染？为什么？
2. 该病例属于内源性感染还是外源性感染？
3. 请根据案例特点分析该病原体可能的来源？

思　考　题

1. 哪些患者易于发生医院感染？
2. 根据岗位特点,分析护理工作中哪些环节易导致医院感染的发生？如何避免？

（饶朗毓）

第二十六章

病原微生物实验室生物安全

26 章　数字内容

学习目标

- 1. 掌握实验室生物安全的概念;实验室生物安全的重要意义。
- 2. 熟悉常用生物安全操作技术。
- 3. 了解微生物危害度评估;实验室生物安全水平。

第一节　实验室生物安全的定义

一、相关术语

生物安全(biosafety)：防范、处理微生物及其毒素对人体危害的综合措施。

实验室生物安全(laboratory biosafety)：在实验室开展生物实验时为确保安全应遵循的规范，主要涉及操作者、操作对象、设施设备及周围的环境。实验室的生物安全条件和状态不低于容许水平，可避免实验室人员、来访人员、社区及环境受到不可接受的损害，符合相关法规、标准等对实验室生物安全责任的要求。

气溶胶(aerosols)：悬浮于气体介质中的粒径一般为 $0.001 \sim 100\mu m$ 的固态或液态微小粒子形成的相对稳定的分散体系。

生物安全实验室(biosafety laboratory)：通过防护屏障和管理措施，达到生物安全要求的病原微生物实验室。

个体防护装备：防止人员个体受到生物性、化学性或物理性等危险因子伤害的器材和用品。

二、病原微生物实验室生物安全的意义

病原微生物实验室是开展疾控、医疗、科研、教学等工作的重要场所，切实做好实验室生物安全是做好各项工作的基础。由于实验室生物安全的重要性，世界卫生组织于 2004 年颁布了《实验室生物安全手册》(第三版)，我国发布了《人间传染的病原微生物名录》(2006 年修订)、《实验室生物安全通用要求》(GB19489-2008)、《病原微生物实验室生物安全通用准则》(WS 233-2017) 及《病原微生物实验室生物安全管理条例》(2018 年修订) 等一系列关于病原微生物实验室的规范、标准。

病原微生物实验室的工作经常接触传染性较强的标本，尤其在培养、鉴定微生物的过程中常常接触到大量的病原微生物，容易发生感染。合理的实验室设计、配备适宜的安全设施、制定标准化操作规程、培训合格的工作人员以及完善的管理，可以减少危险因子的暴露，防止实验室获得性感染的发生。

第二节　病原微生物危害程度分类

一、病原微生物危害程度分类

感染的发生与微生物的接种量、危险因子毒力、机体免疫力、暴露后预防和治疗措施有关，因此首先要对所涉及的危险因子的危害度进行评估。微生物危害度评估是生物实验室的核心内容，也是实行实验室分级管理的前提。世界卫生组织(WHO)提出各国(地区)确定各自病原微生物危害程度分类，应根据当地具体情况，主要考虑因素为微生物致病性、微生物传播方式和宿主范围，当地具备的有效预防措施、卫生措施及对昆虫媒介或动物宿主的控制，以及当地具备的治疗措施。

世界卫生组织颁布的《实验室生物安全手册》根据感染性微生物的相对危害程度将其危险度划分为 4 个等级，我国颁布的《病原微生物实验室生物安全管理条例》与之不同，根据病原微生物的传染性、感染后对个体或者群体的危害程度，将病原微生物分为四类(表 26-1)，第一类、第二类病原微生物统称为高致病性病原微生物。

表 26-1　病原微生物的危害等级分类

WHO《实验室生物安全手册》		我国《病原微生物实验室生物安全管理条例》	
Ⅰ级	不太可能引起人或动物致病的微生物（无或极低的个体和群体危险）	第四类	在通常情况下不会引起人类或者动物疾病的微生物
Ⅱ级	病原体能够对人或动物致病，但对实验室工作人员、社区、牲畜或环境不易导致严重危害。实验室暴露也许会引起严重感染，但对感染有有效的预防和治疗措施，并且疾病传播的危险有限（个体危险中等，群体危险低）	第三类	能够引起人类或者动物疾病，但一般情况下对人、动物或者环境不构成严重危害，传播风险有限，实验室感染后很少引起严重疾病，并且具备有效治疗和预防措施的微生物
Ⅲ级	病原体通常能引起人或动物的严重疾病，但一般不会发生感染个体向其他个体的传播，并且对感染有有效的预防和治疗措施（个体危险高，群体危险低）	第二类	能够引起人类或者动物严重疾病，比较容易直接或者间接在人与人、动物与人、动物与动物间传播的微生物
Ⅳ级	病原体通常能引起人或动物的严重疾病，并且很容易发生个体之间的直接或间接传播，对感染一般没有有效的预防和治疗措施（个体和群体的危险均高）	第一类	能够引起人类或者动物非常严重疾病的微生物，以及我国尚未发现或者已经宣布消灭的微生物

二、病原微生物风险评估

病原微生物实验室的每一项活动都存在已知的、未知的或潜在的风险，完善的病原微生物评估制度对于保证生物安全具有重要意义。《病原微生物实验室生物安全管理条例》明确规定"当实验室活动涉及传染或潜在传染性生物因子时，首先要进行生物风险评估"。

病原微生物风险评估除考虑病原微生物的危害度等级外，还要考虑以下因素：①微生物感染数量；②自然感染途径和实验室操作所致的感染途径（如非消化道途径、空气传播、食入等）；③微生物在环境中的稳定性；④所操作微生物的浓度和标本量；⑤易感宿主（人或动物）；⑥计划进行的实验室操作（如超声处理、气溶胶化、离心等）；⑦可能会扩大宿主范围或改变预防治疗措施有效性的所有基因技术；⑧有效的预防或治疗条件；⑨实验室工作人员的素质等。

规范的风险评估工作应始于生物安全实验室设计建造之前，实时的风险评估应进行于实验活动之中，定期阶段性的危害再评估应于实验室使用之后进行。实验室应根据风险评估结果评价实验室的生物安全水平，选择合适的个体防护装备，采取适宜的防护措施，确保在最安全的状态下开展工作。另外，还要及时收集有关资料，定期检查和修订实验室风险评估结果，调整相应的防护措施。

第三节　实验室生物安全水平分级及设备要求

一、实验室生物安全水平分级

《实验室生物安全通用要求》（GB 19489—2008）根据对所操作生物因子采取的防护措施，将实验室生物安全防护水平（biosafety level, BSL）分为一级、二级、三级和四级，一级防护水平最低，四级防护水平最高。从事体外操作的实验室的相应生物安全防护水平以 BSL-1、BSL-2、BSL-3、BSL-4 表示（表 26-2）。从事动物活体操作的实验室的相应生物安全防护水平（animal biosafety level, ABSL）以 ABSL-1、ABSL-2、ABSL-3、ABSL-4 表示。

表 26-2 实验室生物安全防护水平分级

分级	操作的病原微生物	实验室操作和个人防护	实验室必须配备的关键设施和设备
BSL-1	适用于操作在通常情况下不会引起人类或者动物疾病的微生物	微生物学操作技术规范	开放实验台
BSL-2	适用于操作能够引起人类或者动物疾病，但一般情况下对人、动物或者环境不构成严重危害，传播风险有限，实验室感染后很少引起严重疾病，并且具备有效治疗和预防措施的微生物	微生物学操作技术规范、个人防护服、生物危害标识、人员进入制度、健康监测、污染废弃物的处置	生物安全柜、高压蒸汽灭菌器
BSL-3	适用于操作能够引起人类或者动物严重疾病，比较容易直接或者间接在人与人、动物与人、动物与动物间传播的微生物	在二级生物安全防护水平上增加特殊防护服、上岗前体检	负压、高效过滤器等送排风系统、生物安全柜、双扉高压蒸汽灭菌器
BSL-4	适用于操作能够引起人类或者动物非常严重疾病的微生物，以及我国尚未发现或者已经宣布消灭的微生物	在三级生物安全防护水平上增加气锁入口、出口淋浴、污染物品的特殊处理	负压、高效过滤器等送排风系统、Ⅲ级或Ⅱ级生物安全柜、正压服、双扉高压蒸汽灭菌器、污水灭菌系统

（一）一级生物安全水平（BSL-1）实验室

属基础实验室，可以进行开放操作，常为基础教学、研究用实验室，用于处理危害度为 1 级的微生物。实验室墙壁、天花板和地板光滑、易清洁、防渗漏、耐腐蚀，地板防滑、无缝隙，不能铺设地毯，且避免管线暴露在外；实验台面防水，耐酸、碱、有机溶剂，耐中等热度；每间实验室内设有洗手池，且安装在出口处；实验室内应有足够的存储空间和工作空间；室内保证照明，避免不必要的反光和闪光；实验室的窗户应安装防媒介昆虫的纱窗。

（二）二级生物安全水平（BSL-2）实验室

属基础实验室，常为诊断、研究用实验室，用于处理危害度为 2 级的微生物，如沙门菌属、HBV 等。这些病原微生物可能通过不慎摄入以及皮肤、黏膜破损而发生感染。当具备一级屏障设施，如穿戴面罩、隔离衣和手套等防护下，可以在开放实验台进行标准化的操作。在满足 BSL-1 实验室设施的基础上，BSL-2 实验室还应配备高压蒸汽灭菌器、化学消毒装置等消毒灭菌设施；已知的或潜在的感染废弃物与普通废弃物分开；实验室具备生物安全柜和密封的离心管，以防止泄露和气溶胶产生；实验室最好有不少于每小时 3~4 次的通风和换气装置；实验室门有可视窗，保持关闭并贴有相应的危险标志（图 26-1），带锁并可自动关闭；安全系统包括消防、应急供电、应急淋浴以及洗眼装置，出口有发光指示标志。

（三）三级生物安全水平（BSL-3）实验室

属防护实验室，为特殊的诊断、研究实验室，处理危害度为 3 级的微生物，如结核分枝杆菌等。在满足 BSL-2 实验室设施的基础上，BSL-3 实验室还需具备合适的空气净化系统，增加特殊防护服；凡符合 BSL-3 的微生物均需在生物安全柜内进行

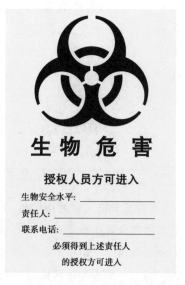

图 26-1 生物危害警告标志

操作。

（四）四级生物安全水平（BSL-4）实验室

属最高防护实验室,供危险病原体研究,处理危害度为 4 级的微生物,如马尔堡病毒等。这些病原微生物对个体具有高度危害性,并可通过空气传播或者传播途径不明,目前尚无有效的预防或治疗措施。在满足 BSL-2 实验室设施的基础上,BSL-4 实验室还需增加入口气锁、出口淋浴;操作需在Ⅲ级生物安全柜内或Ⅱ级生物安全柜加正压防护服使实验室人员与传染性气溶胶完全隔离。BSL-4 实验室必须与其他实验室隔离,独立设置,并具备特殊的空气和废物处理系统。

知 识 拓 展

最高防护等级实验室

最高防护等级实验室即生物安全四级实验室。目前,世界上已经建成和正在建设的生物安全四级实验室的机构共有 59 个。美国是世界上拥有 BSL-4 实验室最多、总面积最大的国家,现有 6 个科研机构拥有标准的 BSL-4 实验室。我国有 3 个,包括国家动物疫病防控高级别实验室、国家昆明高等级生物安全灵长类动物实验中心和中国科学院武汉国家高等级生物安全实验室。

根据相关规定,目前我国县级以上医院内的临床微生物实验室或检验科因接触可能含有致病微生物的标本,应达到 BSL-2 标准。该级别实验室结构和设施、安全操作规程、安全设备适用于人或环境中具有中等潜在危害的微生物。实验室生物安全管理应做到如下几点:①实验室应制定标准化的操作程序和生物安全手册;②实验室工作人员应定期接受有关生物安全知识的教育和培训;③实验室应具备必要的安全设备,如生物安全柜(BSC)、密闭容器以及个人防护物品;④实验室工作人员的健康监测。

二、生物安全基本设备

实验室生物安全的基本设施包括生物安全柜、高压灭菌器和个人防护装备。

1. **生物安全柜**　生物安全柜是具备气流控制及高效空气过滤装置的操作柜,可有效降低病原微生物或生物实验过程中产生的有害气溶胶对操作者和环境的危害。在病原微生物实验室中,处理原代培养物、菌毒株以及诊断性标本等具有感染性的实验材料时,生物安全柜可保护操作者、实验室环境以及实验材料。按照《临床实验室生物安全指南》(WS/T 442-2014),根据其入口气流风速、排气方式和循环方式以及生物安全防护水平的差异,生物安全柜可分为如下三级:

Ⅰ级生物安全柜:用于对人员及环境进行保护,对受试样本无保护且能满足操作生物危害等级为 1、2、3 级致病因子要求的生物安全柜。Ⅰ级生物安全柜的工作窗开口向内,吸入的负压气流用以保护人员的安全;排出气流经高效过滤器过滤,是为了保护环境不受污染。

Ⅱ级生物安全柜:用于对人员、受试样本及环境进行保护且能满足操作生物危害等级为 1、2、3 级致病因子要求的生物安全柜。Ⅱ级生物安全柜的工作窗开口向内,吸入的负压气流用以保护人员的安全;经高效过滤器过滤的垂直气流用以保护受试样本;排出气流经高效过滤器过滤是为了保护环境不受污染。Ⅱ级生物安全柜又可分为 A1、A2、B1、B2 四型。

Ⅲ级生物安全柜:完全密闭不漏气的结构,能满足操作生物危害等级为 1、2、3、4 级致病因子要求的生物安全柜。人员通过与生物安全柜连接的密闭手套实施操作。生物安全柜内对临床实验室的负压应不小于 120Pa,送风应经高效过滤器过滤后进入生物安全柜内,排风应经两道高效过滤器过滤后排至室外。当密闭手套脱落时,其与柜体连接处的洞口风速应不小于 0.70m/s。

生物安全柜的分类,如表 26-3 所示。

表 26-3　生物安全柜分类

级别	类型	排风	循环空气比例%	柜内气流	工作窗口进风平均风速 m/s	保护对象
Ⅰ级	–	可向室内排风	0	乱流	≥0.40	使用者
Ⅱ级	A1 型	可向室内排风	70	单向流	≥0.40	使用者、受试样本和环境
	A2 型	可向室内排风	70	单向流	≥0.50	
	Bi 型	不可向室内排风	30	单向流	≥0.50	
	B2 型	不可向室内排风	0	单向流	≥0.50	
Ⅲ级	–	不可向室内排风	0	单向流或乱流	无工作窗进风口,当一只手套取下时,手套口风速≥0.70	主要是使用者和环境,有时兼顾受试样本

　　生物安全柜在以下情况时使用:处理感染性物质;处理潜在空气传播的物质;离心前后,密封离心杯的装样、取样;可能产生气溶胶的操作(如离心、研磨、混匀、剧烈摇动、超声破碎、打开有感染性或潜在感染性物质的密封容器、动物鼻腔接种以及采集动物或卵胚感染性组织等)。

　　2. **高压蒸汽灭菌器**　高压蒸汽灭菌器是微生物实验室常规必备设备,用于耐高温的实验材料、器皿和微生物感染性废弃物的灭菌等,从而保证实验室工作人员及环境安全。高压灭菌器的操作和日常维护应由受过良好培训的人员负责。高压灭菌操作应有严格的记录,高压灭菌效果的监测结果应及时观察并记录,并妥善保存。

　　3. **个人防护装备**　个人防护装备用于保护实验室工作人员免受气溶胶、喷溅物暴露和意外接种等,根据危害度评估以及工作性质选择使用。常用的个人防护装备包括如下几种。

　　(1) 防护服:一般包括实验服、隔离衣、围裙和正压防护服。实验服一般在 BSL-1 实验室中使用,而一般微生物实验室适合穿着长袖背开式隔离衣或连体防护服。当可能发生喷溅时,应该在实验服或隔离衣外面穿上围裙。正压防护服一般在 BSL-4 实验室中使用,适用于涉及致死性生物危害物质的操作。在处理生物危险材料时,穿着适用的指定防护服,离开临床实验室前按程序脱下防护服,用完的防护服要消毒后再洗涤。

　　(2) 手部防护:主要是手套,同时洗手也是手部防护的有效措施。在 BSL-2 以下实验室一般戴单层手套,而在生物安全柜中操作感染性物质时可戴双层手套。使用时应确保手套有效遮盖、无漏损,最好覆盖实验服外衣袖,完全遮住手及腕部。怀疑内部受污染时及时更换,工作完成或终止后脱去手套,妥善处理。要严格《医务人员手卫生规范》(WS/T313-2009),穿脱防护服前后、摘手套后都要严格洗手,必要时可以安装脚控或红外控制的洗手池或配置乙醇擦手器。

　　(3) 头面部防护装备:主要包括口罩、防护面罩和防护帽。外科口罩仅用于保护部分面部免受感染性材料喷溅物的污染,只适用于 BSL-2 以下实验室使用。防护面罩为保护生物安全实验室工作人员免受脸部碰撞或切割伤、感染性物质的飞溅或滴液接触至脸部或污染眼鼻口的危害,一般与口罩同时佩戴使用。防护帽可以避免化学和生物危害物质飞溅至头部(头发)所造成的污染。

　　(4) 眼睛防护装备:主要包括安全眼镜、护目镜和洗眼装置。洗眼装置应安装在室内明显而易取的地方,并保持洗眼用水管的通畅,工作人员应掌握其操作方法以便于紧急时使用。如在操作过程中发生腐蚀性液体或生物危害液体喷溅至眼睛时,应立即在就近的洗眼装置上用大量缓流清水冲洗至少 15～30min。

　　(5) 鞋:实验室内应穿着舒适、防滑、不露脚趾的鞋,避免碰撞和喷溅暴露。推荐穿着皮质或合成材料防水鞋。可能发生泄漏时,穿一次性防水鞋套。特殊区域穿专用鞋(如防静电要求:BSL-3 和 BSL-4 实验室使用一次性或橡胶靴)。

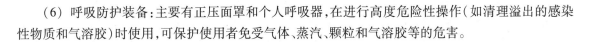

（6）呼吸防护装备：主要有正压面罩和个人呼吸器，在进行高度危险性操作（如清理溢出的感染性物质和气溶胶）时使用，可保护使用者免受气体、蒸汽、颗粒和气溶胶等的危害。

思　考　题

1. 我国对病原微生物的危害程度分类？高致病性病原微生物是指哪几类？
2. 在病原微生物实验室工作感染的主要原因有哪些？

（饶朗毓）

Note：

第二部分

医学寄生虫学

第二十七章

寄生虫学总论

27章 数字内容

学 习 目 标

1. 掌握寄生虫、宿主、生活史的定义；宿主与寄生虫的类型、寄生虫的生活史、寄生虫与宿主的相互关系。
2. 熟悉世界及我国寄生虫流行现状；寄生虫感染的特点。
3. 了解寄生虫感染的免疫；寄生虫病的流行与防治。

第一节 寄生现象、寄生虫与宿主

一、寄生现象

在漫长的生物演化过程中,各种生物彼此相互联系,相互依存,从而建立了暂时的或永久的生态关系。从生物之间的利害关系看,生物共同生活的方式主要是共栖、共生、寄生三种类型。

1. **共栖(commensalism)** 两种生物生活在一起,其中一方受益,另一方既不受益,也不受害。例如人类肠腔内的结肠内阿米巴,以肠道内细菌为其食物来源,对人体无致病作用。

2. **共生(mutualism)** 两种生物在一起生活,在营养上互相依赖,双方受益,称为互利共生。例如牛、马胃内存在有大量的纤毛虫,虫体分泌的酶类,有利于牛、马消化植物,而牛、马的胃则为纤毛虫的生存与繁殖提供了适宜的环境。

3. **寄生(parasitism)** 两种生物生活在一起,其中一方受益,另一方受害,后者给前者提供营养物质和居住场所,这种生活关系称寄生。在寄生关系中,受益的一方称为寄生虫(parasite),受害的一方即为宿主(host)。例如,人蛔虫成虫阶段必须寄生在人体小肠并掠夺营养,蛔虫是寄生虫,人为其宿主。

二、寄生虫的命名及分类

寄生虫的生物分类包括界(Kingdon)、门(Phylum)、纲(Class)、目(Order)、科(Family)、属(Genus)、种(Species)七个阶元,阶元越低,亲缘关系越近。寄生虫的命名原则为二名制(binomial system),由两个拉丁词组成,前者为属名,第一个字母大写;后者为种名,以斜体词表示,有的还附有亚种名(sub-species name);最后附以命名者的姓和命名年份。如日本血吸虫的命名为 *Schistosoma. Japonicum* Katsurada,1904。

人体寄生虫主要分为三大类:①医学原虫(medical protozoan):即属于原生动物亚界的单细胞寄生虫,如疟原虫、阴道毛滴虫和阿米巴等;②医学蠕虫(medical helminth):包括扁形动物门、线形动物门及棘头动物门,为多细胞软体动物,如肺吸虫、钩虫和棘头虫等;③医学节肢动物(medical arthropod):习惯称为医学昆虫,体被外骨骼,身体分节,有成对的附肢存在,如蚊、蝇、蚤、虱等。

三、宿主与寄生虫的类型、寄生虫的生活史及生殖方式

1. 宿主类型

(1)终宿主(definitive host):寄生虫的成虫或有性生殖阶段寄生的宿主称为终宿主。如日本血吸虫成虫寄生于人体,人是其终宿主。

(2)中间宿主(intermediate host):寄生虫的幼虫或无性生殖阶段寄生的宿主称为中间宿主。有的寄生虫需要两个以上的中间宿主,则按先后顺序称为第一中间宿主、第二中间宿主。如卫氏并殖吸虫的第一中间宿主为淡水螺,第二中间宿主则为淡水蟹。

(3)保虫宿主(reservoir host):又称储存宿主。有些寄生虫的成虫不仅寄生在人体,还可寄生在其他脊椎动物体内,可在人与脊椎动物之间自然传播,这类除了人以外的脊椎动物称为保虫宿主。如日本血吸虫成虫可寄生于人体,又可寄生于牛,牛即为其保虫宿主。

(4)转续宿主(paratenic host):有些寄生虫侵入非适宜宿主后,可以存活但不能发育为成虫,长期保持幼虫状态,待有机会进入适宜宿主后方能正常发育。这些不适宜寄生的宿主称为转续宿主。如卫氏并殖吸虫的幼虫被野猪食入后,可长期寄生其肌肉内,不能发育为成虫,如果正常宿主人(终宿主)或犬(保虫宿主)生食该野猪肉,则幼虫可在正常宿主体内发育为成虫,野猪就是转续宿主。

2. **寄生虫类型**　根据寄生虫与宿主的关系,可将寄生虫分为:

(1) 专性寄生虫(obligatory parasite)和兼性寄生虫(facultative parasite):前者生活史过程中一个阶段(疟原虫)或某个阶段(蛔虫)必须营寄生生活;后者既可营自生生活,又能营寄生生活。如粪类圆线虫成虫既可寄生于宿主肠道内,也可以在土壤中营自生生活。

(2) 体内寄生虫(endoparasite)和体外寄生虫(ectoparasite):前者可寄生于系统内(蛔虫)、组织内(猪囊尾蚴)或细胞内(疟原虫);后者多为吸血时方与宿主体表接触(蚊、蚤、虱),饱食后即离开。

(3) 长期性寄生虫(permanent parasite)和暂时性寄生虫(temporary parasite):前者即专性寄生虫;后者多为体表寄生虫,仅在吸血时侵袭宿主。

(4) 机会致病寄生虫(opportunistic parasite):这类寄生虫感染宿主后,机体免疫力正常的时候,不表现出任何临床症状,但当免疫功能受累时,虫体可出现异常增殖,且致病力增强,严重者可致命。如弓形虫、隐孢子虫等。

3. **生活史（life cycle）**　寄生虫完成一代生长发育和繁殖的全过程及其所需要的内外环境,称为生活史。根据寄生虫的生活史过程中是否需要中间宿主,可将其分为两大类型:

(1) 直接型:在生活史发育过程中不需要中间宿主。虫体在宿主体内发育至感染期后或在土壤等外环境发育至感染期后直接感染人。如小肠内的蛔虫卵随粪便排出体外,在土壤中发育成感染性虫卵,通过饮食感染人体,人是其唯一宿主。

(2) 间接型:在生活史发育过程中需要中间宿主。虫体需在中间宿主体内发育至感染期后,再经一定途径感染终宿主。如日本血吸虫卵在水中孵化出毛蚴,进入钉螺体内后,经无性生殖发育为大量的尾蚴,当人或脊椎动物接触含有尾蚴的水体后,尾蚴经皮肤侵入发育为成虫。钉螺是其中间宿主,人为其终宿主,脊椎动物是保虫宿主。

在流行病学和实际防治工作中,常将直接型生活史的蠕虫称为土源性蠕虫,如蛔虫、钩虫等;间接型生活史的蠕虫为生物源性蠕虫,如丝虫、旋毛虫等;将经食物感染的寄生虫称为食源性寄生虫,如华支睾吸虫、卫氏并殖吸虫等;将节肢动物媒介传播的寄生虫称为虫媒寄生虫(vector-borne parasite),如丝虫、疟原虫等。

4. **生殖方式**　有些寄生虫仅进行无性生殖(asexual reproduction),如溶组织内阿米巴、阴道毛滴虫等;有些寄生虫仅进行有性生殖(sexual reproduction),如蛔虫、钩虫等;有些寄生虫则需要有性生殖和无性生殖交替进行来完成生活史,称之为世代交替(alternative generation),如疟原虫、血吸虫等。

第二节　寄生虫与宿主相互作用

一、寄生虫对宿主的损害

1. **掠夺营养**　寄生虫在人体内生长、发育和繁殖所需的营养物质均从宿主体内获得。例如,绦虫以宿主肠道内的食糜为其食物来源,导致宿主营养不良;钩虫吸附于宿主肠黏膜,吸取血液为食,引起宿主贫血。

2. **机械性损害**　寄生虫对宿主器官、组织及细胞所造成的损伤及破坏。例如,蛔虫可扭曲成团引起肠梗阻,巨大的棘球蚴挤压肝脏造成压迫症状。此外,幼虫在宿主体内移行可造成严重的损害,如钩虫幼虫在肺内移行时可引起肺出血。

3. **毒性和免疫病理损害**　寄生虫的分泌物、代谢物以及死亡虫体的分解产物,可对宿主造成毒性损害,或者引起免疫病理损害。例如,溶组织内阿米巴可分泌溶组织酶,引起宿主肠壁溃疡和肝脓肿;日本血吸虫成熟虫卵分泌的可溶性虫卵抗原在肝脏内引起的虫卵肉芽肿(granuloma)等。

二、宿主对寄生虫的抵抗

寄生虫及其产物对宿主均为异物,必然出现防御性生理反应,它的主要表现就是免疫应答。通过免疫应答,宿主对寄生虫产生不同程度的抵抗,一般可归为三类:①宿主清除了体内全部寄生虫,并可抵御再感染,此类现象罕见;②宿主清除了部分寄生虫,对再感染具有部分抵御能力,见于大多数寄生虫感染者;③宿主不能有效控制寄生虫的生长或繁殖,表现出明显的病理变化和临床症状,严重者可以导致死亡,多见于机会致病寄生虫。

第三节　寄生虫感染的免疫

一、免疫应答

宿主对寄生虫的作用主要表现为免疫应答。包括非特异性免疫(先天性免疫)和特异性免疫(获得性免疫)。

1. 先天性免疫　即固有免疫,是人类在长期的进化过程中逐渐建立起来的天然防御能力,它受遗传因素控制,具有相对稳定性,对各种寄生虫感染均具有一定程度的抵抗作用,一般没有特异性,也不十分强烈;偶尔也有例外,比如人类对牛囊尾蚴具有先天的不易感性。

先天性免疫包括有:皮肤、黏膜和胎盘的屏障作用;吞噬细胞的吞噬作用;体液对寄生虫的杀伤作用等。

2. 获得性免疫　即适应性免疫。寄生虫侵入宿主后,其抗原物质刺激宿主免疫系统,常出现特异性细胞免疫和体液免疫应答(immune response),产生获得性免疫,可清除、杀伤虫体,或抑制虫体的发育和繁殖;对同种寄生虫的再感染也具有一定抵抗力。

(1) 寄生虫抗原主要分三大类:①体表抗原,虫体表膜是宿主识别寄生虫抗原并产生免疫应答的主要作用部位;②循环抗原(circulating antigen CAg),虫体的分泌排泄物、蜕皮液以及死亡虫体裂解产物等,存在于宿主血液中,可诱导产生保护性免疫,检测循环抗原可用于判断现症患者及评价疗效;③虫体抗原,除上述两种抗原以外的其他寄生虫抗原,成分复杂。

(2) 免疫类型

①消除性免疫(sterilizing immunity):指宿主能完全清除体内寄生虫,并可抵抗再感染。例如热带利什曼原虫引起的东方疖,宿主获得免疫力后,可完全清除体内原虫,临床症状消失,而且可防止再感染。该免疫状态在寄生虫感染中少见。

②非消除性免疫(non-sterilizing immunity):指大多数寄生虫可逃避宿主的免疫攻击而与宿主共存,宿主则对再感染产生一定程度的免疫力,一旦彻底清除体内的寄生虫后,宿主的免疫力便逐渐消失。例如人体感染疟原虫后,可呈带虫者状态,可抵抗同种疟原虫再感染,即为带虫免疫(premunition);又如人体感染血吸虫后,产生获得性免疫力,不影响体内原有成虫的生存,但对再感染时的童虫有一定的抵抗力,称为伴随免疫(concomitant immunity)。

二、寄生虫性超敏反应

感染寄生虫以后,宿主一方面可以表现为免疫应答,抵抗再感染;另一方面也可发生超敏反应(hypersensitivity reaction),也叫变态反应(allergy)。感染虫体后处于免疫状态的宿主,当再次接触同种抗原时出现的异常反应,即为寄生虫性超敏反应,常导致宿主组织损伤和免疫病理变化,可分为Ⅰ、Ⅱ、Ⅲ、Ⅳ四型,亦可称为速发型(过敏反应型)、细胞毒型、免疫复合物型及迟发型(细胞免疫型)。

1. **速发型** 常见于蠕虫感染。虫体变应原刺激宿主产生特异性 IgE 抗体,可导致荨麻疹、血管神经性水肿、支气管哮喘甚至过敏性休克等临床症状。如钩蚴性皮炎属于局部过敏反应;脑部囊尾蚴破裂可导致过敏性休克。

2. **细胞毒型** 宿主产生的抗体(IgG、IgM)直接作用于相应的细胞膜上的抗原,在补体、巨噬细胞作用下,所造成的病理损伤。如疟原虫抗原吸附于宿主红细胞表面,与特异性抗体 IgG 或 IgM 结合,激活补体,引起红细胞溶解,从而导致患者贫血。

3. **免疫复合物型** 宿主产生的循环抗体可与抗原特异性结合,形成免疫复合物(immunocomplex,IC),在组织中沉积而引起的炎症反应。例如血吸虫性肾小球肾炎,是由于免疫复合物沉积于肾小球内引起的。

4. **迟发型** 此型超敏反应是由 T 细胞介导引起的免疫损伤。日本血吸虫虫卵肉芽肿主要是 T 细胞介导的迟发型超敏反应。

在寄生虫感染中,有的寄生虫病可同时存在多型超敏反应,如血吸虫感染时引起的尾蚴性皮炎(Ⅰ型超敏反应)、对童虫的杀伤作用(Ⅱ型超敏反应)、血吸虫性肾小球肾炎(Ⅲ型超敏反应)以及血吸虫虫卵性肉芽肿(Ⅳ型超敏反应)。

第四节 寄生虫感染的特点

一、带虫者、隐性感染和慢性感染

寄生虫感染宿主后引起的疾病,称为寄生虫病(parasitic disease)。人体感染寄生虫后没有明显的症状和体征,但可传播病原体,称为带虫者(carrier)。

有些寄生虫感染后,宿主无临床表现,且不向外界排出病原体,这类感染称为隐性感染(latent infection or suppressive infection),隐性感染者不是传染源;当隐性感染者机体免疫功能下降时,可出现严重的症状和体征,多见于机会致病寄生虫感染,如弓形虫。

当人体少量多次感染寄生虫,在临床上出现一些症状后,不经治疗可逐渐转入慢性感染,患者发病较慢、持续时间较长,寄生虫可在人体内生存很长一个时期。例如血吸虫病流行区患者多为慢性感染。

二、幼虫移行症和异位寄生

幼虫移行症(larva migrans)是指一些寄生蠕虫幼虫侵入非正常宿主(人或动物)后,不能发育为成虫,保持幼虫状态在宿主体内长期移行造成局部或全身性的病变。如国内多见的斯氏狸殖吸虫童虫引起游走性皮下结节;广州管圆线虫幼虫侵犯中枢神经系统引起脑膜炎或脑膜脑炎。

异位寄生(ectopic parasitism)是指某些寄生虫在常见寄生部位以外的组织或器官内寄生,从而导致异位损害,出现不同的症状和体征。如卫氏并殖吸虫正常寄生在肺组织,但也可寄生于脑组织等部位,从而导致神经系统症状。

第五节 寄生虫病的流行与防治

一、流行的基本环节

1. **传染源** 指感染了寄生虫的人(患者、带虫者)或动物(保虫宿主),能将病原体传入外界或另一新宿主。例如蛔虫病的传染源为人;华支睾吸虫病的传染源为人和猫、犬、猪等动物。

Note:

感染阶段是指寄生虫侵入宿主体内能继续发育或繁殖的发育阶段。

2. **传播途径**　是指寄生虫从传染源排出后,侵入新的宿主前,在外界环境中所经历的全过程。

(1)经食物传播:最常见的传播途径。如感染性蛔虫卵、原虫包囊等,均可因食用污染的蔬菜而传播;旋毛虫可通过生吃猪肉而传播;吸虫可通过生吃淡水鱼虾传播等。

(2)经土壤传播:多见于肠道寄生虫,其感染期存活于土壤中,如钩虫在土壤中发育为感染期幼虫。人体感染与接触土壤有关。

(3)经水传播:多种寄生虫感染期存活于淡水中。如贾第虫包囊、布氏姜片虫囊蚴,通过饮用疫水传播;又如日本血吸虫尾蚴,通过接触疫水传播。

(4)经接触传播:人和人的接触可以直接传播某些寄生虫,包括直接接触和间接接触。如阴道毛滴虫可由于性接触而传播,蠕形螨可通过共用毛巾而传播。

(5)经节肢动物传播:很多医学节肢动物可作为多种寄生虫的传播媒介。如蚊传播疟原虫、丝虫;白蛉传播利什曼原虫等。

(6)经空气传播:比较少见,如蛲虫卵可在空气中飘浮,随呼吸进入人体而感染。

(7)医源性传播:在医疗、预防工作中,由于未能严格执行规章制度和操作规程,而人为地造成的传播。如疟原虫、弓形虫均可通过输血传播。

(8)母婴垂直传播(vertical transmission):寄生虫通过母体传播给子代,如弓形虫经胎盘传播;阴道毛滴虫在自然分娩时感染新生儿。

经食物传播、经水传播、经接触传播、经节肢动物传播、经土壤传播、经空气传播和医源性传播均属于水平传播(horizontal transmission)。

3. **易感人群**　指对寄生虫缺乏免疫力的人群。寄生虫感染后,人体一般均可产生获得性免疫,但多属于带虫免疫状态,当寄生虫自人体内清除后,免疫力也逐渐下降,最终消退。

二、流行特点

1. **地方性**　寄生虫病的流行与分布有明显的地方性。主要与气候条件,中间宿主地理分布,以及人群的生活习俗和生产方式有关。如猪带绦虫病多见于云南等地,主要因当地少数民族喜生食猪肉;日本血吸虫病分布于长江中下游及其以南地区 12 个省、市、自治区。

2. **季节性**　寄生虫病的流行往往有明显的季节性。虫媒寄生虫病的流行季节与相关节肢动物的活动相一致,如间日疟的流行季节与嗜人按蚊的活动季节一致。也可随着人类的生产活动和生活习性因季节而异,如急性血吸虫病常见于夏季,人群因劳作或游泳接触疫水而感染。

3. **传染性**　寄生虫病可在人与人、人与动物、动物与动物之间传播。我国的传染病防治法已把黑热病、疟疾、阿米巴病列为乙类传染病,血吸虫病、丝虫病和棘球蚴病列为丙类传染病。

4. **人兽共患性(自然疫源性)**　有的寄生虫病可以在脊椎动物和人之间自然传播,即为人兽共患寄生虫病(parasitic zoonosis),如血吸虫病、旋毛虫病、弓形虫病等。

三、寄生虫病的防治

寄生虫病的防治是一个系统工程,要达到有效的防治目的,必须针对寄生虫的病原学及流行病学特征,采取综合性防治措施,主要包括:

1. **控制传染源**　普查普治患者和带虫者,查治或处理保虫宿主和转续宿主。

2. **切断传播途径**　控制或消灭中间宿主及媒介节肢动物,加强粪便和水源的管理,搞好环境卫生和个人卫生。

3. **保护易感人群**　改变不良的生活习惯,改进生产方法,改善工作条件,加强个人防护,对于某些寄生虫病,如疟疾,可预防性服药,也可用驱避剂涂抹皮肤以防蚊虫叮咬。

Note:

知识拓展

2015 年全国第三次人体重点寄生虫病现状调查结果

2014~2016 年在全国 31 个省(直辖市、自治区,未包括港澳台地区)调查蛔虫及华支睾吸虫感染情况。检出重点寄生虫感染者 20 351 例,检出率为 3.30%;查出虫种 34 种,其中蠕虫 23 种,原虫 11 种;推算重点寄生虫感染人数约为 3 859 万,其中肠道原虫推算感染人数约为 642 万;土源性线虫推算感染人数约为 2 912 万;3~6 岁儿童蛲虫推算感染人数约为 155 万;带绦虫推算感染人数约为 37 万。全国华支睾吸虫加权感染率为 0.47%,推算感染人数约为 598 万;农村华支睾吸虫加权感染率为 0.23%,推算感染人数约为 152 万;城镇华支睾吸虫加权感染率为 0.71%,推算感染人数约为 446 万。重点寄生虫感染流行呈明显区域性分布,土源性线虫中、高度流行区主要分布在四川、海南、贵州、云南、重庆、广西、广东和江西等省(直辖市、自治区)。华支睾吸虫流行区主要集中在广东、广西、黑龙江和吉林等省(自治区);蛲虫高感染地区主要集中在海南、江西、广东、广西、贵州和重庆等省(直辖市、自治区);肠道原虫感染者集中分布在西藏、贵州和广西等西部省(自治区)。

思 考 题

1. 人体寄生虫对宿主的作用有哪些?
2. 为何寄生虫病流行具有地方性和季节性?
3. 从人体寄生虫学和流行病学角度解释保虫宿主的意义。
4. 举例说明我国目前有哪些寄生虫病的防控居于世界前列?为什么?
5. 比较幼虫移行和幼虫移行症的区别。

(廖 力)

第五篇

医学蠕虫学

NURSING

第二十八章

线　虫

28章　数字内容

学习目标

1. 掌握线虫生活史类型；常见线虫基本形态特征、生活史特点、致病机制及主要临床表现。

2. 熟悉线虫常见诊断方法与鉴别诊断。

3. 了解线虫的流行与分布、防治原则。

第一节　线 虫 概 论

线虫(nematode)隶属于线形动物门,因虫体外形似线状故而得名。线虫种类繁多且分布广泛,大多数在自然环境中营自生生活,仅有少数虫种营寄生生活。

（一）形态

1. **成虫**　线形或圆柱形,两侧对称,体表光滑,不分节。虫体大小差异较大,大者可达1m以上,如麦地那龙线虫;小者只有1~2mm,如粪类圆线虫;大多数寄生性线虫在1~15cm之间。线虫均为雌雄异体,通常雌虫较大,尾尖直;雄虫较小,尾端卷曲呈钩状或膨大呈交合伞,尾部结构特征具有虫种鉴别意义。

（1）体壁:线虫体壁自外向内由角皮层、皮下层及纵肌层三层组织构成。

（2）原体腔:在线虫体壁与消化道之间存有腔隙,无上皮细胞覆盖(体腔膜),故称假体腔或原体腔。原体腔参与虫体的新陈代谢,对线虫的运动、摄食、排泄等方面起着重要作用,并对内部组织器官具有一定的保护作用。

（3）消化系统:线虫具有完整的消化系统,包括消化管和腺体两部分。消化管由口孔、口腔、咽管、中肠、直肠和肛门组成。

（4）生殖系统:由生殖腺和细长弯曲的管状结构组成。雄虫生殖系统为单管型,由睾丸、储精囊、输精管、射精管及交配附器构成。雄虫尾端多具单个或成对角质交合刺,由引带和神经控制,可自由伸缩。雌虫生殖系统多为双管型,即两套生殖器官,也有单管型者(如旋毛虫),每一管道均包括卵巢、输卵管、受精囊、子宫、排卵管、阴道和阴门等部分。

（5）排泄系统:线虫的排泄系统分有管型和腺型两种类型。

（6）神经系统:线虫的神经系统主要包括神经环、神经干和感觉器官。

2. **虫卵**　线虫卵一般为卵圆形或椭圆形,无卵盖,卵壳黄色、棕黄色或无色。卵壳自外而内由三层结构组成,为卵黄膜(或称受精膜)、壳质层和蛔苷层(或称脂层)。卵黄膜薄,有加固虫卵的作用,光学显微镜下不易见到;壳质层较厚,具有一定硬度,是卵壳主要的组成部分,能抵抗一定的机械压力;蛔苷层薄,含脂蛋白和蛔苷,具有调节渗透作用的功能,可防止虫卵内水分丢失和外界化学物质对虫卵的破坏作用。

（二）生活史

线虫的生活史基本包括卵、幼虫和成虫三个发育阶段。卵的发育和孵化需要适宜的条件,如温度、相对湿度、光照、pH值以及二氧化碳分压等。幼虫生长发育过程中最为明显的特征是蜕皮。一般线虫的幼虫分4期,即需要蜕皮4次后进入成虫期。通常在第2次蜕皮后发育为感染期幼虫,第4次蜕皮后发育为成虫。

线虫生活史可根据发育过程中是否需要中间宿主分为两种类型:①直接型:这类线虫又称为土源性线虫,生活史简单,发育过程中无需中间宿主,感染期虫卵或幼虫可直接进入人体发育,肠道寄生线虫大多属于此型,如蛔虫、钩虫、鞭虫、蛲虫等。②间接型:这类线虫又称为生物源性线虫,发育过程中需中间宿主,幼虫在中间宿主体内发育至感染期后,再经媒介昆虫叮咬或经口感染人体,组织内寄生线虫大多属于此型,如丝虫、旋毛虫等。

（三）分类

我国常见寄生人体的线虫分类见表28-1。

表 28-1　我国重要医学线虫分类

亚纲	目	科	属	种
尾感器亚纲 Phasmidea	小杆目 Rhabditata	类圆科 Strongyloididae	类圆线虫属 *Strongyloides*	粪类圆线虫 *S. stercoralis*
		小杆科 Rhabditidae	同(小)杆线虫属 *Rhabditella*	艾氏同(小)杆线虫 *R. axei*
	圆线目 Strongylata	钩口科 Ancylostomatidae	钩口线虫属 *Ancylostoma*	十二指肠钩口线虫 *A. duodenale*
			板口线虫属 *Necator*	美洲板口线虫 *N. americanus*
		毛圆科 Trichostrongylidae	毛圆线虫属 *Trichostrongylus*	东方毛圆线虫 *T. orientalis*
		管圆科 Angiostrongylidae	管圆线虫属 *Angiostrongylus*	广州管圆线虫 *A. cantonensis*
	蛔目 Ascaridata	蛔科 Ascaridae	蛔线虫属 *Ascaris*	似蚓蛔线虫 *A. lumbricoides*
	尖尾目 Oxyurata	尖尾科 Oxyuridae	住肠线虫属 *Enterobius*	蠕形住肠线虫 *E. vermicularis*
	旋尾目 Spirurata	颚口科 Gnathostomatidae	颚口线虫属 *Gnathostoma*	棘颚口线虫 *G. spinigerum*
		筒线科 Gongylonematidae	筒线虫属 *Gongylonema*	美丽筒线虫 *G. pulchrum*
		吸吮科 Thelaziidae	吸吮线虫属 *Thelazia*	结膜吸吮线虫 *T. callipaeda*
	丝虫目 Filariata	盘尾科 Onchocercidae	吴策线虫属 *Wuchereria*	班氏吴策线虫 *W. bancrofti*
			布鲁线虫属 *Brugia*	马来布鲁线虫 *B. malayi*
无尾感器亚纲 Aphasmidea	鞭尾目 Trichurata	毛形虫科 Trichinellidae	旋毛形线虫属 *Trichinella*	旋毛形线虫 *T. spiralis*
		鞭虫科 Trichuridae	鞭虫属 *Trichuris*	毛首鞭形线虫 *T. trichiura*

第二节　似蚓蛔线虫

　　似蚓蛔线虫(*Ascaris lumbricoides* Linnaeus,1758)简称蛔虫,是人体最常见的消化道寄生虫。蛔虫成虫寄生于人体小肠,引起蛔虫病(ascariasis)和各种并发症。犬弓首线虫(简称犬蛔虫)和猫弓首线虫(简称猫蛔虫)是犬和猫常见的消化道寄生虫,其幼虫可偶然侵入人体并在人体内移行,引起内脏幼虫移行症。我国古代医书早在 2 400 年前就有描述蛔虫的记载。

　　(一)形态

　　1. 成虫　外形似蚯蚓,呈长圆柱形,头尾两端逐渐变细,活时略带粉红色或微黄色,死后灰白色。体表可见有细横纹和两条明显的侧索。口孔位于虫体顶端,口周具有呈"品"字形排列三个唇瓣。肛门近尾端腹面。

雌虫大小为(20~35)cm×(0.3~0.6)cm,尾端尖直,生殖器官为双管型,盘绕在虫体后2/3部分的原体腔内,阴门位于虫体前1/3处的腹面。雄虫略小,为(15~31)cm×(0.2~0.4)cm,尾端向腹面卷曲,生殖器官为单管型,尾部有一对镰刀状交合刺(图28-1)。

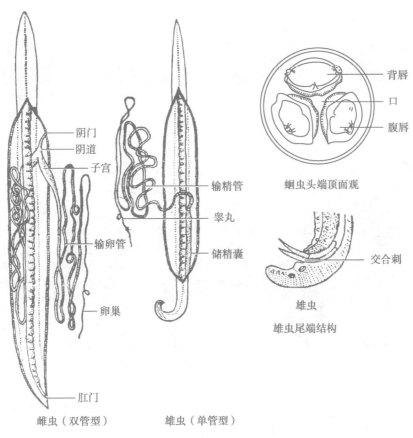

图 28-1　**蛔虫成虫形态**

2. 虫卵　自人体粪便排出的蛔虫卵有受精卵(fertilized egg)和未受精卵(unfertilized egg)两种,受精卵呈宽椭圆形,大小为(45~75)μm×(35~50)μm。卵壳较厚,蛋白质膜是蛔虫卵区别于其他线虫卵的特征之一。卵内含一个大而圆的卵细胞,与卵壳间形成新月形空隙。随着卵细胞的分裂,此空隙逐渐消失,最后形成内含幼虫的感染期虫卵。未受精卵呈长椭圆形,大小为(88~94)μm×(39~44)μm,蛋白质膜与卵壳均较薄,卵内充满大小不等的屈光颗粒。受精卵与未受精卵上的蛋白质膜易脱落,成为脱蛋白质膜蛔虫卵,此虫卵表面光滑,无色透明,观察时应注意与其他虫卵相鉴别(图28-2)。

（二）生活史

蛔虫生活史为直接发育型,属土源性线虫,生活史不需要中间宿主。成虫寄生于人体小肠中,以宿主半消化食物为营养。雌、雄成虫交配后,虫卵随粪便排出体外,只有受精卵在外界才能进一步发育,未受精卵不发育。在潮湿、荫蔽、氧气充足和适宜温度(21~30℃)的土壤中,约经5~10d发育,受精卵内胚细胞经分裂并发育为幼虫。再经1周,卵内幼虫经第1次蜕皮后发育为2期幼虫,此时虫卵对宿主具有感染性,称为感染期虫卵。感染期虫卵污染食物、饮水后,被人体误食,卵内幼虫在小肠消化液和低氧等条件刺激下,分泌透明质酸酶和蛋白酶等孵化液消化卵壳,卵内幼虫破壳而出。孵出的幼虫钻入小肠黏膜和黏膜下层,侵入肠壁小静脉或淋巴管中,随血液或淋巴液循环,经肝、右心移行至肺,穿过肺泡毛细血管进入肺泡,在此经第2和第3次蜕皮后发育为4期幼虫,幼虫在肺泡内约停留10d左右,再沿支气管、气管上行至咽部。随宿主吞咽动作再次进入消化道,最终在小肠内经第4次蜕皮逐渐发育为成虫(图28-3)。

Note:

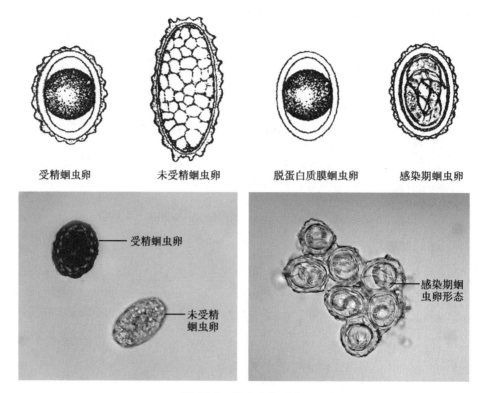

受精蛔虫卵　　未受精蛔虫卵　　脱蛋白质膜蛔虫卵　　感染期蛔虫卵

图 28-2　蛔虫虫卵形态

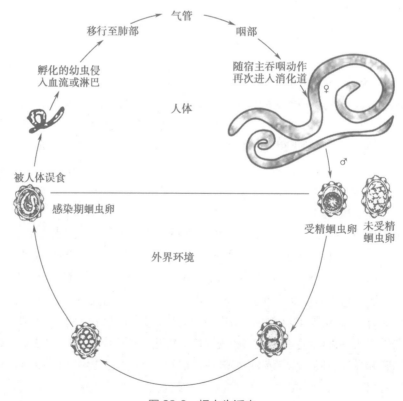

图 28-3　蛔虫生活史

雌、雄虫成熟交配后,平均每条雌虫每天可排卵 24 万个。自感染期虫卵进入人体到雌虫开始产卵需 60~75d。成虫在人体内存活时间通常为 1 年左右。

（三）致病

蛔虫的幼虫和成虫均可对人体造成损害,主要包括掠夺营养、机械性损伤、超敏反应和并发症。大多数感染者可没有症状或仅有轻度腹痛而被忽略。

1. 幼虫致病　幼虫在体内移行时,不仅可造成组织器官的机械性损伤,还可释放抗原性物质,导致局部和全身的超敏反应。幼虫在体内移行过程中,在肺部停留时间最长,因此肺部病变最为明显,可引起蛔虫性肺炎或蛔虫性哮喘。临床上可出现发热、咳嗽、咳血痰、胸闷、哮喘、嗜酸性粒细胞增高等一过性呼吸系统症状。X 线胸片检查可见浸润性病变,一般 1~2 周内消失。痰液检查可见有嗜酸性粒细胞,有时还可检获蛔虫幼虫。病程持续 7~10d,多数患者在发病后 4~14d 后自愈。

2. 成虫致病

（1）损伤肠黏膜和掠夺营养:成虫寄生于小肠,以肠腔内半消化食物为食,掠夺宿主营养。同时,蛔虫唇齿的机械作用以及代谢产物还可损伤肠黏膜,导致消化不良和营养吸收障碍。患者可有纳呆、恶心、呕吐、腹泻、脐周间歇性疼痛等症状,称肠蛔虫症。严重感染者甚至可出现发育障碍。

（2）超敏反应:虫体代谢产物以及死亡后的崩解产物均是强变应原,可引起 IgE 介导的 I 型超敏反应。患者可出现荨麻疹、哮喘、结膜炎、血管神经性水肿等,严重者可出现蛔虫中毒性脑病等症状。儿童感染者还常伴有神经精神症状,如惊厥、夜间磨牙、失眠等神经症状。

（3）并发症:蛔虫成虫具游走和钻孔习性,当寄生环境发生变化时,如发热、胃肠病变、食入辛辣食物、使用麻醉剂或不适当的驱虫治疗时,可刺激虫体钻入开口于肠壁的各种管道,如胆道、胰腺管和阑尾,引起胆道蛔虫症、蛔虫性胰腺炎和蛔虫性阑尾炎。此外,大量虫体扭结成团还可引起肠梗阻,以回肠多见。蛔虫还可引起肠穿孔和急性腹膜炎,病死率较高。严重的蛔虫病并发症多见于重度感染的儿童。

（四）诊断

根据患者间歇性脐周疼痛、反复发作的临床表现,结合实验室检查可明确诊断。确诊依据是病原学检查,即从粪便中检获虫卵或虫体。

1. 病原学检查

（1）粪便直接涂片法:由于蛔虫产卵量大,常采用粪便生理盐水直接涂片法检查虫卵。一般要求涂 3 张片,检出率可达 95%。

（2）浓集法:可采用饱和盐水浮聚法或沉淀集卵法,可提高检出率。

（3）虫体鉴定:对疑似蛔虫性肺炎者,可收集痰液检测幼虫。对于排出或吐出的虫体,可根据其形态特征进行鉴定。

（4）试验性驱虫:对临床疑似蛔虫病而粪检虫卵阴性者,可予试验性驱虫法,根据排出虫体的形态进行鉴定及确诊。此种情况可能是仅有雄虫寄生(占蛔虫感染的 3.4%~5%),或雌虫未发育成熟。

2. 其他辅助性检查　血常规检查、腹部 B 超检查、腹部 X 线检查、纤维内镜检查等也可用于蛔虫病的辅助诊断或鉴别诊断。

（五）流行与防治

1. 流行与分布　蛔虫呈世界性分布,在温暖、潮湿和卫生条件较差的地区,人群感染尤为普遍。我国曾是蛔虫病分布范围最广,感染人数最多的国家,流行特点为农村高于城市,儿童高于成人,近年人群感染率明显下降。2017 年,全国土源性线虫病监测结果显示,我国人群感染率为 0.50%,其中云南的感染率最高(4.50%),其次为贵州(2.26%)和吉林(1.58%),黑龙江、山西和上海等 3 省(直辖市)未发现蛔虫感染者。

造成蛔虫感染率高,分布广泛的原因主要有:①蛔虫产卵量大,1 条雌虫每天产卵可达 24 万个;②虫卵对外界不良环境的抵抗力强,在荫蔽的土壤或蔬菜上,虫卵一般能存活 1 年,甚至可达 10 年以

Note:

上;③传播途径广泛,使用未经无害化处理的人粪施肥和随地大便,使蛔虫卵广泛污染土壤及环境,虫卵还可随家禽以及昆虫的机械性携带扩大传播范围;④生活史简单,发育过程不需要中间宿主,虫卵在外界直接发育至感染期;⑤蛔虫高发区人群不良卫生行为和缺乏完善的卫生设施。

2. 防治 蛔虫病的防治工作应当采取综合措施,包括普查普治、加强粪便管理及加强卫生宣传教育。

(1) 控制传染源:对患者和带虫者进行驱虫治疗,是控制传染源的重要措施。常用的驱虫药物有阿苯达唑、甲苯达唑或伊维菌素。学龄儿童可采用集体驱虫,服药时间可选择在感染高峰期后的秋、冬季节。对于感染率高的人群,由于重复感染机会多,故在流行区应每隔半年至 1 年驱虫 1 次。

(2) 切断传播途径:加强粪便管理,建立无害化粪池,防止粪便污染环境。另外,消灭苍蝇和蟑螂也是防止蛔虫污染食物和水源的重要措施。

(3) 保护易感人群:加强卫生宣教工作,普及卫生知识,提高防病意识,注意饮食卫生和个人卫生,做到饭前便后洗手,不生食未洗净的蔬菜瓜果,不饮生水等,从而减少感染机会。

3. 护理要点 以科学和通俗的语言让患者了解疾病相关知识,进行卫生宣传教育,密切观察病情变化,及时发现并发症的症状和体征并配合医生积极处理。服驱虫药后,注意观察蛔虫的排出情况。对于经手术治疗的胆道蛔虫症、蛔虫性肠梗阻等注意术后护理。

第三节 毛首鞭形线虫

毛首鞭形线虫(*Trichuris trichiura* Linnaeus,1771)简称鞭虫,成虫主要寄生于人体盲肠,引起鞭虫病(trichuriasis)。在距今 2 100 多年前的我国西汉古尸中已证实有鞭虫寄生。

（一）形态

1. 成虫 外形似马鞭(图 28-4),故得名鞭虫。虫体前 3/5 细长,后 2/5 粗如鞭柄。雌虫长 30~50mm,尾端钝圆;雄虫长 30~45mm,尾端向腹面卷曲,有交合刺 1 根。雌、雄虫生殖器官均为单管型。

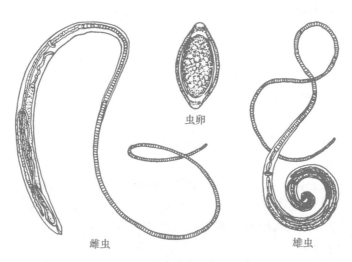

虫卵

雌虫 雄虫

图 28-4 鞭虫成虫和虫卵形态

2. 虫卵 纺锤形或腰鼓形,大小为(50~54) μm×(22~23) μm,棕黄色,卵壳较厚,两端各具一透明塞状突起,称盖塞(图 28-4、图 28-5)。虫卵随粪便排出时,卵内含 1 个尚未分裂的卵细胞。

（二）生活史

鞭虫生活史为直接发育型,属土源性线虫,不需要中间宿主,人是其唯一终宿主。成虫寄生于盲肠,感染严重时也可寄生于结肠、直肠甚至回肠下端。虫卵随粪便排出,在 20~30℃潮湿的土壤中,约经 3 周发育为含幼虫的感染期卵。感染期卵污染食物、饮水后被人体误食,在小肠消化液作用下,约

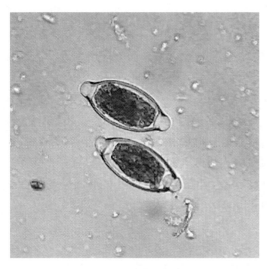

图 28-5　鞭虫卵形态

1h 幼虫从卵内孵出,钻入肠黏膜上皮内摄取营养,约经 8~10d 后,幼虫重新返回到肠腔,再移行至盲肠发育为成虫。成虫细长的前端钻入肠上皮层内,以血液和组织液为食。自误食感染期卵至成虫产卵,历时约 60d(图 28-6),每条雌虫每日产卵 5 000~20 000 个。成虫在人体内的寿命一般为 3~5 年。

（三）致病

虫体以其细长的前段钻入肠黏膜,引起肠黏膜点状出血、炎症或溃疡。少数患者可有细胞增生,肠壁组织明显增厚,形成肉芽肿等病变。轻度及中度感染多无明显症状或仅有轻微腹泻,只是在粪便检查时发现虫卵。重度感染时,因累及横结肠、降结肠、甚至直肠和回肠远端,而表现食欲不振、恶心、呕吐、腹痛、腹泻、便血和贫血等。如直肠受累,常因腹泻、直肠套叠而出现直肠脱垂。重度感染的儿童还可出现发育迟缓、营养不良等,偶有脱肛现象。也可因大量虫体结成团导致急性盲肠梗阻。部分患儿还可出现发热、荨麻疹、异嗜症等。严重的鞭虫感染可出现并发症,引起消化道出血(大便隐血或便血)、阑尾炎、肠梗阻、腹膜炎、肠套叠等。

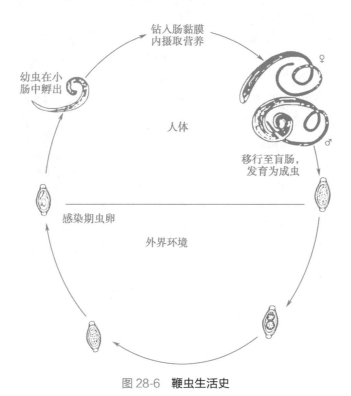

图 28-6　鞭虫生活史

（四）诊断

中、重度感染时根据上述临床症状,结合病原学检查粪检虫卵是重要确诊依据。

1. **粪便检查**　鞭虫病的诊断以粪便中检获虫卵为依据,常用方法有粪便直接涂片法、改良加藤法、饱和盐水浮聚法、离心沉淀法等。因鞭虫卵较小,且产卵量低,容易漏检,需反复检查,以提高检出率。

2. **内镜检查**　对粪检阴性而又疑似本病者,可行乙状结肠镜或直肠镜检查,可以查见寄生的成虫及损伤的肠黏膜,本法具很高的诊断价值。

（五）流行与防治

1. 流行与分布　鞭虫呈世界性分布,多见于热带、亚热带及温带地区的发展中国家。常与蛔虫感染并存,并呈现相似的流行特征,但感染率与感染度均低于蛔虫。2017年全国土源性线虫病监测结果显示,我国人群感染率为0.41%,其中云南的感染率最高(5.34%),其次为贵州(2.07%)和山东(1.34%),北京、甘肃、河北、黑龙江、吉林、内蒙古、青海、山西、陕西和上海等10个省未发现感染者。7～14岁年龄组人群感染率最高,具有儿童高于成人,南方高于北方,农村高于城市的流行特点。

2. 防治　防治原则与蛔虫相同。加强粪便管理和注意个人卫生是控制鞭虫病的有效措施。常用驱虫药物有甲苯咪唑、阿苯达唑、奥克太尔、复方噻嘧啶等。驱虫效果不及蛔虫,这可能与鞭虫前段插入肠黏膜内而较少受到药物作用有关,故需反复治疗方可达到理想效果。

第四节　蠕形住肠线虫

蠕形住肠线虫(*Enterobius vermicularis* Linnaeus,1758)简称蛲虫,主要寄生于人体回盲部,引起蛲虫病(enterobiasis)。感染者以儿童多见。我国古代医书中称之为"短虫""蛲",并对其形态、致病、治疗等有详细记载,《扁鹊仓公列传》中所述的"蛲瘕病"即是蛲虫病。

（一）形态

1. 成虫　细小,乳白色,线头样,虫体角皮具横纹,头部角皮向两侧膨大形成头翼。口孔位于头顶端,咽管末端膨大呈球状,称咽管球。雌虫大小为(8～13)mm×(0.3～0.5)mm,虫体中部膨大,尾端长而尖细,尖细部约占体长的1/3。生殖器官为双管型,阴门开口于虫体前1/3处腹侧面,肛门位于体后1/3处。雄虫较小,大小为(2～5)mm×(0.1～0.2)mm,雄虫一般在交配后即死亡,所以不易见到。雄虫尾端向腹面卷曲,具有尾翼和1根交合刺,生殖器官为单管型(图28-7)。

2. 虫卵　为不对称的椭圆形,一侧扁平,另一侧稍凸,大小(50～60)μm×(20～30)μm,无色透明,卵壳较厚(图28-7,图28-8)。刚产出的虫卵内含一蝌蚪期胚胎,在外界与空气接触后,卵内幼虫很快蜕皮1次发育为感染期虫卵。

（二）生活史

蛲虫属土源性线虫,生活史简单,不需要中间宿主,为直接发育型。成虫寄生于人体回盲部,多见于盲肠、升结肠及回肠下段。以肠腔内容物、组织或血液为食。雌、雄成虫交配后,雄虫很快死亡并被排出体外。受精的雌虫子宫内充满虫卵,向肠腔下段移行,在肠内温度和低氧环境中,一般不产卵或产很少的卵。当宿主睡眠时,肛门括约肌松弛,雌虫移行至肛门外,受外界温度、湿度以及氧气的刺激,开始在肛周或会阴处产卵,每条雌虫产卵量约为5 000～17 000个。雌虫产卵后多数自然死亡,仅有极少数仍存活的雌虫可再经肛门返回肠腔内寄生,也可误入阴道、子宫、尿道、腹腔等部位,引起异位寄生。

虫卵黏附在肛周皮肤上,该处温度(34～36℃)、湿度(90%～100%)均适宜,氧气充足,卵内胚胎迅速发育,约经6h,卵内幼虫发育并蜕皮1次即为感染期卵。雌虫在肛周的蠕动刺激引起肛周瘙痒,当

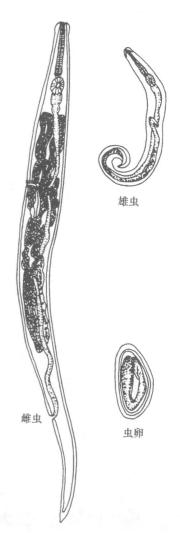

雄虫

雌虫

虫卵

图28-7　蛲虫成虫和虫卵形态

Note:

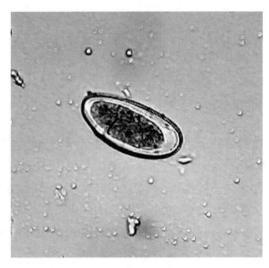

图 28-8　蛲虫卵形态

患者用手搔抓时,手指和指甲均可被虫卵污染,经肛门-手-口方式而造成自身重复感染。感染期虫卵也可污染衣裤、被褥或玩具以及生活环境,经口食入或随空气吸入等方式而感染。经口食入的感染期卵在十二指肠内孵出幼虫,幼虫沿小肠下行,在结肠发育为成虫,从食入感染期卵至虫体发育成熟产卵,需2~4周。少数虫卵直接在肛周孵化,经肛门进入肠腔,造成逆行感染。雌虫寿命一般不超过2个月(图28-9)。

（三）致病

成虫寄生在肠道内,其头翼和口腔附着于局部肠黏膜,可造成肠黏膜的机械性损伤,引起轻微的消化道功能紊乱或慢性炎症,一般无明显的临床症状。重度感染可引起营养不良和代谢紊乱。偶尔雌虫穿入肠壁深层寄生,造成出血、溃疡,甚至小脓肿,易误诊为肠壁脓肿。

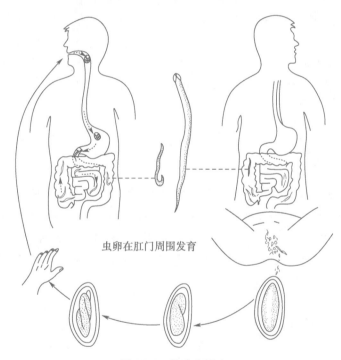

虫卵在肛门周围发育

图 28-9　蛲虫生活史

蛲虫病的主要症状是由雌虫夜间在肛周及会阴部产卵、移行等活动刺激局部皮肤,引起肛门和会阴部皮肤瘙痒,继而因抓挠瘙痒部位引起皮肤破溃、炎症,或出现湿疹等。患者尤其是儿童常表现有夜惊、烦躁不安、失眠、食欲不振、消瘦、夜间磨牙等,严重影响睡眠质量。由于该病反复感染,迁延不愈,影响儿童身心健康,甚至产生心理问题。

蛲虫有异位寄生现象,可导致严重后果。产卵后的雌虫可经女性阴道、子宫颈逆行进入子宫、输卵管和盆腔,引起阴道炎、子宫内膜炎、输卵管炎等异位损害。寄生于回盲部的成虫还可钻入阑尾,引起蛲虫性阑尾炎。少数蛲虫还可侵入腹腔、盆腔或肠壁组织形成以虫体或虫卵为中心的肉芽肿,常被误诊为肿瘤和结核病等。亦有在眼、耳、肝脏、肺部等处异位寄生的报道。

（四）诊断

儿童出现肛周瘙痒、失眠和不安,应首先考虑蛲虫感染。由于蛲虫雌虫主要在肛周皮肤上产卵,

Note:

因此各种肛门拭子法是蛲虫病的常用病原学诊断方法。

1. 检查虫卵　从肛周取材,最好在清晨便前,使用透明胶纸法效果较好,且操作简便,一般 5 次检出率可高达 99%。也可使用棉签拭子法,若为阴性应连续检查 2~3d。

2. 检查成虫　患者入睡后 1~3h 检查肛门,有时可发现乳白色、线头样小虫,可用镊子或棉签取虫,放入盛有 70%乙醇的小瓶内送检。

（五）流行与防治

1. 流行与分布　蛲虫病呈世界性分布,全球蛲虫感染者不少于 5 亿人。在我国女性和儿童感染率较高,尤其以 5~14 岁年龄段感染率最高,集体生活的儿童高于散居儿童。2005 年我国公布的全国寄生虫病调查结果显示,全国 12 岁以下的儿童蛲虫平均感染率为 10.276%,海南省感染率最高(42.672%),北京最低(0.305%),全国按地区方位统计,感染率由高到低依次为东部地区、西部地区和中部地区。此次调查结果显示,蛲虫病仍然是危害我国人民健康的重要公共卫生问题之一。

2. 防治　根据蛲虫病传播和流行的特点,应采取综合性防治措施,以防止相互感染和自身重复感染。教育儿童养成饭前便后洗手的习惯,不吸吮手指,勤剪指甲,不穿开裆裤睡觉。家庭和集体机构应搞好环境卫生,室内要湿擦湿扫,被褥等寝具经常在阳光下曝晒,玩具和家具定期用 0.05%的碘液清洗 1h。在蛲虫病流行区,应有计划地对儿童集居地进行普查普治,以彻底消灭传染源。

常用的药物有阿苯达唑、甲苯达唑,噻嘧啶和吡维胺也有一定疗效。局部外用药可用 3%噻嘧啶软膏,涂于肛周和肛门内,连用 1 周。肛门周围瘙痒者,可于睡前清洗肛周、会阴皮肤后,涂擦蛲虫油膏,连用 10~20d。

第五节　钩　　虫

钩虫是钩口科线虫的统称,其中属于人兽共患的钩虫有 9 种,寄生于人体的主要有十二指肠钩口线虫(*Ancylostoma duodenale* Dubini, 1843),简称十二指肠钩虫;美洲板口线虫(*Necator americanus* Stiles, 1902),简称美洲钩虫。钩虫寄生于人体小肠,可引起消化功能紊乱和严重贫血。犬钩口线虫、锡兰钩口线虫和巴西钩口线虫偶可寄生于人体,引起皮肤幼虫移行症。钩虫病是我国重点防治的五大寄生虫病之一。

（一）形态

1. 成虫　虫体细长,约 1cm。活体时呈淡肉红色,死后灰白色。虫体前端较细,顶端有一发达的角质口囊,呈圆形或椭圆形,十二指肠钩虫口囊腹侧缘有 2 对钩齿,美洲钩虫口囊腹侧缘有 1 对板齿。口囊下接咽管,咽管细长,后端膨大与肠管相连,肌细胞的交替收缩与松弛使咽管具有泵吸作用,使虫体吸取的宿主血液迅速挤入肠道。虫体具头腺 1 对、咽腺 3 个、排泄腺 1 对。头腺可分泌抗凝素和乙酰胆碱酯酶,具有抗凝血作用,有利于虫体吸血;咽腺主要分泌乙酰胆碱酯酶、蛋白酶及胶原酶,降低宿主肠壁蠕动,有利于虫体附着寄生;排泄腺主要分泌蛋白酶,可抑制宿主血液凝固。雌虫尾端呈圆锥形,生殖器官为双管型。雄虫尾端角皮膨大形成膜质交合伞,内有肌性辐肋支撑,辐肋依据部位不同分为背辐肋、侧辐肋和腹辐肋,其中背辐肋的形态特点具虫种鉴别意义,两种钩虫亦可依据大小、体形、交合伞的形状、交合刺等方面加以鉴别(表 28-2 及图 28-10)。

2. 幼虫　亦称钩蚴,包括杆状蚴和丝状蚴两个阶段。自卵内刚孵出的幼虫呈杆状蚴,杆状蚴有两期,第 1 期杆状蚴长约 0.23mm,蜕皮后形成第 2 期杆状蚴,长约 0.4mm。杆状蚴蜕皮后形成丝状蚴,长 0.5~0.7mm,丝状蚴口腔内有 1 对角质矛状结构称口矛或咽管矛,有助于虫体的穿刺作用。丝状蚴具有感染能力,故又称为感染期蚴。

表 28-2　十二指肠钩虫与美洲钩虫成虫形态的鉴别要点

鉴别要点	十二指肠钩虫	美洲钩虫
大小(mm)		
雌虫	较大(10~13)×0.6	较小(9~11)×0.4
雄虫	较大(8~11)×(0.4~0.5)	较小(7~9)×0.3
体形	头尾端均向背部弯曲,呈"C"形	头端向背面仰曲,尾端向腹面弯曲,呈"S"形
口囊	腹侧前缘有 2 对尖利的钩齿	腹侧前缘有 1 对半月形板齿
交合伞	略呈圆形	略呈扁扇形
背辐肋	远端分 2 支,每支再分 3 小支	基部先分 2 支,每支再分 2 小支
交合刺	两刺呈长鬃状,末端分开	一刺末端带钩,另一刺包裹其中
尾刺	有	无

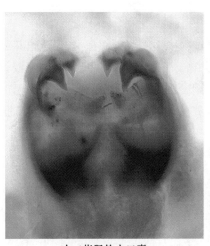
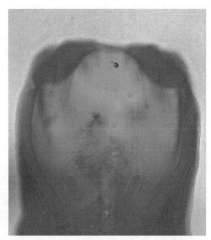

十二指肠钩虫口囊　　　　　　　　　美洲钩虫口囊

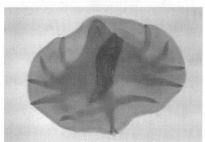
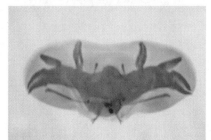

十二指肠钩虫交合伞　　　　　　　　美洲钩虫交合伞

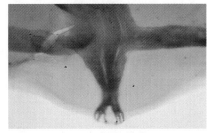
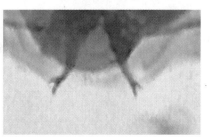

十二指肠钩虫背辐肋　　　　　　　　美洲钩虫背辐肋

图 28-10　两种钩虫口囊、交合伞及背辐肋的形态比较

Note:

3. **虫卵** 两种钩虫卵相似,不易区分。椭圆形,无色透明,大小(56~76)μm×(35~40)μm,卵壳很薄。随粪便排出时,卵内通常含4~8个卵细胞,卵壳与卵细胞之间有明显的间隙。若粪便放置过久或便秘患者,卵细胞可进一步分裂形成桑葚状多细胞期卵,甚至发育为含幼虫卵(图28-11)。

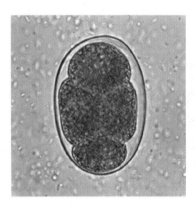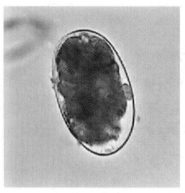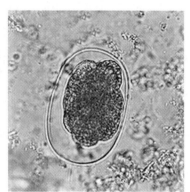

图 28-11 钩虫卵形态

(二)生活史

两种钩虫的生活史(图28-12)基本相同,发育过程中不需要中间宿主,属于直接发育型。成虫寄生于人体小肠上段,借助口囊内的钩齿或板齿咬附于肠黏膜,以宿主血液、淋巴液、组织液、肠黏膜和脱落的上皮细胞为食。雌雄虫交配后产卵,虫卵随粪便排出体外。在适宜的温度(25~30℃)和相对湿度(60%~80%)下,在氧充足、荫蔽、富含养分的疏松土壤中,卵内细胞快速分裂,经24~

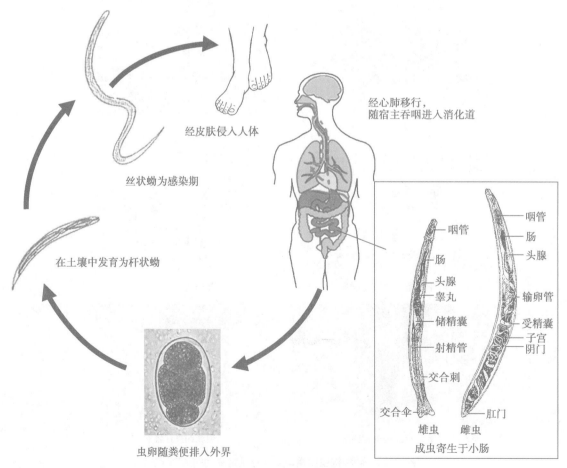

图 28-12 钩虫生活史

48h,杆状蚴自卵内孵出,以土壤中的细菌及有机质为食,经 7~8d 发育,蜕皮 2 次发育为具有感染性的丝状蚴。丝状蚴多生存于距地面约 1~2cm 深的土层中,向上运动的能力较强,可沿植物茎或草枝上行数十厘米。生活在土壤表层的丝状蚴常呈聚集性分布,在污染较重的一小块土中,可检出数千条幼虫。

丝状蚴有明显的向温性、向湿性,当人体皮肤与污染的土壤接触时,受体表温度刺激,虫体的活动能力明显增强,并分泌透明质酸酶作用于人体皮肤,同时借助虫体的机械运动,经毛囊、汗腺孔或皮肤破损处侵入人体。少数丝状蚴也可经口腔、食管黏膜感染人体。丝状蚴需 30~60min 钻入皮肤,在皮下组织移行,约 24h 后进入小静脉或小淋巴管,随血液循环经右心至肺,穿破肺毛细血管进入肺泡,借助小支气管、支气管、气管上皮细胞纤毛的摆动向上移行至咽部。此时,少数幼虫可随宿主痰液咳出,大部分幼虫则随宿主的吞咽动作,经食管、胃进入小肠。幼虫在小肠内迅速生长发育,蜕皮 2 次发育为成虫。自丝状蚴侵入皮肤,至成虫成熟交配产卵,需 5~7 周。十二指肠钩虫每日产卵量约为 1 万~3 万个/条,美洲钩虫约为 0.5 万~1 万个/条。一般十二指肠钩虫在人体内可存活 3~7 年,美洲钩虫可存活 5~6 年。

钩虫除可经皮肤和口腔、食管黏膜感染外,还有报道孕妇感染钩虫后,母体血液循环中的幼虫可通过胎盘感染胎儿。也有报道从产妇乳汁中检获美洲钩蚴,因此经母乳感染也有可能。此外,部分动物可作为十二指肠钩虫的转续宿主,生食或半生食这些肉类,也可能感染钩虫。

（三）致病

钩虫的幼虫和成虫均可致病,但以成虫致病为主。十二指肠钩虫幼虫引起钩蚴性皮炎者较多,成虫引起宿主贫血也较严重。人体感染钩虫后是否出现临床症状以及感染度轻重,不仅与侵入的虫体数量有关,还与宿主自身的营养状况和免疫力有关。

1. 幼虫致病 主要是丝状蚴侵入皮肤和幼虫在体内移行对宿主造成的损害。

（1）钩蚴性皮炎:钩虫丝状蚴经皮肤侵入人体,约经数分钟后局部皮肤即有针刺、烧灼和奇痒感,继而在侵入部位皮肤即可出现钩蚴性皮炎,俗称"粪毒""地痒疹"。主要表现为患者手指、足趾间皮肤薄嫩处或手、足的背部出现充血斑点、丘疹或疱疹,有浅黄色液体溢出,患处奇痒无比,搔抓后极易继发细菌性感染,形成脓疱,最后结痂,脱皮而自愈。一般 3~4d 后症状消失。本病常见于春夏之交,人体接触含钩蚴的泥土后易导致皮炎,以足部多见。

（2）钩蚴性肺炎:钩蚴感染人体后,幼虫经血液循环移行至肺,穿破肺毛细血管进入肺泡,可引起局部出血及炎性病变。患者可出现阵发性咳嗽、痰中带血,重者呈剧烈干咳和哮喘发作,甚至大咯血,伴有畏寒、发热、乏力等症状,胸部 X 线检查提示肺纹理增粗及肺浸润性病变。由于幼虫移行至肺为一过性,故常在感染后 3~5d 出现症状,10 余天后可自愈。

2. 成虫致病 主要是成虫寄生于小肠,引起消化道症状和贫血。

（1）消化系统病变:成虫寄生于小肠中,以钩齿或板齿咬附在肠黏膜上,造成多处散在出血点及小溃疡,同时吸食血液,有时可见大块出血性瘀斑,深度可累及黏膜下层甚至肌层,可引起消化道出血或偶尔大出血。患者在感染初期可出现上腹不适或隐痛,继而可出现恶心、呕吐、腹痛、腹泻等消化道功能紊乱症状,后期常因贫血及胃酸减少导致食欲减退、营养不良,腹泻与便秘交替进行,大便隐血呈阳性等。钩虫引起的腹泻呈黏液样或水样便。严重感染者甚至可见柏油样便、血便或血水便等,易引起误诊而造成严重危害。

（2）贫血:钩虫对人体的最主要危害是成虫造成的长期慢性失血,铁和蛋白质不断耗损而引起人体低色素小细胞性贫血。造成贫血的原因主要有:①钩虫以其钩齿或板齿咬破肠黏膜、不断吸食血液;②头腺分泌抗凝素,阻止咬伤处血液凝固,既有利于虫体吸血,又可造成伤口渗血,其渗血量与吸血量大致相当;③成虫在吸血的同时又迅速排出血液;④虫体经常更换咬附部位,造成新旧伤口同时渗血。每条美洲钩虫每日所致宿主失血量为 0.02~0.10ml,十二指肠钩虫造成的失血为美洲钩虫的

10 倍左右。轻度感染者可有头晕、眼花、气促、心悸等；中度感染者表现为皮肤蜡黄，黏膜苍白，四肢乏力，下肢轻度水肿，明显气短、心悸等；重度感染者以上症状加重，全身水肿，并可出现贫血性心脏病表现，肌肉松弛，甚至丧失劳动力，故钩虫病又俗称为"黄肿病"或"懒黄病"。

（3）异嗜症：少数钩虫病患者表现为喜食生米、生豆，甚至泥土、煤渣、破布等异常嗜好，这种异常表现称为"异嗜症"。异嗜症发生的原因尚不明确，很可能与患者体内缺铁有关，对患者补充铁剂后，症状可自行消失。

（4）婴儿钩虫病：多由十二指肠钩虫引起。可能是母体在孕期感染后，幼虫经胎盘或乳汁感染婴儿。临床特点为起病急、症状重。主要表现为急性便血性腹泻，大便呈柏油样或血性水便，面色及黏膜苍白、哭闹不安，并可伴有发热、食欲不振、精神萎靡等症状。体检心尖区有明显收缩期杂音，肺部偶可闻及啰音，肝脾肿大，贫血较严重，血红蛋白低于 50g/L。婴儿钩虫病预后差，病死率较高。

（四）诊断

1. 病原学检查　从粪便中直接检获虫卵或孵化出钩蚴，均可作为确诊钩虫病的依据。常用的实验诊断方法有：

（1）饱和盐水浮聚法：此法为诊断钩虫病的首选方法，利用钩虫卵的比重低于饱和盐水，可在饱和盐水中向上漂浮的原理，具有较高的检出率。

（2）直接涂片法：操作简单，但钩虫产卵量不及蛔虫，容易造成漏诊。

（3）钩蚴培养法：此法检出率与饱和盐水浮聚法相近，可观察到幼虫并能鉴别虫种，对选用驱虫药物有实际意义，但需时较长，培养 5~6d 才有结果。

（4）改良加藤法：采用定量板-甘油孔雀绿玻璃纸透明计数虫卵的方法，简单易行，可以定量检测感染度。

在流行区如患者有咳嗽、哮喘等呼吸系统症状时，还可收集痰液检测幼虫，从而做出诊断。

2. 免疫学检查　主要方法有皮内试验、间接荧光抗体试验、酶联免疫法等，可应用于流行病学调查。

（五）流行与防治

1. 流行与分布　钩虫病呈世界性分布，热带和亚热带地区人群感染率较高。钩虫病在我国分布极为广泛，除西藏、新疆、内蒙古、黑龙江省等干寒地区外，其他各地均有分布。总体分布规律为南方高于北方，农村高于城市，北方以十二指肠钩虫流行为主，南方则以美洲钩虫为主。2017 年全国土源性线虫病监测结果显示，我国人群感染率为 1.00%，海南感染率最高（9.92%），其次为重庆（7.38%）和四川（6.56%），北京、宁夏、黑龙江等 15 个省（直辖市、自治区）未发现感染者。钩虫病患者和带虫者是唯一的传染源，由于钩虫卵及钩蚴的发育需要适宜的温度、湿度，故各地钩虫病出现的易感高峰也不同。

2. 防治　防治钩虫病主要包括以下几方面措施：

（1）控制传染源：积极治疗患者和带虫者，在流行区应定期开展普查普治工作。驱虫药物有阿苯达唑、甲苯咪唑，两种药物配伍应用，效果更佳。此外，噻嘧啶和伊维菌素等也具较好的驱虫效果。对于钩蚴性皮炎，在钩蚴钻入皮肤后 24h 内可采用皮肤透热疗法（用 53℃ 热水间歇浸泡患处，或用热毛巾敷于皮炎部位）。

（2）切断传播途径：加强粪便管理是切断传播途径的重要措施。目前应用较广的粪管形式主要有沉卵粪池、沼气池、堆肥等方法，对粪便进行无害化处理。

（3）保护易感人群：对人群开展健康教育及卫生宣传，提高自我防护意识，改变赤脚下地、下矿的习惯，尤其避免在雨后赤足旱地劳作等，必要时可在手、足等皮肤暴露处涂敷 15% 噻苯咪唑软膏或1.5% 左旋咪唑硼酸酒精等，减少钩虫感染的机会。

3. 护理要点　对患者及家属（尤其是伴有异嗜症的患者及其家属）解释本病的发病原因，阐明养成良好卫生习惯的重要性,说明治疗方法和预后效果,以使患者积极配合治疗,消除思想顾虑。

第六节　旋毛形线虫

旋毛形线虫[*Trichinella spiralis*(Owen,1835)Railliet,1895]简称旋毛虫,是一种寄生于人体和多种哺乳动物的寄生性线虫,其成虫和幼虫分别寄生于同一宿主的小肠和骨骼肌细胞内。该虫引起的旋毛虫病(trichinellosis)是常见的人兽共患寄生虫病,也是主要的食源性寄生虫病之一。

（一）形态

1. 成虫　旋毛虫成虫呈细小线状,前端较细,后端较粗。消化道完整,包括口、咽、肠管和肛门,咽管较长,占体长的 1/3～1/2。雄虫大小为(1.4～1.6)mm×(0.04～0.05)mm,尾端具一对钟状的交配附器,无交合刺。雌虫大小为(3～4)mm×(0.05～0.06)mm,卵巢位于虫体后部,阴门开口于虫体前端1/5 处(图 28-13),新生幼虫自阴门排出。雌雄生殖器官均为单管型。

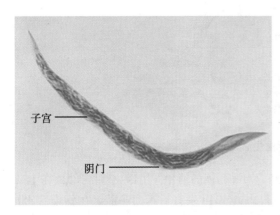
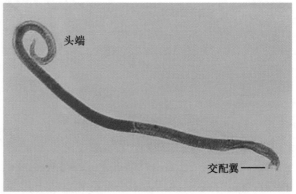

图 28-13　旋毛虫雌（左）、雄（右）虫染色形态

2. 幼虫　旋毛虫的幼虫寄生于宿主的横纹肌中,与横纹肌构成纺锤形或梭形的结构,称为旋毛虫囊包,其纵轴与肌纤维平行,大小 0.23～0.42mm。囊壁由幼虫寄生的宿主肌细胞膨大及结缔组织增生而形成,囊内幼虫长约 1mm,卷曲于囊包内,故亦称囊包幼虫。一个囊内通常含有 1～2 条卷曲的幼虫,个别有 6～7 条(图 28-14)。

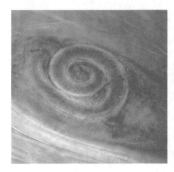
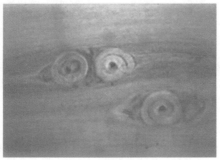
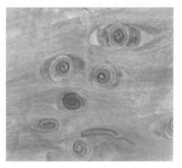

图 28-14　旋毛虫囊包形态

（二）生活史

旋毛虫成虫主要寄生于宿主的十二指肠和空肠上段,幼虫则寄生于同一宿主的骨骼肌细胞内,在骨骼肌内形成具有感染性的幼虫囊包。旋毛虫完成生活史不需要在外界发育,但必须转换宿主才能继续下一代的生长发育。因此,被旋毛虫寄生的宿主既是终宿主,也是中间宿主(图 28-15)。人、猪、鼠、猫、犬、熊、狼、狐和野猪等,均可作为本虫的宿主。

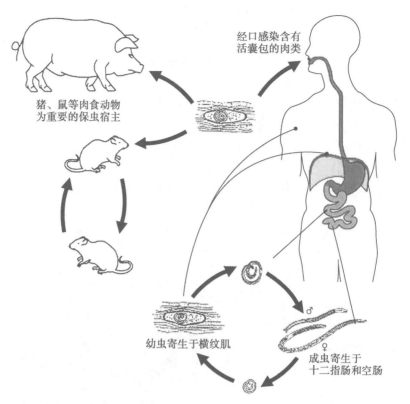

经口感染含有活囊包的肉类

猪、鼠等肉食动物为重要的保虫宿主

幼虫寄生于横纹肌

成虫寄生于十二指肠和空肠

图 28-15　旋毛虫生活史

人或动物食入了含有活幼虫囊包的肉类后,囊包经胃液和肠液的消化作用,数小时内幼虫在十二指肠自囊包内逸出,并钻入十二指肠和空肠上段肠黏膜内,经 24h 发育后返回肠腔。在感染后 48h 内,幼虫经 4 次蜕皮,发育为成虫。雌、雄虫交配后,雄虫很快死亡,而雌虫重新钻入肠黏膜,并于感染后的第 5~7d 产出新生幼虫。每条雌虫可产幼虫 1 500~2 000 条,一般可存活 1~2 个月。

产于肠黏膜内的新生幼虫侵入局部淋巴管或小静脉中,并随淋巴和血液循环到达宿主全身各组织器官,但只有到达骨骼肌的幼虫才能继续发育。幼虫多侵入血供丰富的肌群,如膈肌、舌肌、咬肌、肱二头肌及腓肠肌等。幼虫侵入并刺激肌细胞,其周围出现炎性细胞浸润及纤维结缔组织增生,感染后 26d 幼虫周围形成囊包。囊包内的幼虫若无机会进入新宿主,半年后囊包两端开始出现钙化,幼虫则逐渐丧失感染能力并随之死亡,最后整个囊包钙化,少数钙化囊包内的幼虫可存活数年,甚至可达30 年。

（三）致病

旋毛虫的主要致病阶段是幼虫。其致病程度与食入幼虫的数量、活力和新生幼虫侵入部位以及人体对旋毛虫的免疫力等诸多因素有关。轻度感染者无明显症状,重症者临床表现复杂多样,如诊治不及时,患者甚至可在发病后的 3~7 周内死亡。

旋毛虫的致病过程可分为三期:

1. **侵入期**　即肠道期,指食入旋毛虫幼虫囊包后,幼虫在小肠内脱囊至为成虫的阶段,病程约1 周,主要病变部位在十二指肠和空肠。幼虫和成虫钻入肠黏膜,导致炎症反应致局部肠组织充血、水肿、出血,甚至出现浅表溃疡,患者可表现为恶心、呕吐、腹痛、腹泻、便秘、厌食等胃肠道症状。

2. **幼虫移行期**　即肠外期,指新生幼虫随淋巴、血液循环至全身各组织器官及侵入骨骼肌的阶段,病程约 2~3 周。患者可出现全身性血管炎、发热、水肿等急性症状及过敏性皮疹,血中嗜酸性粒细胞增多,持续 2 周至 2 个月以上。当幼虫移行至肺组织时,可产生局灶性或广泛性肺出血、肺水肿、支气管肺炎等。患者有咳嗽、咳痰等症状。若侵入心肌可导致心肌炎症甚至心肌坏死。若累及中枢神经系统,引起脑膜脑炎和颅内高压,患者可出现昏迷和抽搐等症状。重症患者可因心肌炎、肺炎或脑炎而死亡。

幼虫大量侵入骨骼肌后,引起肌细胞变性、肿胀、横纹消失及坏死,肌间质水肿及炎性细胞浸润等肌炎改变。患者全身肌肉酸痛、压痛,尤以腓肠肌、肱二头肌、肱三头肌最为明显。部分重症患者有咀嚼、吞咽、呼吸和语言障碍等症状,同时出现全身性中毒症状,并可有肝、肾等脏器功能损害的表现。

3. 囊包形成期 即恢复期,是受损肌细胞修复损伤的时期,历时 4~16 周。随幼虫的长大、卷曲,受累肌细胞逐渐膨大呈纺锤状,形成梭形的肌腔包绕虫体。随着囊包的形成,急性炎症可逐渐消退,患者全身症状相应减轻或消失,但肌痛可持续数月。

（四）诊断

详细询问病史有助于旋毛虫病的诊断,如是否来自旋毛虫病流行区域,发病前是否生食肉类等。实验室诊断包括病原学诊断和免疫学诊断。

1. 病原学诊断 主要采用活组织检查法,一般从患者的腓肠肌或肱二头肌取样,经组织压片或切片镜检幼虫囊包。

2. 免疫学诊断 旋毛虫的免疫原性较强,因此免疫学诊断具有比较重要的意义。采用血清学方法检测病患者血清中的特异性抗体或循环抗原,可作为诊断该病的重要方法。常用方法有酶联免疫吸附试验和间接荧光抗体试验等。

（五）流行与防治

旋毛虫病呈世界性分布,该病流行具有地方性、群体性和食源性等特点。据第二次全国人体重要寄生虫病现状调查报告显示,10 个省(市、区)的人群旋毛虫血清阳性率为 3.31%,最高的为云南省(8.26%)。死亡病例主要发生在西南地区。

旋毛虫病为人兽共患寄生虫病,自然界中约有 150 余种哺乳动物自然感染有旋毛虫。人体感染主要是因生食或半生食含幼虫囊包的猪肉及肉制品引起。囊包内幼虫的抵抗力较强,低温、熏烤、腌制及曝晒等常不易将幼虫彻底杀死,但其在 70℃ 条件下可很快死亡。

预防旋毛虫病应加强肉类检查,牲畜检疫,改进饮食习惯,严禁生食或半生食猪肉或其他动物肉类等。改善养猪条件,提倡圈养,使用熟饲料,以防猪感染。捕杀鼠类、野犬等保虫宿主以减少传染源。治疗本病以阿苯达唑为首选药物,也可选用甲苯咪唑、左旋咪唑等。

第七节　粪类圆线虫

粪类圆线虫[Strongyloides stercoralis(Bavay,1876)Stiles and Hassall,1902]是一种既有自生世代,又有寄生世代的兼性寄生虫。在寄生世代中,成虫主要在宿主(如人、狗、猫、狐狸等)小肠内寄生,幼虫可侵入肺、脑、肝、肾等组织器官,引起粪类圆线虫病(strongyloidiasis)。

（一）形态

1. 自生世代 雌虫长为 1.0~1.7mm,宽 0.05~0.075mm,尾端尖细,生殖系统为双管型。雄虫长 0.7~1.0mm,宽 0.04~0.05mm,尾端向腹面卷曲,具 2 根交合刺。

2. 寄生世代 粪类圆线虫在宿主体内的生活史阶段包括成虫、虫卵、杆状蚴和丝状蚴。在人体内无发现雄虫的报道,但在动物体内发现有雄虫存在。雌虫长约 2.2mm,宽 0.04~0.06mm,虫体半透明,体表具细横纹,尾尖细,末端略呈锥形,口腔短,咽管细长,约为体长的 1/3~2/5。生殖器官为双管型,子宫前后排列,各含虫卵 8~12 个,单行排列。虫卵形似钩虫卵,但较小,部分卵内含胚蚴。杆状蚴头端钝圆,尾部尖细,长 0.2~0.45mm,具双球型咽管。丝状蚴即感染期幼虫,虫体细长,长 0.6~0.7mm,咽管约为体长的 1/2,尾端分叉(图 28-16)。粪类圆线虫的丝状蚴与钩虫和东方毛圆线虫的幼虫极为相似,应注意鉴别。

（二）生活史

粪类圆线虫的生活史复杂,包括在土壤中完成的自生世代和在宿主体内完成的寄生世代(图 28-17)。

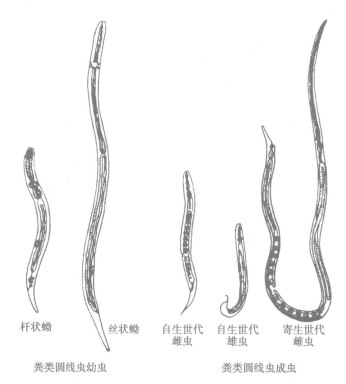

图 28-16　粪类圆线虫

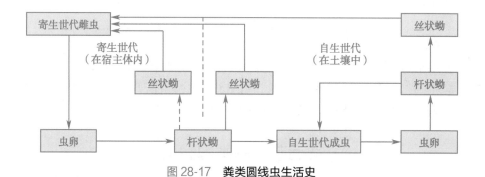

图 28-17　粪类圆线虫生活史

1. **自生世代**　外界生活的成虫在温暖、潮湿的土壤中产卵,数小时内虫卵孵出杆状蚴,1~2d 内经 4 次蜕皮后发育为自生生活的雌雄成虫。在外界环境条件适宜时,自生生活可循环多次,此过程称为间接发育。当外界环境不利于虫体发育时,从卵内孵出的杆状蚴蜕皮 2 次,发育为丝状蚴。此期幼虫对宿主具有感染性,有机会与宿主接触可经皮肤或黏膜侵入开始寄生生活,此过程称为直接发育。

2. **寄生世代**　丝状蚴侵入宿主(人、猫、狗等)皮肤后,经静脉系统、右心至肺,穿过肺毛细血管进入肺泡后,大部分幼虫沿支气管、气管逆行至咽部,随宿主的吞咽动作进入消化道,钻入小肠黏膜,蜕皮 2 次,发育为成虫。寄生在小肠的雌虫多埋藏于肠黏膜内,并在此产卵。虫卵发育很快,数小时后即可孵化出杆状蚴,并自黏膜内逸出,进入肠腔,随粪便排出体外。被排出的杆状蚴,既可经 2 次蜕皮直接发育为丝状蚴感染人体,也可在外界进行间接发育为自生世代的成虫。

当宿主机体免疫力低下或发生便秘时,寄生于肠道中的杆状蚴在未排出前可发育为具感染性的丝状蚴,丝状蚴钻入肠黏膜或肛门周围皮肤,再侵入血循环,经肺、支气管、咽至小肠发育为成虫,引起自身感染。有的虫体可寄生在肺或泌尿生殖系统,随痰排出的多为丝状蚴,随尿排出的多为杆状蚴。

（三）致病

根据粪类圆线虫的感染程度、侵袭部位及机体免疫功能状态,人体感染粪类圆线虫后可表现出三

Note:

类病型:第一类由于有效的免疫应答,轻度感染后虫体可被清除,无临床症状出现;第二类为持续存在的慢性自身感染(可长达数十年),可间歇出现胃肠症状;第三类为播散性重度感染,多见于免疫力低下人群,导致弥漫性的组织损伤,严重者可因衰竭而死亡。故认为粪类圆线虫是一种机会性致病寄生虫。患者的主要临床表现有以下几方面:

1. **皮肤损伤** 丝状蚴侵入皮肤后,可引起小出血点、丘疹、并伴有刺痛和痒感,甚至可出现移行性线状荨麻疹。因幼虫在皮肤内移行较快,故引起的荨麻疹蔓延速度也很快。

2. **肺部症状** 丝状蚴在肺部移行时,穿破毛细血管,引起肺泡出血,细支气管炎性细胞浸润。患者可出现咳嗽、多痰、哮喘等症状;肺部弥漫性感染的病例,可出现高热、肺功能衰竭。

3. **消化道症状** 成虫寄生在小肠黏膜内所引起的机械性刺激和毒性作用,轻者表现为以黏膜充血为主的卡他性肠炎;重者可表现为水肿性肠炎或溃疡性肠炎,甚至引起肠壁糜烂,导致肠穿孔,也可累及胃和结肠。患者可出现恶心、呕吐、腹痛、腹泻等,并伴有发热、贫血和全身不适等症状。

4. **弥漫性粪类圆线虫病** 丝状蚴在自身重度感染者体内,还可移行扩散到心、脑、肺、肝、胰、卵巢、肾、淋巴结、甲状腺、椎管等处引起广泛性的损伤,形成肉芽肿病变,导致弥漫性粪类圆线虫病发生。这种病例常出现在长期使用免疫抑制剂、或患各种消耗性疾病、艾滋病等人群中。机体免疫力低下是粪类圆线虫重症感染的主要因素。由于大量幼虫在体内移行,可造成各种器官的严重损害。

(四)诊断

粪类圆线虫病由于缺乏特有的临床表现,故常致临床误诊。首先应询问患者有无与泥土的接触史。一般而言,凡同时出现消化道和呼吸系统症状的病例,应考虑本病的可能,并作进一步的相关检查,以明确诊断。

1. **病原诊断** 主要依靠从新鲜粪便、痰、尿或脑积液中检获杆状蚴或丝状蚴或培养出丝状蚴为确诊依据。直接涂片法检出率低,约为6%,沉淀法的检出率可达75%。由于患者有间歇性排虫现象,故病原检查应进行多次。观察虫体时,滴加卢氏碘液,可使幼虫呈现棕黄色,且虫体的结构特征清晰,便于鉴别。

2. **免疫诊断** 采用鼠粪类圆线虫脱脂抗原作ELISA检测患者血清中特异性抗体,阳性率可达94%以上。对轻、中度感染者,具有较好的辅助诊断价值。

3. **其他检查** 急性期外周血白细胞总数增多,嗜酸性粒细胞比例增高。胃和十二指肠液引流查病原体,对胃肠粪类圆线虫病诊断的价值大于粪检。

(五)流行与防治

粪类圆线虫主要分布在热带、亚热带及温带和寒带地区,呈散发感染。有些国家的人群感染率达30%左右,全球有1亿~2亿人感染,在免疫力低下的人群中致死率高达60%~85%。据第一次全国人体寄生虫分布调查报告(1988—1992年),我国有26个省(市、区)查到粪类圆线虫感染者,全国平均感染率为0.122%,以广西和海南感染率最高。近年来该病有增多的趋势,在我国海南、湖南、福建、云南、北京等地均有因重度感染致死的病例报道。

人的感染主要是与土壤中的丝状蚴接触所致。气候温暖、潮湿的土壤适宜自生世代循环发育,增加感染机会。由于本虫幼虫对环境抵抗力较弱,故本病流行不严重。由于犬和猫可作为保虫宿主,因此本病被认为是人兽共患寄生虫病。

本病的流行因素和防治原则与钩虫相似。应积极治疗患者和带虫者,加强粪便与水源管理,防止土壤和水源被污染。加强个人防护,避免接触被污染的土壤。使用类固醇激素药物和免疫抑制剂前,应作粪类圆线虫常规检查,如发现有感染,应及时给予驱虫治疗。此外,对犬、猫也应进行检查和治疗。

治疗粪类圆线虫病的首选药物为阿苯达唑,伊维菌素的治疗效果也较好。

第八节　班氏吴策线虫和马来布鲁线虫

丝虫(filaria)因虫体细长如丝线状得名,是由蚊等吸血节肢动物传播并寄生于人体的一类寄生线虫。寄生于人体的丝虫有 8 种:班氏吴策线虫[*Wuchereia bancrofti*(Cobbold,1877)Seurat,1921](班氏丝虫)、马来布鲁线虫[*Brugia malayi*(Brug,1927)Buckley,1958](马来丝虫)、帝汶布鲁线虫(帝汶丝虫)、罗阿罗阿线虫(罗阿丝虫)、旋盘尾线虫(盘尾丝虫)、常现曼森线虫(常现丝虫)、链尾曼森线虫(链尾丝虫)和欧氏曼森线虫(欧氏丝虫)。我国仅有班氏丝虫和马来丝虫感染的流行。

（一）形态

1. 成虫　班氏丝虫和马来丝虫的外部形态和内部结构相似,班氏丝虫比马来丝虫略大。虫体乳白色,表面光滑,细长如丝线,头端略膨大,口孔位于头顶正中。雄虫尾端向腹面卷曲 2~3 圈(图28-18)。雌虫尾部钝圆,略向腹面弯曲,子宫内含大量虫卵。成熟虫卵壳薄而透明,内含卷曲的幼虫。在向生殖孔移动的过程中,卵壳伸展成为鞘膜,包被于幼虫体表,此幼虫称为微丝蚴(microfilaria)。

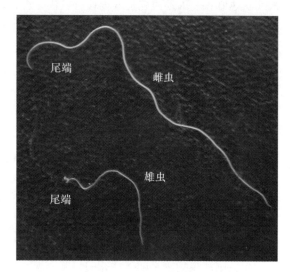

图 28-18　丝虫成虫形态

2. 微丝蚴　两种丝虫微丝蚴的共同形态特征是虫体细长,头端钝圆,尾端尖细,外被鞘膜,体内可见许多圆形或椭圆形的体核,头端鞘膜内无核区为头间隙。虫体前部约 1/5 处有一神经环,其后为排泄孔(图28-19)。腹侧有肛孔,尾部可有尾核。以上各结构的大小、长短比例及相对距离因虫种而异,借此可进行鉴别。班氏微丝蚴和马来微丝蚴的形态鉴别要点见表28-3。

3. 丝状蚴　丝状蚴虫体细长,为感染期幼虫,见于其中间宿主蚊的胸肌和喙内。

（二）生活史

班氏丝虫和马来丝虫的生活史(图28-20)大致相同,都需经历两个发育阶段,即幼虫在中间宿主蚊体内的发育和成虫在终宿主人体内的发育和生殖。两种丝虫的发育过程基本相似,但成虫在人体内的寄生部位、幼虫的发育时间以及微丝蚴在末梢血中出现的周期性等方面存在一些差异。

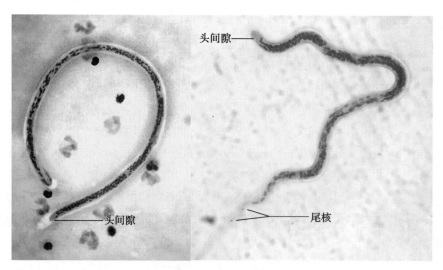

图 28-19　班氏微丝蚴（左）与马来微丝蚴（右）形态

表 28-3　班氏微丝蚴与马来微丝蚴的形态鉴别

形态	班氏微丝蚴	马来微丝蚴
大小（μm）	较大，(244～296)×(5.3～7.0)	较小，(177～230)×(5.0～6.0)
体态	弯曲自然柔和，无小弯	弯曲僵直，大弯中可有小弯
头间隙（长∶宽）	较短（约1∶1）	较长（约2∶1）
体核	圆形规则、大小均匀、排列稀疏、清晰可数	椭圆形、大小不均、排列紧密、常相互重叠、不易分清
尾核	无	2个，前后排列

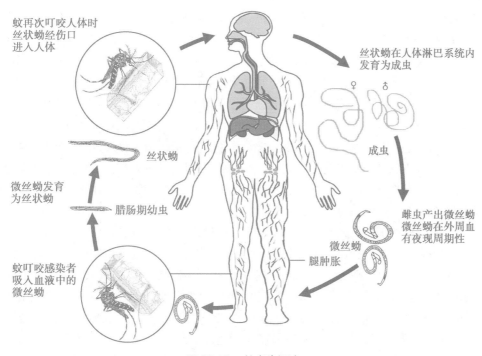

图 28-20　丝虫生活史

1. **在蚊体的发育**　当蚊对患者或带虫者吸血时，微丝蚴随血液进入蚊胃，脱去鞘膜，穿透胃壁，侵入胸肌，然后活动减弱，虫体伸直，缩短变粗，形如腊肠，称腊肠期幼虫。约 4d 后虫体逐渐变长，发育为丝状蚴，即感染期幼虫。丝状蚴活动能力强，离开胸肌，进入血腔，大多数到达下唇，当蚊再次吸血时，丝状蚴经皮肤侵入人体。

2. **在人体的发育**　丝状蚴进入人体后可迅速侵入入侵部位附近的淋巴管内，并继续移行至大淋巴管及淋巴结，在此经 2 次蜕皮发育为成虫。两种丝虫的成虫寄生部位有所不同，班氏丝虫多寄生于上下肢浅表和深部淋巴系统及泌尿生殖系统中，主要见于下肢、阴囊、精索、腹腔、腹股沟、肾盂等部位；马来丝虫则主要寄生于上下肢浅部淋巴系统内，以下肢为多。

人是班氏丝虫的唯一终宿主，尚未发现保虫宿主。马来丝虫除可寄生于人体外，还能在多种脊椎动物体内发育成熟。丝虫的雌、雄成虫在定居的组织内交配后，雌虫产出微丝蚴。微丝蚴可停留于淋巴液中，但多随淋巴经胸导管入血液循环。微丝蚴白天滞留于肺部毛细血管中，夜晚则出现于外周血，一般晚 8 时即可出现，9～10 时大量增多。但两种微丝蚴数量出现最多的时间略有不同，班氏丝虫为晚 10 时至次晨 2 时，马来丝虫为晚 8 时至次晨 4 时。微丝蚴在外周血中夜多昼少的现象称为夜现周期性。

（三）致病

丝虫的成虫、感染期蚴、微丝蚴对人体均有致病作用，但以成虫为主。人体感染丝虫后，其致病机制包括虫体寄生及其分泌物对淋巴组织的直接作用，宿主对虫体产生的直接反应及免疫应答，虫体寄

Note：

生部位有其他病原体感染等。

丝虫病的潜伏期多为4~5个月,也有1年甚至更长。马来丝虫多侵犯上下肢浅部淋巴系统。班氏丝虫除侵犯浅部淋巴系统外,多侵犯深部淋巴系统,主要见于下肢、阴囊、腹股沟、肾盂等部位。根据临床表现可分为以下几种类型:

1. **微丝蚴血症**　被感染者临床上无任何症状,或仅有发热和淋巴管炎表现,血液中出现的微丝蚴达到一定密度后趋于相对稳定。此类感染者为带虫者,如不治疗,可持续10年以上。

2. **急性淋巴丝虫病**　自丝状蚴侵入人体至发育为成虫的过程中,其代谢产物等可刺激机体产生局部及全身反应。急性期患者出现淋巴管炎、淋巴结炎及丹毒样皮炎等,以下肢淋巴管较为常见。淋巴管炎发作时可见皮下一红线呈离心性发展,俗称"流火"。皮肤浅表微细淋巴管炎发作时皮肤出现一片红肿,状似丹毒,称丹毒样皮炎。班氏丝虫感染者阴囊内的淋巴管受累时可致所在部位的淋巴管及其间质发炎,出现精索炎、附睾炎及睾丸炎。出现局部症状的同时,患者常伴有畏寒、发热,即丝虫热。

3. **慢性期阻塞性病变**　随着急性期病变不断发展,反复感染和症状反复发作,局部出现增生性肉芽肿,发展为慢性丝虫病。其病例特点是肉芽肿中心可见变性的虫体和大量炎性细胞,周围有纤维组织和上皮样细胞包绕,致使淋巴管管腔狭窄和阻塞。由于阻塞部位不同,患者产生的症状和体征也各异。

(1) 象皮肿:是晚期丝虫病最常见的体征。由于从淋巴管破溃流出的淋巴液含蛋白量较高,刺激纤维组织增生,使局部皮肤和皮下组织显著增厚,变粗变硬而形成象皮肿。同时由于局部血液循环障碍,皮肤的汗腺、皮脂腺及毛囊的功能受损,抵抗力降低,易引起细菌感染,导致局部皮肤急性炎症或慢性溃疡,这些病变又加重了象皮肿的发展。象皮肿多发生于下肢和阴囊,其他部位如上肢、乳房、阴茎和阴唇等也可出现。由于两种丝虫寄生部位不同,上、下肢象皮肿在两种丝虫病中均可发生,而生殖系统象皮肿仅见于班氏丝虫病。

(2) 睾丸鞘膜积液:多见于班氏丝虫病,阻塞发生于精索、睾丸淋巴管时,淋巴液可流入鞘膜腔内,引起睾丸鞘膜积液。穿刺抽出的积液中有时可发现微丝蚴。患者患部沉重坠胀,阴囊肿大。

(3) 乳糜尿:由班氏丝虫所致,主动脉前淋巴结或肠干淋巴结受阻,导致从小肠吸收的乳糜液经腰淋巴干反流至泌尿系统,相关的淋巴管曲张破裂,乳糜液经侧支流入并经肾乳头黏膜破损处流入肾盂,混入尿中排出。患者的尿液呈乳白色,似淘米水,也称为"米汤尿"。乳糜尿中含大量蛋白及脂肪,在体外放置后易凝结,其沉淀物中有时可查到微丝蚴。

4. **隐性丝虫病**　也称热带肺嗜酸性粒细胞增多症,约占丝虫患者1%。患者表现为夜间阵发性咳嗽、哮喘、持续性嗜酸性粒细胞增多和IgE水平升高,胸部X线可见中下肺弥漫性粟粒样阴影。在外周血中查不到微丝蚴,但可在肺和淋巴结的活检物中查到虫体。其机制主要是宿主对微丝蚴抗原引起的Ⅰ型超敏反应。

(四) 诊断

1. **病原学诊断**　从外周血中查找微丝蚴是诊断丝虫病的主要方法,采血时间以晚9时至次晨2时为宜,常用方法有:

(1) 厚血膜法:取末梢血3滴(约60μl)涂成直径约2cm的厚血膜,自然干燥后溶血、固定、染色、镜检。此法检查效果好,可鉴别虫种,是丝虫病诊断和普查最常用的方法。

(2) 新鲜血滴法:取末梢血一滴,直接加盖玻片镜检,可观察到微丝蚴在血液中摇摆运动的情况。此法简便快捷,但不能鉴别虫种。

2. **免疫学及分子生物学诊断**　血检受丝虫寄生部位及病变等的影响,有时不易检出微丝蚴,此时用免疫学检查抗原或抗体可做辅助诊断。包括皮内试验和血清学试验,血清学试验包括ELISA、IHA及IFA等,作为丝虫病的辅助诊断。应用PCR-ELISA技术诊断丝虫病具有敏感、特异等优点,可特异性检出低度感染者。

(五) 流行与防治

1. **流行与分布**　丝虫病是全世界重点控制的大热带病之一,流行于热带及亚热带80多个国家

Note:

和地区。丝虫感染者约有 1.2 亿,其中约 4 000 万人致残。我国曾是世界上丝虫病流行最为严重的国家之一,在 20 世纪 50 年代我国受丝虫病威胁的人口达 3.3 亿,丝虫患者 3 099.4 万。经过数十年防治,2007 年经 WHO 审核认可,中国在全球 83 个丝虫病流行国家和地区中率先消除丝虫病。

2. **防治**　丝虫病的防治原则为普查普治、灭蚊防蚊和消灭丝虫病后的监测。对流行区域进行普查,及早发现患者和带虫者,及时治疗。治疗药物首选乙胺嗪(海群生),其对班氏丝虫和马来丝虫的成虫和微丝蚴均有杀灭作用。WHO 推荐在丝虫病流行区应用阿苯达唑和伊维菌素进行群体治疗,可明显降低微丝蚴血症水平,连续多年用药可控制淋巴丝虫病的传播。对象皮肿患者除给予乙胺嗪杀虫外,可结合中医中药和物理疗法减轻症状。对睾丸鞘膜积液患者多用手术治疗。乳糜尿患者经低脂饮食、卧床休息轻者多可自愈,病情较重者可行肾蒂淋巴管结扎或淋巴管-静脉吻合术。

我国基本消灭丝虫病后,为切实巩固防治成果,监测工作将在相当长的一段时间内实施,包括人群检测、流动人口监测、蚊媒监测和血清学监测,及时发现可能残存的和输入性传染源,防止丝虫病再度传播。

知 识 拓 展

乙胺嗪药盐防治丝虫病

乙胺嗪(海群生)药盐是指将乙胺嗪原粉按一定比例掺入食盐制作而成的用于防治丝虫病的药用食盐。20 世纪 70 年代初期,我国开始进行全民查治结合乙胺嗪药盐普服防治丝虫病的探索试验。1972 年,山东省寄生虫病防治研究所首先在班氏丝虫病高度流行区试用乙胺嗪掺拌食盐防治丝虫病,经过试点观察,取得满意的效果,随即在全国各地推广应用。乙胺嗪药盐防治丝虫病最大的优点是反应十分轻微,小剂量长期食用十分安全,群众容易接受,且能使超低密度微丝蚴感染者和早期尚未出现微丝蚴的感染者得到治疗。药盐防治丝虫病,可达到既治疗又预防的目的,对控制丝虫病的传播具有重要意义,在我国消除丝虫病的进程中起到了很大的作用。

3. **护理要点**　由于丝虫病患者病程长、病情恢复慢,需注重患者心理疏导,积极配合治疗。对于下肢象皮肿患者应保持患肢清洁,注重皮肤护理,避免出现继发感染或感染加重,并通过适当锻炼和患肢抬高等措施改善淋巴水肿,从而缓解病情。精索炎、附睾炎及睾丸炎患者可局部热敷,固定部位,并酌情给予解热镇痛药。乳糜尿患者由于营养不良、机体免疫力低下易并发其他疾病,需加强营养增强体质预防并发症,如小便有乳糜凝块导致排尿困难,嘱患者多饮水,热敷、按摩下腹部,或改变体位促使尿液和凝块排出。

案 例

患者,男,30 岁。因腹痛、头晕、乏力、柏油便 2 次入院。体检:体温正常,神志清,贫血貌,两肺呼吸音清。实验室检查:末梢血白细胞计数 4.2×10^9/L,嗜酸性粒细胞占比 9.1%,血红蛋白 75g/L,粪便镜检钩虫卵(+)。胃镜检查:胃黏膜苍白,未发现溃疡及肿物,十二指肠球部有散在芝麻大出血点,小弯侧有数条细线状虫体,咬附肠黏膜,咬附点出血少。虫体半透明,呈淡红色,长约 10mm,宽约 0.3mm,经显微镜下鉴定为十二指肠钩虫成虫。

问题

1. 患者出现柏油便的原因及机制是什么?

2. 钩虫病患者的治疗措施包括哪些?

思 考 题

1. 分析哪些线虫侵入人体后能导致腹泻?
2. 钩虫引起贫血的类型及贫血产生的机制。
3. 旋毛虫致病分哪几个时期,其临床表现如何?
4. 丝虫病的护理要点是什么?

(程喻力)

第二十九章

吸　虫

29章　数字内容

学习目标

● 1. 掌握华支睾吸虫、布氏姜片吸虫、日本血吸虫、卫氏并殖吸虫的形态、生活史和致病。

● 2. 熟悉吸虫的诊断、流行、治疗及护理要点。

● 3. 了解吸虫的生理。

第一节　吸 虫 概 论

吸虫(trematode)属于扁形动物门的吸虫纲。寄生人体的吸虫属于复殖目,称为复殖吸虫。

一、形态

大部分复殖吸虫的成虫背腹扁平,两侧对称,呈叶状或长舌状,通常具口吸盘与腹吸盘,内部结构如下:

1. **体壁**　由体被与肌肉层组成,中间为实质组织和埋在实质组织中的消化、生殖、排泄、神经系统等,缺体腔。

体被为具有代谢活力的合胞体,从外到内由外质膜、基质与基质膜组成。基质膜之下为基层。肌肉层由外环肌与内纵肌组成。

体被具有保护虫体、吸收营养物质、感受外界刺激等生理功能;其结构可随虫种、环境条件、发育阶段的不同而不同。

2. **消化系统**　由口、前咽、咽、食管和肠管组成。口一般位于虫体前端或偏腹面,由口吸盘围绕。前咽短小或缺失,咽为肌性球状结构。食管细长,肠管通常分为左右两个肠支,末端为盲端,无肛门,未被消化吸收的食物残渣由口排出。

3. **生殖系统**　除血吸虫外,能寄生于人体的吸虫均为雌雄同体。雄性生殖系统主要包括睾丸、输精管、储精囊、射精管或阴茎等结构。雌性生殖主要包括卵巢、输卵管、卵模、梅氏腺、受精囊、卵黄腺、子宫等结构。虫体可自体受精或异体受精,阴茎经生殖孔伸出体外,与雌性生殖系统交接后,精子经受精囊到达输卵管;卵巢产生的卵细胞在输卵管中受精,形成受精卵;卵黄腺生成的卵黄细胞可排出卵壳前体物质。受精卵、卵黄细胞和卵壳前体物质经卵模收缩形成虫卵,然后进入子宫,经生殖孔排出。

4. **排泄系统**　吸虫的排泄系统由焰细胞、毛细管、集合管与排泄囊组成,经排泄孔通体外。

5. **神经系统**　咽的两侧各有一神经节,有背索相连。神经节向前后各发出三条神经干,分布于虫体的背面、腹面及侧面。向后神经干之间在不同水平上有横索,神经节中有神经分泌细胞的存在。

二、生活史

复殖吸虫的生活史不但具有有性世代与无性世代的交替,还有宿主的转换。人体吸虫无性世代多寄生于中间宿主,部分吸虫还需要转换中间宿主,或通过转续宿主进入终宿主体内,第一中间宿主通常是淡水螺类,第二中间宿主则多为淡水鱼虾等;有性世代大多寄生于脊椎动物(终宿主)。

复殖吸虫的生活史发育阶段主要包括卵(ovum)、毛蚴(miracidium)、胞蚴(sporocyst)、雷蚴(redia)、尾蚴(cercaria)、囊蚴(encysted metacercaria)、后尾蚴(metacercaria)(囊内脱尾的幼虫)与成虫(adult)。复殖目吸虫的生活史离不开水,虫卵入水或被螺类吞食后发育为毛蚴,毛蚴侵入螺类的淋巴系统内发育为胞蚴;胞蚴体内的胚细胞团经反复分裂形成多个雷蚴;雷蚴体内的胚细胞团再分化发育为大量的尾蚴;尾蚴从螺体逸出后或侵入第二中间宿主体内或在体表形成囊蚴。有的胞蚴、雷蚴可连续数代;有些吸虫缺雷蚴期,也可缺囊蚴期,而尾蚴直接侵入终宿主发育为成虫。此种生殖现象即为多胚繁殖,也称蚴体增殖。侵入终宿主后,童虫通常都经过移行,然后到达定居部位。

三、生理

大部分吸虫,都是通过糖的无氧酵解获取能源,蛋白质与脂肪酸相对不重要。吸虫主要是通过皮层吸收糖类,以被动扩散或以易化扩散方式进行,后者摄入速度比前者快;吸收后多以糖原形式贮存于虫体实质中。

不同的吸虫寄生的部位不同,因此吸虫利用氧的途径、需氧的程度各异。复殖目吸虫生活史复杂,不同的阶段生活环境不同,氧压区别很大,吸虫呼吸代谢也发生相应的变化。

四、分类

我国常见寄生人体的吸虫分类见表 29-1。

表 29-1 我国常见寄生人体吸虫的分类及其主要寄生部位

目	科	属	种	感染阶段	感染途径	主要寄生部位
复殖目 Digenea	后睾科 Opisthorchiidae	支睾属 Clonorchis	华支睾吸虫 C. sinensis	囊蚴	经口	肝胆管
	片形科 Fasciolidae	姜片属 Fasciolopsis	布氏姜片吸虫 F. buski	囊蚴	经口	小肠
	并殖科 Paragonimidae	并殖属 Paragonimus	卫氏并殖吸虫 P. westermani	囊蚴	经口	肺(或脑)
		狸殖属 Pagumogonimus	斯氏狸殖吸虫 P. skrjabini	囊蚴	经口	皮下(或肝)
	裂体科 Schistosomatidae	裂体属 Schistosoma	日本裂体吸虫 S. japonioum	尾蚴	经皮肤	门脉系统

第二节 华支睾吸虫

中华分支睾吸虫[*Clonorchis sinensis* (Cobbold, 1875) Looss, 1907]又称华支睾吸虫,俗称肝吸虫(liver fluke)。成虫寄生于宿主的胆管内,可引起华支睾吸虫病(clonorchiasis),又称肝吸虫病。该虫首次于 1874 年在加尔各答一华侨的肝管内发现,在国内分布广泛,危害严重。

一、形态

1. **成虫** 体形狭长,背腹扁平,前尖后钝,形似葵花子仁,半透明,大小为(10~25)mm×(3~5)mm。口吸盘位于虫体前端,腹吸盘位于虫体前端 1/5 处,口吸盘略大于腹吸盘。消化道包括口、咽、食管及分叉的肠支。睾丸 2 个,呈分支状,前后排列于虫体后端 1/3 处。卵巢边缘分叶,位于睾丸之前;卵黄腺滤泡状,分布于虫体两侧;子宫位于卵巢与腹吸盘之间,弯曲盘旋,内含虫卵,开口于腹吸盘前缘的生殖孔(图 29-1)。

2. **虫卵** 形似芝麻,黄褐色,平均为 29μm×17μm。虫卵前端较窄,卵盖明显,卵盖周围卵壳增厚,形成肩峰,后端有一小疣状突起,卵内含毛蚴(图 29-1,图 29-2)。

二、生活史

华支睾吸虫生活史为典型的复殖吸虫生活史,终宿主为人及肉食哺乳动物(狗、猫等),第一中间宿主为淡水螺类,第二中间宿主为淡水鱼虾。

成虫寄生于终宿主人或保虫宿主猫等哺乳动物的肝胆管内。虫卵随胆汁进入消化道,随粪便排出体外。当虫卵入水,被第一中间宿主豆螺、涵螺和纹沼螺等淡水螺类吞食后,在其体内孵出毛蚴,经过胞蚴、雷蚴 2 个阶段后,发育为尾蚴。尾蚴自螺体内逸出,遇到第二中间宿主淡水鱼虾,则侵入其体内发育成囊蚴,人或猫等动物因食入含有囊蚴的鱼而被感染。囊蚴在十二指肠内脱囊形成童虫,然后经胆总管移行至肝胆管,也可经血管或穿过肠壁经腹腔进入肝胆管内,一般在感染后 1 个月左右,发育为成虫。成虫寿命可达 20~29 年(图 29-3)。

Note:

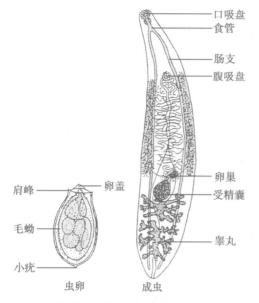

图 29-1 华支睾吸虫成虫及虫卵形态结构模式图

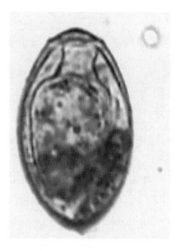

图 29-2 华支睾吸虫虫卵形态图

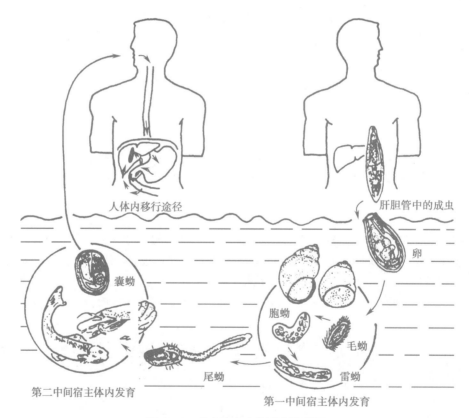

图 29-3 华支睾吸虫生活史模式图

三、致病

华支睾吸虫病的主要表现为肝脏损害,病变主要发生于肝脏的次级胆管。虫体在胆道寄生时的分泌物、代谢产物的化学刺激,可引起胆管内膜及胆管周围的超敏反应及炎性反应,胆管上皮脱落、增生、管壁变厚和管腔狭窄,胆汁淤积、胆管扩张,导致阻塞性黄疸。慢性感染可出现肝胆管周围纤维结缔组织增生,肝实质萎缩,甚至导致肝硬化。胆汁滞留,可继发细菌感染,发生胆管炎和胆管肝炎。虫卵、死亡的虫体及胆管上皮脱落细胞可在胆道内构成结石的核心,引发胆石症。2009 年,WHO 明确提出"华支睾吸虫致人类胆管癌证据充分"。

本病临床症状因感染轻重而异。潜伏期一般为 1~2 个月,多数患者无明显症状,仅在粪便中查见虫卵。患者起病缓慢,表现为头晕、上腹不适、食欲减退、消化不良、轻度腹泻、疲乏等症状,逐渐感到腹痛腹胀、肝区隐痛,肝脏轻度肿大,晚期可出现肝硬化腹水,甚至死亡。严重感染患者急性期可出现寒战、高热、肝肿大伴压痛,脾肿大较少见。儿童时期感染华支睾吸虫后,除消化道症状外,同时伴有营养不良、贫血、水肿、肝肿大和发育障碍,偶尔可导致侏儒症。

四、诊断

确诊本病的主要依据是病原学检查,即粪便检获虫卵。

1. **病原学检查**　是确诊的依据。常用方法有:①粪便直接涂片法,简便易行,但因所用粪便量少,虫卵小,容易漏检;②集卵法,一般采用沉淀集卵法,常用水洗离心沉淀法、乙醚沉淀法等,检出率较高;③胆汁离心沉淀法,从十二指肠壶腹部引流胆汁,离心沉淀检查虫卵,检出率接近100%,但属于创伤性诊疗方法,一般患者难以接受。有时临床上对患者进行胆汁引流治疗时,还可见活成虫,可作为诊断的依据。

2. **免疫学检查**　可作为本病辅助诊断方法,也可在流行病学调查时使用。常用方法有皮内试验、酶联免疫吸附试验、间接荧光抗体试验,但检测结果出入较大,交叉反应较明显,不能用作确诊。

五、流行与防治

1. **流行与分布**　本病主要分布在亚洲的中国、日本、朝鲜、越南和东南亚国家。目前我国除西北省区外,各地均有不同程度的流行,尤以华南、东北地区流行最重。2016~2018 年全国华支睾吸虫病监测点数据显示,华支睾吸虫感染率分别为 3.08%、2.22% 和 1.50%,感染率逐年下降,华支睾吸虫病主要流行区分布在华南和东北两大片区。

本病的流行与以下因素有关:人畜粪便污染水源,使虫卵有机会入水;水中同时存在第一、第二中间宿主;存在有猫、犬等保虫宿主;流行区居民生食淡水鱼虾习惯等。东北的生拌鱼肉,南方的食"生鱼鲊"、鱼生粥、"醉虾"或烫鱼片等饮食习惯是感染的根本原因。

2. **防治**

(1) 宣传教育:搞好卫生宣传教育,普及本病防治知识。本病为食源性感染,预防的关键是把好"口"关,改变生食鱼虾习惯,改进烹调方法,生熟食物的菜刀、砧板要分开;不用生鱼喂饲猫、犬。

(2) 加强粪便和渔业养殖管理:改水改厕,加强粪便无害化处理,防止未经无害化处理的粪便进入水体。同时结合渔业生产定期清理塘泥,药物灭螺。

(3) 药物治疗:首选吡喹酮(preziquantel),具有疗程短、疗效高、毒性低、反应轻,以及在体内吸收、代谢、排泄快等优点;近年来临床上应用阿苯达唑(Albendazole)治疗本病,疗效可靠。

3. **护理要点**　对患者进行卫生宣传教育,勿吃生鱼、醉虾等;指导患者在转氨酶升高期间,禁止服驱虫药;建议患者第一次服药能在医院进行,以防意外;嘱患者 3 个月后及时到医院复诊检查,以免治疗不彻底。

第三节　布氏姜片吸虫

布氏姜片虫[*Fasciolopsis buski*(Lankester,1857)Odhner,1902]是寄生人或猪小肠中的一种大型吸虫,也是人类最早认识的寄生虫之一。早在 1 600 多年前我国东晋时就有"肉虫""赤虫"等记载;临床上确诊的第一个病例是在我国广州(Kerr,1873)。本病主要流行于亚洲,故又称亚洲大型肠吸虫(giant Asian intestinal fluke)。

一、形态

1. **成虫**　虫体肥厚,背腹扁平,长椭圆形,前窄后宽,形似姜片,新鲜虫体肉红色,死后灰白色。长为 20~75mm,宽 8~2mm,厚 0.5~3mm,为寄生人体中最大的吸虫。口吸盘较小,近体前端,腹吸盘位于口吸盘后方,比口吸盘大 4~5 倍,呈漏斗状,肌肉发达,肉眼可见。咽和食管短,肠支呈波浪状弯曲,向后延至虫体末端;睾丸两个,高度分支,前后排列于虫体的后半部。卵巢有分支,子宫盘曲在卵巢和腹吸盘之间;卵黄腺发达,分布于虫体的两侧。生殖孔位于腹吸盘的前缘(图 29-4)。

2. **虫卵**　椭圆形,两端钝圆,淡黄色。大小为(129~140)μm×(80~85)μm,卵壳较薄,一端卵盖不明显,卵内有一个卵细胞、20~40 个卵黄细胞(图 29-4,图 29-5)。

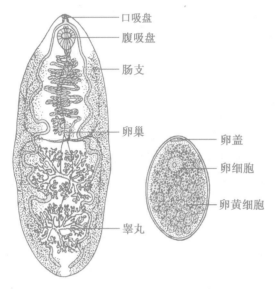

图 29-4　布氏姜片吸虫成虫及虫卵形态结构模式图

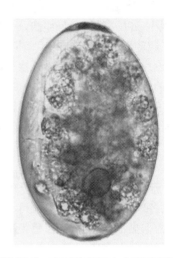

图 29-5　布氏姜片吸虫虫卵形态图

二、生活史

姜片虫生活史需要有中间宿主的参与,中间宿主是扁卷螺,终宿主是人,保虫宿主为猪或野猪。

成虫寄生于人、猪的小肠内,严重感染时可扩展到胃和大肠。虫卵随宿主粪便排出体外并入水中,在 26~29℃,经 3~7 周毛蚴孵出。毛蚴侵入中间宿主扁卷螺体内,经 1~2 个月完成胞蚴、母雷蚴与子雷蚴的发育繁殖,最后发育为尾蚴。尾蚴自螺体逸出,在水生植物如菱角、荸荠、茭白等或其他物体表面,甚至水面上形成囊蚴,或囊蚴从附着物上脱落漂浮于水面。当人或猪食入囊蚴后,虫体脱囊并吸附在小肠黏膜上,摄取肠内营养物质,经 1~3 个月逐渐发育为成虫(图 29-6)。成虫寿命在猪体内不超过 2 年,人体内可长达 4 年半左右。

三、致病

姜片虫虫体较大,吸盘发达,吸附力强,容易造成被吸附的肠黏膜及其附近组织发生炎症、点状出血、水肿,因继发细菌感染而形成脓肿,进而发生组织坏死、脱落形成溃疡。病变部位可见炎性粒细胞浸润。虫体数量较多时还可覆盖肠壁,阻碍营养物质的吸收,造成不同程度营养不良,消化功能紊乱,白蛋白减少,各种维生素缺乏等。虫体的代谢产物和分泌物被宿主吸收后,可引起超敏反应和嗜酸性粒细胞增加。大量虫体感染时,可造成肠梗阻。

轻度感染者约占 62%,一般只有消化道症状;中度感染者约占 36%,有腹痛、腹泻、恶心、呕吐、头晕、失眠等症状;重度感染者约占 1.5%,可出现浮肿、贫血和重度乏力等症状;反复感染的患者,少数可因衰竭、虚脱而致死。儿童患者常见有不同程度的消瘦、贫血、浮肿、腹水,严重感染者甚至可导致智力减退、发育障碍。

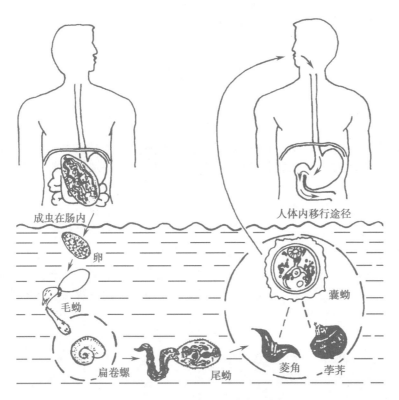

图 29-6　布氏姜片吸虫生活史

四、诊断

1. **询问病史**　了解患者是否来自流行区,是否有生食水生植物等习惯。

2. **病原学诊断**　因姜片虫卵大,容易识别,用直接涂片法检查三张涂片,即可查出绝大多数患者,但轻度感染的病例往往漏检。应用浓集方法可提高检出率,常用的有离心沉淀法及水洗自然沉淀法;定量透明厚涂片法(即改良加藤氏法)的检出效果与沉淀法相仿,既可定性检查,又可进行虫卵记数,以了解感染度。偶尔可在患者的呕吐物或粪便中发现成虫。

3. **免疫学诊断**　可作为本病辅助诊断方法,也可在流行病学调查时使用。常用方法有酶联免疫吸附试验和间接免疫荧光法等。

五、流行与防治

1. **流行与分布**　姜片虫病是人猪共患的寄生虫病,该病流行决定于流行区存在传染源、中间宿主与媒介,尤其是居民有生食水生植物的习惯者,主要分布在亚洲温带和亚热带地区。我国除东北、内蒙古、新疆、西藏、青海、宁夏等地域外,其他地区均有姜片虫病的报道,猪姜片虫病的流行区较人姜片虫病流行区更广泛,多见于东南沿海的平原水网地区、湖泊区及江河沿岸的冲积平原和三角洲地带,以及内陆的平原及盆地,大部分流行区多呈小面积点状分布。

2. **防治**　包括普查普治、加强粪便管理及加强卫生宣传教育。

(1)宣传教育:本病为食源性感染,与居民生食水生植物和饮用生水关系密切,因此要大力开展卫生宣传教育,不生食水生植物,不喝生水。

(2)加强粪便和畜牧养殖业管理:改水改厕,使用三格化粪池,防止未经无害化处理的粪便进入水体,污染水源。科学养猪,勿用被囊蚴污染的青饲料喂猪,灭杀扁卷螺。

(3)药物治疗:首选吡喹酮,疗效较明显。

3. **护理要点**　对患者进行卫生宣传教育。建议患者第一次服药时在医院进行,以防意外。嘱患

Note:

者 3 个月后及时到医院复诊检查,以免治疗不彻底。

第四节　卫氏并殖吸虫

一、卫氏并殖吸虫

卫氏并殖吸虫[*Paragonimus westermani*(Kerbert,1878)Braun,1899]是人体并殖吸虫(*Paragonimus*)的重要虫种之一,成虫主要寄生于人或动物的肺脏,引起并殖吸虫病(paragonimiasis),或称肺吸虫病。

（一）形态

1. **成虫**　呈椭圆形,虫体肥厚,背面隆起,腹面扁平,大小为(7.5~12)mm×(4~6)mm×(3.5~5)mm,长宽之比约 2∶1;活虫体呈红褐色,半透明。口、腹吸盘大小相似,腹吸盘位于体前 1/2 处,口吸盘位于体前端,正中为消化道开口,消化器官包括口、咽、食管及两根弯曲的肠支。有 1 对分支状睾丸,左右并列于虫体后 1/3 处;卵巢分叶,与子宫并列于腹吸盘左右两侧,卵黄腺分布于虫体两侧,由许多密集的卵黄滤泡组成;生殖孔位于虫体后端腹面。因雌雄生殖系统主要器官左右并列,故名并殖吸虫(图 29-7)。

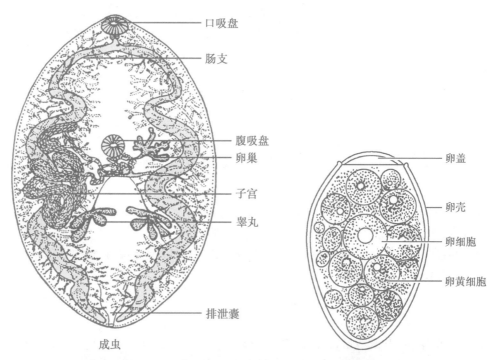

图 29-7　卫氏并殖吸虫成虫及虫卵形态结构模式图

2. **虫卵**　椭圆形,金黄色,大小为(80~118)μm×(48~60)μm。卵壳厚薄不均,后端较厚,两侧壁较薄;另一端有一大而明显的卵盖,略倾斜,易脱落;卵内含 1 个卵细胞和 10 余个卵黄细胞(图 29-7,图 29-8)。

（二）生活史

卫氏并殖吸虫的终宿主除人外,主要为肉食哺乳动物如犬、猫(保虫宿主);第一中间宿主为生活于淡水的川卷螺类,第二中间宿主为淡水蟹和蝲蛄。

卫氏并殖吸虫成虫寄生于终宿主人或保虫宿主犬、猫等动物的肺组织内,破坏肺组织形成虫囊。虫囊与支气管相通,产出的虫卵随痰液或经吞咽随粪便排出体外。虫卵入水后,在适宜的条件下约经 3 周孵出毛蚴。毛蚴主动侵入第一中间宿主川卷螺,经胞蚴、母雷蚴、子雷蚴发育为尾蚴。成熟的尾

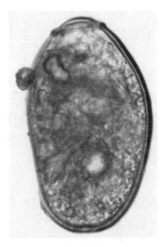

图 29-8 卫氏并殖吸虫虫卵形态图

蚴从螺体逸出,侵入第二中间宿主淡水蟹或蝲蛄体内发育为囊蚴。人或其他哺乳动物因食入含有活囊蚴的淡水蟹或蝲蛄而感染。

囊蚴在终宿主或保虫宿主小肠上端经消化液作用脱囊形成童虫,穿过肠壁进入腹腔,经过 1~3 周窜扰后,穿过膈经胸腔进入肺,最后在肺中形成虫囊,发育成熟并产卵。有些童虫还可异位侵入皮下、肝、脑、脊髓、眼眶等组织器官,形成异位寄生。从囊蚴进入终宿主到成熟产卵,需 2~3 个月时间。成虫在终宿主体内一般可存活 5~6 年(图 29-9)。

(三)致病

卫氏并殖吸虫的致病,主要是童虫或成虫在人体组织与器官内移行、寄生造成的机械性损伤,及其代谢物等引起的免疫病理反应。根据病变过程可分为急性期及慢性期。

1. 急性期 主要是由童虫穿过人体肠壁,在内脏组织器官中移行窜扰导致组织炎症所致。此期症状轻者表现为低热、乏力及荨麻疹等非特异性症状;重者可出现全身超敏反应、高热、腹痛、胸痛及咳嗽等症状,一些人可能伴有嗜酸性粒细胞增多的现象。

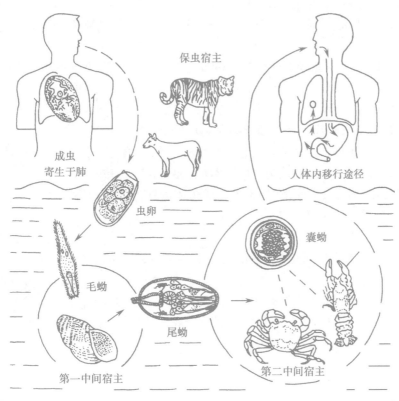

图 29-9 卫氏并殖吸虫生活史

2. 慢性期 虫体侵入肺组织或其他脏器寄生导致慢性损害。其病理变化分为 3 期:

(1)脓肿期:虫体早期在宿主肺组织中移行寄生造成组织破坏和出血。肉眼可见病变组织呈窟穴状或隧道状,内有寄生虫体、出血及大量炎性渗出物。镜下所见中性粒细胞和嗜酸性粒细胞等形成的炎性浸润,在病变组织周围形成薄膜状肉芽组织包裹病灶形成脓肿。

(2)囊肿期:脓肿壁因大量肉芽组织增生而变厚,形成肉眼可见边界清楚的结节状或球状囊肿。囊肿内病变组织及浸润的炎性细胞发生变性坏死、液化,形成赤褐色黏稠液体,内含大量虫卵和夏科-

莱登结晶。

（3）纤维瘢痕期:因虫体死亡或转移,或囊肿与支气管相通,囊内容物被排出或吸收,囊腔由肉芽组织完全填充、纤维化,最后形成瘢痕,病灶愈合。

慢性期发病缓慢,患者多在感染后3~6个月内出现症状。卫氏并殖吸虫主要寄生于肺,部分虫体可异位寄生于脑、腹腔、皮下、肝、脊髓、眼眶等组织器官,引起损害。由于虫体侵入的部位不同,肺吸虫病临床表现各异,按其临床损害可分为:①胸肺型:以咳嗽、胸痛、咳血痰或铁锈色痰为主要症状,痰中可查出虫卵,易被误诊为肺结核病;②腹型:以腹痛、腹泻,有时大便带血为主要症状;③脑型:可出现头晕、头疼、癫痫、偏瘫、视力障碍等;④皮肤型:可见皮下包块及结节等。

（四）诊断

1. **询问病史** 了解患者是否来自流行区,是否吃生的或未熟的石蟹、蝲蛄、川卷螺,出现胸痛或铁锈色痰或有游走性结节及原因不明的癫痫,嗜酸性粒细胞增高,均应考虑本病的可能。

2. **病原学诊断** 检获虫卵或成虫是确诊的依据。

（1）痰或粪便虫卵检查:采用痰液或粪便直接涂片法或收集患者24h痰液经10%NaOH溶液消化后,离心沉淀镜检,检出虫卵即可确诊。

（2）活组织检查:对有皮下包块或结节者可手术活检,查获虫体作出诊断。

3. **免疫学诊断** 利用间接血凝试验、ELISA等方法,检测血清或脑脊液中的循环抗原,对于肺吸虫早期感染、脑型或皮肤型病例有辅助诊断意义。

4. **影像学诊断** B超、X线、CT及MRI检查适用于胸肺型和脑型肺吸虫病患者。

（五）流行与防治

1. **流行与分布** 卫氏并殖吸虫分布广泛,在日本、朝鲜、俄罗斯以及非洲和南美洲均有报道。在我国分布于山东、江苏、安徽、江西、浙江、福建、广东、河南、湖北、湖南、四川、贵州、广西、云南、台湾、甘肃、陕西、山西、河北、辽宁、吉林、黑龙江等23个省、自治区。2016年第三次全国人体重要寄生虫病现状调查的结果显示,我国居民并殖吸虫感染率为1.70/10万。

患者和犬、猫等保虫宿主均为本病的传染源,此外野猪、猪、兔、大鼠、蛙、鸡、鸟等动物可作为本病的转续宿主,生食或半生食这些转续宿主可造成人体感染;溪蟹、蝲蛄为其第二中间宿主,江浙一带生食醉虾、醉蟹,东北地区喜食蝲蛄酱和蝲蛄豆腐,是当地居民造成感染的重要因素。

2. **防治**

（1）改变饮食习惯:不生食或半生食溪蟹、蝲蛄及其制品是防治本病最有效的措施。

（2）药物治疗:吡喹酮是治疗肺吸虫病的首选药物,具有疗效高、毒性低、疗程短等优点。对脑型或重型肺吸虫病,可服2个或更多疗程。皮肤或肌肉的结节可外科切除。

二、斯氏狸殖吸虫

斯氏狸殖吸虫[*Pagumogonimus skrjabini*(Chen,1959)Chen,1963]目前仅有我国有报道,首先在果子狸的肺中发现。该虫在人体内不能发育为成虫,可导致幼虫移行症,称为斯氏狸殖吸虫病。

（一）形态

1. **成虫** 两端较尖,前宽后窄,似梭状,大小为(3.5~6.0)mm×(11.0~18.5)mm,长宽比为2.4:1~3.2:1,最宽处在腹吸盘稍下水平。腹吸盘位于体前约1/3处,略大于口吸盘。卵巢位于腹吸盘的后侧方,有分支,与子宫左右并列。睾丸2个,分叶,左右并列,位于体中后1/3处(图29-10)。

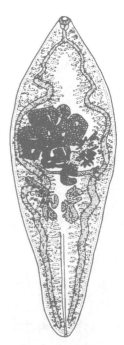

图 29-10 斯氏狸殖吸虫成虫形态结构模式图

2. 虫卵　大小及内部结构与卫氏并殖吸虫相似,普通光学显微镜下难以鉴别。

（二）生活史

生活史与卫氏并殖吸虫相似,第一中间宿主为泥泞拟钉螺等小型或微型螺类;第二中间宿主为淡水蟹。多种动物,如蛙、鸟、鸭、鼠等可作为本虫转续宿主。终末宿主为果子狸、猫、犬、豹猫等哺乳动物,人是非正常宿主。

（三）致病

人是本虫的非正常宿主,主要致病阶段是童虫。侵入人体的虫体大多数停留在童虫状态,到处游窜,难于定居,造成幼虫移行症,主要表现为游走性皮下包块或结节,常见于胸背部、腹部,亦可出现于头颈、四肢、腹股沟、阴囊等处。包块多紧靠皮下,边界不清,无明显红肿,摘除切开包块可见隧道样虫穴,有时能查见童虫,镜检可见嗜酸性粒细胞肉芽肿,坏死渗出物及夏科-莱登结晶等。斯氏狸殖吸虫侵犯胸肺,患者出现胸闷、胸痛、咳嗽、咳痰,肺部 X 线可见边缘模糊的浸润阴影或房性囊状阴影,并常伴有肋膈角变钝等征象。如侵犯肝,则出现肝痛、肝肿大、转氨酶升高等表现。如侵犯其他部位,可出现相应的症状和体征。全身症状有低热、乏力、食欲下降等。血象检查嗜酸性粒细胞明显增加。

（四）诊断

在痰和粪中找不到虫卵。当有皮下包块出现时,切除并作活组织检查是最可靠诊断方法。除此之外,免疫学诊断则是最常用的辅助诊断方法。因本病表现多样,临床上误诊率相当高,应特别注意与肺结核、肺炎、肝炎等鉴别。

（五）流行与防治

1. 流行与分布　斯氏狸殖吸虫在国外还没有报道。国内已发现于甘肃、山西、陕西、河南、四川、云南、贵州、湖北、湖南、浙江、江西、福建、广西、广东等 14 个省自治区。其分布范围曾被看作是由我国青海起向东至山东止这条线以南地区。

实验证实,小鼠、大鼠、豚鼠、黑斑蛙、虎纹蛙和雏鸡等动物可作为本虫转续宿主,推测人体可能因误食未煮熟的这些动物的肌肉而感染。

2. 防治　防治原则与卫氏并殖吸虫病相似,治疗本病的首选药物吡喹酮,但疗效略逊于治疗卫氏并殖吸虫。

第五节　日本血吸虫

日本血吸虫也称日本裂体吸虫,属裂体科吸虫,寄生于人体及哺乳动物门脉肠系膜静脉血管内,引起人畜共患血吸虫病(schistosomiasis)。寄生人体的血吸虫有 6 种(表 29-2):日本血吸虫(*Schistosoma japonicum* Katsurada,1904)、埃及血吸虫(*S. haematobiam* Bilharz,1852)、曼氏血吸虫(*S. mansoni* Samben,1907)、间插血吸虫(*S. intercalatum* Fisher,1934)、湄公血吸虫(*S. mekngi* Voge Bruekner and Bruce,1978)及马来血吸虫(*S. malayensis* Greer,1988)。在我国只有日本血吸虫寄生于人体,故通常简称为血吸虫病。

表 29-2　人体血吸虫种类、地理分布及所致疾病类型

种属	地理分布	寄生部位
曼氏血吸虫	非洲、中东、加勒比、巴西、委内瑞拉和苏里南	肠系膜小静脉、痔静脉丛
日本血吸虫	中国、印度尼西亚和菲律宾	肠系膜下静脉、门脉系统
湄公血吸虫	柬埔寨和老挝	肠系膜上静脉、门脉系统
间插血吸虫	非洲中部的雨林地区	肠系膜静脉、门脉系统
埃及血吸虫	非洲和中东	膀胱静脉丛、骨盆静脉丛、直肠小静脉
马来血吸虫	马来西亚	肠系膜静脉、门脉系统

一、形态

1. **成虫**　雌雄异体,终生合抱,虫体前端均具有口、腹吸盘(图29-11)。血吸虫消化系统有口、食管、肠管,肠管在腹吸盘前背侧分为两支,向后延伸到虫体中部之后汇合成单一盲管。

雄虫乳白色,长12~20mm,虫体扁平,腹吸盘特别发达。自腹吸盘以后,体壁两侧向腹面卷曲,形成抱雌沟。雄虫生殖系统由睾丸、输出管、输精管、储精囊、生殖孔组成。睾丸为椭圆形,常为7个,呈串珠状排列,位于腹吸盘背侧。

雌虫前细后粗,形似线虫,长12~28mm。雌虫黑褐色,是肠管内被吞噬的红细胞消化后的残留物所致。雌性生殖系统由卵巢、输卵管、卵黄腺、卵模、梅氏腺、子宫等组成。卵巢呈长椭圆形,位于虫体中部,输卵管自卵巢后端发出,沿卵巢侧缘上行,至卵巢上方与卵黄腺管汇合,形成卵模,外有梅氏腺包绕,再向前延伸为子宫,内含虫卵50~200个。生殖孔开口于腹吸盘后方。雌虫生活在雄虫的抱雌沟内。

2. **虫卵**　大小为(70~105)μm×(50~80)μm,椭圆形,淡黄色,无卵盖,卵壳厚薄均匀,一侧有一小棘,是鉴别日本血吸虫卵的重要标志;卵壳外常粘附有宿主组织残留物(图29-12);卵内含有一毛

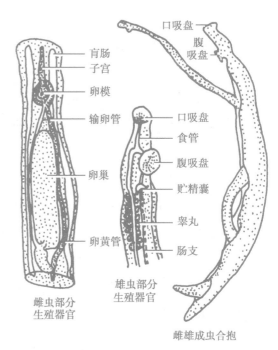

图29-11　**日本血吸虫成虫形态结构模式图**

蚴,毛蚴与卵壳之间常有大小不等圆形或长圆形油滴状的毛蚴头腺分泌物,是可溶性虫卵抗原(Soluble egg antigen,SEA)的主要成分,可通过卵壳上的微孔渗出到组织中,具有抗原性、吸附性及破坏性。

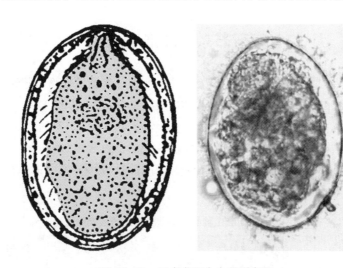

图29-12　**日本血吸虫虫卵形态图**

二、生活史

日本血吸虫生长发育包括寄生于终宿主和保虫宿主体内的有性生殖过程和在中间宿主钉螺体内的无性生殖过程(图29-13)。

成虫寄生于人、畜等哺乳动物的门脉-肠系膜静脉系统,虫体可逆血流移行于肠黏膜下层的静脉末梢。合抱的雌雄虫交配产卵于小静脉的小分枝,每虫每天可产卵2 000~2 900个。卵内细胞约经

Note:

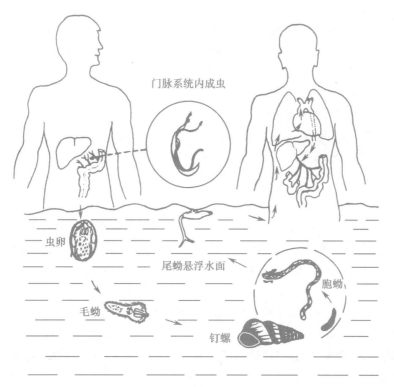

图 29-13　日本血吸虫生活史

11d 发育为毛蚴，毛蚴分泌 SEA，透过卵壳入肠黏膜，破坏血管壁并导致周围肠黏膜组织破溃与坏死。由于肠蠕动，腹腔内压力与血管内压力的增高，使虫卵与坏死组织落入肠腔，形成脓血便而排出体外。

　　虫卵入水后在 25~29℃经 12~24h 孵化出毛蚴，毛蚴孵出后多生活在水体的浅表层，主动侵入中间宿主钉螺体内，发育为母胞蚴、子胞蚴，再经 5~7 周形成大量尾蚴，从螺内逸出入水，含有血吸虫尾蚴的水体称为疫水。终宿主接触疫水时，水中尾蚴通过吸盘吸附于宿主的皮肤，利用分泌的溶蛋白酶溶解皮肤组织，脱去尾部进入表皮变为童虫。童虫侵入真皮层的淋巴管或微小血管至静脉系统，随血液循环经右心到肺，通过肺泡小血管，再由左心室进入体循环，约经 4d 后到达肠系膜上、下动脉，并随血流移至肝内门脉系统，童虫性器官初步分化，虫体开始合抱，移行到门脉-肠系膜静脉内直至发育成熟。从尾蚴经皮肤感染至交配产卵一般为 24d 左右。成虫寿命为 2~5 年，最长可达 40 年(图 29-13)。

知 识 拓 展

其他几种人体血吸虫的生活史

　　曼氏血吸虫成虫寄生于肠系膜小静脉，痔静脉丛，偶可在肠系膜上静脉、膀胱静脉丛及肝内门脉寄生。虫卵分布在人体的肠壁组织及肝组织，经粪便排出体外，偶尔尿液可检获虫卵。保虫宿主为猴、狒狒、啮齿类等，中间宿主是双脐螺，分布于非洲、拉丁美洲、亚洲。

　　埃及血吸虫成虫寄生于膀胱静脉丛、骨盆静脉丛、直肠小静脉，偶可寄生在肠系膜门静脉系统。虫卵分布于人体的膀胱及生殖器官，经尿液排出体外，偶尔粪便可以检获虫卵。保虫宿主为猴、狒狒、猩猩、猪羊等，中间宿主是水泡螺，分布于亚洲、非洲、葡萄牙。

　　埃及血吸虫成虫寄生于膀胱静脉丛、骨盆静脉丛、直肠小静脉，偶可寄生在肠系膜门静脉系统。虫卵分布在人体的膀胱及生殖器官，经尿液排出体外，偶尔粪便可以检获虫卵。保虫宿主为猴、狒狒、猩猩、猪羊等，中间宿主是水泡螺，分布于亚洲、非洲、葡萄牙。

Note:

间插血吸虫成虫寄生于肠系膜静脉、门脉系统。虫卵分布在人体的肠壁组织、肝组织，经粪便排出体外。保虫宿主为羊、灵长类、啮齿类，中间宿主是水泡螺，分布于喀麦隆、加蓬乍得、扎伊尔。

湄公血吸虫成虫寄生于肠系膜静脉、门脉系统。虫卵分布在人体的肠壁组织、肝组织，经粪便排出体外。保虫宿主为牛、猪、羊、犬、田鼠，中间宿主是开放拟钉螺，分布于柬埔寨、老挝、泰国。

马来血吸虫成虫寄生于肠系膜静脉、门脉系统。虫卵分布在人体的肠壁组织、肝组织，经粪便排出体外。保虫宿主为啮齿类，中间宿主是小罗伯特螺，分布于马来西亚。

三、致病

从日本血吸虫尾蚴侵入人体，到生长发育过程中的童虫、成虫和虫卵，四个阶段均可对宿主造成不同程度的损害，血吸虫的抗原可刺激诱发宿主产生一系列免疫应答并发生相应的免疫病理损伤。

1. **致病机制** 除机械性损伤外，主要是由于上述 4 个不同时期血吸虫释放的抗原性物质，尤其是 SEA 不断释放入血或进入组织内，引发宿主产生一系列免疫应答，这些免疫应答带来的复杂免疫病理反应过程，是造成宿主损害而导致血吸虫病的重要原因。

（1）尾蚴所致伤害：尾蚴穿过人体皮肤引发的 I 型和 IV 型超敏反应，称尾蚴性皮炎，患者临床表现为局部皮肤瘙痒和丘疹等症状。病理变化为毛细血管扩张充血，伴有出血、水肿、周围有中性粒细胞和单核细胞浸润。

（2）童虫所致伤害：童虫移行肺部引发的局部炎症和 I 型超敏反应。患者出现发热、咳嗽、痰中带血、嗜酸性粒细胞增多及全身不适等症状。肺部可出现血管炎，毛细血管栓塞、破裂，产生局部细胞浸润和点状出血等病理改变。

（3）成虫所致伤害：虫体可引起轻微的机械性损害，如静脉内膜炎、静脉周围炎等。此外，虫体的代谢产物、分泌物、排泄物、虫体外皮层更新脱落的表质膜等，在宿主体内形成免疫复合物，诱发 III 型超敏反应。患者可无明显症状，或表现为低热、全身不适等。

（4）虫卵所致伤害：虫卵主要沉积在宿主的肝及结肠壁等组织。当虫卵内毛蚴成熟后，其分泌的 SEA 透过卵壳微孔释放，经巨噬细胞吞噬处理，呈递给辅助性 T 细胞（T helper，Th），致敏 Th 细胞，当再次受到 SEA 刺激后，致敏的 Th 细胞产生各种细胞因子，如白细胞介素 I（IL-1）、白细胞介素 II（IL-2）、γ-干扰素等。此外，尚有嗜酸性粒细胞刺激素、成纤维细胞刺激因子、巨噬细胞移动抑制因子等趋化巨噬细胞、嗜酸性粒细胞及成纤维细胞等汇集到虫卵周围，形成肉芽肿。该病理改变属于 T 细胞介导的 IV 型超敏反应。肉芽肿常出现中心坏死，称嗜酸性脓肿。

随着病程发展，卵内毛蚴死亡，毒素逐渐消失，坏死物质被吸收，虫卵破裂或钙化，包绕虫卵的类上皮细胞转化为成纤维细胞，并产生胶原纤维，肉芽肿逐渐发生纤维化，形成瘢痕组织。随着虫卵的不断沉着和肉芽肿的纤维化，在门脉周围也出现大面积纤维增生。在切片上可见成带状的白色纤维束，即干线型纤维化，这是晚期血吸虫病的特征性病变。患者可出现严重的门静脉高压症，肝脾肿大、腹水、食管及胃底静脉曲张，可引起上消化道大出血而致死亡。

此外，血吸虫寄生在宿主静脉内，童虫、成虫和虫卵的代谢产物、分泌物和排泄物，以及虫体表皮更新的脱落物排入到血液中，并随着血液循环至各组织，成为循环抗原。宿主对这些循环抗原产生相应的抗体，抗原抗体结合形成免疫复合物，可沉积在血管、关节等处，引起 III 型超敏反应，出现肾病综合征。临床多表现为蛋白尿、水肿、肾功能减退等症状。

2. **临床类型及表现** 血吸虫病临床表现多种多样，主要取决于患者感染度、虫卵沉积部位、病理损害程度和宿主免疫状态等因素。根据病程变化及主要临床表现，通常分为急性期、慢性期和晚期三种类型及异位血吸虫病。

（1）急性期血吸虫病：起病较急，多见初次感染者、慢性期或晚期血吸虫病急性发作的患者。主要症状有:①发热:是本病重要的症状;②超敏反应:主要表现为荨麻疹;③外周血白细胞及嗜酸性粒细胞显著增加;④消化道症状:食欲减退、下腹部疼痛不适、腹泻、恶心等;⑤呼吸道症状:半数以上病例在发病后两周内有干咳,甚至伴有气促或胸痛,或并发游走性肺炎;⑥肝脾肿大,以肝肿大最常见,并伴有压痛;⑦粪便检查血吸虫卵或毛蚴孵化结果阳性。

(2) 慢性血吸虫病:可由急性逐步转向慢性,亦可因少量多次感染所致。在流行区,此期患者占血吸虫病患者总数的 90% 以上,其临床表现可分为两大类:①无症状型,患者一般无明显自觉症状,往往是在体检时被发现有轻度肝脏或脾脏肿大,可通过直肠活组织检查或手术时病理检查发现虫卵而确诊;②有症状型,主要表现有全身乏力、腹痛、间歇性腹泻或黏液血便等症状,体检时肝肿大者较为常见;一些患者可能伴有不同程度贫血、消瘦、营养不良及劳动能力减退等症状。慢性血吸虫病粪检阳性率较低,多以直肠活组织检查与免疫学诊断为宜。

(3) 晚期血吸虫病:由于反复或大量感染,虫卵肉芽肿严重损害肝脏组织结构,形成干线型肝硬化,造成窦前静脉广泛阻塞,引起门静脉高压,临床上可分为巨脾型、腹水型、结肠增殖型和侏儒型四型。①巨脾型患者的脾下缘达到或超过脐平线,有脾功能亢进;②腹水型患者腹腔内有大量的漏出液,表现为腹胀、腹痛、食后饱胀、呼吸困难等症状;③结肠增殖型患者主要表现为结肠病变,可有腹痛、腹泻、便秘,或便秘与腹泻交替进行,严重者可出现不完全性肠梗阻,可并发结肠癌;④侏儒型因儿童和青少年严重感染,使垂体前叶生长素和性激素受到抑制,表现为身材矮小,性器官发育不良等,现已少见。晚期血吸虫患者尚可并发消化道出血,肝性昏迷等严重症状而致死。

(4) 异位血吸虫病:成虫寄生或虫卵沉积在肝脏和肠壁以外的组织和器官造成的损害称为异位血吸虫病。人体常见的异位损害在脑和肺,多见于血吸虫病的急性期,脑部损害出现类似脑膜脑炎的症状,头痛、昏迷、痉挛、脑膜刺激征阳性等;肺部损害出现以干咳为主,痰少,偶可带血。

四、诊断

患者的病史、籍贯、职业及疫水接触史对诊断有参考价值,病原学诊断是确诊血吸虫病的重要依据。

1. **病原学诊断** 常用的方法有:

(1) 直接涂片法:重感染地区患者粪便或急性期血吸虫病的黏液血便中常可检查到虫卵,方法简便,但对慢性期患者检出率甚低。

(2) 毛蚴孵化法:为了便于观察毛蚴,可采用塑料杯顶管孵化法,毛蚴集中,便于观察,检出率较高。对慢性期患者常需连续送检 3 次,以提高其检出率。

(3) 直肠黏膜活体组织检查:慢性及晚期血吸虫患者肠壁组织增厚,虫卵排出受阻,故粪便中不易查获虫卵,可用直肠镜检查。此法有一定的危险性,仅适用于高度怀疑,而粪检多次阴性的少数病例的诊断。

2. **免疫学诊断** 常用的方法有皮内试验、尾蚴膜试验、环卵沉淀试验、间接血凝试验、酶联免疫吸附试验等方法,用于检测患者组织、体液中的抗原、抗体及抗原抗体复合物。

3. **影像学诊断** B 超、CT 等方法已经用于辅助性诊断。

4. **分子生物学检测** 常用的方法有生物芯片技术、噬菌体展示肽技术、聚合酶链反应与环介导等温扩增技术、实时荧光定量 PCR 技术等。

五、流行与防治

1. **流行与分布** 日本血吸虫流行于中国、菲律宾及印度尼西亚。在我国分布在长江流域及其以南的湖北、湖南、江西、安徽、江苏、云南、四川、浙江、广东、广西、上海、福建等 12 个省、市、自治区。经过 50 余年的综合性防治,2019 年,全国血清学检查阳性率和粪便病原学检查阳性率分别从 2015 年的 2.59% 和 45.82/10 万下降为 0.53% 和 0.036/10 万;晚期血吸虫病病例尚存 29 170 例。全国实有钉螺面积 36.24 亿 m²，较 2015 年的 35.63 亿 m² 增加了 1.71%，其中新现有螺面积 64.20 万 m²、复现有螺面积 851.24 万 m²；全国连续 5 年未报告血吸虫感染性钉螺。

2. 流行环节

（1）传染源：日本血吸虫病是人兽共患寄生虫病，在我国主要保虫宿主有牛、猪、犬、褐家鼠、野兔、野猪等多种动物。在流行区，患者、病牛和病猪是主要的传染源。

（2）传播途径：在本病的传播中，含有血吸虫卵的粪便污染水源，钉螺的孳生及人群接触疫水，是三个重要的环节。钉螺为日本血吸虫的唯一中间宿主，接触含有尾蚴的疫水是感染的重要因素。

（3）易感人群：不论何种性别、年龄和种族，人群对日本血吸虫皆有易感性，再感染度随着年龄的增加而降低。

3. 流行因素　包括自然因素和社会因素两个方面。自然因素包括地理环境、温度、水质、土壤和植被等影响血吸虫生长发育和钉螺生存的自然条件。社会因素则包括政治、经济、文化、生产活动、生活习惯的，尤其是社会制度、卫生状况和全民卫生保健制度对血吸虫的防治十分重要。

4. 防治原则　鉴于我国血吸虫病的传播特点，我国近年来提出了以传染源控制为主的综合性防治策略，强调"预防为主、科学防治、突出重点、分类指导"的原则，加大综合治理的力度，力争"2025 年全国基本消除血吸虫病"。

（1）查治患者、病畜，消灭传染源：在流行区要经常对易感者或可疑者（包括病畜）进行普查普治。治疗首选吡喹酮，慢性血吸虫病采用总剂量 60mg/kg 的 1~2 日疗法，每日量分 2~3 次餐间服；急性血吸虫病总剂量为 120mg/kg，每日量分 2~3 次服，连服 4 日。

（2）消灭钉螺、管理粪便，切断传播途径：结合农村爱国卫生运动，管好人、畜粪便，防止污染水体；结合生产，因地制宜地采用土埋、围垦、火烧、兴修水利、药物（溴乙酰胺氯酚钠）等有效措施，控制、消灭钉螺。

（3）做好个人防护，保护易感人群：流行季节应加强个人防护，可涂擦防护药物，如皮避敌、防蚴宁等。

5. 护理要点　宣传讲解血吸虫病的相关知识，养成良好的生活习惯；督促及指导患者用药；食用易消化的清淡食物，加强体育锻炼增强身体素质；加强心理护理，给予精神安慰，使患者保持愉快心理，配合治疗和护理。

第六节　其他吸虫

一、肝片形吸虫

肝片形吸虫（*Fasciola hepatica* Linn,1758）简称肝片吸虫，成虫寄生于牛、羊等反刍动物的肝脏胆管中，偶尔寄生于人体，引起片形吸虫病（fascioliasis）。

（一）形态

1. **成虫**　背腹扁平，叶状，体长 20~29mm，宽 8~13mm。活时呈深红褐色，固定后呈灰白色。虫体前端有一明显的头锥，其顶部亚腹面有一口吸盘；腹吸盘稍大，位于头锥基部。消化系统有咽、食管和两肠支；肠支向两侧分出许多侧支，呈树枝状，以外侧分支多而长。生殖系统有两个高度分支的睾丸，前后排列于虫体中部；卵巢 1 个，分支较细，位于睾丸之前，腹吸盘右后方；子宫较短，盘曲在卵巢与腹吸盘之间。

2. **虫卵**　椭圆形，淡黄褐色。大小平均为（129~150）μm×（63~90）μm。卵壳薄，卵的一端有一不明显的小盖，倾斜；卵内含有一个卵细胞和许多卵黄细胞（图29-14）。

（二）生活史

成虫寄生在终宿主牛、羊等食草性哺乳动物的肝胆管内，虫卵随胆汁经肠道排出体外。在适宜的

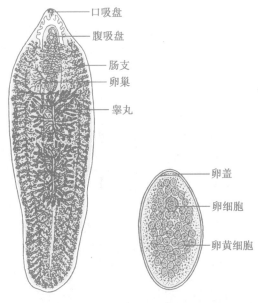

口吸盘
腹吸盘
肠支
卵巢
睾丸

卵盖
卵细胞
卵黄细胞

图 29-14　肝片形吸虫成虫及虫卵结构模式图

温度(22~26℃)等条件下,卵在水中发育成熟,孵出毛蚴,侵入中间宿主椎实螺体内,经胞蚴、母雷蚴、子雷蚴的增殖发育,产生大量的尾蚴。成熟尾蚴逸出螺体,附着在水生植物表面或在水面上形成囊蚴。囊蚴被终宿主食入后,达到十二指肠内后尾蚴脱囊逸出为童虫。童虫主动穿过肠壁进入腹腔,钻入肝脏,最后在胆管内发育为成虫。

成虫寿命一般为 4~5 年,在人体可长达 12 年;宿主自感染囊蚴到成虫产卵最短需要 10~11 周,完成整个生活史约需 5 个月。

（三）致病

1. 致病机制　主要是由于童虫在组织器官中移行破坏及成虫寄生引起的机械性损伤和分泌代谢产物产生的毒性作用所致。童虫在体内向肝胆管移行过程中引起组织器官损伤及炎症反应,出现肠壁出血和肝组织广泛炎症。童虫也可穿入或被血流带入至肝脏以外的组织、器官,如皮下、脑、肺、咽、眼眶、膀胱等部位,引起异位损害。成虫寄生于肝胆管,可引起慢性胆管炎,管壁增厚。虫体阻塞胆管,胆汁淤积,可导致胆管扩张,进而压迫肝实质引起肝组织萎缩、坏死以至肝硬化。在慢性期表现为低白蛋白血症及高球蛋白血症。

2. 临床表现　临床表现可分为急性期、隐匿期和慢性期。

（1）急性期:亦称侵袭期,童虫在肝组织内移行的过程。发生在感染后 2~12 周。此期患者主要表现为突发性高热、腹痛,并常伴有食欲不振、胀气、呕吐、腹泻或便秘,并出现贫血、肝脾肿大、腹水、嗜酸性粒细胞增多等症状。

（2）隐匿期:是指在急性期与慢性期之间一段无症状的时期,虫体进入胆道初期。通常在感染后 4 个月左右,急性期表现减退或消失,慢性期表现尚未显现,或偶有胃肠不适,而胆管病变仍在发展之中。

（3）慢性期:亦称阻塞期,为成虫在肝胆管内寄生引起胆管炎和胆管上皮细胞增生的阶段。患者右上腹或上腹部疼痛、间歇性胆绞痛、恶心、不耐脂肪食物、贫血、黄疸、肝肿大等。严重者可并发胆道出血。

（四）诊断

粪便或十二指肠引流液中检获虫卵是确诊的依据。粪便检查虫卵的方法有直接涂片法、沉淀法等。寄生虫数较少时易漏检。由于肝片形吸虫卵与姜片虫卵、棘口吸虫卵很相似,应注意鉴别。经外科剖腹探查或进行胆管手术发现虫体亦可确诊。对急性期和异位寄生的病例可采用免疫学方法检测特异性抗体,辅助诊断。

（五）流行与防治

1. 流行与分布　肝片形吸虫呈世界性分布。羊、牛等食草动物感染率高。人体感染多为散在性发生,但分布范围广泛,遍及非洲、美洲、亚洲、欧洲和大洋洲的 50 多个国家,其中大多是欧美国家的病例,个别地区呈现流行。我国人群感染率为 0.002%~0.171%,分散在 15 个省市,其中甘肃省的感染率最高。估计全国感染人数约 12 万。

肝片形吸虫的传染源主要是食草类哺乳动物。终宿主除羊、牛外,还有猪、马、犬、猫、驴、兔、猴、骆驼、象、熊、鹿等动物。椎实螺是中间宿主。人体感染多因食入囊蚴附着的野生莴苣、野水芹菜、菱角等；喝生水或半生食含肝片形吸虫童虫的牛肝、羊肝也可引起感染。

2. 防治原则　开展卫生宣传教育，不生食水生媒介植物；不饮生水；不生食或半生食牛肝、羊肝，防止病从口入。肝片形吸虫病的治疗药物有硫双二氯酚（bithionol）和三氯苯达唑（triclabendazole）等。

二、异形吸虫

异形吸虫（*Heterophyid* trematodes）是指属于异形科的一类小型吸虫。成虫寄生于鸟类、哺乳动物，也可寄生人体引起异形吸虫病（heterophydiasis）。

（一）形态

虫体微小（图 29-15），成虫体长一般为 0.3~0.5mm，大的也不超过 2~3mm，体表具有鳞棘。呈椭圆型，前半略扁，后半较肥大，除口、腹吸盘外，很多种类还有生殖吸盘。前咽明显，食管细长，肠支长短不一。睾丸 1~2 个，贮精囊明显，卵巢位于睾丸之前，受精囊明显。卵小，各种异形吸虫的虫卵形态相似，自宿主体内排出时卵内已含成熟的毛蚴。异形吸虫卵与华支睾吸虫的虫卵形态相似，鉴别有一定困难。

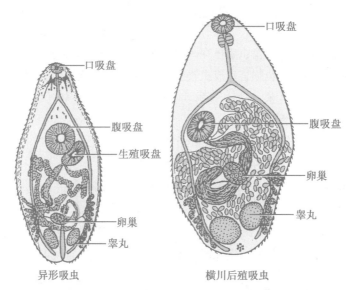

异形吸虫　　　　　　横川后殖吸虫

图 29-15　异形吸虫及横川后殖吸虫成虫结构模式图

（二）生活史

各种异形吸虫的生活史基本相同，成虫寄生于终宿主鸟类及哺乳动物的肠道，产出的虫卵随宿主粪便进入水里。虫卵被第一中间宿主淡水螺类吞食，毛蚴在其体内孵出，历经胞蚴、雷蚴（1~2 代）和尾蚴阶段后，尾蚴从螺体逸出，侵入第二中间宿主鱼或蛙体内，发育为囊蚴。终宿主吞食含有囊蚴的鱼或蛙而获感染，囊蚴在终宿主消化道内脱囊，在小肠发育为成虫并产卵。

（三）致病

成虫体小，在肠道寄生时有钻入肠壁的倾向，因而虫卵可进入肠壁血管。异形吸虫在小肠一般只引起轻度炎症反应，如侵入肠壁则可造成组织脱落，压迫性萎缩与坏死，可导致腹泻或其他消化功能紊乱，重度感染者可出现消化道症状和消瘦。

成虫深入组织时，肉眼可见到微小的充血及黏膜下层的瘀点，出现组织增生和不同程度纤维化过程。进入肠黏膜下层肠壁血管的虫卵有可能进入小静脉，也可能从门静脉通过肝小叶叶间小静脉进入血窦，经血流进入体循环，虫卵也就可被带至人体各种组织或器官，如脑、脊髓、肝、脾、肺、心肌等，引起急性或慢性损害。

（四）诊断

常规的病原学检查方法是用粪便涂片法及沉渣法镜检虫卵，但要注意与华支睾吸虫等鉴别，还需与灵芝孢子区别。如十二指肠引流液未找到虫卵而粪便出现虫卵，应考虑到异形吸虫的可能。

此外，了解一个地区的吸虫流行种类，特别是该地区有无异形吸虫存在，将有助于鉴别诊断。若能获得成虫，可根据成虫形态进行判断。

（五）流行与防治

异形吸虫病在亚洲地区的日本、朝鲜、菲律宾、俄罗斯西伯利亚地区、土耳其、以色列等国都有流行，欧洲一些地区和非洲尼罗河流域的国家如埃及也有流行。我国的上海、浙江、江西、湖南、海南、福建、湖北、安徽、新疆、广西、山东、广东、台湾等省都有发现。

注意饮食卫生，不吃生的或未煮熟的鱼肉和蛙肉是避免异形吸虫感染的重要方法。治疗可用吡喹酮。

案　例　1

患者，男，38 岁，医生，右上腹反复疼痛不适 2 周。多次行 B 超检查，见胆囊内有多枚强回声光团伴声影，给予对症治疗无效，以"胆结石"收治入院。查体：T 37.2℃，R 20 次/min，P 76 次/min，BP 120/82mmHg。皮肤黏膜无黄染，浅表淋巴结无肿大，心肺（-），外科情况：腹部略膨隆，未见胃肠型和蠕动波，右上腹部压痛、反跳痛（-），墨菲征（+），移动性浊音（-），肠鸣音正常。肝功正常，入院诊断为"胆结石"，在全麻下行胆囊切除术，手术中发现胆囊内有泥沙样物质，葵花籽样物约 20 余个，随行胆总管探查 T 型管引流，又从胆道中流出约 50 余个葵花籽样物。

问题：该患者是什么寄生虫感染？通过什么途径传播？如何预防该寄生虫感染？

案　例　2

患者，男，38 岁，主诉：发热，腹痛，脓血便 1 个月。患者三个月前乘船到湖北、湖南农村，由于天气炎热多次在河、湖边洗澡、洗脚。当时足、手臂等处有小米粒状的红色丘疹，发痒，有时出现风疹状，以为是蚊叮咬所致。约一个多月后开始发热"拉痢"，有脓有血，每天 2~4 次，上腹部不适，疼痛，食欲减退，消瘦曾到乡卫生院医治，认为是痢疾，多次服药无效，后到镇医院就诊。查体体温：39℃，发育尚可，消瘦病容，神志清楚，心、肺（-），腹部稍膨胀，肝剑突下 3cm，有压痛，脾可触及，四肢（-），体重 60kg，化验：血常规 WBC 19.2×10⁹/L，N 48%，L 35%，E 17%，尿常规正常，胸片正常。

问题：

1. 根据上述病史，体检及化验结果，你怀疑患者得的是什么病？
2. 还应当进行哪些检查以便确诊？
3. 对患者应当如何正确处理？

思　考　题

1. 列表比较华支睾吸虫、布氏姜片吸虫、卫氏并殖吸虫、斯氏狸殖吸虫和日本血吸虫虫卵形态及

Note：

实验室检验方法的异同。

2. 列表比较华支睾吸虫、布氏姜片吸虫、卫氏并殖吸虫、斯氏狸殖吸虫和日本血吸虫生活史的异同。

（廖　力）

URSING

第三十章

绦 虫

30章 数字内容

学 习 目 标

1. 掌握链状带绦虫和肥胖带绦虫成虫形态鉴别;带绦虫的生活史特点;囊尾蚴病的种类;带绦虫的病原学诊断;带绦虫驱虫的原则及护理要点;棘球蚴致病特点;曼氏迭宫绦虫防治原则。
2. 熟悉囊尾蚴及棘球蚴的形态特征;曼氏迭宫绦虫的致病种类;带绦虫卵的特征。
3. 了解曼氏迭宫绦虫卵的特征;细粒棘球绦虫成虫的形态特征;绦虫病的流行与防治原则。

第一节 绦 虫 概 论

绦虫（cestode）属于扁形动物门的绦虫纲（class cestoidea），因其成虫背腹扁平、长如带状，又称为带绦虫（tapeworm）。绦虫生活史各期均营寄生生活，成虫绝大多数寄生在脊椎动物的消化道中。除极少数外，多为雌雄同体。绦虫分单节绦虫亚纲和多节绦虫亚纲两个亚纲。单节绦虫亚纲成虫寄生于各种鱼类和龟鳖等体内，多节绦虫亚纲成虫寄生在脊椎动物体内。寄生人体的绦虫有 30 余种，分属于多节绦虫亚纲的圆叶目（Cyclophyllidea）和假叶目（Pseudophyllidea）。两个目绦虫的形态和生活史有较明显的区别。

一、形态

1. **成虫** 白色或乳白色，有时呈灰色、黄色或淡黄色，背腹扁平，左右对称，大多分节，长如带状，无口和消化道，缺少体腔。寄生人体的绦虫均为雌雄同体。因虫种不同，体长可从数毫米至数米不等。

虫体由前至后依次分为头节（scolex）、颈部（neck）和链体（strobilus）三部分。链体是虫体最显著部分，由三四个节片（proglottid）至数千个节片组成，越往后节片越宽大。圆叶目绦虫头节多呈球形，固着器官常为 4 个圆形的吸盘，排列于头节四周；有些虫体的头节顶部有能伸缩的圆形突起，称顶突（rostellum），顶突周围常有 1~2 圈棘状或矛状的小钩；假叶目绦虫头节呈梭形或指状，其固着器官是头节上的两条纵形吸槽（bothrium）。

绦虫颈部短细，不分节，具有生发功能，由此不断长出节片。靠近颈部的节片较细小，其内的生殖器官尚未发育成熟，称为未成熟节片或幼节。向后至链体中部节片较大，其内的生殖器官已发育成熟，称为成熟节片或成节。链体后部的节片最大，节片中除充满虫卵的子宫外，其他生殖器官均已退化，称为妊娠节片或孕节。虫体末端的孕节不断从链体上脱落，新的节片不断从颈部长出，使虫体保持相对固定的长度。

（1）体壁结构：绦虫的体壁分为皮层和皮下层。皮层是具有高度代谢活性的组织，无细胞核。皮下层主要由表层肌组成，表层肌中的纵肌较发达，它作为体壁内层包绕着虫体实质和各器官，并贯穿整个链体，此节片成熟后，节片间的肌纤维会逐渐退化，因而孕节能自行脱落。虫体缺体腔和消化道；内部由实质组织充满，生殖系统、神经系统、排泄系统包埋在实质组织中。

（2）神经系统：头节中有一神经节，由它发出 6 根纵行的神经干，贯穿整个链体。

（3）生殖系统：链体的每个节片内均有雌雄生殖器官各一套。雄性生殖系统有几个到几百个睾丸。雌性生殖系统由卵巢、卵黄腺、输卵管、卵黄管、卵模、子宫、阴道等组成。

（4）排泄系统：由若干焰细胞、毛细管、集合管及与其相连的 4 根纵行的排泄管组成。每一节片的后部有横支左右相连。排泄系统既有排出代谢产物的作用，亦有调节体液平衡的功能。

2. **虫卵** 圆叶目绦虫卵呈圆球形，外面有较薄的卵壳，内有一较厚的胚膜，卵内是已发育的幼虫，内有 3 对小钩，称六钩蚴。假叶目绦虫卵为椭圆形，卵壳较薄，一端有小盖，卵内含一个卵细胞和若干个卵黄细胞。

3. **幼虫** 是在中间宿主体内的发育阶段，称为中绦期（metacestode）或续绦期，各种绦虫的中绦期形态结构各不相同。各种中绦期幼虫名又可冠以属的名称，表示该种绦虫的这一期幼虫，如猪囊尾蚴指猪带绦虫的囊尾蚴，曼氏裂头蚴指曼氏迭宫绦虫的裂头蚴。

二、生活史

绦虫的成虫寄生于脊椎动物的小肠中，虫卵自子宫孔排出或随孕节脱落而排出。圆叶目绦虫生活史只需 1 个中间宿主，少数不需要中间宿主。虫卵被中间宿主吞食后，其中的六钩蚴孵出钻入宿主

Note:

肠壁,随血流到达组织内,发育成中绦期幼虫。假叶目绦虫生活史需要 2 个中间宿主,虫卵排出后必须进入水中才能继续发育,孵出的幼虫有 3 对小钩称为钩球蚴(coracidium),钩球蚴在第一中间宿主剑水蚤体内发育成中绦期幼虫原尾蚴(procercoid);进入第二中间宿主鱼或其他脊椎动物体内后,发育为裂头蚴(plerocercoid,sparganum),裂头蚴是感染期幼虫,必须进入终宿主肠道后才能发育为成虫。

三、分类

常见人体绦虫分类见表 30-1。

表 30-1　常见人体绦虫

目	科	属	虫种	寄生部位
假叶目 Pseudophyllidea	裂头科 Diphyllobothriidae	迭宫属 *Spirometra*	曼氏迭宫绦虫 *S. mansoni*	眼、皮下、颌面、脑等
		裂头属 *Diphyllobothrium*	阔节裂头绦虫 *D. latum*	小肠
圆叶目 Cyclophyllidea	带科 Taeniidae	带属 *Taenia*	链状带绦虫 *T. solium*	小肠
			肥胖带绦虫 *T. saginata*	小肠
		棘球属 *Echinococcus*	细粒棘球绦虫 *E. granulosus*	肝、肺、腹腔等
	膜壳科 Hymenolepididoae	膜壳属 *Hymenolepis*	微小膜壳绦虫 *H. nana*	小肠
			缩小膜壳绦虫 *H. diminuta*	小肠
		假裸头属 *Pseudanoplocephala*	克氏假裸头绦虫 *P. crawfordi*	小肠
	囊宫科 Dilepididae	复孔属 *Dipylidium*	犬复孔绦虫 *D. caninum*	小肠
	代凡科 Davaineidae	瑞列属 *Raillietina*	德墨拉瑞列绦虫 *R. demerariensis*	小肠
			西里伯瑞列绦虫 *R. celebensis*	小肠

第二节　链状带绦虫

链状带绦虫(*Taenia solium* Linnaeus,1758)又称猪带绦虫、猪肉绦虫、有钩绦虫,是我国主要的人体寄生绦虫之一。隶属于圆叶目、带科、带属。成虫寄生于人体小肠,可引起猪带绦虫病(taeniasis suis),幼虫可寄生于人体皮下、肌肉、脑、眼及多种内脏器官,引起猪囊尾蚴病(cysticercosis)。在我国古代医籍中把猪带绦虫与牛带绦虫一起称为寸白虫或白虫。

一、形态

1. 成虫　呈白色或乳白色,背腹扁平,分节,扁长如腰带,长 2~4m,前端较细,向后渐扁阔,节片较薄,略透明。

虫体分为头节、颈部和链体三部分,头节近似球形,直径 0.6~1mm,上有 4 个圆形吸盘,一个顶突,有 25~50 个小钩内外排成 2 圈。颈部纤细,直径约为头节的一半。链体是虫体的主要部分,由 700~1 000 个节片组成,前端的幼节细小,生殖器官尚未发育。中部近方形的为成熟节片,具发育成熟的雌雄生殖器官各 1 套,有呈滤泡状的睾丸 150~200 个,分布在节片两侧;卵巢分左右 2 叶和中央 1 小叶,位于虫体中央后 1/3 处,卵黄腺位于卵巢之后,子宫呈棒状。末端的节片为孕节,也叫妊娠节片,窄长方形,仅存充满虫卵的子宫向两侧分支,每侧分支 7~13 支,各分支不整齐并可继续分支而呈树枝状,内含虫卵 3 万~5 万个(图 30-1)。

2. **虫卵**　卵壳薄而脆弱,由于孕节的蠕动,虫卵自孕节散出时多数已脱落。光镜下观察脱掉卵壳的虫卵呈球形,直径 31~43μm,棕黄色,外层为较厚的胚膜,胚膜具有放射状条纹,内含 1 个六钩蚴(onchosphere),直径 14~20μm(图 30-1)。

3. **幼虫**　即囊尾蚴(cysticercus cellulosae),俗称囊虫(blodder worm),为白色半透明、卵圆形的囊状体,大小(8~10)mm×5mm。两层囊壁,囊内充满透明的囊液,囊壁凹入囊内呈白色米粒大小翻卷收缩的头节,其结构与成虫头节相同(图 30-1)。

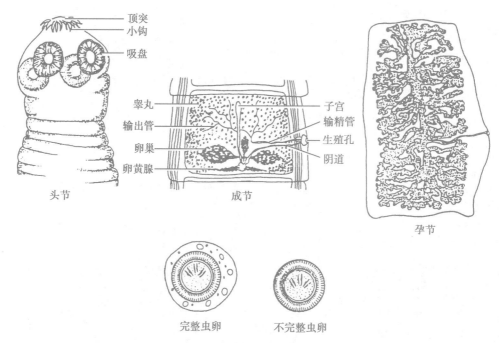

图 30-1　链状带绦虫各期形态模式图

二、生活史

人是猪带绦虫唯一的终宿主,家猪和野猪是其中间宿主。成虫寄生于人体小肠,以头节吸盘和小钩固着在肠壁,孕节以单节或 5~6 节从链体脱落,随粪便排出体外。脱落的孕节有一定活动力,因蠕动受挤压破裂,虫卵散出。当孕节或散落的虫卵被中间宿主猪或野猪等吞食后,经 24~72h 即可在小肠内孵出六钩蚴,六钩蚴钻入肠壁血管或淋巴管,随血流到达猪的全身各处,约经 10 周后,发育为囊尾蚴。囊尾蚴在猪体内寄生的部位主要是运动较多的肌肉,以股内侧肌最多,然后依次为深腰肌、肩胛肌、咬肌、腹内侧肌、膈肌、心肌、舌肌等;也可寄生于脑、眼等处。含有囊尾蚴的猪肉俗称"米猪肉""豆猪肉"等,囊尾蚴在猪体内可存活数年。人若误食带有活囊尾蚴的猪肉,在胆汁刺激下囊尾蚴头节翻出,吸附于肠壁上,经 2~3 个月发育为成虫并可排出孕节或虫卵,成虫寿命可达 25 年以上。人若误食虫卵或孕节后,可在人体内发育成囊尾蚴,但不能继续发育为成虫,此时人则成为猪带绦虫的中间宿主(图 30-2)。

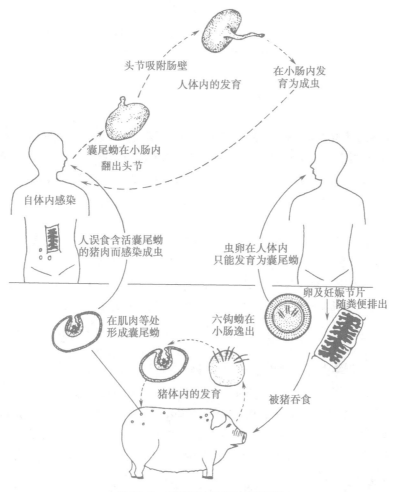

图 30-2　猪带绦虫生活史示意图

人感染虫卵的方式有 3 种：①自体内重复感染：患者消化道内有成虫寄生，当有肠道逆蠕动时，孕节或虫卵返入胃中引起自身感染；②自体外重复感染：患者误食自己排出的虫卵而引起感染；③异体感染：因误食他人排出的虫卵而引起的感染。

三、致病

致病阶段为猪带绦虫成虫和猪囊尾蚴，分别引起肠道绦虫病和猪囊尾蚴病。

1. **成虫致病**　寄生人体的成虫通常为 1 条，也有多至 2~4 条，国内报道感染最多的一例为 19 条。虫体头节的小钩、吸盘对肠黏膜的机械性损伤，一般患者症状较轻，少数患者有腹痛、腹泻、消化不良、体重减轻等症状。偶尔可引起肠梗阻、肠穿孔，并引发腹膜炎等并发症。

2. **幼虫致病**　幼虫寄生引起的囊尾蚴病俗称囊虫病，其危害性远较绦虫病严重。人体寄生的猪囊尾蚴可由 1 个至数千个不等，其危害程度取决于寄生的部位、数量、存活的状态以及人体局部反应。寄生部位主要是皮下、肌肉、脑和眼，其次是心、舌、口腔、肝、肺、腹膜、上唇、乳房、子宫、神经鞘、骨等。按寄生部位不同，临床常见以下 3 类：

（1）皮下及肌肉囊尾蚴病：囊尾蚴寄生皮下呈圆形或椭圆形结节，大小 0.5~1.5cm，硬度似软骨，与组织无粘连、无压痛；寄生在肌肉且数量多时，可出现肌肉酸痛、发胀、麻木或表现假性肌肥大症。病变部位多见于头部和躯干。

（2）眼囊尾蚴病：囊尾蚴可寄生在眼的任何部位，但以眼球深部玻璃体（51.6%）及视网膜下（37.1%）寄生多见。常累及单眼，症状轻微者仅表现视力障碍；若虫体死亡崩解，导致玻璃体浑浊，视网膜脱离,视神经萎缩,并发白内障,继发青光眼等,最终可致眼球萎缩而失明。

（3）脑囊尾蚴病:对人体的危害最严重,临床症状极为复杂,主要为癫痫发作、颅内压增高和神经精神症状三大症状。癫痫发作最常见。囊尾蚴寄生于脑实质、蛛网膜下腔和脑室均可使颅内压增高。如虫体压迫视神经可造成视力障碍等。

四、诊断

1. 猪带绦虫病的诊断　询问患者有无吃"米猪肉"或生猪肉及肠道排出节片的病史对诊断具有重要价值。粪便检查可查获虫卵或孕节,对可疑患者应连续数天进行粪检。查虫卵可采用直接涂片法、饱和盐水漂浮法或沉淀法,粪便检出率低。对检获的孕节洗净,夹在两张载玻片之间,观察子宫分支数目可以确诊。如采用试验性驱虫,应收集患者用药后 24h 粪便,查找头节、孕节等,也有助于确诊。

2. 囊尾蚴病诊断　皮下或肌肉囊尾蚴病可采用手术摘除囊尾蚴后做压片检查。皮下组织和肌肉囊尾蚴病应与皮脂腺囊肿、脂肪瘤、多发性神经纤维瘤、肺吸虫病皮下结节、神经纤维瘤等鉴别。眼囊尾蚴可借助眼底镜检查。脑和深部组织囊尾蚴结合症状并辅助 X 线、B 超、CT、MRI 等做出诊断。诊断仍困难者,采用 IHA、ELISA、Dot-ELISA 等免疫学方法协助诊断。

五、流行与防治

1. 流行概况　猪带绦虫为世界性分布,主要流行于欧洲、中南美洲和亚洲的一些国家,但感染率不高。在我国主要散发于 27 个省市,在华北、东北、西北和南方的广西、云南等省、自治区,其他各地有散在感染。猪囊虫病仍然是一种被忽视的疾病,在 2010 年被世界卫生组织添加到被忽视的重大热带病清单中。2015 年全国人体寄生虫感染调查数据显示,共调查了 484 210 人,带绦虫感染率为 0.36%,加权感染率为 0.06%;全国发现 12 个省有带绦虫的感染,加权感染最高的为西藏自治区为 9.83%,其次为四川和云南省。

2. 流行因素

（1）生猪饲养方法不当,有些地区养猪不用猪圈而习惯散养,或是厕所建造简陋或使用连茅圈,猪能自由出入和吞食人的粪便,造成猪吃人粪而感染囊尾蚴病。

（2）有些地区居民喜食生或半生猪肉造成人体感染。如云南省少数民族地区傣族的"剁生"、白族的"生皮"、哈尼族的"噢嚅",均用生猪肉制作。另外,西南各地群众喜爱的"生片火锅"、云南的"过桥米线"、福建的"沙茶面"等,都是将生肉片在热汤中稍烫后,蘸佐料或拌米粉或面条食用。其他地区的散在病例则是偶然吃到含有活囊尾蚴的猪肉包子、馅饼或饺子或熏肉或腌肉,或用切过有活囊尾蚴感染生肉的刀、砧板再切熟食造成人体感染。

3. 防治原则

（1）治疗患者:因成虫寄生在肠道常可导致囊尾蚴病,故须及早驱虫治疗。常用药物有吡喹酮、甲苯达唑、阿苯达唑、槟榔和南瓜子合剂等。治疗眼部囊尾蚴病主要采用手术摘除。吡喹酮、阿苯达唑可使囊尾蚴变性和坏死,特别是吡喹酮具有疗效高、副作用小等特点,对囊尾蚴病有较好的疗效。

（2）加强宣传和管理:大力宣传本病的危害性,教育人们注意饮食卫生,不吃生肉或半生肉;切生肉、熟食的刀和砧板要分开。饭前便后要洗手。管理好厕所和猪圈,禁止随地大小便,并禁止散放养猪。加强肉类检查,严格执行肉类检疫制度。

4. 护理要点　加强健康宣教,对伴有心理恐惧的患者,及时安抚及心理疏导。脑囊虫病治疗期间需要住院观察。驱绦虫者留取 24h 粪便寻找绦虫头节;肠道排出物要经过热处理再倒掉,以免引起传播。未能获得绦虫头节者,应继续随访,隔 2~3 个月复查,无孕节或虫卵排出者,才可视为痊愈。

第三节 肥胖带绦虫

肥胖带绦虫(*Taenia saginata* Goeze,1782)曾经称为肥胖带吻绦虫,又称牛带绦虫、牛肉绦虫和无钩绦虫,属于带科、带属。它与猪带绦虫在形态学和生活史都有许多相似之处,成虫寄生在人体小肠,可引起牛带绦虫病(taeniasis saginata)。在祖国医书中也被称作白虫或寸白虫。

一、形态

牛带绦虫成虫在形态上与猪带绦虫相似(图30-3),结构上存在差异,主要区别点见表30-2。两种带绦虫的虫卵在光学显微镜下难以区别。

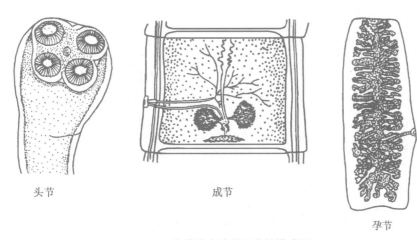

| 头节 | 成节 | 孕节 |

图 30-3 牛带绦虫头节及节片模式图

表 30-2 猪带绦虫和牛带绦虫区别

区别点	猪带绦虫	牛带绦虫
体长	2~4m	4~8m
节片	700~1 000节,较薄,略透明	1 000~2 000节,较肥厚,不透明
头节	球形,直径0.6~1mm,具顶突和2圈小钩,小钩25~50个	略呈方形,直径1~2mm,无顶突和小钩
成节	卵巢分3叶,即左右两叶和中央小叶,睾丸150~200个	卵巢分2叶,子宫前端常可见短小的分支;睾丸300~400个
孕节	子宫分支不整齐,每侧分支7~13支	子宫分支整齐,每侧分支15~30支,支端多分叉
囊尾蚴	头节具顶突和小钩,可寄生人体引起囊尾蚴病	头节无顶突和小钩,不寄生于人体

二、生活史

人是牛带绦虫唯一终宿主,成虫寄生于人体的小肠上段,孕节多逐节自链体脱落随粪便排出体外,孕节具有很强活动力,常可主动从宿主肛门逸出。孕节片较肥厚,在肠蠕动过程中一般不破裂,但在肛门逸出过程中受挤压,虫卵从孕节前端挤出或节片破裂虫卵散落而黏附于肛门周围。当孕节沿地面蠕动时,可将虫卵从子宫前端排出,或由于孕节的破裂,虫卵得以散落。当中间宿主牛吞食到虫卵或孕节后,虫卵内的六钩蚴即在其小肠内孵出,钻入肠壁,随血循环到达全身各处,经60~70d发育为牛囊尾蚴。中间宿主除牛外,还有羊、美洲驼、长颈鹿、羚羊等(图30-4)。

Note:

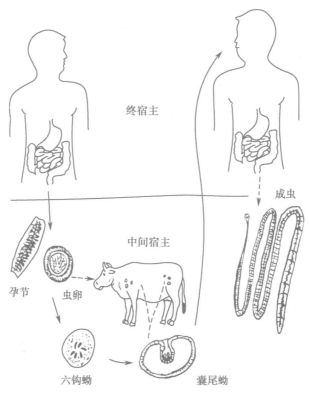

图 30-4　肥胖带绦虫生活史示意图

当人食入生的或半生的含有囊尾蚴的牛肉,在小肠消化液的作用下头节翻出附着于肠壁,经过8~10周发育为成虫,成虫寿命为 20~30 年或更长。

三、致病

致病阶段为成虫,寄生人体小肠致牛带绦虫病。多为 1 条寄生,严重者可达 7~8 条,最多的一例达 31 条。患者一般无明显症状。当虫体对肠黏膜局部有炎性损伤时,仅有腹部不适、消化不良、恶心、腹泻等症状。当脱落节片沿肠腔活动,遇回盲瓣阻挡,使肠蠕动增强,肠痉挛而产生腹绞痛,也可因虫体结团而造成肠梗阻。大量营养被虫体吸收而表现饥饿性疼痛、贫血及维生素缺乏等。由于牛带绦虫孕节活动力较强,患者能发现自己排出节片,并有孕节自动从肛门逸出和肛门瘙痒等症状。当有过敏性反应时,可有荨麻疹、皮肤瘙痒、哮喘等症状。

四、诊断

询问有无孕节排出及生食或半生食牛肉的病史,对明确诊断具有重要意义。从粪便中检获孕节或虫卵为确诊依据,孕节的检查方法和链状带绦虫相同。粪检查获虫卵的机会较小,一般采用肛门拭子法,可提高检出率。

五、流行与防治

1. **流行概况**　牛带绦虫呈世界性分布,在多食牛肉尤其是有生食或半生食牛肉习惯的地区和民族中更易形成流行,我国有新疆、西藏、内蒙古、宁夏、云南、四川等省藏族地区、广西苗族地区、贵州苗族及侗族地区、台湾雅美族和泰雅族地区等 20 个省、自治区有地方性流行。患者多为青壮年人,一般男性稍多于女性。其最新流行病学调查参见猪带绦虫。

2. **流行因素**　在流行区放牧牛很普遍,当地农牧民多不使用厕所,常在牧场及野外排便,患者和带虫者粪便极易污染水源和牧草,放养的牛吃到孕节或虫卵而感染。广西和贵州的侗族,人畜共居一楼,人住楼上,楼下是牛圈,人粪直接排入牛圈内,牛受感染机会增多;加之流行区居民有吃生或半生牛肉的习惯,如苗族、侗族喜吃"红肉""腌肉",傣族喜吃"剎生"等,都是生牛肉加佐料食用,藏族习惯食用风干牛肉,或烤食大块牛肉,这些食肉习惯都容易造成感染。在非流行区偶有牛肉未煮熟、或因刀和砧板切完感染牛囊尾蚴的生牛肉再切熟食而感染。

3. **防治原则**　与猪带绦虫基本相同。

(1) 治疗患者和带虫者,流行区应普查普治,以消除传染源。驱虫常用槟榔、南瓜子合剂,治疗和处理方法同猪带绦虫。吡喹酮、阿苯达唑也有较好疗效。

(2) 加强卫生宣教,使人们注意个人卫生,改变不良食肉习惯,改进烹调方法,不吃生的或不熟的牛肉或其他动物的肉类。加强粪便管理,提倡不随地大便,避免虫卵或孕节污染牧场和水源,从而使牛免受感染。检疫部门加强肉类检疫工作,严禁出售含囊尾蚴的牛肉。

知 识 拓 展

亚洲带绦虫

亚洲带绦虫(*Taenia asiatica*)又称亚洲牛带绦虫,由中国学者范秉真等人于1986年首次研究并提出,逐渐得到其他学者的研究证实。成虫外形与牛带绦虫及其相似,头节上均无顶突和小钩,虫体外形以及成熟节片的睾丸数目、分布以及孕节子宫的分支数目等都很相似;只是亚洲牛带绦虫虫体稍短、节片数略少一些。二者的区别主要在于囊尾蚴阶段,亚洲牛带绦虫囊尾蚴体积较小,头节上具有两圈发育不良的小钩;而牛带绦虫的囊尾蚴较大,头节上没有小钩。其生活史和牛带绦虫相似但有不同,成虫寄生于唯一终宿主人体的小肠内,中间宿主主要是猪、牛、羊以及一些野生动物。尚未见到亚洲带绦虫引起囊尾蚴病的报道。

第四节　细粒棘球绦虫

细粒棘球绦虫(*Echinococcus granulosus* Batsch,1786)属带科、棘球属,又称包生绦虫。成虫寄生在犬、狼、狐等食肉动物的小肠内。幼虫称棘球蚴或包虫(hydatid),寄生于人和羊、牛等偶蹄类食草动物体内,引起棘球蚴病(Echinococosis),是一种重要的人兽共患寄生虫病(parasitic zoonosis)。棘球蚴病的分布地域广泛,随着世界畜牧业的发展而不断扩散,现已成为全球性的重要公共卫生和经济问题。

一、形态

1. **成虫**　是绦虫中最小的虫种之一,背腹扁平,细小乳白色,体长仅2~7mm,除头节和颈节外,整个链体只有幼节、成节和孕节各一节,偶或多一节。头节略呈梨形,具有顶突和4个吸盘。顶突富含肌肉组织,伸缩力很强,其上有两圈大小相间的小钩,共28~48个,呈放射状排列。顶突的尽端有一群梭形细胞组成的顶突腺,其分泌物可能具有强抗原性。吸盘呈圆形。颈节内含生发细胞,生发能力强。链体各节片均呈狭长形,成节的结构与带绦虫略相似,生殖孔位于节片一侧的中部偏后。每个成熟节片中有睾丸45~65个,均匀地散布在生殖孔水平线前后方。孕节的生殖孔更靠后,子宫具不规则的分支和侧囊,含虫卵200~800个(图30-5)。

2. **虫卵**　与猪带绦虫卵相似,在光学显微镜下难以区别。

3. **幼虫**　即棘球蚴,为圆形囊状,其形状和大小随寄生时间的长短、寄生部位和宿主不同而异,直径可由不足1厘米至数十厘米。棘球蚴为单房性囊,由囊壁和内含物(原头蚴、生发囊、子囊、孙囊及囊液等)组成。囊壁外被宿主的纤维组织包绕。囊壁分两层,外层是乳白色的角皮层,厚约1mm,

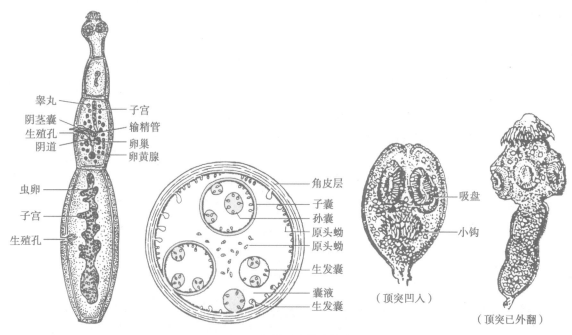

图 30-5　细粒棘球绦虫模式图

无细胞结构,似粉皮状,较脆易破裂;内层是具有生发作用的胚层,亦称生发层,具有许多细胞核和少量肌纤维,厚 $10\sim25\mu m$。由此层向囊内长出原头蚴、生发囊和子囊。囊内充满囊液,称为棘球蚴液(hydatid fluid),囊液无色透明或微带黄色,比重 $1.01\sim1.02$,pH $6.7\sim7.8$,内含多种蛋白、肌醇、卵磷脂、尿素及少量糖、无机盐和酶等成分,具有强烈抗原性(图 30-5)。

原头蚴(protoscolex)也叫原头节,呈圆形或椭圆形,大小为 $170\mu m\times122\mu m$,为向内翻卷收缩的头节,其顶突和吸盘内陷,保护着数十个小钩,与成虫的头节区别在于其体积小和缺少顶突腺(图 30-5)。

生发囊(brood capsule)只有一层生发层,也称育囊,直径约 1mm,由生发层的有核细胞发育而来。在小囊壁上生成数量不等的原头蚴,多者可达 $30\sim40$ 个。原头蚴既可以向囊内生长,也可向囊外生长。

生发层可分泌出角皮层,形成与母囊结构相似的子囊(daughter cyst)。子囊也可由原头蚴或生发囊进一步发育而成,其囊壁具有角皮层和生发层,囊内也可生长原头蚴、生发囊以及与子囊结构相似的小囊,称为孙囊(granddaughter cyst)。有的母囊内无原头蚴、生发囊等,称为不育囊(infertile cyst)。

原头蚴、生发囊和子囊可从胚层上脱落,悬浮在囊液中,称为囊砂或棘球蚴砂(hydatid sand)。

二、生活史

细粒棘球绦虫的成虫寄生在终宿主犬、狼等食肉动物的小肠内,以顶突上的小钩和吸盘固着在肠绒毛基部隐窝内,脱落的孕节或虫卵随粪便排出体外,污染牧草、畜舍、土壤、蔬菜、水源等,被中间宿主如羊、牛、骆驼、猪、鹿和马等多种偶蹄类食草动物及人食入后,虫卵在其肠内孵出六钩蚴,钻入肠壁随血流到达肝脏或肺及其他脏器,经 $3\sim5$ 个月发育成直径为 $1\sim3cm$ 的棘球蚴。随棘球蚴囊的大小和发育程度不同,囊内原头蚴可有数千至数万,甚至数百万个。原头蚴在中间宿主体内播散可形成新的棘球蚴,含棘球蚴的羊、牛等动物内脏被犬、狼吞食,棘球蚴所含的每个原头蚴都可发育为一条成虫。故在犬、狼肠内寄生的成虫也可达数千至上万条。从感染原头蚴至发育至成虫成熟且能排出虫卵和孕节约需 8 周时间。大多数成虫寿命 $5\sim6$ 个月。

人作为细粒棘球绦虫的中间宿主,误食虫卵到达人体小肠,孵出六钩蚴钻入肠壁小静脉和淋巴管,随血循环侵入组织,引起急性炎症反应。若六钩蚴存活,则逐渐形成一个纤维性外囊,缓慢地发育成棘球蚴,故棘球蚴与宿主间有纤维被膜分隔。一般感染半年后囊的直径 0.5~1.0cm,以后每年增长 1~5cm,最大可长到数 10cm。棘球蚴在人体内可存活 40 年甚至更久。但如果遇到继发其他感染或外伤时,可发生变性衰亡,囊液浑浊最终被吸收和钙化(图 30-6)。

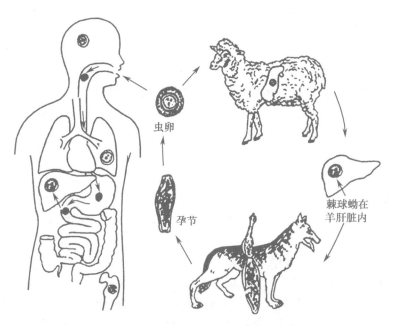

图 30-6　细粒棘球绦虫生活史示意图

棘球蚴在人体内几乎可生长于所有部位,最多见的部位是肝(约占 69.9%),其次是肺(约占 19.3%)和腹腔(约占 3% 及原发在肝脏再向各器官转移 5.3%),还有脑、脾、盆腔、肾、胸腔、骨、肌肉、胆囊、子宫,以及皮下、眼、卵巢、膀胱、乳房、甲状腺等均可以寄生。棘球蚴寄生于肺和脾内生长较快,在骨组织内则生长极慢。巨大的棘球蚴囊寄生多见于腹腔,它可以占满整个腹腔,推压膈肌,甚至使一侧肺叶萎缩。棘球蚴在人体内一般为单个寄生,也有多个寄生的,约占患者的 20% 以上。

三、致病

细粒棘球绦虫致病阶段为棘球蚴,引起棘球蚴病,俗称包虫病,对人体的危害主要包括机械性损害和囊液的过敏性及毒性刺激,患病的严重程度取决于棘球蚴的体积、寄生数量、寄生时间和寄生的部位。棘球蚴在人体发育缓慢,往往在感染 5~20 年后才出现症状。棘球蚴病临床表现变化多端,极其复杂,主要临床表现有:

1. **机械性压迫和局部刺激**　由于棘球蚴的不断生长,压迫周围组织、器官,可引起组织细胞萎缩、坏死。棘球蚴寄生部位有轻微的疼痛和坠胀感。肝脏棘球蚴病患者可有肝区疼痛,压迫胆道时出现阻塞性黄疸、胆囊炎等,压迫门静脉可致腹水;肺棘球蚴病可出现呼吸急促、胸部疼痛;颅脑棘球蚴病则可引起头痛、呕吐甚至癫痫等;骨棘球蚴常见于骨盆或长骨的干骺端,破坏骨质,患者易出现骨折。位置表浅的棘球蚴,可在体表触摸到包块。叩诊时可有棘球蚴震颤。

2. **毒性和过敏反应**　棘球蚴液溢出可引起毒性和超敏反应,常见荨麻疹、血管神经性水肿和哮喘等。如大量囊液进入血液循环,可引起强烈过敏反应,甚至猝死。可出现食欲减退、体重减轻、消瘦、儿童发育障碍等,严重者可出现恶病质。

3. **继发感染等并发症**　一旦棘球蚴囊破裂,可造成继发性感染。囊内生发囊、原头蚴、子囊、囊液等进入人的体腔或组织可引起继发性棘球蚴病和急性炎症反应。如肝棘球蚴囊破裂可进入胆道,引起胆道急性炎症,出现胆绞痛、寒战、高热、黄疸等;破入腹腔可致急性弥漫性腹膜炎。肺棘球蚴如破裂可致支气管炎,咳出原头蚴、小的生发囊、子囊和角质层碎片。

Note：

四、诊断

对疑似本病患者,应详细询问病史:是否来自流行区,或有无流行区旅行史,有无与犬、羊等动物和皮毛接触史,对诊断都有一定参考价值;明确诊断须要通过手术摘除棘球蚴或从痰液、胸腔积液、腹水中检获棘球蚴碎片或原头节等。

1. **影像学诊断**　X 线、B 超、CT、MRI 等影像学技术对本病诊断与定位有重要意义。CT 或 MRI 可检测较小的包虫。

2. **免疫学诊断**　是常用的辅助诊断方法,有时对于无症状的感染者也具有早期诊断的意义。常用的有间接血凝试验(IHA)、酶联免疫吸附试验(ELISA)、乳胶凝集试验(LAT)和间接荧光抗体试验(IFA)。

五、流行与防治

1. **流行概况**　细粒棘球绦虫有较广泛的宿主适应性,分布于各大洲,仅南极洲除外。在流行区域中,棘球蚴病的人类发病率可超过每年每 10 万人 50 例,在阿根廷、秘鲁、东部非洲、中亚和中国的部分地区患病率可达 5% ~ 10%。

我国是世界上棘球蚴病流行较严重的国家之一。迄今全国已有 23 个省、市、区证实有当地感染的患者。本病主要流行在西部、西北部和北部的广大农牧区,其他地区亦有局部流行或散发病例。据不完全统计,全国受棘球蚴病威胁的人口约 5 000 万,患者数为 50 万 ~ 60 万,人群中最易感染者是学龄前儿童,如新疆 15 289 例患者中,15 岁以下者占 32.1%。主要动物中间宿主绵羊的感染率在 3.3% ~ 90% 之间,家犬的感染率在 7% ~ 71%。

2. **流行因素**

(1) 虫卵污染环境:在流行区牧民多养犬看护畜群,家犬感染较严重,犬粪便易污染牧草、水源等。

(2) 人畜密切接触:牧区儿童多喜欢与犬亲昵,很容易受到感染。成人感染多因生产活动而接触畜群,如剪羊毛、挤羊(牛)奶、加工皮毛等。虫卵经污染食物、饮水、手指等感染人。

(3) 病畜内脏处理不当:牧民因缺乏对本病流行常识的认识,加上大量的个体分散屠宰和食品卫生监督不力,牧民常用病畜内脏喂犬,或乱抛野外,犬、狼等终宿主吞食感染,进而有加重中间宿主的感染。

3. **防治原则**　本病的防治应采取综合性措施。

(1) 加强卫生宣传教育:在流行区进行广泛深入的卫生宣传教育,使居民了解细粒棘球绦虫的生活史、棘球蚴病的传播途径和危害性,提高防病意识。

(2) 加强卫生法规建设和食品检疫:依法加强对屠宰场和个体屠宰的卫生检疫,根除以病畜内脏喂犬和乱抛的陋习。对于病死的家畜尸体应及时焚烧或深埋,不得随意抛弃,以防家犬、豺狼等吞食。

(3) 定期为家犬、牧犬驱虫,以减少传染源。

(4) 查治、救助、管理现有患者。

棘球蚴病的治疗,首选外科手术切除,术中必须将虫囊完整取尽,并避免囊液外溢造成过敏性休克或继发性腹腔感染。对早期的小棘球蚴,可使用药物治疗,目前以阿苯达唑针对性用药,亦可使用吡喹酮、甲苯达唑等。

第五节　曼氏迭宫绦虫

曼氏迭宫绦虫(*Spirometra mansoni* Joyeux and Houdemer,1928),成虫主要寄生在猫科和犬科动物小肠内,偶然寄生于人体,其中绦期幼虫裂头蚴常可在人体寄生,引起曼氏裂头蚴病(sparganosis mansoni),对人体的危害远比成虫大。

一、形态

1. **成虫**　乳白色,长 60～100cm,宽 0.5～0.6cm。头节细小,长 1～1.5mm,宽 0.4～0.8mm,呈指状,背、腹面各有一条纵行的吸槽。颈部细长,链体有节片约 1 000 个,节片一般宽度均大于长度,但远端的节片长宽近乎相等。成节和孕节的结构基本相似,均具有发育成熟的雌性和雄性生殖器官各一套。肉眼即可见到每个节片中部有凸起的子宫(图 30-7)。

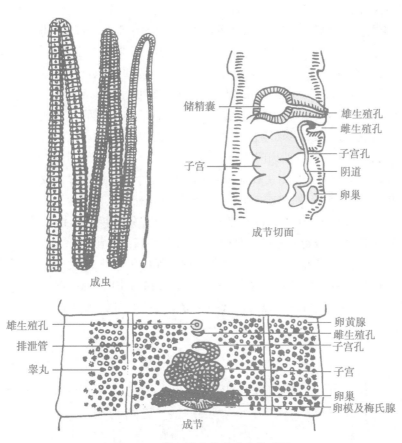

图 30-7　**曼氏迭宫绦虫成虫模式图**

睾丸有 320～540 个,呈小圆球形,散布在整个节片的深层实质组织中,睾丸发出的输出管,在节片中央汇合成输精管,然后弯曲向前并膨大成贮精囊和阴茎,再通入节片前部中央腹面的雄生殖孔。卵巢分两叶,位于节片后部,从卵巢中央发出短的输卵管,其末端膨大为卵模,与子宫相连接,卵模外包绕有梅氏腺。阴道为纵行的小管,其月牙形的外口位于雄性生殖孔之后,另端膨大为受精囊再连接输卵管。卵黄腺小滤泡状,散布在节片实质组织的表层,包绕着其他器官,子宫位于节片中部,有 3～4 或多至 7～8 个螺旋状蟠曲,紧密重叠,基部宽而顶端窄小,略呈发髻状,子宫孔开口于阴道口之下方,因此在节片腹面正中线上依次有 3 个开口。

2. **虫卵**　长 52～76μm,宽 31～44μm,呈椭圆形,两端稍尖,呈浅灰褐色,卵壳较薄,一端有卵盖,内有一个卵细胞和若干个卵黄细胞(图 30-8)。

3. **裂头蚴**　大小 300mm×0.7mm,为长带形,白色,头端膨大,中央有一明显凹陷,与成虫的头节相似;体不分节,但具不规则横皱褶,

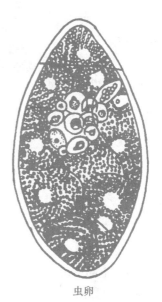

虫卵

图 30-8　**曼氏迭宫绦虫虫卵**

后端多呈钝圆形,活时伸缩能力很强(图 30-9)。

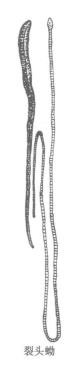

图 30-9 曼氏迭宫绦虫裂头蚴

二、生活史

曼氏迭宫绦虫的生活史需要 3~4 个宿主。终宿主主要是猫和犬,此外还有虎、豹、狐和豹猫等食肉动物。第一中间宿主是剑水蚤,第二中间宿主主要是蛙。转续宿主是蛇、鸟类和猪等多种脊椎动物。人可成为曼氏迭宫绦虫的第二中间宿主、转续宿主甚至终宿主。

成虫寄生于终宿主的小肠内,虫卵自虫体子宫孔中产出,随宿主粪便排出体外,在水中适宜的温度下(25~28℃),经 2~5 周发育,即孵出椭圆形或近圆形、周身被有纤毛的钩球蚴,被剑水蚤吞食,随后脱去纤毛,穿过肠壁进入剑水蚤血腔,经 3~11d 发育成原尾蚴。一个剑水蚤血腔里的原尾蚴数可达 20~25 个。带有原尾蚴的剑水蚤被蝌蚪吞食后,随着蝌蚪逐渐发育成蛙,原尾蚴也发育成为裂头蚴。裂头蚴具有很强的收缩和移动能力,常移行至蛙的肌肉,特别是在大腿或小腿的肌肉中寄居,多卷曲穴居在肌肉间隙的一小囊内,或游离于皮下。当受染的蛙被蛇、鸟类或猪等兽类非正常宿主吞食后,裂头蚴不能在其肠中发育为成虫,而是穿过肠壁,移居到腹腔、肌肉或皮下等处继续生存。蛇、鸟、兽成为其转续宿主。当猫、犬等终宿主吞食了带有裂头蚴的第二中间宿主蛙或转续宿主后,裂头蚴逐渐在其肠内发育为成虫。一般在感染后约 3 周,终宿主粪便中开始出现虫卵。成虫在猫体内可活 3 年半。当人食入带有原尾蚴的剑水蚤,或食入含裂头蚴的蝌蚪、蛙以及转续宿主,或者用含有裂头蚴的蛙等第二中间宿主贴敷伤口,通过皮肤或黏膜侵入人体,裂头蚴在人体组织寄生并发育引起裂头蚴病,少数可以侵入肠道发育为成虫(图 30-10)。

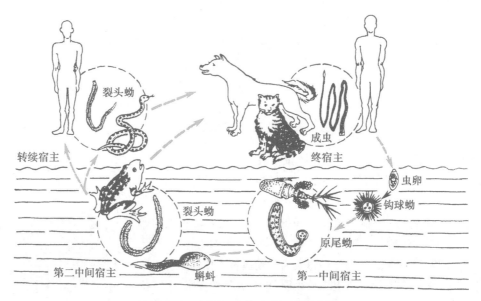

图 30-10 曼氏迭宫绦虫生活史示意图

三、致病

1. **成虫致病** 曼氏迭宫绦虫成虫较少寄生人体,对人的致病作用不强,因虫体机械和化学刺激可引起中、上部不适、隐痛、恶心呕吐等轻微症状。

2. **裂头蚴病** 曼氏裂头蚴寄生人体引起曼氏裂头蚴病,危害较大,其严重程度取决于裂头蚴移行和寄居部位。常见寄生于人体的部位依次是:眼部、四肢躯体皮下、口腔颌面部和内脏。在这些部

Note:

位可形成嗜酸性肉芽肿囊包,使局部肿胀,甚至发生脓肿。囊包直径1~6cm,具囊腔,腔内蟠曲的裂头蚴可有1条至10余条不等。临床大致归纳为以下5种类型:

(1) 眼裂头蚴病:较常见,多累及单侧眼睑或眼球,表现为眼睑红肿、结膜充血、畏光、流泪、微痛、奇痒或有虫爬感等;有时患者伴有恶心、呕吐及发热等症状。在红肿的眼睑和结膜下,可有游动性、硬度不等的肿块或条索状物,直径1cm左右。偶尔破溃,裂头蚴逸出而自愈。若裂头蚴侵入眼球内,可发生眼球凸出、眼球运动障碍,严重者出现角膜溃疡,甚至并发白内障而失明。眼裂头蚴病在临床上常误诊为睑腺炎、急性葡萄膜炎、眼眶蜂窝织炎、肿瘤等,往往在手术后才被确诊。

(2) 皮下裂头蚴病:最常见,常累及躯干表浅部,如胸壁、乳房、腹壁、外生殖器以及四肢皮下,表现为游走性皮下结节,可呈圆形、柱形或不规则条索状,大小不一,直径长0.5~5cm,局部可有瘙痒,有爬虫感等,若有炎症时可出现间歇性或持续性疼痛或触痛,有时出现荨麻疹。

(3) 口腔颌面部裂头蚴病:常在口腔黏膜或颊部皮下出现硬结,直径0.5~3cm,患处红肿,发痒或有虫爬感,并多有小白虫(裂头蚴)逸出。

(4) 脑裂头蚴病:临床表现酷似脑瘤,主要症状为癫痫样发作,常有阵发性头痛,严重时昏迷或伴喷射状呕吐、视力模糊、间歇性口角抽搐、肢体麻木、抽搐,甚至瘫痪等。极易误诊。

(5) 内脏裂头蚴病:临床表现因裂头蚴移行位置而定,有的可经消化道侵入腹膜,引起炎症反应,有的可经呼吸道咳出,还有见于脊髓、椎管、尿道和膀胱等处,引起较严重后果。

另外,国内外文献报道了数例人体"增殖型"裂头蚴病("proliferative type" sparganosis),认为可能是由于曼氏裂头蚴患者免疫功能受抑制或并发病毒感染后,裂头蚴分化不全所引起。虫体较小而不规则,最长不超过2mm,可广泛侵入各组织芽生增殖。其发病机制仍有待进一步研究。

四、诊断

曼氏迭宫绦虫成虫感染可用粪检虫卵以确诊。曼氏裂头蚴病则主要依靠从局部检出虫体作出诊断,询问病史有一定参考价值。综合采用CT、核磁等放射影像技术可提高脑裂头蚴病确诊率,亦可用裂头蚴抗原进行各种免疫辅助诊断。许多病例被误诊后采取手术治疗,取出裂头蚴才得以确诊。本病应与囊虫病、并殖吸虫病相鉴别;眼裂头蚴病,尤其球后感染致凸眼者应与视网膜细胞瘤相鉴别。

五、流行与防治

1. **流行概况**　曼氏迭宫绦虫分布很广,但成虫在人体感染不多见,国外仅见于日本、俄罗斯等少数国家。在我国,成虫感染病例报道20余例,分布在上海、广东、台湾、四川和福建等省市。患者年龄最大58岁,最小3岁。

曼氏裂头蚴病多见于东亚和东南亚各国,欧洲、美洲、非洲和澳洲也有记录。在我国已有千余例报告,实际患者数可能要多于报告病例。患者来自广东、吉林、福建等21个省、市、自治区;感染者年龄为0~62岁,以10~30岁感染率最高,男女比例为2:1,各民族均有。2015年全国寄生虫病流行病学调查,共调查484 210人,阳性2人,感染率为0.4/10万。

2. **流行因素**　人体感染裂头蚴的途径主要有感染阶段经皮肤或黏膜侵入,或经口食入感染阶段。具体方式可归纳为以下3种:

(1) 局部敷贴生蛙肉:为主要感染方式,约占患者半数以上。在我国某些地区,民间传说蛙有清凉解毒作用,常用生蛙肉敷贴伤口或脓肿,包括眼、口颊、外阴等部位。若蛙肉中有裂头蚴即可经伤口或正常皮肤、黏膜侵入人体。

(2) 吞食生的或未煮熟的蛙、蛇、鸡或猪肉:民间有吞食活蝌蚪治疗疮疖和疼痛的陋习,或喜食未煮熟的蛙肉,吞食到的活裂头蚴即穿过肠壁入腹腔,然后移行到其他部位。

(3) 误食感染的剑水蚤:饮用生水或游泳时误吞湖、塘水,使受感染的剑水蚤进入人体。据报道,原尾蚴也有可能直接经皮肤侵入,或经眼结膜侵入人体。

3. **防治原则**　主要是加强健康教育。不用蛙肉敷贴,不食生的或未煮熟的肉类,不饮生水以防感染。成虫感染可用吡喹酮、阿苯达唑等药驱虫。裂头蚴病主要采取手术摘除虫体,术中注意务必将虫体尤其是头部取尽,方能根治,也可用 40% 酒精普鲁卡因 2~4ml 局部注射杀虫。增殖裂头蚴病治疗困难,多用保守疗法。

案　　例

　　患者,男,32 岁,河北人,2017 年暑假期间,到东北营口走亲戚,曾与朋友一起多次到餐馆食用烤牛肉,自己喜欢吃生牛肉或烤到近三分熟的牛肉,同年 12 月初排便时发现一段"宽面条"样的物体,不透明,乳白色。曾到当地医院就医,医生给以阿苯达唑口服治疗,排出了一些"宽面条"样物,自以为治愈。两个半月后再次排出"宽面条"样物,有长有短,而且出现夜间熟睡时自肛门自行溢出"宽面条"样物,能自行伸缩。

　　问题:

　　1. 患者排出"宽面条"样物,最可能是什么?

　　2. 根据病史及患者的表现,应做出什么诊断?为什么用阿苯达唑后两个半月再次排出"宽面条"样物?

思　考　题

1. 猪带绦虫比牛带绦虫危害更大,为什么?
2. 猪带绦虫和牛带绦虫成虫的形态鉴别。
3. 带绦虫驱虫后的护理要点是什么?
4. 人罹患棘球蚴病最常见的三个部位是什么?
5. 曼氏迭宫绦虫病的防治原则。

(杜奕英)

第六篇

医学原虫学

第三十一章

医 学 原 虫

31章　数字内容

学 习 目 标

- 1. 掌握机会致病性原虫的概念、原虫的致病特点及生活史类型；掌握阿米巴原虫、蓝氏贾第鞭毛虫、阴道毛滴虫、利什曼原虫、疟原虫、弓形虫、隐孢子虫的形态、生活史和致病、诊断；掌握疟疾复发和再燃的概念。
- 2. 熟悉原虫的运动细胞器种类及原虫的生殖方式。熟悉以上原虫的生理、流行特征、治疗及护理要点。
- 3. 了解常见原虫的分类。

第一节 医学原虫概论

原虫(protozoon)为单细胞真核生物,属于原生动物亚界,能够独立完成生命活动的全部生理功能。原虫广泛分布于自然界,种类繁多,迄今已发现65 000余种,其中大多数营自生或腐生生活,少数营寄生生活。寄生于人体并致病的原虫有40余种,称为医学原虫(medical protozoa)。

一、形态

原虫外形多样,呈圆形、卵圆形或不规则形,大小2~200μm,由细胞膜、细胞质和细胞核组成。

1. **细胞膜** 电镜下可见,胞膜由一层或一层以上的单位膜构成,与其他生物膜相同,具有可塑性、流动性、不对称性、且嵌有蛋白质的脂质双分子层结构,表膜外侧的蛋白质和脂质常与多糖分子结合形成糖萼(proteoglycans)和糖蛋白(glycoproteins),同时表膜中受体、配体、各种酶及多种抗原,激发宿主产生较强免疫反应,并参与原虫的营养、排泄、运动、感觉和侵袭等多种生物学功能。

2. **细胞质** 由基质、细胞器和内含物组成。基质均匀透明,主要成分是蛋白质。有些原虫的基质均匀一致,有些原虫的基质有内、外质之分,外质呈凝胶状,具有运动、摄食、排泄、呼吸、感觉、保护等作用。内质呈溶胶状,其内含有细胞器、细胞核和各种内含物,是新陈代谢的重要场所。

原虫细胞器有膜质细胞器如线粒体、内质网、高尔基体、溶酶体、动基体等,主要参与细胞能量合成代谢。运动细胞器如伪足(pseudopodium)、鞭毛(flagellum)和纤毛(cilia)等参与原虫的运动,也是原虫分类的重要标志。原虫胞质内有多种内含物,如食物泡、糖原泡、拟染色体、代谢产物(如疟色素)。特殊的内含物也可作为虫种的鉴别标志。

3. **细胞核** 由核膜、核质、核仁和染色质组成,是原虫生命活动的控制中心。寄生原虫的核型可有两种,即泡状核和实质核。

二、生理

医学原虫的生理包括运动、生殖、摄食和代谢等。

1. **运动** 原虫的运动主要借助于运动细胞器进行,常见运动细胞器有伪足、鞭毛、纤毛等。无运动细胞器的原虫可以螺旋式运动、滑行或扭动等方式进行。

2. **摄食** 原虫可以通过表膜渗透和多种扩散方式获取周围环境的营养,也可借助细胞器摄取大分子物质,主要摄食方式有渗透和胞饮。

3. **代谢** 绝大多数原虫属于兼性厌氧生物,以有氧或无氧酵解方式利用糖类获取能量,蛋白质和氨基酸对原虫的生长发育非常重要。

4. **生殖** 原虫的生殖方式包括无性生殖和有性生殖。

(1) 无性生殖(asexual reproduction):包括二分裂、多分裂、出芽生殖。二分裂是细胞核一分为二,然后胞质分裂,最后形成两个子代虫体。多分裂是细胞核先分裂为多个,胞质再分裂并分别包绕细胞核,最后形成多个子代。出芽生殖是母体细胞先经不均等细胞分裂,产生一个或多个芽体并分离,再生长发育成新个体。可分为"外出芽"和"内出芽"两种方式。

(2) 有性生殖(sexual reproduction):包括接合生殖(conjugation)和配子生殖(gametogony)两种方式。接合生殖仅见于纤毛虫,首先两个虫体在胞口处暂时结合在一起,经各自核分裂并互相交换后两虫体分离,再进行二分裂增殖。配子生殖是雌、雄配子结合形成合子的过程,见于疟原虫、弓形虫等虫的生活史过程。

有些原虫的生活史既有有性生殖,又有无性生殖,两种方式交替进行,此种生殖方式称为世代交替(alternation of generation)。

三、生活史

原虫的生活史是指原虫生长、发育和繁殖的过程,同时也是原虫从一个宿主传播到另一个宿主的过程。滋养体(trophozoite)是原虫生活史中的基本阶段,具有运动、摄食、增殖能力,通常是原虫的致病阶段。包囊(cyst)是由滋养体在外界环境不利的条件下转化而来,滋养体分泌一些物质形成囊壁,包囊不运动、亦不摄食,在一定条件下也可转化为滋养体,常常是原虫的感染阶段。

根据原虫传播特点,可将医学原虫生活史分为三种类型。

1. **人际传播型**　此类原虫完成生活史只需一种宿主,经直接、间接接触在人与人之间传播。如阴道毛滴虫生活史只有滋养体阶段,常以性接触方式传播。

2. **循环传播型**　完成生活史需要一种以上的脊椎动物作为终宿主和中间宿主,并在两者之间进行传播完成世代交替。如刚地弓形虫以猫或猫科动物为终宿主,在人或多种动物等中间宿主之间进行传播。

3. **虫媒传播型**　此类原虫需要在吸虫昆虫体内以无性或有性生殖方式发育至感染阶段,再经虫媒叮咬、吸血脊椎动物以完成生活史。如疟原虫需要通过按蚊吸血宿主来完成传播。

四、致病特征

原虫对宿主的损害主要与以下原因有关。

1. **增殖破坏作用**　原虫侵入宿主体内后,可在宿主组织中或细胞内大量增殖,使组织溃烂和细胞破坏,导致宿主出现临床症状。

2. **播散侵袭作用**　原虫具有从原发病灶向邻近或远处播散并侵袭局部组织和细胞的能力,从而累及多个器官。多数经血液播散至其他组织和脏器,如溶组织内阿米巴导致的肠外病变。

3. **毒素作用**　原虫的分泌物(如酶)、代谢产物和死亡的虫体崩解物通过不同途径对宿主细胞具有杀伤作用,如溶组织内阿米巴滋养体分泌的酶可溶解宿主肠黏膜上皮细胞,有利于虫体侵入黏膜层及黏膜下层,造成溶解性破坏。

4. **机会致病作用**　有些原虫(如弓形虫、隐孢子虫等)入侵宿主后,在免疫功能正常的宿主一般不表现明显的临床症状,呈隐形感染状态;当各种因素如营养不良、肿瘤、长期使用免疫抑制剂、艾滋病等导致宿主免疫功能低下或缺乏时,感染的原虫出现异常增殖或致病力增强,致感染者出现明显的临床症状甚至危及生命。这类原虫称为机会致病性原虫(opportunistic protozoan)。

五、常见原虫分类

根据原虫运动细胞器及生殖方式,可将原虫分为叶足虫、鞭毛虫、孢子虫和纤毛虫四大类。常见医学原虫及其分类见表31-1。

表 31-1　常见医学原虫及其分类归属

纲	目	科	虫名	主要寄生部位
叶足纲 Lobosea	双滴虫目 Diplomonadida	六鞭毛科 Hexamitidae	蓝氏贾第鞭毛虫 *Giardia lamblia*	十二指肠及胆囊
	阿米巴目 Amoebida	内阿米巴科 Entamoebidae	溶组织内阿米巴 *Entamoeba histolytica*	结肠
动鞭纲 Zoomastigophora	动基体目 Kinetoplastida	锥虫科 Trypanosomatidae	杜氏利什曼原虫 *Leishmania donouani*	单核吞噬系统
	毛滴虫目 Trichomonadida	毛滴虫科 Trichomonadidae	阴道毛滴虫 *Trichomonas vaginalis*	泌尿生殖道

续表

纲	目	科	虫名	主要寄生部位
孢子纲 Sporozoea	真球虫目 Eucoccidiida	疟原虫科 Plasmodiidae	间日疟原虫 *Plasmodium vivax*	红细胞
			恶性疟原虫 *Plasmodium alciparum*	红细胞
			三日疟原虫 *Plasmodium malariae*	红细胞
			卵形疟原虫 *Plasmodium ovale*	红细胞
			诺氏疟原虫 *Plasmodium Knowlesi*	红细胞
		弓形虫科 Toxoplasmatidae	刚地弓形虫 *Toxoplasma gondii*	有核细胞
		隐孢子虫科 Cryptosporidae	微小隐孢子虫 *Cryptosporidium parvum*	小肠黏膜上皮 细胞
动基裂纲 Kinetofragminophorea	毛口目 Trichostomatida	小袋科 Balantididae	结肠小袋纤毛虫 *Balanytidium*	结肠

第二节 溶组织内阿米巴

溶组织内阿米巴(*Entamoeba histolytica* Schaudinn,1903)简称痢疾阿米巴,主要寄生于结肠,引起阿米巴痢疾,也可引起各种肠外阿米巴病(extraintestinal amoebiasis)。肠道内非致病性迪斯帕内阿米巴与溶组织内阿米巴形态相似。

一、形态

1. **滋养体(trophozoite)** 大小 12~60μm,借助单一定向的伪足进行阿米巴运动,因此形态多变而不规则。虫体内可见胞质分透明的外质和富含颗粒的内质,内质和外质分界明显,含空泡,有一个球形的细胞核,呈泡状,直径 4~7μm,核膜内缘均匀分布着一层大小一致、排列整齐的核周染色质粒,核仁一般位于核中央,以纤维细丝与核周染色质粒相连(图 31-1,图 31-2)。从有症状患者组织中分离的滋养体常含有被吞噬的红细胞,有时也可见白细胞和细菌。

2. **包囊(cyst)** 包囊圆球形,直径 10~20μm。核的结构与滋养体的相似,但略小。刚形成的包囊具有一个核,称单核包囊,随后核分裂变成双核包囊,两者为未成熟包囊,再次分裂成为四核包囊。未成熟包囊内有数量不等的短棍棒状拟染色体,其两端钝圆,对虫种鉴别有意义;除此之外,包囊内还有空泡状结构,称为糖原泡,与拟染色体同为包囊内的营养储存结构。成熟包囊有 4 个核,理论上糖原泡和拟染色体已消失,此期为感染阶段(图 31-1,图 31-2)。

二、生活史

溶组织内阿米巴生活史简单,基本生活史过程包括滋养体和包囊两个阶段。随宿主粪便排出的包囊污染食物或饮水,经口感染新宿主,食入的包囊中仅四核包囊可以继续发育。当包囊随肠内容物移行到回肠末端或结肠,在肠内中性或弱碱性环境中,囊内滋养体变得活跃,并在肠内消化酶等物质作用下,囊壁变薄,滋养体脱囊而出,四核的滋养体经三次胞质分裂和一次核分裂形成八个滋养体,随

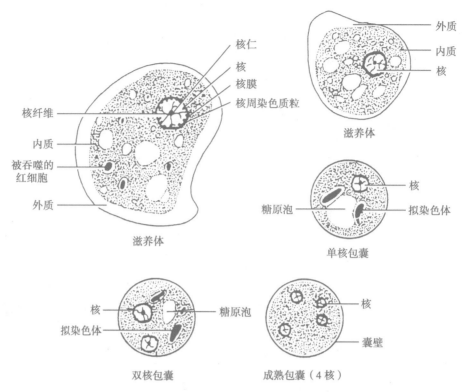

图 31-1　溶组织内阿米巴滋养体和包囊

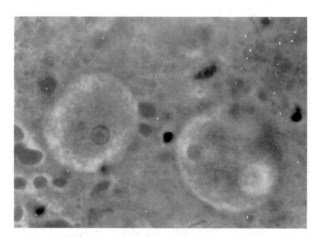

图 31-2　溶组织内阿米巴滋养体（铁苏木素染色）

即在结肠上端以细菌等为营养,并进行二分裂增殖。

滋养体能否侵入肠壁组织与多种因素有关,若滋养体侵入肠黏膜,可吞噬红细胞和组织细胞,破坏肠壁形成溃疡,之后可随破溃的肠壁坏死组织落入肠腔;侵入肠组织的滋养体也可进入肠壁血管,随血流到达其他脏器组织如肝、肺、脑等,导致肠外阿米巴病。不能侵入肠壁组织的滋养体移行到横结肠后,由于肠内环境变干燥,滋养体停止活动,形成圆形的前包囊,并由外质分泌物形成囊壁而成为包囊,包囊内再经二次分裂形成四核包囊,随宿主粪便排出体外(图31-3)。

三、致病

溶组织内阿米巴致病阶段为滋养体,引起阿米巴痢疾。

1. 致病机制　溶组织内阿米巴病发生、发展的过程中受到多种因素影响,如虫体毒力、宿主免疫状态、寄生肠道内环境变化等。溶组织内阿米巴滋养体可表达3种致病因子:①半乳糖/乙酰氨基半

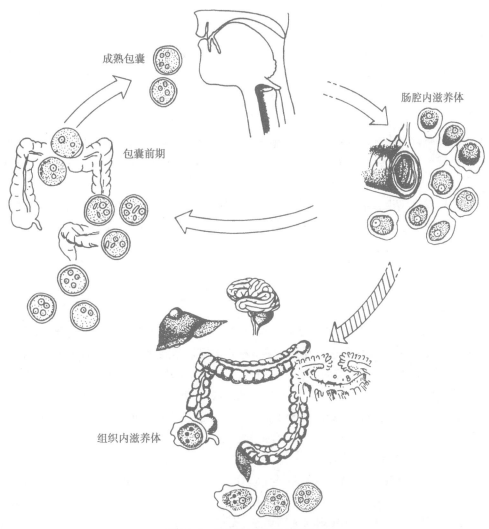

图 31-3　溶组织内阿米巴生活史

乳糖凝集素,介导吸附宿主细胞;②阿米巴穿孔素,在宿主细胞上成孔状破坏;③半胱氨酸蛋白酶,可使靶细胞溶解或降解补体 C3 为 C3a,从而抵抗补体介导的抗感染反应,并降解血清型和分泌型 IgA。即滋养体通过凝集素吸附在肠黏膜上,再分泌穿孔素和蛋白酶以杀伤宿主肠细胞和免疫细胞,引起溃疡。

2. 病理变化　肠阿米巴病多发于盲肠或阑尾,也易累及乙状结肠和升结肠,偶及回肠。典型的病理损伤是形成口小底大的烧瓶样溃疡,溃疡间的黏膜正常或稍有充血水肿。原发病灶一般局限于黏膜及黏膜下层,引起液化坏死灶,并与邻近的溃疡融合,引起大片黏膜脱落至肠腔。某些重症病例滋养体可突破黏膜肌层,穿破肠壁,造成局限性腹腔脓肿或弥漫性腹膜炎。阿米巴肿主要是结肠组织肉芽肿伴慢性炎症和纤维化,需与肿瘤进行鉴别诊断。肠外阿米巴病往往呈无菌性、液化性坏死,周围以淋巴细胞浸润为主,滋养体多处在脓肿边缘。最常见是肝脏,其次是肺、纵隔、腹腔、心包,甚至脑、脾等部位均可引起局部脓肿。腹腔局部脓肿穿孔可侵袭邻近皮肤而发生阿米巴皮肤溃疡;如累及生殖器官,则可引起阿米巴性阴道炎或前列腺炎等。

3. 临床表现　阿米巴病的潜伏期 2~26d 不等,以 2 周多见。起病突然或隐匿,呈暴发性或迁延性,可分为肠阿米巴病和肠外阿米巴病。

（1）肠阿米巴病:急性期的临床症状从轻度、间歇性腹泻到暴发性、致死性的痢疾不等。典型的阿米巴痢疾常有腹泻,一日数次或数十次,粪便果酱色,伴奇臭并带血和黏液,多数患者有局限性腹痛、胃肠胀气、里急后重、厌食、恶心呕吐等。从急性型可突然发展成急性暴发型,患者有大量的黏液血便,伴发热、低血压、广泛性腹痛、强烈而持续的里急后重、恶心、呕吐和出现腹水,60%患者可发展成肠穿孔,亦可发展成肠外阿米巴病。轻症患者仅有间歇性腹泻,慢性阿米巴病患者长期表现为间歇性腹泻、腹痛、胃肠胀气和体重下降,可持续 1 年以上,甚至 5 年之久。有些患者出现阿米巴肿,多见于盲肠和升结肠,呈团块状增生性病理变化,但无明显临床症状,因肠钡透视似肿瘤,又称阿米巴肿瘤,易误诊,可通过病理活检或血清阿米巴抗体阳性明确诊断。

(2) 肠外阿米巴病:以阿米巴性肝脓肿最常见。患者以青年男性为多见,脓肿多见于右叶。患者有右上腹痛可向右肩放射,发热,肝肿大伴触痛,也可表现为寒战、盗汗、厌食和体重下降,少部分患者甚至可以出现黄疸。肝脓肿穿刺可见暗红色,似"巧克力"样脓液,可检出滋养体。肝脓肿可破裂入胸腔或腹腔,少数情况下破入心包可致死亡。肺阿米巴病常发于右下叶,多因肝脓肿穿破膈肌而继发,主要有胸痛、发热、咳嗽和咯"巧克力酱"样痰。少数的患者可出现脑脓肿,往往是在中枢皮质的单一脓肿,临床症状有头痛、呕吐、眩晕、精神异常等。皮肤阿米巴病少见,常由直肠病灶播散到会阴部引起,可侵蚀到阴茎、阴道甚至子宫。

四、诊断

1. 病原学检查

(1) 生理盐水涂片法:粪便检查是常用的检查方法,在脓血便或稀便中检查活动的滋养体。注意镜检粪便要新鲜,在保温条件下进行观察。盛放标本的容器不能加消毒剂或与尿液混合,以免造成滋养体死亡。典型的阿米巴痢疾粪便为黏液脓血便,果酱色,有腥臭味。镜检时可见黏液里含有很多聚集成团的红细胞和较多的白细胞,有时可见棱形的夏科-莱登晶体和活动的滋养体。

(2) 碘液涂片法:对慢性腹泻患者以检查包囊为主,可作碘液染色。慢性患者或带虫者粪便中包囊较少时,可用甲醛乙醚沉淀包囊,提高包囊的检出率。

(3) 体外培养:适宜于标本虫体量少时应用,不宜作常规检查。

(4) 活组织检查:借助于内镜直接观察溃疡病灶,并从溃疡边缘取组织作生理盐水涂片或切片,检出率高。怀疑阿米巴肝脓肿时,可作肝穿刺从脓腔壁部取材,涂片镜检。

2. 血清学检测
常用 IFA、IHA、ELISA 等方法,检测特异性抗体,有辅助诊断作用,也常用于流行病学调查。注意抗体滴度一般与病情的严重程度无密切的关系。

3. 分子生物学检测
从穿刺液、粪便培养物、活检的肠组织、皮肤溃疡分泌物、脓血便甚至成形粪便中提取阿米巴 DNA,利用聚合酶链反应(PCR)进行检测。该法敏感、有效,PCR 技术还用于虫株鉴定、分析粪便中抗原和分子流行病学等领域。

4. 其他检查
X 线、超声波、CT 检查对肠外型阿米巴病诊断有重要参考价值。

5. 鉴别诊断
肠道阿米巴病注意和细菌性痢疾、细菌性食物中毒、血吸虫病、肠结核、直肠癌及结肠癌、慢性非特异性溃疡性结肠炎相鉴别;阿米巴肝脓肿需要和细菌性肝脓肿、原发性肝癌、胆囊炎和胆石症鉴别。

五、流行与防治

1. 流行概况
阿米巴病呈世界性分布,全球高发地区在墨西哥、南美洲的西部、南亚、非洲西部和东南部,少数不发达国家的感染率估计达约 50%。在我国仍属法定管理传染病,西北、西南和华北地区,其中云南、贵州、新疆、甘肃等地感染率较高。

2. 流行因素

(1) 传染源:阿米巴病的传染源主要是慢性患者及无症状的包囊携带者,排出的包囊在外环境具较强的抵抗力,也可完整地通过蝇或蟑螂的消化道。

(2) 传播途径:主要是粪便污染水源和环境,通过粪-口途径传播;其次是手指、食物或用具被污染;蝇及蟑螂等昆虫也能起一定的传播作用;此外,口-肛性行为的人群,包囊可直接经口侵入,在某些

Note:

国家被列为性传播疾病。

（3）易感人群：人体对溶组织内阿米巴普遍易感。高危人群包括旅游者、智力障碍人群、新生儿、孕妇、同性恋者、免疫力低下人群、营养不良、恶性肿瘤患者等。感染高峰年龄是14岁以下的儿童和40岁以上的成人。

加强粪便管理，保护水源为切断阿米巴病传播的主要环节。注意个人卫生和饮食卫生，做到饭前便后洗手，消灭蝇和蟑螂，搞好环境卫生，均是保护易感人群的重要措施。

3. **治疗** 肠阿米巴病首选药物为甲硝唑，替硝唑、奥硝唑和塞克硝唑有相同作用。治疗无症状包囊携带者药物有二氯尼特、巴龙霉素和喹碘方等。肝脓肿患者甲硝唑是首选药，对内科治疗效果差的肝脓肿者可做外科手术引流。用药过程中切记足疗程、足剂量，防止无症状带虫者出现。

4. **护理要点** 溶组织内阿米巴病是一种反复发作的疾病，症状轻重不一，向患者介绍病情非常必要，使患者放松心情，配合治疗。加强预防指导，改善卫生环境。严密监测有无突然发生的腹痛、腹肌紧张、腹部压痛等肠穿孔表现。重症患者应密切观察血压变化、腹泻次数、粪便性状及是否有脱水的征兆，及时发现病情变化。指导患者或患者陪护在收集粪便样本时应保持容器干净（容器中不能含有消毒剂或尿液）、样本收集后尽快送检。

第三节 蓝氏贾第鞭毛虫

蓝氏贾第鞭毛虫（*Giardia lamblia* Stile，1915）简称为贾第虫，亦称十二指肠贾第虫（*G. duodenalis*）或肠贾第虫（*G. intestinalis*），寄生于人体小肠（主要在十二指肠）和胆囊等部位，引起以腹泻和消化不良为主要症状的蓝氏贾第鞭毛虫病（giardiasis，简称贾第虫病）。该病曾在国际旅行者中流行，故又被称为"旅行者腹泻"。2004年世界卫生组织将其归类为一种被忽视的疾病。

知识拓展

神秘的"微笑"

1681年，显微镜的发明者Antoine van Leeuwenhoek首次在自己的粪便中发现了贾第鞭毛虫。他在写给英国皇家科学学会的Robert Hooke的一封信中描述了类似于贾第鞭毛虫滋养体的"小动物"。捷克医生Vilem Lambl于1859年对其肠道环境中生物体的形态进行了进一步的研究和更好的说明。他还将该生物命名为*Cercomonas intestinalais*。1915年CharlesStiles将其更名为蓝氏贾第鞭毛虫（*Giardia lamblia*），以同时纪念Lambl和巴黎的Alfred Mathieu Giard教授。吉姆萨染色后的滋养体呈现出神秘的"微笑"特征图案。

一、形态

1. **滋养体** 在光学显微镜下呈倒置梨形（图31-4，图31-5），虫体大小为$(8\sim16)\,\mu m\times(5\sim12)\,\mu m\times(2\sim4)\,\mu m$。前端宽钝，后端尖细，腹面扁平，背部隆起，并且两侧对称。腹面前半部向内凹陷形成左右两个吸器，借此吸附于宿主肠黏膜表面。吸器背侧有一对卵圆形的泡状细胞核。在虫体两核间靠近前端具有一个基体，分别向原虫的前端、两侧、腹侧和尾端外发出4对鞭毛，鞭毛的摆动促使虫体进行螺旋运动，并形成黏附于宿主小肠上皮组织细胞的吸力。轴柱将虫体纵向分成左右两部分，尾鞭毛沿轴柱由前向后，并从尾部伸出。在尾鞭毛的1/2处有两个半月形的中体，是蓝氏贾第鞭毛虫属虫体鉴定的重要结构特征，其功能可能与支持虫体或参与能量代谢等作用有关。生理盐水涂片中蓝氏贾第鞭毛虫呈现落叶状运动。

2. **包囊** 呈椭圆形，囊壁较厚，与虫体间有明显间隙。包囊大小为$(8\sim14)\,\mu m\times(7\sim10)\,\mu m$，内有

Note:

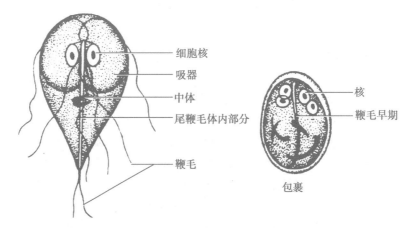

图 31-4　蓝氏贾第鞭毛虫滋养体和包囊

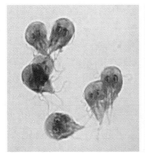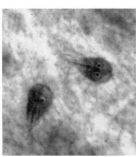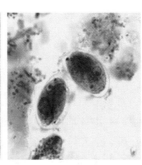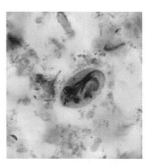

图 31-5　蓝氏贾第鞭毛虫滋养体和包囊（铁苏木素染色）

2~4 个细胞核。成熟包囊为 4 个核，并具有感染性。囊内胞质可见中心体和早期鞭毛等结构。

二、生活史

　　人或牛、羊等动物宿主摄入蓝氏贾第鞭毛虫感染期包囊污染的饮水或食物后，包囊在十二指肠处脱囊形成滋养体。滋养体主要寄生于人和动物的十二指肠或上段小肠，偶尔也可进入胆囊或者其他部位。滋养体靠吸器吸附于小肠绒毛表面，通过背部表面和吸器中央区进行胞饮作用，从宿主肠内摄取其所需的营养物质，以纵二分裂法进行繁殖。部分滋养体落入肠腔，并随肠内容物下移。在回肠后段或结肠内，因寄生的内环境条件改变，滋养体分泌囊壁形成包囊，并随粪便排出体外。包囊在适宜的外界环境中可存活数天至 1 个月左右。

三、致病

　　1. 致病机制　目前有关蓝氏贾第鞭毛虫的致病机制尚不清楚，可能与虫株致病力、宿主机体免疫状态和肠道内微生态环境改变等因素有关。

　　（1）虫株致病力：目前研究发现，蓝氏贾第鞭毛虫具有 GS 株和 ISR 株等几种不同致病力的虫株，以 GS 株致病力较强，而 ISR 株致病力较弱。

　　（2）宿主机体免疫状态：蓝氏贾第鞭毛虫滋养体能够分泌降解 IgA 的蛋白酶，人群中约有 10% 的人因缺乏 IgA 而对蓝氏贾第鞭毛虫易感，使得原虫在这些人群的小肠内寄居和繁殖。最近研究显示，蓝氏贾第鞭毛虫表面抗原发生变异后，可逃避宿主的免疫应答，造成慢性感染。

　　（3）肠道内微环境改变：滋养体借吸器吸附在肠黏膜上，大量虫体覆盖和吸器对肠黏膜表面的机械性损伤，可致肠绒毛萎缩；虫体分泌物和代谢产物对肠黏膜微绒毛的化学性损伤，破坏了肠黏膜的吸收功能，使维生素 B_{12} 吸收减少；滋养体也可直接损伤肠黏膜细胞，改变水解酶和肠肽酶的浓度，影响蛋白的吸收；胆道内寄生的蓝氏贾第鞭毛虫也可以影响肠道内胆汁的分泌，引起脂肪吸收不良。

在一般情况下,滋养体并不侵入小肠黏膜上皮组织中,但当大量滋养体寄居时,虫体不仅影响了肠黏膜的吸收面积,而且还可侵入肠黏膜导致蓝氏贾第鞭毛虫病。小肠黏膜呈现典型的卡他性炎症改变,黏膜固有层可见中性粒细胞和嗜酸性粒细胞浸润,上皮细胞有丝分裂相数目增加,绒毛变短变粗,上皮细胞坏死脱落,黏膜下派伊尔小结明显增生等病理变化(图 31-6)。蓝氏贾第鞭毛虫与细菌协同作用可使症状加重。

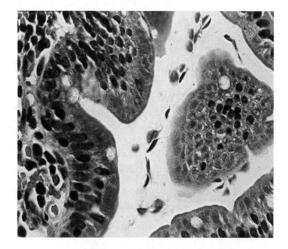

图 31-6　蓝氏贾第鞭毛虫寄生于小肠黏膜

2. 临床表现　该病潜伏期一般为 1~2 周。

(1) 急性期:患者初期表现有恶心、畏食、上腹及全身不适等症状,并伴低热、寒战等体征。此后,可出现暴发性恶臭水样便、胃肠胀气、呃逆和上中腹部痉挛性疼痛。粪内偶见黏液,极少带血。部分患者急性期持续数天即可自行消退,转为无症状带虫者。

(2) 慢性期:较多见。此类患者常表现为间歇排恶臭软便(或呈粥样)、伴腹胀、痉挛性腹痛等症状。严重感染的患儿病程可持续数月甚至数年,表现为周期性稀便、味臭、吸收不良、脂肪泻、衰弱和体重减轻。数年不愈可致营养不良、贫血,以及身体发育障碍。

蓝氏贾第鞭毛虫寄生在胆道系统,可引起胆囊炎、胆管炎,临床表现有上腹部疼痛、食欲减退、肝肿大和脂肪代谢障碍等病征。

艾滋病、恶性肿瘤等免疫能力低下、或大量使用及滥用抗生素而导致肠道菌群紊乱的患者常伴发该虫感染。同性恋者中感染蓝氏贾第鞭毛虫的病理也不断增多。

四、诊断

1. 病原学检查

(1) 粪便检查:是一种简单而可靠的方法。急性期取新鲜粪便标本做生理盐水涂片,镜检滋养体。对于慢性期患者或带虫者可采用 2% 碘液直接涂片、硫酸锌浮聚或醛-醚浓集等方法,可在成形粪便内查见包囊。由于包囊排出具有间断性,需隔日检查一次,连续检查三次以上。

(2) 十二指肠液或胆汁检查:对粪检阴性疑为蓝氏贾第鞭毛虫病,特别是胆道或肝炎型患者,可取十二指肠引流液,作生理盐水直接涂片,查活滋养体;或离心浓集法检查滋养体,以提高阳性率。

(3) 肠检胶囊法:禁食后,受检者吞下装有尼龙线的胶囊,胶囊溶解 3~4h 后,囊内尼龙线达到十二指肠和空肠,滋养体可黏附在尼龙线上,缓慢拉出尼龙线,取黏附物镜检,检查活滋养体。

(4) 小肠活组织检查:借助内镜在小肠十二指肠悬韧带附近摘取黏膜组织。标本可先做压片初检,或涂片吉姆萨染色,或作病理切片检查,敏感性高。

2. 免疫学诊断　免疫学检测通常作为辅助性诊断。常用的方法为酶联免疫吸附试验等,用以检测患者或感染者血清抗体,具有较高的敏感性和特异性。

3. 分子生物学检测　采用生物素标记的蓝氏贾第鞭毛虫滋养体全基因组 DNA 或用放射性物质标记的 DNA 片段制成 DNA 探针检测,具有较高的敏感性和特异性。应注意与阿米巴痢疾、人肠滴虫病和隐孢子虫病等相鉴别。

五、流行与防治

1. 分布　目前,蓝氏贾第鞭毛虫病已被列为全球危害人类健康十种主要的寄生虫病之一。本病呈世界性分布,据 WHO 估计全球人群感染率为 1%～20%。在我国,本虫感染也相当普遍,呈全国性

Note:

分布,人群感染率为 0.16%~30%,农村高于城市,儿童高于成人,南方高于北方,春夏两季多发。低幼、集体机构儿童易因为不规范的换尿布操作可能造成贾第虫病暴发。

2. **流行** 本病的流行须具备如下三个基本环节。

(1)传染源:本病传染源为患者、带虫者和保虫宿主如河狸等。

(2)传播途径:摄入被污染的饮水或食物、人与人之间的密切接触以及经手-口途经传播是造成本病流行和暴发的三个主要因素。

(3)易感人群:任何年龄的人群对蓝氏贾第鞭毛虫均易感,尤其是儿童、年老体弱者、免疫功能缺陷者、旅游者、男性同性恋者、胃酸缺乏及胃切除的患者对本虫更易感。

3. **防治** 以积极治疗患者和无症状带包囊者为主。常用治疗药物有甲硝唑、阿苯达唑、呋喃唑酮等。巴龙霉素可用于治疗有临床症状的患者,尤其是孕妇。同时应加强人和动物粪便的管理,防止水源污染。加强卫生宣传教育,搞好环境、饮食和个人卫生,以及食品卫生监督工作。

第四节 阴道毛滴虫

阴道毛滴虫(*Trichomonas vaginalis* Donne,1837)简称阴道滴虫,是寄生于女性阴道、尿道及男性尿道、前列腺内的一种致病性原虫,引起滴虫性阴道炎(trichomonas vaginitis)、尿道炎和前列腺炎。滴虫性阴道炎以性传播为主,是目前世界最常见的一种性传播性寄生虫病,也是导致人类免疫缺陷病毒感染的危险因素之一。

一、形态

阴道毛滴虫生活史中只有滋养体期。典型活虫体呈梨形或椭圆形,大小为(7~32)μm×(5~12)μm。细胞质透明、均匀,具有一定的折光性。新鲜虫体形状多变,活动力强,借其前端 4 根鞭毛向前摆动和体侧波动膜的波动做螺旋式运动。经染色后,虫体前 1/3 处见有一个椭圆形的泡状核。在核的上缘有 5 颗排列成环状的毛基体,由毛基体向外发出 4 根前鞭毛和 1 根后鞭毛。后鞭毛不游离,与波动膜外缘相连。波动膜较短,仅为虫体长的 1/3~2/3。轴柱 1 根,纤细,纵贯虫体并从后端伸出。另外,虫体胞质中缺乏线粒体,但含有大量的氢化酶体,颗粒状深染的氢化酶体沿轴柱平行排列(图 31-7)。

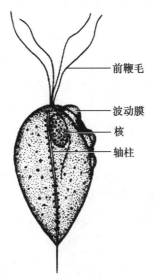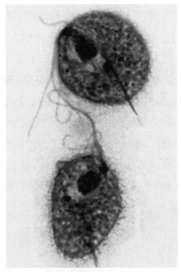

前鞭毛

波动膜

核

轴柱

图 31-7 **阴道毛滴虫滋养体**

二、生活史

阴道毛滴虫生活史较简单，只有滋养体期而无包囊期，感染、传播、致病阶段均为滋养体，虫体通过人与人之间两性直接性行为或间接接触方式而传播。在人体内，滋养体主要通过表膜的渗透或借助伪足将粘附于表膜之外的固体营养物质摄入体内，并以纵二分裂或多分裂法进行繁殖。本虫为微需氧的真核生物，通过氢化酶体(类似线粒体)完成对 32 种糖和相关化合物的无氧酵解过程，从而获取其所需的能量，因此本虫主要选择寄居于宿主相对低氧的阴道和其他腔道内。在女性感染者中，滋养体主要寄生于阴道内，以后穹隆部多见，或出现于尿道或子宫等部位；在男性感染者中，除常见于尿道、前列腺外，也可在睾丸、附睾或包皮下等处寄生。

三、致病

1. **致病机制** 本虫在阴道内定植和致病与宿主生理状态、菌群生态和虫体致病力等因素有着密切的关系。

(1) 宿主生理状态变化：正常情况下，妇女阴道内寄居有大量的乳酸杆菌，能酵解阴道上皮细胞的糖原产生大量乳酸，保持阴道酸性环境，pH 能够维持在 3.8~4.4 之间，从而抑制滴虫及其他细菌生长繁殖，这种生态效应被称为阴道的自净作用(self-purification)。健康女性阴道内的洁净度多属Ⅰ度和Ⅱ度，而在经期前后、妊娠期、雌激素浓度水平降低或出现泌尿生殖系统功能紊乱时，部分女性阴道内 pH 值升高接近中性，并且富含血清，非常有利于滴虫和其他致病菌的生长繁殖。当阴道毛滴虫大量增殖时，与乳酸杆菌竞争消耗糖原，使得乳酸产量减少，导致阴道内 pH 值进一步升高，pH 值在 5.6~6.0 之间时虫体生长最好并大量繁殖，从而促使阴道炎的发生。如果此时伴有细菌的合并感染，会加重阴道的炎症反应过程。

(2) 阴道内菌群生态变化：在女性阴道内存有 70 多种微生物，这些微生物的发展变化对阴道内微生态环境的改变产生重大影响，直接影响到阴道毛滴虫的生物活性，从而导致滴虫性阴道炎的发生与发展。

(3) 虫株致病力或毒力：滴虫性阴道炎的发生与发展与原虫致病力有着密切关系，并且其发病的原因与原虫本身的诸多生物学特性有关，目前研究结果可以归结以下几个方面：①虫株毒力与酶作用，如组织蛋白酶、半胱氨酸蛋白酶的作用；②接触依赖性细胞病变效应(contact-dependent cytopathic effect)；虫体对靶细胞杀伤为直接接触方式，至少由 4 种表膜蛋白参与细胞黏附；③细胞离散因子(cell-detaching factor)作用，能促使靶细胞离散，因此可导致阴道上皮细胞脱落。此外，雌激素水平也影响临床症状，激素水平越高，症状越轻。

2. **临床表现** 多数女性感染症状不明显或无临床表现，潜伏期亦不明显。

典型滴虫性阴道炎患者的临床常见症状有：外阴瘙痒和白带增多，严重时伴有外阴部灼热刺痛、性交痛，甚至影响工作和睡眠。感染轻者阴道黏膜无异常改变，重者阴道壁黏膜出现充血、水肿、上皮细胞变性脱落等病变，发病期阴道分泌物增多，呈灰黄色，泡沫状，伴有臭味。典型的滴虫性阴道炎病理变化为：阴道黏膜充血水肿，黏膜下层有淋巴细胞、浆细胞浸润及坏死病灶，后者常通向阴道黏膜表面，并在其中可查见滋养体(图 31-8)。当滴虫侵犯尿道时，患者可表现尿频、尿急、尿痛等尿道刺激症状。

男性感染者一般呈带虫状态，但可导致配偶重复感染，有时也可引起尿道、前列腺炎，出现尿频、局部压痛等。有学者认为阴道毛滴虫可吞噬精子，分泌物阻碍精子存活，有可能引起不育症。

四、诊断

1. **病原学检查** 采取阴道分泌物、尿液及前列腺分泌物，生理盐水涂片法或瑞特或姬姆萨涂片染色法镜检，查到滋养体即可作为确诊依据。亦可选用肝浸液培养基或 Diamond 培养基，将上述提取

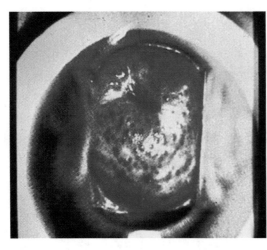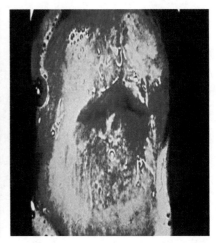

图 31-8　滴虫性阴道炎子宫颈病理改变

的分泌物,在 37℃ 条件下培养 48h 后,镜检滋养体进行确诊。此方法检出率高,可作为疑难病例确诊和疗效考核依据。有尿道刺激症状的患者或有前列腺炎的患者,在排除其他病原感染的情况下,应考虑滴虫感染的可能,采取尿液沉淀物或前列腺炎分泌物进行镜检或培养,以明确诊断。

2. **免疫学诊断**　常用的免疫学检查方法较多,如直接荧光抗体试验(DFA)、酶免疫法(EIA)和乳胶凝集试验(LAT),这些方法的敏感性、特异性与培养法相似,但检测出的抗体不能区分是现症感染还是既往感染,因此仅用于临床辅助诊断。

3. **分子生物学检测**　PCR 和 DNA 探针技术可用于检测滋养体 DNA。本病在临床上应注意与细菌性和霉菌性阴道炎相鉴别。

五、流行与防治

1. **分布**　阴道毛滴虫呈全球性分布,以发展中国家,尤其是保健卫生条件较差的国家和地区的妇女感染率为高。我国各地人群感染率不同。

2. **流行**　滴虫性阴道炎患者、无症状带虫者和男性感染者是本病的传染源。传播方式分直接传播和间接传播两种:①直接传播主要是通过性行为造成男女双方互相传染,是本病传播的主要方式;②间接传播主要是通过公共浴池、浴具、公用坐便器等方式。

3. **防治**　加强卫生宣教工作,注意个人卫生和经期卫生,不共用游泳衣裤和浴具;加强公共设施的卫生管理,慎用公共马桶;对人群施行定期体检制度。积极治疗患者和带虫者是防治本病的重要措施。

及时对无症状的带虫者和患者进行治疗以减少和控制传染源。本病在临床治疗时,夫妻或性伴侣双方应同时治疗方可治愈。甲硝唑可有效治疗妊娠期有症状及无症状滴虫病,其治愈率高达 90%。局部治疗时可应用乙酰胂胺或 1:5 000 高锰酸钾溶液冲洗阴道;也可用甲硝唑和扁桃酸栓剂,后者效果较好并且安全。

第五节　杜氏利什曼原虫

利什曼原虫(*Leishmania spp.*)是导致人、哺乳动物和爬行动物利什曼病的病原体。本虫种类繁多,按其无鞭毛体寄生的脊椎动物宿主不同,分为两大类:即爬行动物利什曼原虫和哺乳动物利什曼原虫。前者对人体无致病作用,后者有许多种类寄生于人体内脏或皮肤的巨噬细胞内,引发不同类型的利什曼病(leishmaniasis)。利什曼原虫分类复杂,目前依据利什曼原虫所致人类感染及临床表现的不同,将其分为以下几种:

1. **杜氏利什曼原虫（L. donovani）** 无鞭毛体期主要寄生于人或动物宿主脾、肝、骨髓、淋巴结等组织器官的巨噬细胞内，引起不规则发热、体重下降、肝脾肿大和贫血等症状为主的内脏利什曼病（visceral leishmaniasis，VL）又称黑热病（kala-azar）。据估计，每年全世界有 20 万~40 万新发内脏利什曼病例。

2. **热带利什曼原虫（L. tropica）、墨西哥利什曼原虫（L. Mexicana）等几种原虫** 无鞭毛体期主要寄生于皮肤巨噬细胞内，引起皮肤利什曼病（cutaneous leishmaniasis，CL）。本病是利什曼病的最常见形式，在身体暴露部位主要引起溃疡等皮肤病变，会留有终生瘢痕和严重残疾。

3. **巴西利什曼原虫（L. braziliensis）** 巴西利什曼原虫无鞭毛体期主要寄生于皮肤巨噬细胞内，也可以经淋巴或血液循环播散至鼻咽部黏膜，引起黏膜皮肤利什曼病（mucocutaneous leishmaniasis，MCL），导致鼻腔、口腔和喉咙黏膜部分或全部损毁。

我国仅有杜氏利什曼原虫一种流行。

一、形态

杜氏利什曼原虫生活史有两个阶段，无鞭毛体（amastigote）又称利什曼型或利杜体，寄生于人和某些哺乳动物的单核/巨噬细胞内。前鞭毛体（promastigote）又称细滴型或鞭毛体，寄生于白蛉消化道内。

无鞭毛体呈卵圆形或圆形，大小为 $(2.9~5.7)\mu m\times(1.8~4.0)\mu m$，常见于巨噬细胞内。经瑞特或吉姆萨染色后，细胞质呈淡蓝色或深蓝色，中央有一较大圆形的细胞核，呈红色或淡紫色。在核前或核旁的一个细小杆状的动基体，着色呈深紫色。在高倍镜下，可见虫体前端颗粒状的基体向前发出一条根丝体。基体紧靠动基体，光镜下不易区分（图31-9）。

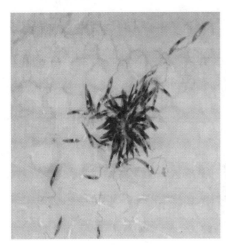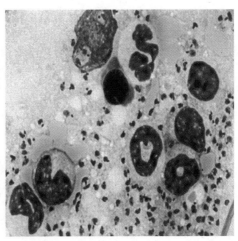

图 31-9　杜氏利什曼原虫前鞭毛体和无鞭毛体

成熟的前鞭毛体呈梭形，大小为 $(14.3~20)\mu m\times(1.5~1.8)\mu m$，细胞核位于虫体中部，动基体在其前部。动基体之前有一基体，由基体发出一根鞭毛游离于虫体外。前鞭毛体运动活泼，鞭毛不停地摆动。在培养基内虫体前端常聚集一起，排列成菊花状。有时也可见到粗短形前鞭毛体，这与虫体发育程度有关。经染色后，虫体生物学特性与无鞭毛体相同（图31-10）。

二、生活史

杜氏利什曼原虫生活史发育需经无脊椎动物白蛉和人或哺乳动物两个宿主才能完成其整个过程（图31-11）。

1. **在白蛉体内发育** 当雌性白蛉叮吸患者或受感染动物的血液时，血液或皮肤内含无鞭毛体的

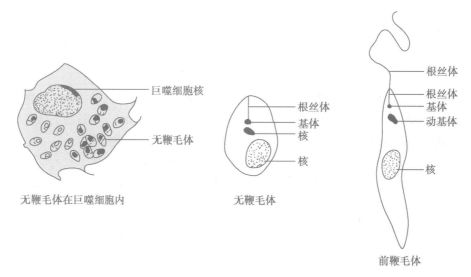

图 31-10　杜氏利什曼原虫前鞭毛体和无鞭毛体模式图

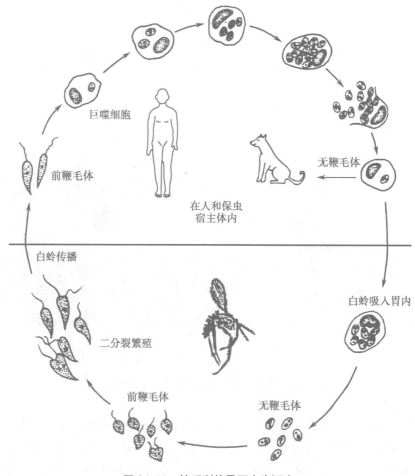

图 31-11　杜氏利什曼原虫生活史

巨噬细胞被白蛉吸入胃内,经 24h 后,发育为早期前鞭毛体。第 3、4d 后形成大量成熟的前鞭毛体,以纵二分裂方式繁殖。一部分虫体逐渐向白蛉前胃、食管和咽部移动。一周后具有感染性的前鞭毛体大量聚集到口腔及白蛉喙中,当该白蛉再次叮吸健康人血液时,前鞭毛体即随白蛉唾液侵入人体。

2. **在人体内发育**　前鞭毛体随白蛉的唾液进入人体后,一部分前鞭毛体被多形核白细胞吞噬消灭,另一部分前鞭毛体被巨噬细胞吞噬。进入巨噬细胞后的前鞭毛体逐渐变圆,鞭毛消失,向无鞭毛体转化,并在巨噬细胞内形成纳虫空泡。

有研究表明,前鞭毛体入侵巨噬细胞的过程,经历了黏附与被吞噬两个步骤。人们尚不清楚前鞭毛体与无鞭毛体相互转化的机制。不过有学者提出这可能与虫体寄居的 pH 值、温度等微生态环境因素的改变有着密切关系。实验证明,前鞭毛体的适宜发育温度为 27℃,无鞭毛体为 35℃。

三、致病

1. 致病机制 利什曼病的发病机制受多种因素的影响,可能与虫体致病力、生物学特性和宿主机体免疫状态等有关。

(1)影响利什曼原虫致病力的因素:包括宿主易感性和虫体致病力两方面。①宿主的易感性:实验发现人和犬比较容易感染利什曼原虫,并且在感染疾病后容易表现出临床症状和体征,而鼠类则较少感染利什曼原虫。②虫体的致病力:实验研究表明,利什曼原虫感染宿主后,利什曼病的发生和发展不但取决于不同种利什曼原虫释出的各种致病因子,而且还取决于寄生虫感染宿主后,与宿主相互作用后产生的免疫应答反应。

(2)虫体生物学特性:杜氏利什曼原虫对巨噬细胞的黏附作用、抵抗巨噬细胞溶酶体酶的破坏作用以及巨噬细胞凋亡等与致病密切相关。①原虫的黏附作用:前鞭毛体入侵巨噬细胞的过程,经历了黏附与被吞噬两个步骤。这种黏附与被吞噬过程引发了利什曼原虫在巨噬细胞内致病的基础。②原虫的繁殖及播散:利什曼原虫在巨噬细胞内不断分裂繁殖,大量破坏巨噬细胞,并播散至其他组织器官的巨噬细胞,从而引发虫体的致病作用。③抑制巨噬细胞的凋亡:实验研究表明,利什曼原虫感染巨噬细胞后,可以抑制巨噬细胞的凋亡,并在其内大量分裂增殖。

2. 临床表现 人体感染杜氏利什曼原虫后,经 3~5 个月或更长的潜伏期,即可表现下列病征。

(1)脾、肝、淋巴结肿大:其原因系无鞭毛体在巨噬细胞内分裂繁殖,大量破坏巨噬细胞,同时刺激机体巨噬细胞代偿性增生所致。巨噬细胞增生的主要组织器官是脾、肝、淋巴结、骨髓等,临床上以脾肿大最为常见,出现率在 95% 以上(图 31-12)。

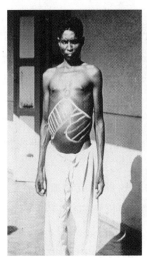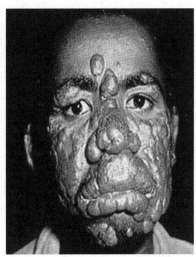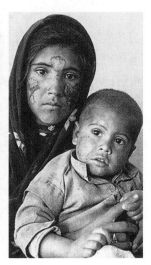

图 31-12　**杜氏利什曼病患者**

(2)淋巴结型及皮肤型黑热病:这两种类型的黑热病在临床上属于特殊表现(图 31-12)。

(3)白蛋白、球蛋白比例倒置:由于肝功能受损,白蛋白合成减少,加上肾功能受损,由尿排出的白蛋白增加,以致血浆白蛋白减少;同时由于浆细胞大量增生,而导致球蛋白量增加。

(4)贫血:由于脾功能亢进,造成血细胞在脾内大量被破坏,导致全血细胞性贫血。此外,免疫溶血也是产生贫血的重要原因。

（5）鼻衄、齿龈出血：因血小板减少和机体免疫力下降等所致。

（6）蛋白尿及血尿等症状：由于肾小球淀粉样变性及肾小球内免疫复合物的沉积而造成。

（7）常见并发症：黑热病患者发病过程中，由于原虫的寄居破坏，导致宿主出现继发性免疫缺陷，易发生如肺炎、走马疳、急性粒细胞缺乏症等多种感染性并发症，并成为此类患者死亡的重要原因。2001 年，Pintado 等人统计分析西班牙马德里 120 例黑热病病例，其中 80 例（占 66%）合并HIV 感染。

利什曼病可以造成宿主继发性免疫缺陷，因而患者大都在发病后 1~2 年内合并其他疾病感染而死亡，成为本病致死的重要原因。治愈后这种易并发感染的现象则随之消失。

四、诊断

1. 病原学检查

（1）穿刺检查：①涂片法：以骨髓、淋巴结、脾穿刺物作涂片、染色、镜检。骨髓穿刺，简便安全，原虫检出率为 80%~90%，最常用；淋巴结穿刺，应选取表浅肿大者，检出率为 46%~87%；脾穿刺检出率虽高，可达 90.6%~99.3%，但不安全，故少用。②培养法：将上述穿刺物接种于 NNN 培养基，置22~25℃温箱内培养 1~2 周，若在培养物中查到前鞭毛体，则为阳性。③动物接种法：将穿刺物接种易感动物（如地鼠、BALB/c 小鼠和长爪沙鼠等），1~2 个月后取肝、脾作印片或涂片、染色镜检。

（2）活组织检查：取皮肤结节或肿大淋巴结做活组织涂片和染色观察。淋巴结内虫体消失最慢，且常是复发病灶，所以淋巴结活检亦可作疗效考核。

2. 免疫学诊断　
检测血清抗体可采用酶联免疫吸附试验（ELISA）；检测血清循环抗原则采用单克隆抗体抗原斑点试验（McAb-AST）。

3. 分子生物学检测　
用聚合酶链反应（PCR）及 kDNA 探针技术检测原虫 DNA 取得较好的效果，敏感性、特异性高，但操作较复杂。

五、流行与防治

1. 分布　
2006 年 WHO 统计利什曼病在世界上 88 个国家流行，3.5 亿人被认为处在危险中。2015 年 WHO 指出该病影响地球上最贫困的人。据估计，每年有 130 万新发病例，2 万~3 万例死亡。1949 年以前，我国黑热病流行广泛，疫区范围较大，由于我国黑热病防治工作成绩卓著，近年来黑热病主要发生在新疆、内蒙古、甘肃、四川、陕西、山西 6 个省、自治区。

2. 流行环节

（1）传染源：患者、病犬以及某些野生动物均可为本病的传染源。根据传染来源的不同，黑热病在流行病学上可分三种类型，即人源型、犬源型和自然疫源型。

（2）传播途径：主要通过白蛉叮刺传播，偶可经口腔黏膜、破损皮肤、胎盘或输血传播。我国黑热病的主要媒介有以下四种白蛉：①中华白蛉（Phlebotomus chinesis）；②长管白蛉（P. longiductus）；③吴氏白蛉（P. wui）；④亚历山大白蛉（P. alexandri）。

（3）易感人群：人群对黑热病普遍易感。除人与人之间传播外，本病也可在动物与人、动物与动物之间传播。

3. 防治

（1）病原管理：及时发现并治疗患者，清除病犬和感染犬。

（2）药物治疗：常用的治疗药物：①葡萄糖酸锑钠（Sodium stibogluconate）；②两性霉素 B（amphotericin B，AmB）；③戊烷脒（pentamidine）；④米尔佛森（miltefosine）。经多种药物治疗无效而脾高度肿大且有脾功能亢进者，可考虑脾切除。

（3）媒介控制：在流行区采取防蛉、驱蛉措施，以减少或避免白蛉的叮咬。

Note:

（4）避免人-蛉接触和犬-蛉接触：蚊帐、纱门和纱窗的使用；避免户外活动过度暴露或涂驱避剂；对犬实施药浴等措施，以防止白蛉叮刺，避免感染。

第六节 疟 原 虫

疟原虫（*Plasmodium sp.*）是引起疟疾（malaria）的病原体。疟原虫种类繁多，虫种宿主选择性强，寄生于人及多种哺乳动物、两栖类、爬行类、鸟类等动物，生物学特性方面存在显著差异。目前已知寄生于人体的疟原虫有五种，即间日疟原虫（*Plasmodium vivax*）、恶性疟原虫（*Plasmodium falciparum*）、三日疟原虫（*Plasmodium malariae*）、卵形疟原虫（*Plasmodium ovale*）和诺氏疟原虫（*Plasmodium knowlesi*）。在中国流行的主要是间日疟原虫和恶性疟原虫，其他类型疟原虫较为少见。

疟疾是一种严重危害人体健康的寄生虫病，在我国已有几千年的历史，我国古代称疟疾为"瘴气"，民间俗称"打摆子""发疟子"。国外古籍中称疟疾为"bad air"，后来意大利学者称疟疾为"malaria"，"mala"是不良之意，"aira"是空气之意，与"瘴气"之意相近。

疟疾曾一度流行十分猖獗，是危害我国人民健康的五大寄生虫病之一。经过多年的积极防治，基本实现本土"零病例"。我国科学家屠呦呦带领团队攻坚克难，研究发现了青蒿素对疟原虫的良好杀伤作用，因此屠呦呦被授予 2015 年诺贝尔生理学或医学奖。

一、形态

疟原虫的基本结构包括细胞核、细胞质和细胞膜，疟原虫在红细胞内发育消化分解血红蛋白后，形成最终代谢产物——疟色素。血涂片经姬姆萨或瑞特染色后，疟原虫细胞核呈紫红色，细胞质为天蓝至深蓝色，疟色素呈棕黄色、棕褐色或黑褐色。五种人体疟原虫的基本结构相同，但发育各期的形态又略有不同。除了疟原虫本身的形态存在不同外，被寄生红细胞的形态亦发生不同的变化。在人体内，疟原虫先后经历肝细胞内（红外期）和红细胞内（红内期）发育，其中以红细胞内的形态最为重要，包括以下阶段（图 31-13）：

1. **滋养体（trophozoite）**　为疟原虫在红细胞内摄食和生长发育的阶段。按发育先后，滋养体有早期滋养体和晚期滋养体之分。早期滋养体胞核小，胞质少，中间有空泡，虫体多呈环状，故又称之为环状体（ring form）或小滋养体。以后虫体长大，胞核亦增大，胞质增多，有时伸出伪足，胞质中开始出现疟色素（malarial pigment），此时称为晚期滋养体或大滋养体。间日疟原虫和卵形疟原虫寄生的红细胞可以变大、变形，颜色变浅，常有明显的红色薛氏小点（Schüffner dots）；被恶性疟原虫寄生的红细胞正常或者略小，内有粗大的紫褐色茂氏小点（Maurer dots）；被三日疟原虫寄生的红细胞正常或者略小，内有淡紫色齐氏小点（Ziemann dots）。

2. **裂殖体（schizont）**　滋养体胞质逐渐增多变圆，空泡消失，核开始分裂后称为裂殖体。核经反复分裂，细胞质未分裂，此时称为未成熟裂殖体，最后胞质随之分裂，每一个核都被部分胞质包裹，成为裂殖子，疟色素已经集中成团，此时的裂殖体称为成熟裂殖体。

3. **配子体（gametocyte）**　疟原虫经过数次裂体增殖后，部分裂殖子侵入红细胞中发育长大，核增大而不再分裂，胞质增多而无伪足，最后发育成圆形、卵圆形或新月形的个体，称为配子体。配子体有雌、雄（或大、小）之分：雌（大）配子体虫体较大，胞质致密，疟色素多而粗大，胞核致密、较小、偏于虫体一侧或居中；雄（小）配子体虫体较小，胞质稀薄，疟色素少而细小，核质疏松、较大、位于虫体中央。

薄血膜涂片中 5 种疟原虫的形态比较见表 31-2。

Note：

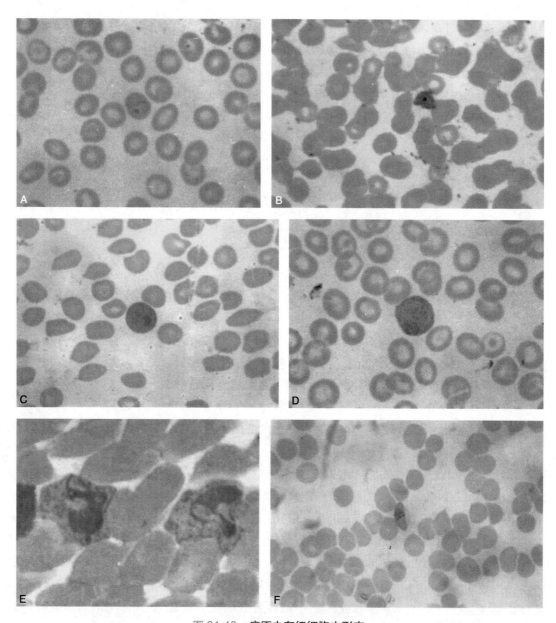

图 31-13 疟原虫在红细胞内形态

A. 间日疟原虫环状体；B. 间日疟原虫裂殖体；C. 间日疟原虫雄配子体；D. 间日疟原虫雌配子体；E. 间日疟原虫大滋养体；F. 恶性疟原虫雄配子体。

表 31-2 薄血膜涂片中 5 种疟原虫形态比较

	间日疟原虫	恶性疟原虫	三日疟原虫	卵形疟原虫	诺氏疟原虫
环状体(早期滋养体)	环较大,约为红细胞直径的 1/3;核 1 个,胞质淡蓝色;红细胞内通常只寄生 1 个疟原虫,偶有 2 个	环纤细,约为被寄生红细胞直径的 1/5;核 1~2 个,在一个红细胞内有 2 个以上疟原虫,虫体常位于红细胞边缘	环较粗,约为被寄生红细胞的 1/3;核 1 个,胞质深蓝色,红细胞内很少含有 2 个原虫	似三日疟	似恶性疟原虫,但环稍大、稍粗
大滋养体(晚期滋养体)	核 1 个;胞质增多,形状不规则,胞质空泡明显;疟色素棕黄色,细小杆状,分散在胞质内	一般不出现在外周血中,主要集中在内脏毛细血管。体小,圆形,胞质深蓝色;疟色素集中呈黑褐色	体小,圆形或带状,空泡小或无,亦可呈大环状;核 1 个;疟色素深褐色、粗大、颗粒状,常分布于虫体边缘	虫体圆形,似三日疟,但较大;疟色素似间日疟但较细小	似三日疟原虫
未成熟裂殖体	核开始分裂,胞质随着核的分裂渐呈圆形,空泡消失;疟色素开始集中	外周血不易见到。虫体仍似大滋养体,但核开始分裂;疟色素集中	体小,圆形,空泡消失;核开始分裂;疟色素集中较迟	体小,圆形或卵圆形,空泡消失;核开始分裂;疟色素集中较迟	似三日疟原虫,但裂殖子可多至 16 个
成熟裂殖体	虫体充满胀大的红细胞,裂殖子 12~24 个,排列不规则;疟色素集中成团	外周血不易见到。裂殖子 8~36 个,排列不规则;疟色素集中	裂殖子 6~12 个,常为 8 个,环状排列;疟色素常集中在中央	裂殖子 6~12 个,通常 8 个,常排成一环;疟色素集中在中央或一侧	似三日疟原虫,但裂殖子可多至 16 个
雌配子体	虫体圆形,占满红细胞,胞质蓝色;核小致密,深红色,偏于一侧;疟色素分散	新月形,两端较尖,胞质蓝色;核致密,深红色,位于中央;疟色素黑褐色,分布于核周围	如正常红细胞大,圆形;胞质深蓝色;核较小致密,深红色,偏于一侧;疟色素多而分散	虫体似三日疟,但稍大;疟色素似间日疟	似间日疟原虫,疟色素呈黑色颗粒状
雄配子体	虫体圆形,胞质蓝而略带红色;核大,疏松,淡红色,位于中央;疟色素分散	腊肠形,两端钝圆,胞质蓝而略带红色;核疏松,淡红色,位于中央;疟色素分布核周围	略小于正常红细胞,圆形;胞质浅蓝色;核较大,疏松,淡红色,位于中央;疟色素分散	虫体似三日疟原虫,疟色素似间日疟原虫	似三日疟原虫
被寄生的红细胞变化	除环状体外,其余各期均胀大,色淡;滋养体期开始出现较多鲜红色、细小的薛氏小点	正常或略小,可有数颗粗大紫红色的茂氏小点	正常或略小;偶见少量、淡紫色、微细的齐氏小点	略胀大、色淡、多数卵圆形,边缘不整齐;常见较多红色、粗大的薛氏小点,且环状体期已出现	

Note:

二、生活史

寄生于人体的几种疟原虫的生活史基本相同,都需要人和雌性按蚊两个宿主。在人体内先后寄生于肝细胞和红细胞内进行裂体增殖,在红细胞内除进行裂体增殖外还进行早期的配子生殖。在蚊体内完成配子生殖和孢子增殖(图 31-14)。

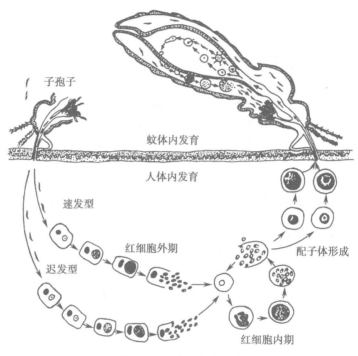

图 31-14　疟原虫生活史

1. **在人体内的发育**　疟原虫在人体内分为肝细胞的发育和红细胞内发育两个阶段:在肝细胞内增殖的称为红细胞外期(exoerythrocytic stage);在红细胞内增殖分为红细胞内期(erythrocytic stage)和配子体形成两个阶段。

(1) 红细胞外期:简称红外期,当唾液腺中带有子孢子(sporozoite)的雌性按蚊刺吸人血时,子孢子随唾液进入人体,约经 30min 后随血流侵入肝细胞,摄取肝细胞内营养,发育并进行裂体增殖,形成红外期裂殖体。成熟的红外期裂殖体内含数以万计的裂殖子。裂殖子胀破肝细胞后释放出来,一部分裂殖子被巨噬细胞吞噬,其余部分侵入红细胞,开始红细胞内期的发育。间日疟原虫完成红细胞外期的时间约 8d,恶性疟原虫约 6d,三日疟原虫为 11~12d,卵形疟原虫为 9d。

目前认为,间日疟原虫和卵形疟原虫的子孢子具有遗传学上两种不同的类型,即速发型子孢子(tachysporozoites,TS)和迟发型子孢子(bradysporozoites,BS)。当子孢子侵入肝细胞后,速发型子孢子继续发育完成红细胞外期的裂体增殖,而迟发型子孢子根据虫株的不同,需经过一段或长或短(数月至年余)的休眠期后,才完成红细胞外期的裂体增殖。在休眠期的子孢子被称之为休眠子(hypnozoite)。恶性疟原虫和三日疟原虫无休眠子。

(2) 红细胞内期:红细胞外期的裂殖子从肝细胞释放出来,进入血流后很快侵入红细胞,先形成环状体,摄取营养,生长发育,经大滋养体、未成熟裂殖体,最后形成含有一定数量裂殖子的成熟裂殖体。红细胞被胀破后,释放出裂殖子,其中一部分被巨噬细胞吞噬,其余再侵入其他正常红细胞,重复红内期裂体增殖的过程。完成一代红内期裂体增殖,间日疟原虫约需 48h,恶性疟原虫需 36~48h,三日疟原虫约需 72h,卵形疟原虫约需 48h。恶性疟原虫的早期滋养体在外周血液中经十几小时的发育后,逐渐隐匿于内脏毛细血管、血窦和其他血流缓慢处,继续发育成晚期滋养体及裂殖体,这两个时期

Note:

在外周血液中一般不易见到。

（3）配子体形成：疟原虫经几代红内期裂体增殖后，部分裂殖子侵入红细胞后不再进行裂体增殖而是发育成雌、雄配子体。恶性疟原虫的配子体主要在肝、脾、骨髓等器官的血窦或微血管里发育，成熟后始出现于外周血液中，在环状体出现后 7~10d 才见于外周血液中。

2. 在蚊体内的发育 疟原虫在蚊体内的发育包括在蚊胃内进行配子生殖和在蚊胃壁进行孢子增殖两个阶段。

当雌性按蚊叮咬疟疾患者或带虫者时，红内期疟原虫随血液被吸入蚊胃，但只有雌、雄配子体可以在此继续发育，并形成雌配子（female gamete）和雄配子（male gamete）。雄配子钻进雌配子内，受精形成合子（zygote）。合子变长能动，成为动合子（ookinete）。动合子穿过胃壁，在胃壁弹性纤维膜下形成球形的囊合子或称卵囊（oocyst）。卵囊逐渐长大，并进行孢子增殖，成熟的卵囊内含数以万计的子孢子。子孢子呈梭形，大小约为 8μm×1μm。成熟的卵囊破裂，子孢子进入蚊体腔，随蚊的血淋巴进入蚊的唾液腺内。此时，当按蚊再叮吸人血时，子孢子随唾液而侵入人体，又开始在人体内的发育。疟原虫在按蚊体内发育受多种因素的影响，如配子体的数量与活性、外界温度、湿度以及蚊媒的易感性等。在最适宜条件下，疟原虫在按蚊体内发育成熟所需时间：间日疟原虫为 9~10d，恶性疟原虫为 10~12d，三日疟原虫为 25~31d，卵形疟原虫约为 16d。

三、致病

1. 致病机制 疟原虫对人体致病的主要阶段是红内期疟原虫，原虫在红细胞内进行裂体增殖，大量破坏红细胞所致。其致病的强弱与侵入人体的疟原虫虫种、虫数和人体免疫机制有着密切的关系。

2. 临床特征

（1）潜伏期：即疟原虫子孢子侵入人体到出现临床表现前的一段时间。潜伏期长短取决于红外期裂体增殖的时间及红细胞内期裂体增殖原虫数达到发作阈值所需的时间。红细胞外期疟原虫并不引起明显的症状，只有当红外期裂殖子侵入红细胞后，经过多次红内期裂体增殖后，血液中原虫数量增加并超过一定数量时（发热阈值），才能引起疟疾发作。间日疟原虫发热阈值为每微升血含虫数 10~500 个，恶性疟原虫为 500~1 300 个，三日疟原虫约为 140 个。潜伏期的长短与进入人体的原虫种株、子孢子数量和机体的免疫力有密切关系。间日疟短潜伏期为 11~25d，长潜伏期为 6~12 个月或更长；恶性疟潜伏期为 7~27d，三日疟为 18~35d，卵形疟为 11~16d。

（2）疟疾发作（paroxysm）：典型的疟疾发作临床表现有周期性寒战、高热和出汗退热三个连续过程。发作初期，患者突然发冷，以至寒战、面色苍白、口唇青紫、皮肤呈鸡皮样，为寒战期。经 1~2h 后体温迅速上升，可达 39~40℃，患者口渴，自觉热不可耐，面色变红，皮肤灼热，持续 4~6h。高热后，进入多汗期，大汗淋漓，体温急剧下降至正常。以后每隔一定时间又开始下一轮的发作。

发作的原因是红内期裂殖体发育成熟后致红细胞破裂，大量裂殖子、原虫的代谢产物（疟疾毒素）及红细胞碎片进入血流，其中一部分被巨噬细胞和中性粒细胞吞噬，刺激这些细胞产生内源性热原质，与疟原虫的代谢产物一起作用于下丘脑体温调节中枢引起发热，引起疟疾发作。随着血内刺激物被吞噬和降解，对宿主下丘脑的体温调节中枢的刺激减弱或消失，机体通过大量出汗，体温逐渐恢复正常，机体进入发作间歇阶段。

由于红内期裂体增殖是发作的基础，因此发作呈现周期性，此周期与红内期裂体增殖周期一致。间日疟和卵形疟为 48h，恶性疟为 36~48h，三日疟为 72h。早期疟原虫增殖不同步时，发作间隔则无规律。不同种疟原虫混合感染时，发作周期也多不典型。

（3）疟疾的再燃和复发：疟疾初发停止后，患者若无再感染，仅由于体内残存的少量红内期疟原虫在一定条件下重新大量繁殖而引起的疟疾发作，称为疟疾的再燃（recrudescence）。再燃与宿主抵抗力和特异性免疫力的下降及疟原虫的抗原变异有关。疟疾复发（relapse）是指疟疾初发患者红内期疟原虫已被消灭,未经蚊媒传播感染,经过一段时间后,又出现疟疾发作,称复发。复发与肝细胞内的休眠子复苏有密切关系,恶性疟原虫和三日疟原虫只有再燃而无复发,间日疟原虫和卵形疟原虫既有再燃又有复发。

(4)贫血:疟疾发作数次后,可出现贫血,尤以恶性疟为严重。怀孕妇女和儿童最常见,流行区的高死亡率与严重贫血有关。贫血的原因与下列因素有关:①疟原虫直接破坏红细胞;②脾功能亢进,吞噬大量正常的红细胞;③骨髓造血功能受到抑制;④免疫病理的损害。疟原虫寄生于红细胞时,使红细胞隐蔽的抗原暴露,刺激机体产生自身抗体,导致红细胞的破坏。宿主产生特异抗体后,与附着在红细胞上的抗原结合,形成抗原抗体复合物,并激活补体,引起红细胞溶解或被巨噬细胞吞噬。

(5)脾肿大:患者多在发作3~4d后,脾开始肿大,长期不愈或反复感染者,脾肿大明显,可达脐下,主要是脾充血和单核/巨噬细胞增生所致。慢性患者由于脾包膜增厚,组织高度纤维化,质地变硬,虽经抗疟根治,也不能恢复到正常。

(6)凶险型疟疾:绝大多数由恶性疟原虫所致,但国内也有间日疟原虫的报道,常见于幼儿和无免疫力的成人。临床特点:病情来势凶猛,患者表现剧烈头痛、昏迷、谵妄、抽搐、惊厥高热等。昏迷及并发感染是此类患者死亡的主要原因。

(7)其他类型疟疾:如疟性肾病。多见于三日疟患者长期未愈者,主要表现为全身性水肿、腹水、蛋白尿和高血压,最终可导致肾衰。输血性疟疾是由于输入疟疾感染者的新鲜血液引起,临床表现与蚊媒途径导致的疟疾类似,但明显潜伏期较短。另外,先天性疟疾是胎盘受损后引起的垂直传播或分娩过程中母体血液污染胎儿伤口所致,病情重,病死率较成人高。

四、诊断

来自疟疾流行区或到过疟疾流行区的患者出现发热或脾肿大伴有周期发热,输血后1~2周发热者均应考虑感染本病的可能。患者周期性寒热发作是临床诊断疟疾的有力依据,需进一步确诊。

1. 病原学检查 从患者外周血液中检出疟原虫为确诊疟疾的依据。取患者外周血制作厚、薄血膜,用姬姆萨或瑞特染色,镜检发现疟原虫即可做出诊断。对恶性疟患者尤其是初发病患者,应选择发作开始时采血,可以在血片中查见环状体,在看见环状体10d后采血,可以在血片中查见配子体;而间日疟在发作后数小时至10h内采血,在血片中可查见红内期各期原虫。

2. 免疫学诊断 主要用于对疟原虫抗体、循环抗原的检测,常用方法有疟原虫抗原快速检测(RDT)胶体金法、放射免疫试验、抑制法酶联免疫吸附试验、夹心法酶联免疫吸附试验和快速免疫色谱测试卡(ICT)等。我国目前在广大流行区及基层医院多采用的是疟原虫抗原快速检测(RDT)胶体金法,对疟疾感染者进行筛选、流行病学调查和防治效果评估等。

3. 分子生物学检测 PCR技术和核酸探针已应用于疟疾的临床诊断,并显示很好的敏感性和特异性,不仅可以提高低原虫血症检出率,而且可以满足现阶段输入性疟疾病例准确诊断分型的要求,尤其是罕见三日疟原虫的鉴定。

4. 鉴别诊断 应与多种发热性疾病相鉴别,如败血症、伤寒、钩端螺旋体病、肾综合征出血热、恙虫病、胆道感染和尿路感染等。当发展为脑型疟时,应与乙型脑炎、中毒型菌痢、散发病毒性脑炎等相鉴别。参考发病季节、地区等流行病学资料对鉴别诊断有一定帮助。上述疾病的特殊临床表现以及有关的实验室检查亦有较大帮助。然而,最重要的鉴别诊断依据是确定其病原体。

五、流行与防治

1. 流行概况 疟疾呈世界性分布,约32亿人(近一半全球人口)面临疟疾风险。根据世界卫生组织(WHO)2017年公布的最新估算数据,2017年全球约有2.19亿起疟疾病例,其中43.5万人死亡,大部分疟疾病例发生在世卫组织非洲区域(2亿病例,92%),其次分别是东南亚区域(5%)和东地中海区域(2%),在撒哈拉以南非洲地区占全球疟疾负担的比重仍然过高,2015年,该地区占疟疾病例总数的 88%，疟疾死亡总数的 90%。

中国疟疾防治工作已取得了显著成效，2017 年我国首次实现本地疟疾病例零报告。但由于疟疾流行因素复杂，具有传播快、易反复的特点，以及国际商业贸易、旅游和赴非洲、东南亚等疟疾高发地区务工人员的大幅增加，加强对出入境人员疟疾的监测与管理已成为当前疟疾防控和消除工作的重点。据统计，从 2013 年起，输入性疟疾已占中国疟疾总病例数的 97% 以上，对我国消除疟疾的计划构成了严重和潜在的威胁。

2. 流行环节

（1）传染源：末梢血内含有配子体的现症患者或带虫者为疟疾的传染源。血中带红内期疟原虫的献血者也可通过供血传播疟疾。

（2）传播媒介：自然条件下，疟原虫必须经按蚊（Anopheles）传播。我国传播疟疾的按蚊有 8 种，其中分布广泛的是中华按蚊、嗜人按蚊、微小按蚊和大劣按蚊等。

（3）易感人群：除了因某些遗传因素对某种疟原虫表现出不易感的人群及高疟区婴儿可从母体获得一定的抵抗力外，其他人群对疟原虫普遍易感。儿童尤其易感。

温度、湿度、雨量和地形等自然因素对疟疾的传播有一定的作用。社会经济水平、居民受教育水平、生活习惯、卫生条件、人口流动以及医疗保健等因素对疟疾流行和控制均产生影响。

3. 防治原则 对疟疾患者应进行早期诊断和治疗，以减少其发作次数，避免死亡，并有助于减少疟疾的传播。目前的最佳治疗方法，特别是对恶性疟，是以青蒿素为基础的联合疗法。

（1）控制和管理传染源：对现症患者、复发者和带虫者进行治疗。提倡坚持应用复方制剂、联合用药的治疗原则，治疗的药物为氯喹、奎宁和青蒿酯及其衍生物等。

（2）消灭传播媒介：结合农业生产的结构调整和环境卫生综合治理，采取多种措施灭蚊。

（3）保护易感人群：流行区采取预防服药，涂擦防护剂，使用蚊帐或纱窗、纱门等，防止健康人感染疟疾。加强对出入境人员疟疾防护知识的健康教育。

4. 护理要点 疟疾发作早期规律性不明显，需详细（一天多次）准确记录患者体温，掌握发热规律；注意神经系统症状，如出现昏迷、抽搐、持续高热等症状应警惕脑型疟疾，及时降低颅内压。注意健康宣教，预防指导，主要是防蚊灭蚊。对有紧张心理、多次反复发作后常有焦虑的患者，应和患者沟通，进行心理疏导，取得患者信任并积极配合治疗，嘱患者用药必须足量、全程。

第七节　刚地弓形虫

刚地弓形虫（Toxoplasma gondii Nicolle & Manceaux,1908）是猫科动物肠道内寄生原虫，亦可寄生于人和多种动物的有核细胞内，引起人兽共患弓形虫病（toxoplasmosis）。弓形虫是孕期宫内感染导致胚胎畸形的重要病原体之一。免疫功能低下者易感，是一种重要的机会致病性原虫（opportunistic protozoan）。弓形虫与艾滋病（AIDS）的关系密切。

一、形态

弓形虫生活史过程包括速殖子、包囊、裂殖体、配子体和卵囊 5 种形态。

1. 速殖子（bradyzoite） 亦称滋养体（trophozoite），虫体呈香蕉型，大小为（4~7）μm×（2~4）μm。染色后胞质呈蓝色，胞核呈紫红色，位于虫体中央。在细胞内寄生的速殖子不断增殖，形成以宿主细胞膜包裹含数个至十多个虫体的集合体称假包囊（pseudocyst），增殖至一定数目时，胞膜破裂，速殖子释出，随血流侵入其他有核细胞（图 31-15）。

2. 包囊（cyst） 圆形或椭圆形，直径 5~100μm，外包坚韧囊壁，内含数个至上千个缓殖子（bradyzoite）。缓殖子在形态上与速殖子相似，但虫体略小。包囊多见于弓形虫病慢性发病时期或隐性感染期宿主的组织内（图 31-16）。

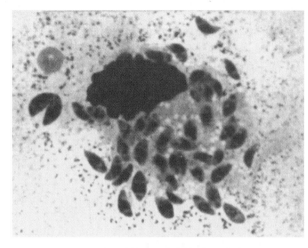

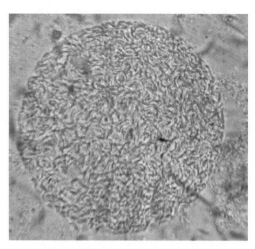

图 31-15 刚地弓形虫假包囊及速殖子　　　　　　图 31-16 弓形虫包囊及缓殖子

3. 卵囊（oocyst） 圆形或椭圆形，大小为 $10\sim12\mu m$，具有两层光滑透明的囊壁（图 31-17）。成熟卵囊含 2 个孢子囊，每个孢子囊内含有 4 个新月形子孢子（sporozoite）。

除此之外，在猫体内还有卵囊、裂殖体和配子体阶段。

二、生活史

弓形虫生活史比较复杂，全过程需要两个宿主，分别进行无性生殖和有性生殖（图 31-18）。有性生殖仅见于终宿主猫科动物小肠上皮细胞内。无性生殖阶段在中间宿主有核细胞内进行，对中间宿主选择不严格，从爬行类、鸟类到哺乳类及人均可。

1. 中间宿主体内的发育 当中间宿主人或猪等动物误食终宿主猫科动物排出的卵囊或生食含活包囊或假包囊的肉类后，子孢子、缓殖子或速殖子在小肠内孵出，侵入肠壁，经血流或淋巴循环，扩散到脑、淋巴结、肌肉、肝、心和肺等全身各组织器官的有核细胞内，

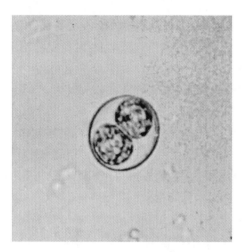

图 31-17 弓形虫卵囊

在细胞内寄居并无性繁殖形成假包囊，破裂后，释出的速殖子再侵入新的细胞，进行无性增殖，导致宿主急性弓形虫病发作。当宿主免疫功能正常时，速殖子主要在宿主脑、眼、骨骼肌等组织细胞内，繁殖速度减慢，分泌成囊物质，形成包囊。包囊在宿主体内可存活数月至数年，甚至终生。包囊是中间宿主之间、中间宿主与终宿主之间相互传播的主要形式。当孕妇在妊娠期间感染弓形虫，其血中滋养体可通过胎盘感染胎儿。

2. 终宿主体内的发育 当卵囊、包囊或假包囊被猫摄入后，在小肠逸出子孢子、缓殖子或速殖子，侵入肠黏膜上皮细胞内，进行裂体增殖。经数代增殖后，部分裂殖子发育为雌、雄配子体，经减数分裂成雌、雄配子，两者进行配子生殖形成合子，继续发育成为卵囊，并随猫粪便排出，在适宜外界条件下经 $2\sim4d$ 发育成熟具感染性。

三、致病

速殖子是弓形虫的主要致病阶段。其在有核细胞内增殖，大量破坏细胞，逸出的速殖子再侵入新的细胞，如此反复破坏，形成局部组织的坏死病灶，同时伴有以单核细胞浸润为主的急性炎症反应。

1. 致病机制 弓形虫的致病性与虫株毒力、宿主的免疫状态有关。弓形虫可分为强毒株和弱毒

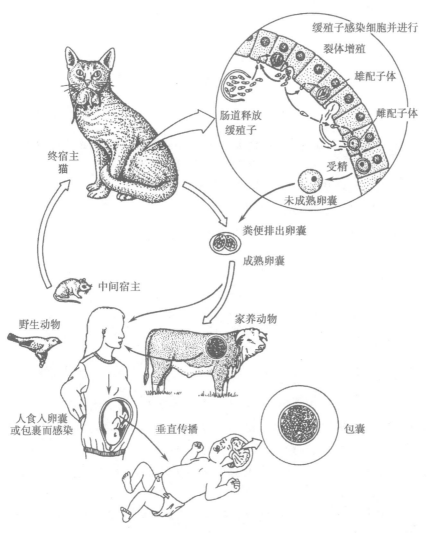

图 31-18 弓形虫生活史

株,目前国际上公认的强毒株代表为 RH 株,PRU 或 Me49 为弱毒株。

包囊内缓殖子是慢性感染致病的主要形式。包囊内缓殖子增殖而体积不断增大,挤压组织器官而导致功能障碍。如果宿主免疫力下降,包囊会破裂,缓殖子逸出,导致全身播散性感染。如艾滋病患者,都可使隐性感染转变为急性或亚急性感染,从而出现严重的全身性弓形虫病,其中多因并发弓形虫脑炎而死亡。

2. **临床表现** 人体感染弓形虫后,多数为隐性感染,仅少数发病。弓形虫病临床表现复杂,通常分为先天性弓形虫病和获得性弓形虫病。

(1) 先天性弓形虫病:是指妊娠期妇女感染弓形虫后,通过胎盘将其传播给胎儿造成胎儿的感染。在妊娠早期感染,可造成胎儿流产、早产、畸胎或死胎等;在妊娠的中晚期感染,胎儿多表现为隐性感染,在出生后数月甚至数年才出现症状,如慢性淋巴结炎、头痛、癫痫发作等症状。先天性弓形虫病中,中枢神经系统是最常受累部位,患者表现为脑积水、小头畸形、脊柱裂、精神障碍、智力低下等;其次影响器官为眼,最常见为脉络膜视网膜炎、视神经炎、视力障碍等。

(2) 获得性弓形虫病:是指出生后从外界获得的感染,大多数感染者无任何临床表现,或仅有血清特异性抗体升高。后天获得性弓形虫病病情轻重不一,免疫功能正常的宿主以急性淋巴结炎最为多见,约占 90%。免疫力低下或缺陷感染者可表现颌下和颈后淋巴结肿大、脑炎、脑膜炎、癫痫和精神异常以及视网膜脉络膜炎等。亦可有其他脏器病变,如肝炎、肌炎、心肌炎、肺炎等。弓形虫性脑炎是艾滋病患者致死的主要原因之一。

Note:

四、诊断

经常与猫等动物接触,生食或半生食动物肉类以及长期使用免疫抑制剂者,当其出现不明原因的发热、淋巴结肿大、癫痫、视力下降、经常性流产等病症时,应考虑本病感染的可能,并进行相应的病原学和免疫学检查。

1. **病原学检查**

(1) 涂片染色法:取急性期患者的体液、脑脊液、血液、骨髓和羊水,经离心取沉渣涂片,瑞特或吉姆萨染色,镜检滋养体。此法检查简便,但阳性率不高且易漏检。

(2) 动物接种或细胞培养法:将上述沉淀物接种于小鼠腹腔内,1周后抽取腹腔液镜检滋养体。如镜检阴性需盲传多次;亦可从细胞培养中发现滋养体。

2. **血清学检测**　作为弓形虫病辅助性诊断方法,常用的检测方法有 IFA、IHA、ELISA 等,临床常用的 TORCH 检测可早期筛查感染者。也可用弓形虫病特有的染色试验(DT),其原理是:活的弓形虫速殖子在有致活因子的参与下,与样本的特异性抗体作用,使虫体表膜破坏而不为亚甲蓝所染。

3. **分子生物学检测**　目前已有 PCR 及 DNA 探针技术应用于弓形虫病的检查,常用的 DNA 靶标包括 B_1 基因或 531bp 的重复序列、内部转录间隔序列(ITS-1)和 18S rDNA 序列,具有很高的敏感性和特异性,且适用于早期诊断。

五、流行与防治

弓形虫呈全球性分布,人群感染相当普遍,但多属隐性感染。据估计全球约 1/3 的人口呈抗体阳性,欧美国家感染率高,欧洲国家感染率一般为 40%~60%,个别国家高达 70%~80%。2017 年对全国抽样人群进行弓形虫血清学方法检查,我国普通人群抗体阳性率为 8.2%,孕妇为 8.6%,但癌症患者抗体阳性率高于普通人群。在中国,猫弓形虫感染率约为 24.5%。

1. **流行环节**

(1) 传染源:动物是弓形虫病的主要传染源,其中猫是本病的重要传染源。人类通过胎盘的垂直传播也具有传染源的意义。

(2) 传播途径:生食或半生食含有弓形虫活包囊和假包囊的肉类;误食被卵囊污染的食物和饮水;输血或器官移植;经胎盘传播等方式均可以感染弓形虫。

(3) 易感人群:人类对弓形虫普遍易感,胎儿、婴幼儿、肿瘤和免疫功能低下(如艾滋病等)患者是重点防护的人群。

造成弓形虫病广泛分布与感染的原因有:①包囊、卵囊、假包囊 3 个生活史期都具感染性;②弓形虫的中间宿主广泛;③虫体可在终宿主与中间宿主之间、中间宿主与中间宿主之间相互交叉传播;④包囊可长期生存在中间宿主组织内;⑤卵囊排放量大,排囊可持续 10~20d。

2. **防治原则**　加强对家畜、家禽和可疑动物的防疫与管理。加强食品和肉类的卫生检疫。加强宣传教育,不生食或半生食肉类、蛋和奶制品。孕妇应避免接触猫等动物,并定期进行产前检查,以防先天性弓形虫病的发生。

急性期患者应及时给予药物治疗,乙胺嘧啶(pyrimethamine)与磺胺类对弓形虫增殖期有抑制生长的作用,两者联合是弓形虫病的标准治疗方案,孕妇感染可首选螺旋霉素(spiromycin)进行治疗。另外,中药青蒿素及其衍生物、大蒜素、扁桃酸、金丝桃素、白藜芦醇等对弓形虫病亦有一定疗效。

3. **护理要点**　对患者及家属解释本病的发病原因,说明治疗方法和预后效果,以使患者积极配合治疗。严格执行消毒隔离。密切观察病情变化,及时发现并发症的症状和体征并配合医生积极处理。准确给予抗虫药,观察用药反应。

第八节 隐孢子虫

隐孢子虫(*Cryptosporidium sp.*)为一种人畜共患的寄生虫,广泛寄生哺乳动物类、禽类及爬行类等260多种动物,亦可寄生于人体消化道,引起隐孢子虫病(cryptosporidiasis)。寄生于人体的虫种主要是微小隐孢子虫(*C. parvum*),为机会致病的细胞内寄生原虫,免疫功能正常者感染后,腹泻呈自限性;免疫功能缺陷者呈霍乱样腹泻,甚至死亡,是导致5岁以下儿童因腹泻而死亡的第5大病因。隐孢子虫病属新发传染病,为人体6大腹泻病之一。

一、形态

成熟卵囊(oocyst)内含4个子孢子(sporozoite)和一团残留体(residual),用改良抗酸染色后,呈现玫瑰红色,圆形,大小4~6μm,有较厚的囊壁(图31-19)。

二、生活史

隐孢子虫的生活史不需要转换宿主就可完成,有裂体增殖、孢子生殖有和配子生殖三个阶段,分滋养体、裂殖体、配子体、合子及卵囊5个生活史期(图31-20)。成熟卵囊为隐孢子虫的感染阶段,人吞食被卵囊污染的食物或经呼吸道吸入尘埃中卵囊,后者在消化道释放出子孢子,子孢子黏附于肠道上皮细胞逐渐发育为滋养体,经裂体增殖产生裂殖子,裂殖子可黏附于其他肠上皮细胞继续发育。经多次无性增殖后,有部分类型裂殖体释放的裂殖子逐渐分别发育为雌、雄配子体,经有性生殖结合成合子,继而发育为卵囊。

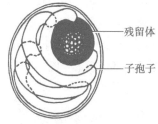

图31-19 隐孢子虫卵囊

残留体
子孢子

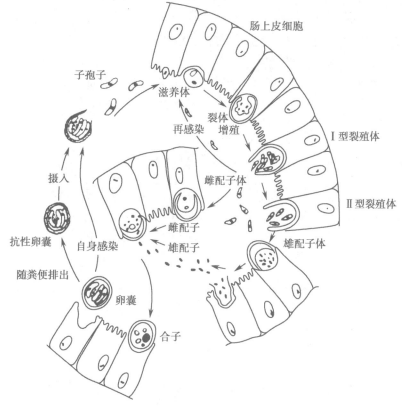

图31-20 隐孢子虫生活史

三、致病

隐孢子虫主要寄生于小肠细胞的刷状缘、由宿主细胞形成的纳虫泡内。在虫体生长发育过程中，使肠上皮细胞广泛受损，肠绒毛萎缩、变短、变粗，甚至融合和脱落，影响消化和吸收而发生腹泻。严重者病变部位可扩展到整个消化道、肺、扁桃体、胰腺和胆囊等，严重程度主要取决于宿主免疫功能和营养状况。营养不良者、恶性肿瘤或艾滋病患者感染后，虫体在其体内迅速繁殖，引起严重腹痛、腹泻，甚至死亡。临床上主要表现为急性或慢性水样腹泻，免疫功能缺陷的患者腹泻严重，并可出现似霍乱样水便。

四、诊断

对于年幼、年老体弱和免疫功能受损的水样腹泻患者，经抗生素治疗无效、并排除贾第虫感染者，应考虑有隐孢子虫感染的可能。

患者送检的粪便多数为水样便，待其自然沉淀后取底部粪便直接涂成厚片，用金胺酚-改良抗酸染色后镜检，能更清晰地显示包囊、滋养体和卵囊，提高检出率。另外，免疫层析技术以其特异、灵敏、快速的特点，广泛应用于寄生虫病原体的检测。近年来，以 PCR 为核心的分子生物学技术也逐渐应用到该类寄生虫的检测，如 RT-PCR 可以评价虫体的活力和感染性，最常采用的靶基因是热休克蛋白70基因。Western-blot 是筛查和诊断隐孢子虫病的有效方法，许多实验室以该方法作为"金标准"。

五、流行与防治

1. **流行与分布**　隐孢子虫为世界性分布，迄今世界已有74个国家、至少300个地区，都发现了隐孢子虫病。发展中国家和发达国家腹泻患者的隐孢子虫感染率分别为 4%～20% 和 0.6%～20%。高危人群如婴幼儿、免疫功能抑制者、免疫功能缺陷者的感染率高达 15%～49%，世界卫生组织（WHO）于1986年将隐孢子虫感染作为艾滋病患者的一项怀疑指标。我国大部分省区有该病例报道，腹泻患者中隐孢子虫感染率为 1.4%～13.3%。隐孢子虫所致腹泻在寄生虫性腹泻中占首位或第二位。感染隐孢子虫的人和动物都可作为传染源，人体的感染以人与人之间粪-口途径为主要传播方式。

2. **防治原则**　该病为人兽共患寄生虫病，预防上应防止患者和家畜的粪便污染食物和饮水，注意个人卫生，保护免疫功能缺陷或低下的人群。

硝唑尼特（nitazoxanide，NTZ）可用于治疗婴儿隐孢子虫感染，但不适合免疫缺陷患者隐孢子虫感染的治疗。螺旋霉素在控制感染、减轻腹泻、缓解病情等方面有一定效果。补骨脂和青蒿素合剂、大蒜素有一定的治疗效果。

案 例 1

患者，女，35岁，广东人，在澳门某酒店任职酒保。1个月前曾与丈夫到非洲莫桑比克旅游，回澳后出现反复发热、头痛等症状到医院就诊并抽血检测，血涂片见红细胞中有戒指样物质。根据患者旅游史、出现症状时间及实验室检测结果，当地将此病例列为疟疾输入性病例。患者丈夫及其同住儿子均未见出现类似病症。

问题：

1. 患者为什么会感染疟原虫？

2. 为什么患者在旅游途中没有发病？

3. 红细胞中戒指样物质的成因？有哪些方法可以区分种属？

4. 如何治疗本病？

5. 对于即将去莫桑比克旅游的朋友，为避免感染疟原虫，你有何建议？

案例 2

患者,男,20岁,农民,新疆阿图什市人。腹泻症状持续5年,每天腹泻2~3次,伴消化不良,消瘦,在当地治疗无效,赴上海中山医院就诊。血常规:白细胞$8.01×10^9$/L,中性粒细胞$3.4×10^9$/L,中性粒细胞百分比45.2%,淋巴细胞$2.0×10^9$/L,淋巴细胞百分比26.6%,嗜酸性粒细胞百分比13.2%,嗜碱粒细胞百分比1%,单核细胞$0.66×10^9$/L,血红蛋白123g/L,血小板$180×10^9$/L。疑似寄生虫感染。经检测,粪样标本呈棕色、糊状、隐血试验阴性。镜检生理盐水粪液涂片5片,见椭圆形包囊,每个低倍镜视野下平均5~6个,长约13μm,宽约8.5μm,囊壁较厚,约2μm。经碘液染色后,包囊成深棕色,镜下见包囊内有4个核偏于两侧,囊内可见轴柱,系为蓝氏贾第鞭毛虫成熟包囊。

问题:
1. 患者为什么会感染蓝氏贾第鞭毛虫?
2. 为什么患者粪便隐血试验为阴性?

思 考 题

1. 根据溶组织内阿米巴的生活史,说明对人体的危害性。
2. 根据间日疟原虫在人体的生活史过程,阐述疟疾发作、再燃及复发的机理。
3. 弓形虫对人体的危害及与优生优育的关系。
4. 杜氏利什曼原虫主要引起人体哪些器官病变及主要临床表现?
5. 为什么"旅游者腹泻"患者粪便中可见到脂肪滴?

(张 静)

第七篇

节肢动物学

医学节肢动物

32章　数字内容

学习目标

1. 掌握医学节肢动物的分类;直接危害、间接危害、发育与变态;蚊、蝇、蚤、虱、疥螨和蠕形螨的形态、生活史、生活习性、传播的疾病及防制措施。

2. 熟悉蜚蠊、毒隐翅虫、蜱的形态、生活史、生活习性、传播的疾病及防制措施。

3. 了解白蛉、恙螨、粉尘螨的形态、生活史、生活习性、传播的疾病及防制措施。

第一节　节肢动物概述

节肢动物(arthropod)种类繁多,分布广泛,占动物种类的 2/3 以上。通过直接或间接方式危害人体健康的节肢动物称为医学节肢动物(medical arthropods)。研究医学节肢动物的形态、分类、生活史、生态、危害及其防治的科学称为医学节肢动物学(medical entomology)。

一、主要特征

节肢动物的身体有许多体节构成,可分为头、胸、腹 3 部,或头部与胸部愈合为头胸部,或胸部与腹部愈合为躯干部,每一体节上有一对附肢;体表覆盖几丁质外骨骼,又称表皮或角质层;足和触角也分节,附肢的关节可活动;节肢动物头部有一对触角和一个口器,生长过程中要定期蜕皮。

二、分类

节肢动物隶属动物界节肢动物门,为无脊椎动物中最大的门类。节肢动物分十三个纲,重要的医学节肢动物分属昆虫纲、蛛形纲、甲壳纲、唇足纲以及倍足纲五个纲(表32-1),其中昆虫纲和蛛形纲在医学上最为重要。

表 32-1　常见医学节肢动物纲及特点

	昆虫纲	蛛形纲	甲壳纲	唇足纲	倍足纲
成虫虫体	虫体分头、胸、腹三部分	虫体分头胸部及腹部两部分,或头、胸、腹愈合成为颚体和躯体	虫体分头胸部和腹部	虫体窄长,背腹扁平,分头和躯干两部分	虫体呈长管形,由头及若干形状相似的体节组成
肢节	头部具触角 1 对,胸部具足 3 对,多数种类有翅 1~2 对	无翅,无触角。若虫和成虫有足 4 对,幼虫足 3 对	头胸部有触角 2 对,步足 5 对	头部有触角 1 对,躯干体节除最后 2 节外,各具足 1 对,第 1 对足变形为毒爪	头部有触角 1 对,除第一体节外,每节有足 2 对
常见种类	蚊、蝇、白蛉、蚤、虱、蜚蠊、隐翅虫等	蜱、螨类、蝎及某些蜘蛛等	淡水蟹、淡水虾、蝲蛄和剑水蚤等	蜈蚣等	马陆等
其他				螫人时,毒腺排出有毒物质伤害人体	体节内腺体分泌物常引起皮肤过敏

三、危害

医学节肢动物对人类的危害可分为直接危害和间接危害两类。

1. **直接危害**　某些种类可直接寄生于人体引起疾病,如人疥螨寄生引起疥疮。某些种类则以骚扰及叮咬吸血,影响人们工作和休息,如蚊、蚤等。有些种类则在叮咬或刺螫时释放有毒物质,致人体局部组织损伤,如蝎、蜈蚣的刺螫。还有些节肢动物,其虫体及排泄物、分泌物可为强烈过敏原,引起严重的超敏反应,如尘螨可引起过敏性哮喘等。

2. **间接危害**　凡能传播病原体的节肢动物称为病媒节肢动物(entomophilous arthropod),由其传

Note:

播的疾病称为虫媒病(arbo-disease)。虫媒病的病原体包括病毒、细菌、立克次体、螺旋体、原虫、蠕虫卵及幼虫等。节肢动物传播疾病方式可概括为两种类型:机械性传播、生物性传播。

(1) 机械性传播(mechanical transmission):病原体附着在节肢动物体表或被节肢动物吞食,其形态及数量均不改变,且仍具感染力,节肢动物对病原体仅起携带和传递作用,如蝇类传播痢疾志贺菌、溶组织内阿米巴包囊等。

(2) 生物性传播(biological transmission):病原体须在病媒节肢动物体内经过发育和/或繁殖成为感染阶段,方能随节肢动物吸血、摄食、排泄等活动而传播。生物性传播依病原体与媒介节肢动物的关系分为4种形式:

发育式:病原体在节肢动物体内只有发育而没有繁殖过程,如蚊传播丝虫病。

繁殖式:节肢动物仅为病原体繁殖场所,无发育阶段变化,如蚤传播鼠疫。

发育繁殖式:病原体在节肢动物体内不仅发育而且繁殖,如蚊传播疟疾。

经卵传递式:病原体不仅在节肢动物体内繁殖,而且能侵入卵巢,经卵传递到下一代,使其也具有感染性,如白蛉传播白蛉热。

四、发育与变态

节肢动物由卵发育至成虫的过程中,其形态结构、生理特征、生活习性等一系列变化的总和称为变态(metamorphosis)。变态基本上分两种:全变态(complete metamorphosis)与半变态(incomplete metamorphosis)。

1. **全变态**　或称为完全变态。其生活史过程分为卵、幼虫、蛹、成虫4个发育期,各期的形态、生理及生活习性完全不同,如蚊、蝇等。

2. **半变态**　或称为不完全变态。其生活史过程分为卵、幼虫、若虫、成虫4个发育期,幼虫、若虫与成虫的形态和生活习性基本相似,如虱、蜚蠊等。

五、防制

医学节肢动物的防制方法有环境治理、化学防制、生物防制、物理防制、遗传防制及法规防制。

1. **环境治理**　改造节肢动物孳生、栖息的环境,通过环境改变达到减少媒介的目的。如清除积水、修整沟渠、平整土地,消除蚊蝇等的孳生地。

2. **化学防制**　使用天然或合成的对节肢动物有毒的物质,诱杀、毒杀或趋避节肢动物。常用的杀虫剂有有机氯、有机磷、拟除虫菊酯等。

3. **生物防制**　利用天敌或其代谢物防治害虫。其特点是不污染环境,如养鱼以捕食蚊幼虫。

4. **物理防制**　利用声、光、电、热等捕杀或驱赶害虫。

5. **遗传防制**　改变害虫的遗传物质,以降低其繁殖能力或生存能力。

6. **法规防制**　通过国家制定或公布条例,以防止害虫入境。对某些重要害虫实行监管或强制性消灭。

第二节　昆　虫　纲

一、蚊

蚊(mosquito)是最重要的一类医学昆虫。全世界已知蚊种及亚种有3 250多种。我国已发现17属350多种及亚种。传播疾病的媒介蚊大多属于按蚊属、库蚊属和伊蚊属三属的蚊种。

(一) 形态与生活史

体长1.6~12.6mm,分头、胸、腹三部分。头部有复眼和触角各一对、喙一根,触角上生有轮毛。

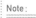
Note:

蚊喙为刺吸式口器。胸部分为前胸、中胸和后胸 3 部分。每胸生足一对,共有足 3 对。中胸生翅一对。蚊足细长,上有鳞片构成的黑白斑和环纹,为分类的重要依据。腹部由 11 节组成。雌蚊有卵巢一对,卵巢的发育有赖于蚊虫吸取动物或人的血液。卵大小通常不足 1mm。按蚊卵有浮囊,产后浮在水面;库蚊卵常粘在一起形成卵筏而浮于水面;伊蚊卵产后单个沉于水底。初孵幼虫长约 1.5mm,从卵内孵出后,在水中随着蜕皮而逐渐长大。蛹侧面观呈逗点状。在水中蚊蛹不食,但遇惊时活动敏捷,抵抗力较强。

蚊的生活史包括卵、幼虫(俗称孑孓,wiggler)、蛹(pupa)和成蚊 4 个阶段。前 3 期生活在水中,成蚊生活于陆上。蚊产卵于水中,夏季约 2d 即可孵出幼虫。幼虫需 5~8d 发育为蛹,蛹需 2~3d 羽化为成蚊(图 32-1)。

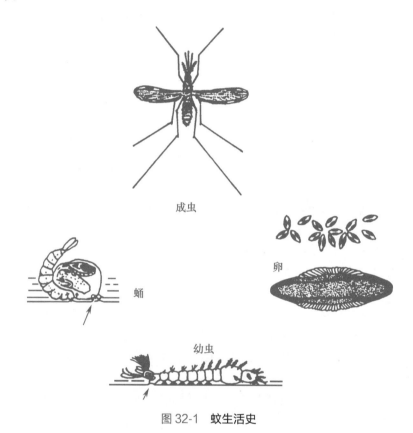

图 32-1　蚊生活史

（二）生活习性

1. **幼虫孳生地**　成蚊产卵于水。幼虫孳生地可大致分为 4 种类型:①清洁静止型水体:如稻田、池塘、灌溉沟、沼泽等处,多孳生中华按蚊和三带喙库蚊;②清洁流动型水体:如缓流的山溪,是微小按蚊孳生场所;③污水型水体:如下水道、污水沟、粪水池等处,是淡色库蚊、致倦库蚊孳生场所;④小型容器积水型水体:如树洞、缸、罐、瓶中的积水,是白纹伊蚊等孳生场所。

2. **成蚊**

（1）食性:雄蚊以植物汁液为食。多数雌蚊必须吸血才能使卵巢发育产卵。雌蚊多在羽化后 2~3d 开始吸血,一生可多次吸血和产卵。不同蚊种对宿主偏嗜性不同,有的嗜吸人血,有的嗜吸动物血液。

（2）栖息习性:雌蚊吸饱血后,即寻找比较阴暗、潮湿和避风的场所栖息。栖息场所因种而异:有的为家栖(室内消化胃血),有的为半家栖(室内短暂停留,室外栖息消化胃血),有的为野栖息(室外栖息消化胃血)。

（3）交配产卵:蚊在羽化后 1~2d 即可进行交配,通常是在未吸血之前,主要在飞舞状态下完成。

一般说来,雌蚊一生只交配一次,但能产卵多次。雌蚊交配后,一般需吸血后卵巢才能发育、产卵。雌蚊多在傍晚或清晨到水中产卵。

(4)季节消长:温度是最重要的影响因素,大多数蚊种发育繁殖温度为10~35℃。一般纬度越高,蚊虫活动和繁殖时期越短。即使在同一地区,不同蚊种季节消长也不相同。

(5)越冬:是蚊虫对冬季来临的一种生理适应。越冬蚊处于滞育状态。伊蚊多以卵期越冬;微小按蚊以幼虫越冬;库蚊多以成蚊越冬。到次年春暖时始复苏飞出吸血产卵。在热带和亚热带全年平均温度均在10℃以上的地区,蚊无越冬现象。

(三)我国主要传病蚊种及与疾病关系

蚊虫不但骚扰吸血,更重要的是传播疾病。我国由蚊为媒介传播的疾病有4种,即疟疾、丝虫病、流行性乙型脑炎和登革热(表32-2)。

表32-2　我国主要传病蚊种

	分布	形态特点	习性	传播疾病
中华按蚊	除青海和新疆以外各省(区),分布最广	成蚊灰褐色	幼虫孳生于面积较大的静水中;成蚊嗜畜血、人血,主要以成蚊越冬	疟疾和马来丝虫病
嗜人按蚊	我国北纬34°以南地区	成蚊似中华按蚊,但个体较小	幼虫孳生于多草遮荫、水质清凉而面积较大的稻田、溪沟等处。成蚊吸人血、畜血	疟疾和马来丝虫病
微小按蚊	北纬34°以南地区,主要分布于华南的山区丘陵	棕褐色小型蚊种	孳生于清洁而水流缓慢的山溪、灌溉沟渠等,嗜吸人血、牛血	疟疾
淡色库蚊与致倦库蚊	我国北方地区优势蚊种	体形中等,淡褐色	孳生于轻度污水体,以成蚊越冬	班氏丝虫病
三带喙库蚊	同中华按蚊	棕褐色小型蚊种	幼虫孳生地和成蚊栖息场所同中华按蚊,但在中小型水体和污水中亦可孳生	流行性乙型脑炎
白纹伊蚊	除内蒙古、宁夏、青海和新疆以外各省(区)	中小型蚊种,体黑有银白色斑纹	蚊在小型清洁水中如雨后的小容器中产卵,孵出幼虫,以卵越冬	登革热和乙型脑炎

(四)防制

1. **环境防制**　是灭蚊的治本措施,包括消灭幼虫孳生地,清除小容器积水以消灭白纹伊蚊。搞好城市生活污水的处理,疏通下水沟以减少库蚊的孳生。改良稻田排灌方法,采用水稻种植新技术,清除排灌沟渠的杂草可减少蚊虫的孳生。

2. **物理防制**　如装纱窗,挂蚊帐,安装电子诱蚊灯等。

3. **生物防制**　鱼类能捕食孑孓。稻田、河沟放养鱼类,公园内小型水池可放养观赏鱼类等。

4. **化学防制**　常用菊酯类药物室内喷洒,亦可用蚊香驱赶和杀灭室内蚊虫。

二、蝇

蝇(fly)俗称苍蝇。全世界已知蝇类1万多种,我国已发现1 500多种。我国主要蝇类有:舍蝇、大头金蝇、丝光绿蝇、棕尾别麻蝇和巨尾阿丽蝇。

（一）形态

成蝇体长 5~10mm,体色呈暗灰色、黑色或暗褐色,有些种类带有金属光泽,全身被有棕毛,头部可见左右 2 个大的复眼,中央有 1 对触角。大部分蝇类的口器为舐吸式,末端有膨大的唇瓣。有些蝇类的口器为刺吸式,能叮咬人畜吸血。胸部发达,有翅 1 对,足 3 对,末端有爪和爪垫各 1 对,密生细毛,可沾染并携带病毒、细菌和寄生虫等病原体。腹部可见 5 节,后为外生殖器。雄性外生殖器是蝇种类鉴定的重要依据。

（二）生活史与生活习性

1. **生活史** 蝇类生活史过程分为卵、幼虫(蛆,maggot)、蛹和成蝇 4 个阶段(图 32-2)。但少数蝇类如麻蝇亦可直接产出幼虫。夏季卵产出后 1d 即可孵化出幼虫,幼虫经 2 次蜕皮而发育为蛹。在夏秋季节,蛹一般经 3~5d 羽化为成蝇。成蝇羽化后 3~4d 雌、雄成蝇交配,一般一生仅交配一次。数日后雌蝇产卵。成蝇寿命一般为 1~2 个月。

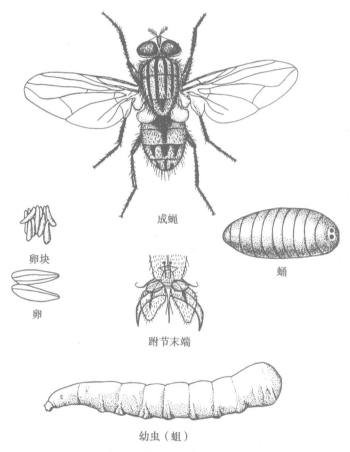

图 32-2 **家蝇各期形态及生活史**

卵块

卵

附节末端

成蝇

蛹

幼虫（蛆）

2. **生活习性**

（1）孳生地:蝇的孳生地分为粪便、垃圾、腐败的动植体。人类居住区内的蝇类适应性较强,往往对孳生地要求不太严格。

（2）食性:在我国与人类接触密切的蝇类大多为非吸血性蝇类,食物包括腐败的动植物、人类或动物的食物、分泌排泄物、创口的脓血等。蝇取食频繁,且具有边食、边吐、边排便的习性,易导致机械性传播疾病。

（3）栖息与活动:蝇的活动受光线和温度等因素的影响,夜间常停落在天花板和悬空的绳索上;白天飞入室内飞动取食。蝇善于飞翔,在 30℃时最活跃,40℃以上和 10℃以下便失去飞行能力,通常其活动范围在 1~2km 之内。

Note:

（4）季节消长与越冬：在夏秋季，蝇媒活动频繁，易传播肠道传染病。蝇一年繁殖 7~8 代。大多数蝇以蛹越冬，并可终年活动。

（三）蝇传疾病

1. 机械性传播疾病 是蝇类的主要传病方式。蝇全身多毛，且分泌黏液。蝇取食频繁，消化道可储藏大量的病原体等，且边食、边拉、边吐，增加了携带和扩散病原体的机会。蝇可机械性传播霍乱、伤寒、细菌性痢疾、脊髓灰质炎和多种肠道寄生虫病。

2. 生物性传播疾病 某些病原体需经过蝇体内的发育/繁殖而传播，如冈田绕眼果蝇是我国结膜吸吮线虫的中间宿主。

3. 蝇蛆病（myiasis） 为蝇的幼虫（蛆）寄生在人体组织或器官所引起的疾病。根据蝇蛆寄生部位不同，其所致疾病分为眼蝇蛆病、皮肤蝇蛆病、胃肠蝇蛆病、泌尿生殖道蝇蛆病及口腔、耳鼻咽喉蝇蛆病等。

（四）防制

防蝇灭蝇应采取以消除、控制蝇类孳生环境为主的综合防制措施。

1. 环境防制 搞好环境卫生，及时清除或处理生活垃圾、粪便、腐败动植物、皮毛、骨、酒糟等蝇类孳生物。

2. 物理防制 隔绝孳生地使蝇不能产卵，如实行垃圾袋装化、堆肥薄膜覆盖；使用纱门、纱窗、纱罩以防蝇类接触食物；安装电子诱蝇灯诱杀成蝇等。

3. 生物防制 采用自然界中蝇的天敌杀灭蝇类，如寄生蜂、苏云金杆菌（H-9）等能杀灭家蝇和丝光绿蝇的幼虫。

4. 化学防制 使用菊酯类药物（如氯氰菊酯）喷洒于人生活区和室内进行防蝇灭蝇活动。

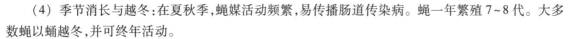

知 识 拓 展

蝇与抗菌肽

蝇及幼虫主要生长在腐物、粪便和垃圾等含有大量细菌的恶劣环境中，其体表带有许多病原菌，能传播多种疾病，但其自身却不会因为感染病原菌而引起死亡。这说明蝇对病原微生物有强大的免疫力，并能产生强效抗菌物质。研究发现这种抗菌物质是一种蛋白短肽，被命名为抗菌肽。蝇具有独特的免疫系统。蝇受到外来微生物侵害时，体内会诱导产生大量的抗菌肽进入血液和全身体液，杀死外来有害微生物，从而能抵御各种病原微生物的进攻，避免其伤害而生存下来。

在双翅目蝇类中分离到多种抗菌活性的抗菌肽，如家蝇、果蝇、绿蝇等。从家蝇中提取的抗菌肽尤其具有运用价值，理化性质稳定，对温度变化的适应能力强，甚至经冷冻或沸水浴等极端条件处理，生物活性仍然能较好保持。家蝇抗菌肽还能耐受高浓度盐溶液等高渗透压环境和较极端的酸碱溶液。家蝇抗菌肽在水中溶解度高，水溶液呈碱性，具有广谱抗菌能力，不仅能抑制细菌、真菌和病毒，甚至能杀死肿瘤细胞，更有不损伤正常人体细胞的独特优点，且无毒副作用，因此具有较好的应用前景。

三、蚤

蚤（flea）是鸟类、哺乳类和人类体表的一种寄生虫，该虫善于跳跃，俗称跳蚤。全世界已发现2 500 种和亚种，我国报告有 650 种和亚种。

（一）形态

蚤体小，体长 1~3mm，黄褐色或棕褐色。无翅，虫体两侧扁平。全身多鬃毛。足 3 对，足长而强壮,善跳跃。口器呈刺吸式。腹部可见 7 节,有背板和腹板,其上有鬃。雄蚤和雌蚤的生殖器官为分类依据。

（二）生活史与生活习性

1. **生活史**　蚤为完全变态昆虫。生活史中有卵、幼虫、蛹和成虫 4 个时期。卵长 0.4mm~2mm,椭圆形,乳白或淡黄色。幼虫经蜕皮后成茧化蛹,进一步羽化成为成虫(图 32-3)。蚤完成生活史约需一个月。

2. **生活习性**　蚤呈世界性分布。我国北方蚤类种群和数量多于南方。成蚤羽化后可立即交配吸血。雌蚤产卵于兽类的洞穴、鸟巢、人类居室、家畜圈舍,或在宿主体毛、羽毛间等。成蚤在宿主栖息地活动并在体表吸血,对宿主无严格的选择性。蚤的跳跃力很强,非常容易转换宿主。当宿主死亡变冷后,成蚤立即离开尸体寻找新的宿主,该习性具有流行病学传病意义。蚤寿命较长,耐饥。在无食物的情况下,可存活 4 个月。

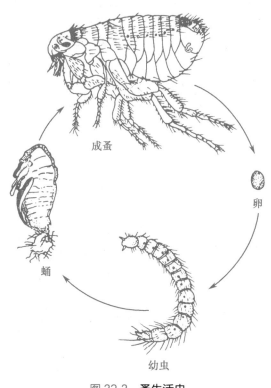

成蚤

卵

蛹

幼虫

图 32-3　蚤生活史

（三）传播疾病

蚤对人类的危害,除骚扰、吸血和寄生外,主要是传播疾病。蚤传播的最严重的疾病是鼠疫(plague),该病是人兽共患的甲类烈性传染病。当蚤吸食病鼠的血液后,鼠疫耶尔森滞留于蚤前胃增殖,堵塞食管。当蚤再次吸血时因血液不能进入胃中,导致细菌随血液回流到宿主体内,使宿主受到感染。其次是传播鼠型斑疹伤寒。该病是蚤传播莫氏立克次体引起的急性传染病。病原体在蚤消化道繁殖,随粪便排出,经叮咬后的伤口感染人体。

我国主要的传病蚤类为致痒蚤(人蚤)和印鼠客蚤。前者是鼠疫的传播媒介,也可作为某些绦虫的中间宿主;后者主要传播鼠疫和鼠型斑疹伤寒。

（四）防制

搞好环境卫生,清除蚤类孳生地。清洁饲养家畜和宠物,大力灭鼠。对蚤类孳生地采用对人体无毒的环保型杀虫剂喷洒灭蚤。

四、虱

虱(louse)为体表寄生的一类寄生虫。寄生人体的虱有两种,即人虱和耻阴虱。人虱又分为两个亚种,即人头虱和人体虱。虱为无翅昆虫,发育各期均离不开宿主体表,不但吸血骚扰人体,还能传播疾病。

（一）形态

人虱呈灰白色,体狭长,雌虱可长达 4mm 以上,雄虫略小;耻阴虱体形短而宽,形似蟹状,雌虫体长为 1.5~2.0mm。头部有触角一对,口器为刺吸式,足 3 对,末端爪尖细,有抓握器,因而能牢固地附着在人的内衣纤维、头发或阴毛上不易脱落。雌虱腹部末端呈"W"形,雄虱呈"V"形(图 32-4)。

（二）生活史

人头虱孳生于头发,产卵于发根;人体虱主要生活在贴身衣裤上,以缝隙、衣领和裤腰处多见;耻阴虱寄生在体毛较粗、较稀疏处,多见于阴毛。

虱的生活史为渐变态,包括卵、若虫、成虫 3 个时期。卵白色,长 0.9~1.0mm。若虫似成虫,但体

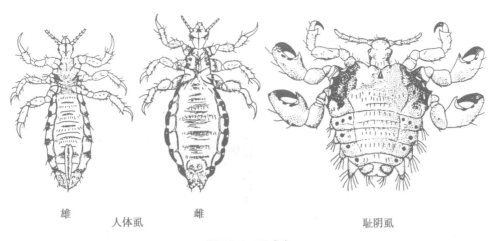

雄　　人体虱　　雌　　　　　耻阴虱

图 32-4　虱成虫

小,经 3 次蜕皮后发育为成虫,生活史需 30~40d。若虫和成虫均嗜吸人血,成虫常边吸血边排粪。由于正常人的体表温度和湿度适宜寄生,因此虱一般不会离开人体。但当宿主患病致体温升高或死亡后尸体变冷时,虱即爬离而寻找新的宿主。

人虱是通过人体的直接接触或通过衣被间接接触而传播。耻阴虱通过性行为传播,是广义的性传播疾病。

（三）与疾病的关系

1. 叮咬吸血　人被叮咬后可无明显症状,或出现小丘疹或瘀斑,局部瘙痒,抓破后可继发感染而成脓疱疮。

2. 传播疾病

（1）流行性斑疹伤寒:为普氏立克次体引起的急性传染病。虱吸食患者血液后,病原体在虱胃内繁殖,随粪便排出。人体感染主要是虱粪或压破的虱体污染皮肤伤口引起。

（2）战壕热:为立克次体引起的急性发热性疾病。虱一旦感染病原体后可终生具感染性。

（3）回归热:传染是由于虱体被碾碎后回归热疏螺旋体进入伤口所致。

（四）防制

注意个人卫生,勤洗澡换衣,避免与感染者同床。带虱衣物可用蒸煮、干热、水烫或冷冻等物理方法灭虱,或用 20% 百部酒精、0.01% 二氯苯醚菊酯霜剂涂擦毛发。对人头虱和耻阴虱可剃去感染的毛发。

五、蜚蠊

蜚蠊（roach）俗称蟑螂。全世界已知有 5 000 多种,我国记载有 240 种左右。室内常见的有 11 种。

（一）形态

成虫椭圆形,背腹扁平,呈黄褐色或深褐色,体表具油亮光泽,体长为 10~30mm。触角细长呈丝状。口器为咀嚼式。胸部有翅 2 对,前翅革质,后翅膜质,飞行能力很弱。足 3 对,强壮有力,爬行甚速（图 32-5）。

（二）生活史与生活习性

1. 生活史　蜚蠊生活史为不完全变态,其过程分为卵、若虫、成虫 3 个阶段。卵初产时成对排列于卵荚内。卵荚鞘坚硬,呈黑褐色,长约 1cm,黏附于家具等物体缝隙中。1~2 个月后卵孵化出若虫。若虫生殖器官尚未成熟,但生活习性与成虫相似,经 5~6 个龄期羽化为成虫。生活史约数月至一年。

2. 生活习性　少数蜚蠊栖息于室内温暖、食物充足的地方,如厨房、饭馆、食品加工场等,与人类

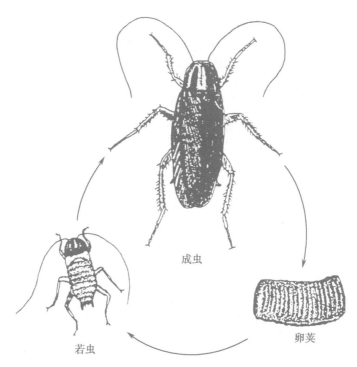

图 32-5　蟑螂形态与生活史

关系密切。成虫惧光,白天隐匿在黑暗隐蔽处,夜间活动觅食,以晚 9 时至清晨 2 时为活动高峰。蜚蠊为杂食性,嗜食淀粉或甜食、人的食物和分泌排泄物等。

（三）传播疾病

蜚蠊与蝇类相同,体表和肠道能携带多种病原体,如痢疾志贺菌、伤寒沙门菌、多种真菌、各种肠道病毒和腺病毒、脊髓灰质炎病毒、肝炎病毒,原虫包囊和蠕虫卵等。还可摄取、污染食物,啃蚀衣物、书籍等。蜚蠊可作为致敏原,引起超敏反应。

（四）防制

保持室内清洁,妥善储藏食物,搞好厨房及食品储存场所的卫生是防制的根本措施。采用对人畜低毒的菊酯类喷洒剂在室内喷洒,以杀灭室内成虫和若虫。

六、白蛉

白蛉(Sandfly)属于双翅目、白蛉亚科,是一类体小而多毛的吸血昆虫。全世界已知的白蛉有 700多种,我国约 67 种。

（一）形态

成虫体小,长 1.5~4.5mm。全身密被灰黄色细毛。头部球形,复眼 1 对大而黑;触角、下颚须各 1 对;刺吸式口器约与头等长。口腔内多有口甲和色板,咽内有咽甲。胸部多毛,背面隆起呈驼背状。翅 1 对狭长而尖,足细长有毛。腹部 10节,背面有长毛。

（二）生活史

白蛉生活史属于完全变态,发育过程经历卵、幼虫、蛹和成虫 4 个时期(图 32-6)。卵很小,产于地面泥土里以及墙缝、洞穴内。幼虫分为 4 龄,以土壤中的有机物为食,一般经 25~30d 化蛹,幼

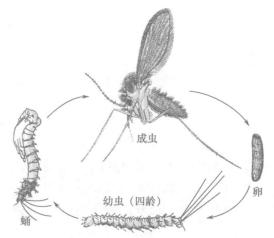

图 32-6　白蛉形态与生活史

Note:

虫蜕下的皮附于蛹尾端。蛹在适宜气温下,经 6~12d 羽化为成虫。成虫羽化后 1~2d 内即可交配。一般 21~28℃条件下从卵至成虫需 6~8 周。雄蛉交配后不久死亡,雌蛉可存活 20d 左右。

（三）生态

1. **孳生习性** 白蛉发育的早期阶段均在土壤中生活,以地表下 10~12cm 处为多见。白蛉孳生的场所有人房、畜舍、厕所、窑洞等的墙、地裂缝等处。

2. **取食习性** 白蛉羽化后,雌雄成蛉多在吸血前进行交配,一生交配 1 次。雄蛉不吸血,以植物汁液为食;雌蛉吸血兼吸植物汁液。吸血对象因蛉种而异。

3. **活动与栖息** 白蛉的活动时间多在黄昏至次日清晨。白蛉飞行能力较弱,只能作跳跃式飞行,其活动范围一般在 30m 以内。

4. **季节消长与越冬** 每年白蛉出现 3~5 个月,大多数蛉种一年繁殖 1 代,白蛉以四龄幼虫潜藏于 2.5~10cm 之内的地表浅土中越冬。

（四）与疾病的关系

白蛉除了叮人吸血外,还能传播多种疾病。在我国可传播黑热病,病原体为杜氏利什曼原虫。黑热病在我国广大流行区的主要媒介为中华白蛉,新疆为长管白蛉、吴氏白蛉和亚历山大白蛉;内蒙古和甘肃部分地区为吴氏白蛉。川北和陇南山区存在以中华白蛉为主要媒介的黑热病自然疫源地。

（五）防制原则

我国的主要种类有中华白蛉和长管白蛉等,采用以药物杀灭成蛉为主,结合环境治理和做好个人防护的综合防制措施可收到明显效果。

七、毒隐翅虫

毒隐翅虫(Paederus)大约有 600 余种,我国有 20 多种。常见的有褐足毒隐翅虫、圆胸毒隐翅虫和黑足毒隐翅虫等。

（一）形态

以褐足毒隐翅虫为例。成虫红褐色,有光泽,全身被覆细毛。体长 0.6~0.8cm,类似飞蚂蚁。头部黑色,复眼褐色,咀嚼式口器,触须 4 节。前胸背板比头略窄,呈长圆形,后部略窄。前翅特化为鞘翅。后翅膜质,静止时叠置鞘翅下,起飞时能迅速从鞘翅下展开。足粗短,末端黑色。腹部可见 8 节,末端有黑色尾须 1 对（图 32-7）。

（二）生活史

毒隐翅虫的发育过程有卵、幼虫（两龄）、蛹和成虫 4 期。多孳生在隐蔽潮湿环境内,白天栖息在杂草石下,夜间出来活动。幼虫和成虫营捕食性生活,捕食害虫。夏秋两季最常见,出现季节为 4~11 月,7~9 月为高峰。具有趋光性,喜欢围绕日光灯等飞行,以成虫越冬。

（三）致病

毒隐翅虫不蜇人,但体内有强酸性毒液,被打死后毒液会流出。隐翅虫的毒液会引起急性皮肤炎症,可伴随淋巴结肿大、发热等症状,痊愈后伤口颜色与周围皮肤可有差异。

（四）流行与防制

我国已有 13 个省、市、区有散在感染病例或爆发性流行,这些感染病例主要分布于南方地区。好发季节为夏秋季。

防护原则是环境治理和做好个人防护。隐翅虫遇到风油精时会立即死亡,在 500ml 水内加入 2~3 滴风油精会使该虫在一分半钟内死亡。

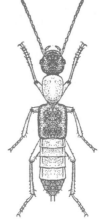

图 32-7 褐足毒隐翅虫形态

体表被隐翅虫爬过后,务必保持患处清洁,一般可自动痊愈。如皮肤触及隐翅虫体液,可用弱碱性液如苏打液、氨水处理,也可用牙膏、肥皂水等清洗皮肤,然后用清水洗净,涂抹阿昔洛韦乳膏、薄荷炉甘石洗剂或氧化锌油,一般一周左右可愈。

第三节 蛛 形 纲

一、硬蜱

硬蜱(hard tick)属硬蜱科,虫体分颚体和躯体两部分,躯体背面有甲壳质盾板。

(一)形态

硬蜱呈圆形或长圆形,体长 2~10mm,饱食后可达 30mm,多呈棕黑色或米黄色。表皮革质,背面有甲壳质盾板。颚体位于躯体前端,从背面可见。口下板腹面有纵列的逆齿(图 32-8)。雄蜱背面的盾板覆盖着整个背面;雌蜱及幼蜱和若蜱的盾板仅占背面的前部。雄蜱腹面有骨化板,生殖孔位于腹面的前半部分,肛门位于躯体的后部,常有肛沟(图 32-9)。

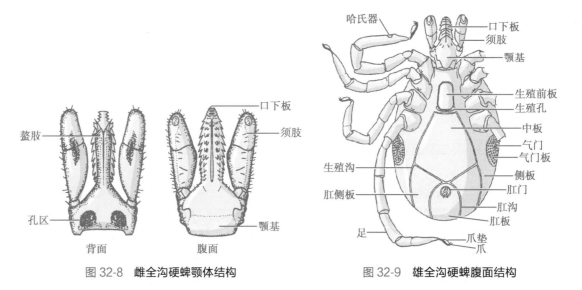

图 32-8 雌全沟硬蜱颚体结构   图 32-9 雄全沟硬蜱腹面结构

(二)生活史

硬蜱生活史过程有卵、幼虫、若虫和成虫 4 期(图 32-10)。在适宜条件下卵可在 2~4 周内孵出幼虫。幼虫饱食后经 1~4 周蜕变为若虫。硬蜱若虫只 1 期,若虫饱食后经 1~4 周蜕变为成虫。在自然条件下,硬蜱完成生活史所需时间为 2 个月至 3 年。饥饿时硬蜱寿命几个月至 1 年,吸血后寿命较短,雄蜱活月余,雌蜱产卵后 1~2 周死亡。

(三)生态与生理

1. 栖息地与产卵 硬蜱栖息于森林、草原、灌木丛等处。雌蜱一生产卵一次,饱血后在 4~40d 内全部产出,一般产卵数千粒,有些可产卵 2 万粒以上。

2. 吸血习性与宿主 硬蜱的幼虫、若虫、成虫都吸血。硬蜱各活动期仅吸血 1 次,多在白天侵袭宿主,吸血时间较长,一般需要数天,饱血后可胀大几倍至几十倍,雌蜱甚至可达 100 多倍。

硬蜱完成一代生活史需要 1 个以上宿主,宿主包括爬行类、鸟类、哺乳类和两栖类,其中有些种类侵袭人体。蜱在生活史中有更换宿主的现象,根据其更换宿主的次数可分为:①单宿主蜱:各活动期都寄生在同一宿主体上,雌蜱饱血后落地产卵,如微小牛蜱。②二宿主蜱:幼虫与若虫寄生于同一宿主,而成虫寄生另一宿主,如残缘璃眼蜱。③三宿主蜱:幼虫、若虫、成虫分别寄生于 3 个宿主体上,如全沟硬蜱。蜱媒疾病的重要媒介大多也是三宿主蜱。

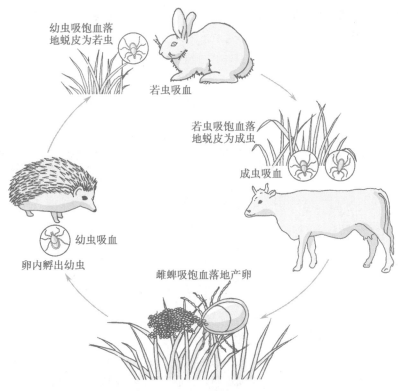

图 32-10　全沟硬蜱生活史

3. **寻觅宿主**　蜱的嗅觉很敏锐,通过感知动物的汗臭和二氧化碳主动寻觅宿主。

4. **季节消长与越冬**　蜱在不同季节的活动,取决于其种类以及自然条件,影响蜱季节消长的因素较多,如温度、湿度、土壤、植被、宿主等都可影响蜱类的季节消长及活动。在温暖地区多数蜱种在春、夏、秋季活动;在炎热地区有些种类在秋、冬、春季活动。

（四）与疾病的关系

1. **直接危害**　硬蜱在叮咬吸血时多无痛感,但是由于螯肢和口下板均刺入了宿主皮肤内,因而可造成局部的充血、水肿、急性炎症反应,也可引起继发性感染。某些蜱种在吸血过程中涎液分泌的神经毒素可导致宿主运动性纤维的传导阻滞,引起上行性肌肉麻痹,可导致呼吸衰竭而死亡,称蜱瘫痪。

2. **传播疾病**　蜱的医学重要性主要在于作为传播媒介传播疾病,称之为蜱媒病。传播的主要疾病有:森林脑炎、克里米亚-刚果出血热、Q 热、北亚蜱传斑疹伤寒、莱姆病、发热伴血小板减少综合征、人巴贝虫病及细菌性疾病,如鼠疫、布鲁菌病、土拉弗氏菌病等。

（五）防制原则

1. **环境防制**　草原地带采用牧场轮换和牧场隔离,清理禽畜圈舍,堵洞嵌缝以防蜱类孳生;捕杀啮齿动物。

2. **化学防制**　蜱类栖息及越冬场所可喷洒倍硫磷、毒死蜱和溴氰菊酯等,对家畜进行定期药浴杀蜱。在林区使用烟雾剂灭蜱。

3. **个人防护**　避免蜱的叮咬是降低感染的主要措施。进入有蜱地区要穿防护服,扎紧裤脚、袖口和领口。避免在蜱类栖息地长时坐卧。外露部位要涂擦驱避剂(驱蚊胺、邻苯二甲酸二甲酯、前胡挥发油),或将衣服用驱避剂浸泡。离开时应相互检查,勿将蜱带出疫区。

二、软蜱

（一）形态

软蜱(soft tick)颚体位于躯体腹面前部,从背面看不见。口下板的逆齿小而稀疏,躯体背面无骨

Note：

板。体表有乳突、颗粒、皱纹或圆陷窝。雄蜱生殖孔为半月形,雌蜱呈横沟状。成蜱和若蜱的足Ⅰ~Ⅱ基节之间有基节腺的开口(图32-11)。

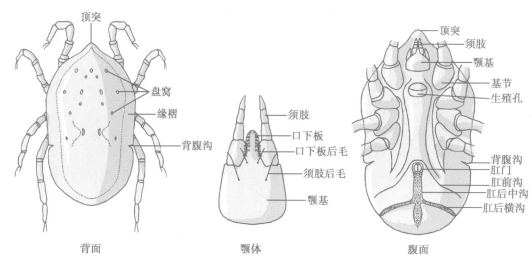

图 32-11 **软蜱形态**

（二）生活史

软蜱生活史过程有卵、幼虫、若虫和成虫4期。在适宜条件下卵可在2~4周内孵出幼虫。幼虫饱食后经1~4周蜕变为若虫。软蜱若虫通常为3~4期或更多,因种类或生活条件而异。多数软蜱完成生活史需1个月至1年。软蜱成虫一般可活5~6年,有些种类可活十几年以至20年以上。

（三）生态与生理

软蜱幼虫和各龄若虫均吸血1次,而成虫多次吸血,多在夜间侵袭宿主,吸血时间较短,一般数分钟到1h,吸血量是其体重的几倍至十几倍。软蜱属于多宿主蜱,幼虫和各龄若虫寄生在不同宿主体上,而成虫需多次更换宿主吸血。

（四）与疾病的关系

传播的主要疾病有:蜱媒回归热、土拉弗菌病、北亚蜱媒斑疹热和Q热。

（五）防制原则

软蜱孳生在禽舍、马厩和牛栏内的洞缝内,应定期清理和喷洒杀虫剂。进入有蜱地区应做好个人防护,如穿防护服、长裤长靴及防护帽等。皮肤外露部位可涂驱避剂,尽量避免长时间停留。

三、疥螨

疥螨(Sarcoptic mite)是一种寄生于宿主皮肤组织内寄生虫,导致皮肤损害引起疥疮(scabies)。寄生于人体的疥螨为人疥螨。

（一）形态

虫体微小,体长为0.2~0.5mm。成虫卵圆形,浅黄或乳白色。螯肢一对,用于啮食宿主皮肤的角质层组织。躯体背面有波浪状横纹、刚毛和皮刺。腹面有足4对,粗而短,前2对足末端具带柄的吸垫(图32-12)。

（二）生活史

疥螨生活史分为卵、幼虫、若虫和成虫4个阶段。成虫以挖掘隧道方式寄生在人体皮肤角质层内。疥螨雌雄虫于夜晚在人的皮肤表面交配,雄虫在交配后不久死亡,雌虫在隧道内产卵,经3~5d孵化为幼虫。幼虫蜕皮,经前若虫、后若虫发育为成虫。从卵发育至成虫平均约需15d。

（三）致病与诊断

疥螨寄生人体皮肤可致疥疮。受损皮肤变现为小丘疹、小水疱及隧道。隧道盲端有雌虫隐藏,为

Note:

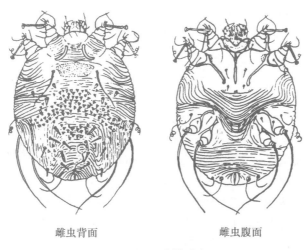

雌虫背面　　　　　　　　雌虫腹面

图 32-12　**疥螨成虫**

针头大小的灰白色小点(图 32-13)。疥疮好发于指间、前臂内侧、胸部及大腿内侧等皮肤薄嫩之处，夜间瘙痒加剧，由于剧痒搔抓，皮肤溃破后可继发感染，发生脓疮。

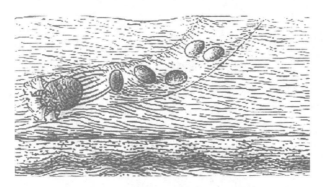

图 32-13　**疥螨寄生在隧道中的模式图**

根据接触史和临床症状可做出初步诊断。从皮肤隧道中查见疥螨则可确诊。

常用的检查方法是用消毒针尖挑破隧道尽端，取出疥螨镜检；或在患处皮肤滴上无菌矿物油，用刀片刮取皮屑镜检。亦可采用解剖镜直接检查皮损部位，发现隧道查找疥螨。

（四）流行与防治

疥疮流行广泛。感染方式主要是与患者握手、同床睡眠等直接接触，也可通过衣、被等间接方式传播。疥疮多发生在学龄前儿童及集体生活青少年中，也可发生在其他年龄组人群中。

疥疮的预防主要是加强集体宿舍、旅馆和浴室等公共场所的卫生和管理。患者应及时治疗。患者被褥应煮沸或蒸汽消毒处理，以防传播。

治疗疥疮主要是杀虫止痒，治疗并发症。常用药物有 10% 硫磺软膏，10% 苯甲酸苄酯乳剂，10% 优力肤霜剂和伊维菌素等。

四、蠕形螨

蠕形螨(demodex)是寄生在人和哺乳动物的毛囊和皮脂腺内的一种病原体。寄生在人体的有毛囊蠕形螨和皮脂蠕形螨。

（一）形态

寄生人体的两种蠕形螨形态基本相似，虫体细长呈蠕虫状，乳白色，半透明。虫体分颚体和躯体两部分。颚体位于虫体前端，其上有螯肢一对；躯体分足体和末体两部分。足体短，有 4 对粗短的足；

末体长,体表有明显的环状横纹。毛囊蠕形螨较长(0.1~0.4mm),末端钝圆;皮脂蠕形螨较短(0.1~0.2mm),末端略尖(图 32-14)。

（二）生活史

蠕形螨成虫寄生在毛囊或皮脂腺内,雌虫产出的卵约需3d 发育成幼虫,经蜕皮发育为若虫,再发育为成虫。完成一代生活史约需 15d。

蠕形螨主要寄生在皮脂腺较多的部位,如额、鼻及鼻翼两侧、头皮和外耳道等,还可寄生于颈、肩背部、胸乳部、大阴唇、阴茎和肛门周围等。毛囊蠕形螨通常群居寄生于毛囊内;皮脂蠕形螨常单个寄生于皮脂腺和毛囊中,蠕形螨以宿主上皮细胞和皮脂腺分泌物为营养。

（三）致病与诊断

蠕形螨在人群的感染率较高,感染者绝大多数无症状。蠕形螨具有致病性,其口器和足爪可对毛囊和皮脂腺产生机械性损伤。虫体的代谢产物和死亡虫体裂解物可刺激局部组织产生炎症反应。

患者临床表现为鼻尖、鼻翼两侧、颊、须眉间等处血管扩张,面部患处轻度潮红至弥漫性潮红、充血,继发红斑湿疹或红色痤疮。亦可出现小脓疱、结痂及脱屑,皮肤有痒感及烧灼感。酒渣鼻、毛囊炎、痤疮、脂溢性皮炎等患者的蠕形螨感染率显著高于健康人,可能与蠕形螨的感染有关。

蠕形螨常用的检查方法为:①透明胶纸粘贴法:晚上睡前用温水洗去面部油脂,用透明胶纸粘贴于鼻尖、鼻翼及额等部位,次晨取下胶纸,贴在玻片上镜检;②挤压涂片法:用消毒薄金属片刮取患处的皮脂分泌物,置载玻片上,加甘油或石蜡油镜检。

（四）流行与防治

在我国,人群蠕形螨的感染率从 0.8%~80% 以上不等,以 25~60 岁年龄组居多,男性感染多于女性。酒渣鼻、毛囊炎、痤疮、脂溢性皮炎、睑缘炎和外耳道瘙痒等皮肤病患者的蠕形螨感染率及感染度均明显高于正常人。

人体蠕形螨可通过直接或间接接触而感染。日常生活中的肥皂、化妆品等不能杀死蠕形螨及其虫卵。

常用的治疗药物有口服甲硝唑,同时服用维生素 B$_2$ 和外用 2% 甲硝唑霜剂涂抹面部,可获得较好效果,也可用 10% 硫黄软膏、20% 苯甲酸苄脂乳剂、二氯苯醚菊酯霜剂等药物进行治疗。

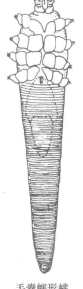
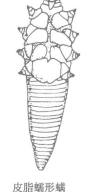

毛囊蠕形螨　　皮脂蠕形螨

图 32-14　**蠕形螨成虫**

五、恙螨

恙螨(Chigger mite)成虫和若虫营自生生活,仅幼虫营寄生生活,可寄生在家畜和其他动物体表,吸取宿主组织液,并能传播恙虫病。

（一）形态

恙螨幼虫体为寄生阶段。虫体大多椭圆形,初孵出时体长约 0.2mm,饱食后体长达 0.5~1.0mm 以上,体色为橘红、淡黄或乳白色(图 32-15)。躯体背面的前部有盾板,通常有毛5 根,中部有 2 个圆形的感器基,由此生出感器。有 2 对眼,常位于盾板两侧的眼板上,少数种类 1 对或无眼。盾板后方的躯体上有横列的背毛。足分为 6 或 7 节,足上多羽状毛。

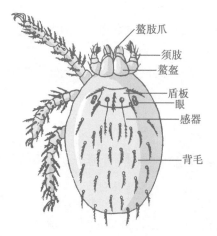

螯肢爪
须肢
螯盔
盾板
眼
感器
背毛

图 32-15　**地里纤恙螨幼虫结构**

（二）生活史

恙螨生活史过程有卵、前幼虫、幼虫、若蛹、若虫、成蛹和成虫等 7 期（图 32-16）。卵呈球形，淡黄色，直径约 0.2mm。经 2~8d 卵内幼虫发育成熟，卵壳破裂，逸出包有薄膜的前幼虫。经 7~14d 的发育，幼虫破膜而出，遇宿主即攀附寄生，经 3~5d 饱食后，坠落地面缝隙中，3~7d 后静止不动形成若蛹，蛹内若虫经 10~16d 发育成熟后，从蛹背逸出。若虫形态与成虫相似，经 10~35d 发育为成蛹，经 7~15d 蜕皮为成虫。雄虫性成熟后，产精包以细丝粘于地表，雌螨通过生殖吸盘摄取精包并在体内受精，经 18~25d 开始产卵于泥土表层缝隙中，一生可产卵数白粒，产卵后可活 1 个月左右。少数恙螨能兼孤雌生殖。成虫寿命一般为 3 个月至 2 年。

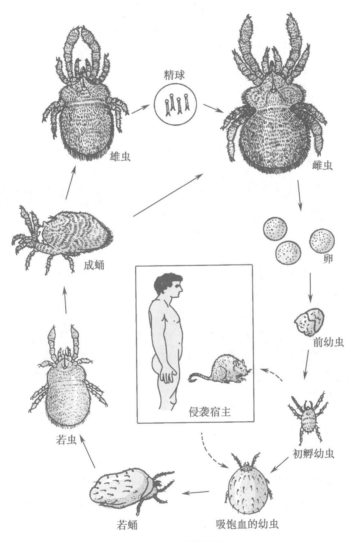

图 32-16　恙螨生活史

（三）生态

1. **活动**　恙螨幼虫活动以早晚较多，其活动范围很小，其半径一般不超过 3 米，垂直距离 10~20cm，常聚集在一起呈点状分布，称为螨岛（mite island）。多数恙螨幼虫有向光性，但光线太强时幼虫反而停止活动。

2. **分布与孳生地**　恙螨分布于世界各地温暖潮湿的地区，尤其热带雨林中更多，地形有海岛、平原、丘陵和山区。孳生在隐蔽、潮湿、多草、多鼠等场所；也可见于村镇附近的农作物区、菜园、瓦砾堆、墙角等处。

3. **宿主与食性**　恙螨幼虫的宿主范围很广泛，包括哺乳类、鸟类、爬行类和两栖类，有些种类也可侵袭人。成虫和若虫主要以土壤中的小节肢动物和昆虫卵为食，幼虫在宿主皮肤叮刺吸吮时，其螯肢刺

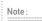

Note：

入皮肤,分泌含多种溶组织酶的唾液,溶解皮下组织,使宿主组织出现凝固性坏死,宿主皮肤在唾液周围形成一个环圈,并往深处延伸形成一条小吸管通到幼虫口中,称为茎口(stylostome)。被分解液化的组织和淋巴液通过茎口进入幼虫消化道。幼虫只饱食1次,在刺吸过程中,一般不更换部位或转换宿主。

4. **季节消长**　恙螨季节消长可受其本身的生物学特点、温度、湿度、雨量等因素影响,一般可分为三型:①夏季型,如地里纤恙螨;②春秋型,如大多数纤恙螨;③秋冬型,如小盾纤恙螨。夏季型和春秋型的恙螨多以若虫和成虫越冬,秋冬型无越冬现象。

（四）与疾病的关系

1. **恙螨皮炎**　由于恙螨幼虫的唾液能够溶解宿主皮下组织,被叮刺处有痒感并出现红色丘疹,继而形成水疱,之后形成黑褐色焦痂,有时可发生继发感染。

2. **恙虫病**　病原体是恙虫东方体,是典型的自然疫源性疾病,临床表现以发热、头痛,皮肤溃疡、焦痂,浅表淋巴结及肝、脾、淋巴结肿大为主。

3. **肾综合征出血热**　病原体属于汉坦病毒。在我国以黑线姬鼠为主要保虫宿主,小盾纤恙螨有自然感染,并可经叮咬传传播和经卵传递。

（五）防制原则

1. **环境防制**　灭鼠,堵塞鼠洞,填平坑洼,保持干燥,定期铲除住地杂草与灌丛。

2. **化学防制**　在人、鼠经常活动的地方及恙螨孳生地,可喷洒敌敌畏、倍硫磷、氯氰菊酯和溴氰菊酯和残杀威等。

3. **个人防护**　不要在溪沟边草地上坐卧休息。野外工作时要扎紧衣裤口,外露皮肤可涂避蚊胺、避蚊酮、香茅油、玉桂油等,或将衣服用驱避剂浸泡。

六、尘螨

与人类过敏性疾病有密切关系的主要是屋尘螨、粉尘螨和小角尘螨。

（一）形态

尘螨(dust mite)长椭卵圆形,乳黄色,体长0.17~0.50mm(图32-17)。躯体表面有细密或粗皱的皮纹和少量刚毛。躯体背面前端有狭长的前盾板。雄螨背面后部有一块后盾板,其两侧有一对臀盾。外生殖器位于腹面正中,雌螨为产卵孔,雄螨为阳茎,其两侧有两对生殖乳突,雌螨具交合囊位于躯体后端。肛门靠近后端,呈纵行裂孔,雄螨菱形肛区两侧有一对肛吸盘。足4对,基节形成基节内突,跗节末端具爪和钟罩形爪垫各1个。

（二）生活史

发育过程有卵、幼虫、第一若虫、第三若虫和成虫5期,无第二若虫。卵长椭圆形,乳白色;卵经8d孵出幼虫。幼虫、第一若虫和第三若虫在发育过程中各经5~12d静息期和2~3d蜕皮期。蜕变的成虫1~3d内进行交配。雌虫每天产卵1~2个,一生产卵20~40个,多的可达200~300个;产卵期为一个月左右。在适宜条件下完成一代生活史需20~30d。雌螨存活100~150d,雄螨存活60~80d。

（三）生态

尘螨分布广泛,营自生生活。以人和动物皮屑、面粉、棉籽饼、霉菌等粉末性食物为食。尘螨生长繁殖的适宜温度为17~30℃,相对湿度80%左右,10℃以下发育和活动停止,相对湿度低于32%可导致成螨死亡。尘螨主要通过携带散布。

（四）与疾病的关系

尘螨的代谢产物和死亡虫体的分解产物等是过敏原,引起人体超敏反应。常有家族过敏史或个人过敏史。临床表现有:

1. **螨性哮喘**　是尘螨过敏性疾病中危害最大的一种,常突然、反复发作。发作时往往症状较重而持续时间较短,并可突然消失。春秋季好发,少数病例可终年发病。

2. **过敏性鼻炎**　表现为鼻塞,流清水鼻涕,连续喷嚏和鼻内奇痒,部分患者兼有流泪、头痛。检查时可见鼻黏膜苍白水肿,鼻涕中有较多嗜酸性粒细胞。接触过敏原可突然发作,离开过敏原后症状较快消失。

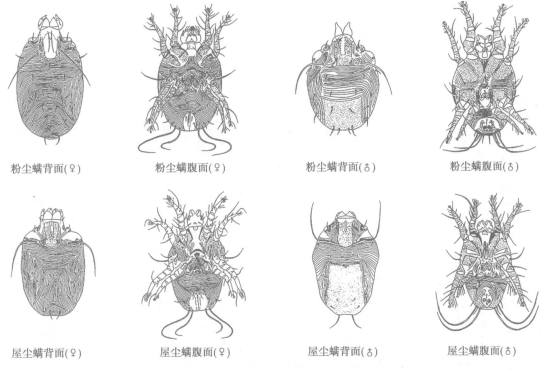

粉尘螨背面(♀)　　　粉尘螨腹面(♀)　　　粉尘螨背面(♂)　　　粉尘螨腹面(♂)

屋尘螨背面(♀)　　　屋尘螨腹面(♀)　　　屋尘螨背面(♂)　　　屋尘螨腹面(♂)

图 32-17　屋尘螨和粉尘螨成虫形态模式图

3. **特应性皮炎**　婴儿特应性皮炎多见于面部,表现为湿疹;成人多见于肘窝、腋窝、腘窝等皮肤细嫩处,表现为湿疹和苔藓样变。

4. **慢性荨麻疹**　表现为一过性风团,时发时愈。

（五）实验诊断

可通过详细询问病史和尘螨抗原皮试确诊。询问病史如过敏史、发病季节、典型症状及生活在潮湿多尘的环境等。实验诊断常用的免疫诊断方法有皮内试验、黏膜激发试验、皮肤挑刺试验、酶联免疫吸附试验等。

（六）流行与防制

尘螨呈世界性分布,在国内分布极为广泛,以温暖潮湿的地区为多。近年来螨过敏性疾病的发生率急剧上升。尘螨性过敏发病因素较多,通常与地区、职业、接触和遗传因素有关。儿童发病高于成人。

防治原则主要是注意清洁卫生,经常清除室内尘埃,勤洗衣物,勤晒被褥床垫;卧室、仓库要保持通风、干燥、少尘。也可使用杀螨剂,如尼帕净、虫螨磷和苯甲酸苄脂等灭螨。治疗主要用尘螨浸液的脱敏疗法,发作时也可用抗过敏药物及其他药物进行对症治疗。

案 例 1

患者,女,49岁,鬃尾厂工人。因发热,多处出现游走性肿块和皮疹,伴有疼痛和瘙痒8个月而就诊。患者2个月来右耳前、左乳突部、左肩、左胸、左腰、左踝上部出现结节,有痛感,并出现溃疡。曾自行从左胸和左腰部挤出3条虫,另自动爬出2条。检查:左肩和左腰各有5cm×9cm和7cm×8cm红肿块,中央有小溃疡。其余部位溃疡已愈合,有色素沉着。未做特殊处理而自愈。

问题:

1. 根据案例所述,应首先考虑的诊断是什么病?其理由是什么?

2. 引起该病的主要蝇种有哪些?

案 例 2

患者,男,73岁,农民,2020年4月11日,因现耳后肿块、自觉发热就诊于某医院急诊外科,经CT检查未发现异常,体温正常。4月13日,病例因恶心、呕吐等胃肠不适前往村卫生室就诊,体温37.3℃,给予左氧氟沙星、柴胡注射液、复方氨林巴比妥注射液点滴治疗;4月14日体温37.3℃,仍有恶心、呕吐,伴有腹泻,为稀水样便,贫血貌,新增天麻素针剂、蒙脱石散点滴治疗。4月15日症状无好转,体温39℃当天上午前往该市人民医院发热门诊就诊,体温37.2℃,拟"感染性腹泻"收治感染科。

既往有蜱虫叮咬史,具体时间不详,自行摘除叮咬的蜱虫后,未出现不适。

4月15日查血常规示:血小板25×10^9/L,白细胞1.0×10^9/L,中性粒细胞0.6×10^9/L,淋巴细胞0.3×10^9/L,4月17日查血常规示:血小板17×10^9/L,白细胞1.4×10^9/L,中性粒细胞1.2×10^9/L,淋巴细胞0.2×10^8/L,初步诊断"感染性发热;流行性出血热? 伤寒?"。

4月17日行肥达凝集试验、流行性出血热病毒抗体检测,结果为伤寒O和H抗体均阴性,甲、乙、丙型副伤寒抗体均阴性,汉坦病毒IgG和IgM抗体均阴性。由于病例血小板及白细胞严重下降,肝肾功能异常,病情危重,于4月17日转至市中心医院治疗,查血小板14×10^9/L,白细胞2.59×10^9/L,嗜中性粒细胞61.4%,超敏C反应蛋白28.2mg/L。予哌拉西林他唑巴坦抗感染,补液对症治疗。

4月18日将血标本送至该市疾病预防控制中心检测布尼亚病毒(SFTSV)核酸,结果为阳性。因病情严重,于4月18日23时死亡。

问题:

1. 根据案例所述,应首先考虑的诊断是什么病? 其理由是什么?

2. 引起该病的主要蜱种是什么?

思 考 题

1. 试比较蚊传播丝虫病和疟疾的异同。

2. 跳蚤有哪些形态结构和生活习性适合传播"黑死病"?

3. 苍蝇有哪些形态结构和生活习性适合传播疾病?

(刘 彦)

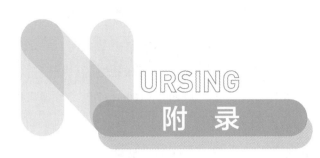

附 录

一、常见传染病的潜伏期、隔离期与观察期

病名	潜伏期		隔离期	接触观察期及处理
	常见	最短至最长		
甲型病毒性肝炎	30d 左右	15~50d	自发病之日起隔离 3 周	密切接触者检疫 45d,每周检查 ALT1 次,以便早期发现;观察期可注射丙种球蛋白。接触后 1 周内应用有效
乙型病毒性肝炎	60~90d	30~180d	急性期最好隔离至 HBsAg 阴转。恢复期不阴转者按 HBsAg 携带者处理。有 HBV 复制标志的患者,应调离接触食品、自来水或幼托工作,不能献血	急性肝炎密切接触者应医学观察 45d 并进行乙肝疫苗注射,幼托机构发现患者后的观察期间,不办理入托、转托手续。疑诊肝炎的幼托和饮食行业人员,应暂停原工作
丙型病毒性肝炎	60d	15~180d	急性隔离期至病情稳定。饮食行业与幼托人员病愈后需 HCV RNA 阴转方能恢复工作	同乙型病毒性肝炎
丁型病毒性肝炎		4~20 周	隔离至 HDV RNA 及 HDV 抗原阴转	同乙型病毒性肝炎
戊型病毒性肝炎	6 周	2~9 周	自发病之日起隔离 3 周	急性戊型病毒性肝炎具有自限性,无需特殊治疗,可采取支持疗法和对症治疗
脊髓灰质炎	5~14d	3~35d	自发病之日起隔离 40d。第 1 周为呼吸道及消化道隔离,第 2 周以后为消化道隔离	密切接触者医学观察 20d。观察期可用活疫苗进行快速免疫
霍乱	1~3d	数小时~6d	腹泻停止后 2d,粪便培养隔日 1 次,连续 3 次阴性即可解除隔离	密切接触者或疑似患者应医学观察 5d,并连续粪便培养 3 次,若阴性可解除隔离观察

续表

病名	潜伏期		隔离期	接触观察期及处理
	常见	最短至最长		
细菌性痢疾	1~3d	数小时~7d	急性期症状消失,粪便检查阴性后,再连续 2 次培养阴性可解除隔离	医学观察 7d,饮食行业人员观察期间应送粪便培养 1 次,阴性者解除观察
伤寒	8~14d	3~60d	临床症状消失后每 5d 粪便培养 1 次,连续 2 次阴性解除隔离。无培养条件时体温正常 15d 解除隔离	密切接触者医学观察:伤寒 23d,副伤寒 15d。饮食行业人员观察期间粪便培养 1 次,阴性方能恢复工作
甲、乙型副伤寒	6~10d	2~15d		
丙型副伤寒	1~3d	2~15d		
沙门菌食物中毒	2~24h	数小时~3d	症状消失后连续 2~3 次粪便培养阴性,可解除隔离	同食者医学观察 1~2d
麻疹	8~12d	6~18d	隔离期自发病之日起至退疹时或出疹后 5d,合并肺炎者至出疹后 10d	未接种疫苗的密切接触的儿童医学观察 21d,并使用丙种球蛋白。曾接受被动免疫者医学观察 28d
水痘	14~16d	10~24d	隔离至水痘疱疹完全结痂,但不得少于发病后 14d	医学观察 3 周,免疫力低者可应用丙种球蛋白
流行性腮腺炎	14~21d	8~30d	隔离至腮腺肿大完全消退,约 3 周	成人一般不检疫,但幼儿园、托儿所及部队密切接触者医学观察 3 周
风疹	18d	14~21d	隔离至出疹后 5d	密切接触者医学观察 21d
猩红热	2~5d	1~12d	隔离至发病后 7d,或症状消失后咽拭子培养连续 3 次阴转	密切接触者隔离观察 1 周,采用青霉素或磺胺类药物预防
流行性脑脊髓膜炎	2~3d	1~10d	隔离至症状消失后 3 周,但不少于发病后 1 周	医学观察 7d,密切接触的儿童可服用磺胺药预防
白喉	2~4d	1~7d	隔离至症状消失后 2 次鼻咽分泌物培养阴性	医学观察 7d
百日咳	7~10d	2~20d	隔离至痉咳发生后 30d 或发病后 40d	医学观察 21d。观察期间幼儿可用红霉素等预防
严重急性呼吸综合征(SARS)	4~7d	2~21d	隔离期 2~4 周	接触者隔离 3 周,流行期来自疫区人员医学观察 2 周
新型冠状病毒肺炎(COVID-19)	3~7d	最长不超过 14d	隔离期 2~4 周,患者隔离至治愈并核酸检测阴性	密切接触者或疑似近距离接触者均进行居家隔离医学观察 14d
流行性乙型脑炎	10~14d	4~21d	隔离至体温正常	接触者不检疫
流行性出血热	7~14d	4~46d	隔离期 10d	不检疫
登革热	5~8d	3~19d	隔离至发病后 7d	不检疫
艾滋病	15~60d	9d~10 年以上	HIV 感染者及患者均应隔离至病毒或 P24 核蛋白从血液中消失,不能献血	密切接触者或性伴侣应医学观察 2 年

续表

病名	潜伏期		隔离期	接触观察期及处理
	常见	最短至最长		
狂犬病	4~8 周	5d~10 年以上	病程中隔离治疗	被病犬或狼咬伤者应进行医学观察,观察期间应注射免疫血清及狂犬病疫苗(同时注射破伤风疫苗)
炭疽	1~5d	12h~12d	皮肤炭疽隔离至创口痊愈,痂皮脱落。其他类型患者症状消失后,分泌物或排泄物连续培养 2 次阴性方能解除隔离	密切接触者医学观察 8d
淋病	2~10d		患病期间性接触隔离	对性伴侣进行检查,阳性者进行治疗
梅毒	2~4 周	10~90d	不隔离	性伴侣定期检查观察
急性出血性结膜炎	2~3d	14h~6d	隔离至症状消失	不检疫
破伤风	7~14d	2d~数月	不隔离	不检疫
间日疟疾	13~15d	2d~1 年	病室应防蚊、灭蚊	密切接触者应防蚊叮咬
三日疟疾	24~30d	8~45d		
恶性疟疾	7~12d			

二、临床常见标本中可能分离到的病原生物

病原体	血液	尿	粪便	鼻咽拭子或咽漱液	痰或支气管、肺泡灌洗液	脑脊液	脓汁	阴道分泌物	骨髓
金黄色葡萄球菌	+		+			+	+		
链球菌	+			+		+*	+		
肺炎链球菌	+				+	+	+		
脑膜炎奈瑟菌	+			+		+			
淋病奈瑟菌		+						+	
大肠埃希菌	+	+	+**			+	+		
志贺菌			+						
沙门菌	+	+	+						+
霍乱弧菌			+						
副溶血弧菌			+						
产气荚膜梭菌			+				+		
肉毒梭菌			+						
无芽胞厌氧菌	+						+		
布鲁菌	+								+

Note:

续表

病原体	血液	尿	粪便	鼻咽拭子或咽漱液	痰或支气管、肺泡灌洗液	脑脊液	脓汁	阴道分泌物	骨髓
流感嗜血杆菌	+			+	+	+	+		
铜绿假单胞菌	+	+			+		+		
嗜肺军团菌					+				
白喉棒状杆菌				+					
结核分枝杆菌		+	+		+	+	+		
肺炎支原体				+	+				
溶脲脲原体		+							
沙眼衣原体		+***							
肺炎衣原体				+	+				
立克次体	+								
钩端螺旋体	+	+				+			
梅毒螺旋体							+△		
伯氏疏螺旋体	+	+				+			
衣氏放线菌					+		+		
白假丝酵母菌					+		+	+	
新生隐球菌					+	+	+		
流感病毒 A、B				+					
肠道病毒			+	+					
轮状病毒			+						
腺病毒			+#	+					
甲型肝炎病毒			+						
戊型肝炎病毒			+						
汉坦病毒	+								
单纯疱疹病毒				+		+		+	
巨细胞病毒		+		+				+	
人类免疫缺陷病毒	+					+			+
溶组织内阿米巴			+						
杜氏利什曼原虫									+
蓝氏贾第鞭毛虫			+						
阴道毛滴虫		+						+	
疟原虫	+								
弓形虫						+			+
隐孢子虫			+						
卡氏肺孢子虫					+				

续表

病原体	血液	尿	粪便	鼻咽拭子或咽漱液	痰或支气管、肺泡灌洗液	脑脊液	脓汁	阴道分泌物	骨髓
结肠小袋纤毛虫			+						
华支睾吸虫			+						
布氏姜片吸虫			+						
肝片吸虫			+						
卫氏并殖吸虫			+		+				
日本血吸虫			+						
猪带绦虫			+						
牛带绦虫			+						
蛔虫			+						
钩虫			+						
鞭虫			+						
蛲虫			+						
丝虫	+								

注：*B 群链球菌；**引起腹泻的大肠埃希菌；***指引起泌尿生殖道感染时；△尤指下疳渗出液；#指肠道腺病毒。

三、常见病原菌和寄生虫所致主要疾病一览表

常见病原菌	所致主要疾病
球菌	
葡萄球菌	化脓性感染；败血症；食物中毒；假膜性肠炎；烫伤样皮肤综合征，中毒性休克综合征
乙型溶血性链球菌	化脓性感染；猩红热；风湿热；急性肾小球肾炎
甲型溶血性链球菌	感染性心内膜炎
B 群链球菌	新生儿败血症；化脓性脑膜炎
肺炎链球菌	大叶性肺炎
脑膜炎奈瑟菌	流行性脑脊髓膜炎
淋病奈瑟菌	淋病
肠道杆菌	
大肠埃希菌	肠外化脓性感染；腹泻
志贺菌属	细菌性痢疾
沙门菌属	伤寒和副伤寒；食物中毒；败血症
弧菌属	
霍乱弧菌	霍乱
副溶血性霍乱	食物中毒

Note:

续表

常见病原菌	所致主要疾病
厌氧芽胞梭菌	
破伤风梭菌	破伤风
产气荚膜梭菌	气性坏疽;食物中毒
肉毒梭菌	食物中毒
无芽胞厌氧菌	化脓性感染;败血症
白喉棒状杆菌	白喉
结核分枝杆菌	结核
麻风分枝杆菌	麻风
放线菌属	放线菌病
动物源性细菌	
布鲁菌属	波浪热
鼠疫耶尔森菌	鼠疫
芽胞杆菌属	
炭疽芽胞杆菌	炭疽
蜡样芽胞杆菌	食物中毒
其他细菌	
流感嗜血杆菌	急性化脓性感染;继发性炎症感染
百日咳鲍特菌	百日咳
幽门螺杆菌	慢性胃炎;消化性溃疡;胃癌
嗜肺军团菌	流感样型和肺炎型军团病
铜绿假单胞菌	化脓性感染;败血症
支原体	
肺炎支原体	原发性非典型性肺炎
溶脲脲原体	尿道炎
立克次体	
普氏立克次体	流行性斑疹伤寒
斑疹伤寒立克次体	地方性斑疹伤寒
恙虫病立克次体	恙虫病
Q 热柯克斯体	Q 热
衣原体	
沙眼衣原体	沙眼;泌尿生殖道感染;包涵体结膜炎
肺炎衣原体	呼吸道感染
螺旋体	
钩端螺旋体	钩体病
梅毒螺旋体	梅毒
伯氏疏螺旋体	莱姆病

续表

常见病原菌	所致主要疾病
原虫	
溶组织内阿米巴	阿米巴痢疾;阿米巴肝脓肿;阿米巴肺脓肿
杜氏利什曼原虫	内脏利什曼病;皮肤型利什曼病;贫血
蓝氏贾第鞭毛虫	腹泻
阴道毛滴虫	滴虫性阴道炎;滴虫性尿道炎
疟原虫	疟疾;贫血;脾肿大;脑型疟
弓形虫	流产;早产;死产;畸形;脑积水;弓形虫脑炎;弓形虫脑膜脑炎;视网膜脉络膜炎
隐孢子虫	腹泻
结肠小袋纤毛虫	腹泻
吸虫	
华支睾吸虫	肝吸虫病;胆管炎;胆囊炎;胆结石;肝炎
布氏姜片吸虫	姜片虫病
肝片吸虫	片形吸虫病;损伤性肝炎;胆管炎
卫氏并殖吸虫	肺吸虫病;异位损害可致腹型、皮下包块型或脑脊髓型并殖吸虫病
斯氏狸殖吸虫	幼虫移行症
日本血吸虫	血吸虫病;晚期可致肝硬化;重度感染时可致肺、脑异位损害
绦虫	
猪带绦虫	猪带绦虫病;囊虫病
牛带绦虫	牛带绦虫病
细粒棘球绦虫	棘球蚴病(肝、肺、脑)
线虫	
蛔虫	肠蛔虫病;严重并发症为蛔虫性胆管炎、蛔虫性阑尾炎、肠梗阻
钩虫	钩蚴性皮炎;消化道炎症;贫血
鞭虫	鞭虫病
蛲虫	蛲虫病;异位寄生可致蛲虫性阑尾炎、蛲虫性泌尿生殖道炎症
丝虫	淋巴管炎;淋巴结炎;丹毒样皮炎、象皮肿、乳糜尿、睾丸鞘膜积液
昆虫	
疥螨	疥疮
蠕形螨	可加重酒渣鼻、痤疮和脂溢性皮炎程度
蝇	蝇蛆症

四、我国人工免疫常用的生物制品

名称	性质	接种对象	接种方法	免疫期与复种
流行性脑脊髓膜炎疫苗	A 群荚膜多糖	15 岁以下儿童	皮下注射,1 次	免疫期 0.5~1 年,每 3 年复种 1 次
伤寒 Vi 多糖疫苗	Vi 多糖	易感人群	肌注 1 次	免疫期 2 年

续表

名称	性质	接种对象	接种方法	免疫期与复种
卡介苗	减毒活疫苗	初生儿及结核菌素试验阴性的儿童	皮内注射	免疫期 5~10 年,7 岁、12 岁(农村)复种
钩端螺旋体疫苗	外膜双价(赖型和七日热型)菌苗	流行地区 7~60 岁人群	皮下注射,2 次,间隔 7~10 天	1 年后复种
百白破无细胞菌苗	类毒素与灭活菌苗	3 月龄小儿	皮下注射,连续 3 次,即 3、4、5 月龄,2 岁时再第 4 次接种	免疫期:白喉 3~5 年;破伤风 5~10 年,复种:白喉每 5 年 1 次;破伤风每 10 年 1 次
麻疹疫苗	减毒活疫苗	8 月龄以上易感者	皮下注射	免疫期 4~6 年左右,7 岁时加强 1 次
风疹疫苗	减毒活疫苗	重点为 10~14 岁少女	皮下注射	维持 10~20 年
脊髓灰质炎三型混合疫苗	减毒活疫苗	2 月龄小儿	口服,连服 3 次,即 2、3、4 月龄	免疫期 3~5 年,4 岁加强 1 次
甲型肝炎疫苗	减毒活疫苗	1 岁以上儿童/成人	皮下注射	
乙型肝炎疫苗	酵母表达基因工程疫苗	新生儿及易感者	肌注,连续 3 次,首次应在生后 24 小时,后为 1、6 月龄	免疫期 5 年,每 5 年加强注射 1 次
流行性乙型脑炎疫苗	地鼠肾细胞灭活疫苗	6 个月至 10 岁	皮下注射,连续 2 次,间隔 7~10 天	免疫期 1 年,每年加强 1 次
	减毒活疫苗	1 周岁以上儿童	皮下注射,连续 2 次,当年和次年	免疫期至少 4 年
狂犬病疫苗	地鼠肾细胞灭活疫苗	被狂犬等动物咬伤者	肌注,咬伤当日和 3、7、14、30 日连续接种	免疫期 3 个月,若超过 6 个月再被咬伤,则需再次全程免疫
布鲁菌疫苗	减毒活疫苗	畜牧、兽医、屠宰、皮毛加工、疫区防疫及有关实验室人员	皮肤划痕	免疫期 1 年,需每年接种 1 次
炭疽疫苗	减毒活疫苗	畜牧、兽医、屠宰、皮毛加工及有关人员	皮肤划痕	免疫期 1 年,需每年接种 1 次
吸附精制白喉类毒素	类毒素	6~12 岁青少年	皮下注射 2 次,间隔 4~8 周。第 2 年加强 1 次	免疫期 3~5 年,每 3~5 年加强 1 次
吸附精制破伤风类毒素	类毒素	发生创伤机会较多人群	肌内注射 2 次,间隔 4~8 周。第 2 年加强 1 次	免疫期 5~10 年,每 10 年加强 1 次
精制白喉抗毒素	抗毒素	白喉患者,密切接触且易感者	治疗用 3 万~10 万单位肌内或静脉注射,预防用 1 000~2 000 单位皮下或肌肉注射	免疫期 3 周

续表

名称	性质	接种对象	接种方法	免疫期与复种
精制破伤风抗毒素	抗毒素	破伤风患者及创伤后的危险个体	治疗用2万~10万单位肌内或静脉注射,预防用1 500~3 000单位皮下或肌内注射	免疫期3周
乙型肝炎免疫球蛋白	免疫球蛋白	HBsAg阳性母亲所生婴儿;医源性或意外受HBsAg阳性血污染者	生后24小时内和2个月龄各肌内注射1次,每次1ml(100U)。其他情况立即肌内注射5ml	免疫期2个月
人丙种球蛋白	球蛋白	丙种球蛋白缺乏症患者,麻疹或甲型肝炎密切接触者	肌内注射	免疫期3周

URSING

中英文名词对照索引

A

B

Note :

D

Note:

Note:

Note:

J

Note:

Note:

M

Note：

Note:

Note：

Note:

Note:

Note:

Z

Note:

NURSING 参考文献

[1] 黄敏,吴松泉.医学微生物学与寄生虫学[M].4版.北京:人民卫生出版社,2017.

[2] 李凡,徐志凯.医学微生物学[M].9版.北京:人民卫生出版社,2018.

[3] 沈关心,徐威.微生物学与免疫学[M].8版.北京:人民卫生出版社,2017.

[4] 罗恩杰.病原生物学[M].6版.北京:科学出版社,2020.

[5] 李兰娟.传染病学[M].3版.北京:高等教育出版社,2018.

[6] 李明远,宝福凯.医学微生物学[M].2版.北京:科学出版社,2017.

[7] 肖纯凌,吴松泉.病原生物学和免疫学[M].8版.北京:人民卫生出版社,2018.

[8] 诸欣平,苏川.人体寄生虫学[M].9版.北京:人民卫生出版社,2018.

[9] 朱慧慧,黄继磊,诸廷俊,等.2017年全国土源性线虫感染监测数据分析[J].中国寄生虫学与寄生虫病杂志,2019,37(1):12-17.

[10] 孙建德.我国消除淋巴丝虫病的历史见证[J].中国寄生虫学与寄生虫病杂志,2019,37(4):383-394.

[11] 陈建平,王光西.人体寄生虫学彩色图谱[M].2版.成都:四川大学出版社,2019.

[12] 张瑞琳.人体寄生虫学实验技术指南及彩色图谱[M].广州:中山大学出版社,2013.

[13] 王光西.人体寄生虫学[M].北京:人民卫生出版社,2020.

[14] 中国疾病预防控制中心寄生虫病预防控制所.2015年全国人体重点寄生虫病现状调查报告[M].北京:人民卫生出版社,2018.

[15] 吴松泉.免疫学与病原生物学[M].杭州:浙江科学技术出版社,2011.

[16] PATRICK R M,KEN S R,MICHAEL A P.Medical microbiology[M].8th ed.Amsterdam:ELSEVIER Inc,2015.